腫瘍病理鑑別診断アトラス
胆道癌・膵癌

編集：
鬼島 宏
［弘前大学教授］

福嶋敬宜
［自治医科大学教授］

監修：腫瘍病理鑑別診断アトラス刊行委員会
小田義直・坂元亨宇・深山正久・松野吉宏・森永正二郎・森谷卓也
編集協力：日本病理学会

文光堂

執筆者一覧 (五十音順)

相島 慎一	佐賀大学医学部病因病態科学診断病理学分野教授
秋葉 純	久留米大学医学部病理学講座准教授
池田 博子	金沢大学附属病院病理部
糸井 隆夫	東京医科大学消化器内科准教授
伊藤 絢子	国立がん研究センター中央病院病理臨床検査科
稲山 久美子	大阪赤十字病院病理部
井上 大	金沢大学附属病院放射線科
大池 信之	昭和大学藤が丘病院臨床病理診断科准教授
岡田 基	越谷市立病院病理診断科部長
尾島 英知	慶應義塾大学医学部病理学教室准教授
笠島 敦子	東北大学総合地域医療研修センター/東北大学病院病理部准教授
北川 裕久	金沢大学附属病院肝胆膵移植外科講師
蒲田 敏文	金沢大学附属病院放射線科
鬼島 宏	弘前大学大学院医学研究科病理生命科学講座教授
草野 弘宣	久留米大学医学部病理学講座
孝橋 賢一	九州大学大学院医学研究院形態機能病理学
小坂 一斗	金沢大学附属病院放射線科
小嶋 基寛	国立がん研究センター東病院臨床開発センター臨床腫瘍病理分野
小林 聡	金沢大学附属病院放射線科
齋藤 倫寛	東邦大学医療センター大橋病院消化器内科
佐々木 恵子	静岡県立静岡がんセンター病理診断科
笹野 公伸	東北大学大学院医学系研究科病理診断学分野教授
佐藤 保則	金沢大学医薬保健研究域医学系形態機能病理学講師
島田 和明	国立がん研究センター中央病院副院長・肝胆膵外科科長
清水 道生	埼玉医科大学国際医療センター病理診断科教授
杉山 朋子	東海大学医学部付属八王子病院病理診断科講師
須田 耕一	東京西徳洲会病院病理科, 順天堂大学名誉教授
全 陽	神戸大学病理ネットワーク学特命教授
高瀬 優	越谷市立病院病理診断科副部長
田尻 琢磨	東海大学医学部付属八王子病院病理診断科教授
田中 麻理子	東京大学大学院医学研究科人体病理学・病理診断学
土屋 貴愛	東京医科大学消化器内科
刀稱 亀代志	弘前大学医学部附属病院病理部
内藤 嘉紀	久留米大学医学部病理学講座講師
永田 耕治	埼玉医科大学国際医療センター病理診断科講師
中沼 安二	静岡県立静岡がんセンター病理診断科参与
中山 正道	久留米大学医学部病理学講座
能登原 憲司	倉敷中央病院病理診断科主任部長
羽賀 敏博	弘前大学大学院医学研究科病理生命科学講座
橋本 大輝	国立がん研究センター中央病院病理臨床検査科
服部 正見	九州大学大学院医学研究院形態機能病理学
伴 慎一	獨協医科大学越谷病院病理診断科准教授
平井 秀明	弘前大学大学院医学研究科病理生命科学講座
平岩 真一郎	東海大学医学部付属八王子病院病理診断科
平岡 伸介	国立がん研究センター中央病院病理臨床検査科科長
平林 健一	東海大学医学部基盤診療学系病理診断学講師
深山 正久	東京大学大学院医学研究科人体病理学・病理診断学教授
福嶋 敬宜	自治医科大学病理学・病理診断部教授・部長
福村 由紀	順天堂大学医学部人体病理病態学講座准教授
古川 徹	東京女子医科大学統合医科学研究所教授
細田 和貴	愛知県がんセンター遺伝子病理診断部
堀 周太郎	国立がん研究センター中央病院病理臨床検査科
町田 知久	東海大学医学部付属八王子病院病理診断科
三橋 智子	北海道大学病院病理診断科准教授
三間 宏子	国立がん研究センター中央病院病理臨床検査科
諸橋 聡子	弘前大学大学院医学研究科病理生命科学講座
八尾 隆史	順天堂大学医学部人体病理病態学講座主任教授
安川 覚	京都府立医科大学大学院医学研究科人体病理学助教
谷田部 恭	愛知県がんセンター中央病院遺伝子病理診断部部長
柳澤 昭夫	京都府立医科大学大学院医学研究科人体病理学教授
矢野 博久	久留米大学医学部病理学講座教授
山口 浩	東京医科大学人体病理学講座
吉澤 忠司	弘前大学大学院医学研究科病理生命科学講座
若狭 朋子	近畿大学医学部奈良病院臨床検査部准教授

序文

　胆道癌・膵癌を対象とした近年の画像診断学・治療の発展は目を見張るものがある．従来の画像診断法に加えて核磁気共鳴画像法(MRI)や内視鏡超音波(EUS)により正確な治療前診断が行われるようになってきた．治療法においても幽門輪温存膵頭十二指腸切除術など機能温存を目指した外科切除や化学療法の進歩なども注目されている．このような医療進歩を背景として，より緻密な胆道癌・膵癌の病理診断が求められるようになってきている．一方，外科切除材料の蓄積に伴い，胆道腫瘍・膵腫瘍の病理診断にも新たな展開がみられている．2010年に改訂されたWHO分類(WHO Classification of Tumours of the Digestive System)では，神経内分泌腫瘍が臓器を越えて統一的に分類されるようになった．膵では，膵管内乳頭粘液性腫瘍(IPMN)の診断・病態が知られるようになってきたのに加えて，膵管内管状乳頭腫瘍(ITPN)や膵上皮内腫瘍性病変(PanIN)の概念が確立されてきた．胆道においても，これらに相当する病変(counterpart)として胆管内乳頭状腫瘍(IPNB)や胆管上皮内腫瘍性病変(BilIN)が提唱されている．さらに，硬化性胆管炎(PSC，IgG4関連胆管炎)および自己免疫性膵炎などは，臨床的に胆道癌・膵癌との鑑別が重要な疾患である．2013(平成25)年には，胆道癌取扱い規約第6版，膵癌取扱い規約第6版補訂版が出版されている．

　「腫瘍病理鑑別診断アトラス」の共通の趣旨に沿いながら，上記の現状を鑑み，最新のWHO分類，TNM分類，癌取扱い規約，さらには内外の診療ガイドライン等を踏まえて，胆道癌・膵癌の全般について，詳細に解説するガイドブックとして本書が企画された．第1部は「検鏡前の確認事項」として，癌取扱い規約とWHO分類との相違，生検・細胞診・手術切除標本の取扱い，有用な免疫組織化学を含めての基本的事項が解説されている．第2部の「組織型と診断の実際」では，腺癌の亜型，頻度が低い組織型の腫瘍，腫瘍と鑑別を要する非腫瘍性疾患に加えて，胆道癌・膵癌の深達度診断と断端評価が解説されている．第3部「鑑別のポイント」は，第2部を補うものとして，病理診断の現場で悩みの種となりうる病変の鑑別診断，および術中迅速診断の対応について，そのポイントと具体例を提示した．最後の第4部「臨床との連携」では，画像診断・内科・外科の立場から病理に役立つ情報を提供していただくとともに，診療ガイドラインで問われる病理事項，治療効果判定，病理診断報告書の記載を提示した．

　本書により，癌取扱い規約が難解で，ややもすれば敬遠されがちな胆道癌・膵癌の病理への理解が深まり，全国で標準化・均霑化された病理診断が行われ，適切な診療に反映されることを願っている．

平成27年4月

鬼島　　宏
福嶋　敬宜

　この「腫瘍病理鑑別診断アトラスシリーズ」は日本病理学会の編集協力のもと，刊行委員会を設置し，本シリーズが日本の病理学の標準的なガイドラインとなるよう，各巻ごとの編集者選定をはじめ取りまとめをおこなっています．

腫瘍病理鑑別診断アトラス刊行委員会
小田義直，坂元亨宇，深山正久，松野吉宏，森永正二郎，森谷卓也

腫瘍病理鑑別診断アトラス

胆道癌・膵癌

目次 CONTENTS

第1部　検鏡前の確認事項

Ⅰ．胆道・膵腫瘍組織分類の現状：癌取扱い規約とWHO分類の概要と相違 ── 2
　1．胆道腫瘍 ── 2
　2．膵腫瘍 ── 8

Ⅱ．病理標本の取り扱い方 ── 14
　1．生検，細胞診標本 ── 14
　2．手術切除標本 ── 20

Ⅲ．胆道・膵腫瘍の肉眼所見 ── 29

Ⅳ．胆道腫瘍診断に有用な免疫組織化学 ── 43

Ⅴ．膵腫瘍診断に有用な免疫組織化学，遺伝子検査 ── 48

第2部　組織型と診断の実際

Ⅰ．胆道病変 ── 56
　1．腫瘍様病変（ポリープを含む）および腺筋腫症 ── 56
　2．胆道癌の前癌病変（IPNB，BilIN，ICPNを含む） ── 66
　3．胆道癌　腺癌および稀な上皮性腫瘍 ── 76
　4．神経内分泌腫瘍（NET）および関連腫瘍（パラガングリオーマを含む） ── 86
　5．稀な非上皮性腫瘍および腫瘍様病変 ── 94
　6．胆管の炎症性疾患：PSC，IgG4関連硬化性胆管炎 ── 100
　7．胆嚢の炎症性疾患（黄色肉芽腫性胆嚢炎を含む） ── 106

Ⅱ．膵病変 ── 117
　1．漿液性腫瘍 ── 117
　2．粘液性嚢胞腫瘍（MCN） ── 124
　3．膵管内腫瘍（IPMN，ITPN） ── 130
　4．浸潤性膵管癌（亜型，前駆病変を含む） ── 137

5．腺房細胞癌 —————————————————— *149*
　　　6．神経内分泌腫瘍 ————————————————— *154*
　　　7．solid pseudopapillary neoplasm（SPN） ————————— *163*
　　　8．稀な膵腫瘍-非上皮性腫瘍，腫瘍様病変 ———————— *168*
　　　9．転移性膵癌 —————————————————— *180*
　　10．自己免疫性膵炎 ————————————————— *188*

第3部　鑑別ポイント

- Ⅰ．膵癌の胆管浸潤 vs 胆管癌の膵浸潤 ————————————— *196*
- Ⅱ．管内発育型胆管癌 vs IPNB vs BilIN ————————————— *205*
- Ⅲ．乳頭部腺腫 vs 早期乳頭部癌 ———————————————— *211*
- Ⅳ．PanIN vs IPMN —————————————————————— *218*
- Ⅴ．膵管内乳頭粘液性腫瘍（IPMN）由来癌 vs 通常型膵癌 vs 併存癌 — *225*
- Ⅵ．生検による鑑別診断アプローチ ——————————————— *230*
- Ⅶ．胆汁，膵液，FNA を含めた細胞診における鑑別診断 —————— *239*
- Ⅷ．術中迅速診断における鑑別，判定，報告（細胞診の併用）———— *245*
　　　1．胆道 ————————————————————— *245*
　　　2．膵 —————————————————————— *251*

第4部　臨床との連携

- Ⅰ．画像診断の病理への応用 —————————————————— *258*
- Ⅱ．胆膵領域の内視鏡診断 ——————————————————— *271*

胆道癌・膵癌 目次

Ⅲ．胆道癌・膵癌の進行度と治療方針・予後 ……………………………… *281*

Ⅳ．胆道癌・膵癌の進展度診断と断端評価 ………………………………… *292*

Ⅴ．診療ガイドラインで問われる病理関連事項 …………………………… *300*
 1．胆道 ……………………………………………………………………… *300*
 2．膵 ………………………………………………………………………… *304*

Ⅵ．組織学的治療効果判定 …………………………………………………… *309*

Ⅶ．病理診断報告書の記載 …………………………………………………… *313*
 1．生検，切除検体 ………………………………………………………… *313*
 2．細胞診 …………………………………………………………………… *318*

索引 ……………………………………………………………………………… *323*

第1部
検鏡前の確認事項

第1部　検鏡前の確認事項

I．胆道・膵腫瘍組織分類の現状：癌取扱い規約とWHO分類の概要と相違

1 胆道腫瘍

はじめに

　胆道癌取扱い規約は10年ぶりに改訂され，2013年に第6版が出版された[1,2]．胆道癌取扱い規約は第4版を基盤とした英語版が2001年に発刊されているものの，UICCのTNM分類に比べて複雑であり，国際性に乏しい旨の指摘があった．このため，第6版では，TNM分類（第7版，2009年）と整合性のある内容となったのに加えて，外科切除例のみならず非切除例にも便宜を図った内容に改訂された[3]．
　胆道腫瘍のWHO分類は，膵腫瘍と同様で2010年発刊の"WHO Classification of Tumours of the Digestive System"（WHO分類2010）に収められており，前版"Pathology and Genetics, Tumours of the Digestive System"（WHO分類2000）からは10年ぶりの改定となっている[4,5]．

1．胆道癌取扱い規約の概要

　胆道癌は，肝外胆管癌（以下，胆管癌），胆嚢癌，乳頭部癌の3つに分類されるが，各々が臨床病理学的に異なる特徴を有する．このため，胆道癌取扱い規約の冊子では，胆道癌に共通内容が記載されたページと，「胆管癌・胆嚢癌・乳頭部癌」の3者で異なる内容が記載されたページが存在するため，戸惑いが生じることもある．具体的には，「A．総説，B．解剖学的事項，D．胆道癌症例の統計的処理，E．胆道癌の病理学的検索に関する規約」は，共通の記載内容である．一方，冊子の中央ページに相当する「C．胆道癌の分類と所見の記載法」は，胆管癌・胆嚢癌・乳頭部癌が別々に記載されており，冊子の小口には3段の黒印がつけられ，各々が容易に認識されるような工夫がなされている．
　胆管癌で注意しなければならないのが以下の2点である．①原発部位が，管内胆管癌か肝外胆管癌かの区別が困難な場合には，胆道癌取扱い規約に加えて，原発性肝癌取扱い規約の記載を併記する．②胆管癌は，肝門部領域（perihilar）と遠位（distal）の2領域に区分される．なお，TNM分類でも，胆管癌はこの2領域に区分されている．
　胆道癌主病巣の局所進展度は，T分類で記載することとなった．これは，旧版での組織学的癌深達度と隣接臓器等への浸潤を合わせた記載であるため，胆道癌取扱い規約第6版では，pHinf, pPancなどの記載が不必要となった．なお，T分類は，肝門部領域癌・遠位胆管癌・胆嚢癌・乳頭部癌の4者で異なることは，注意せねばならない．
　胆道癌取扱い規約は，一見複雑であるかに感じられるが，病理医が記載すべき項目（取扱い規約記載上のチェックリスト）は，規約冊子の後半に表でまとめられている（表1〜3）[1]．胆道癌の組織型分類は，量的に優勢（predominant）を占める組織像で行うこととし，その組織型の名称はWHO分類2010に準じている（表4）．

2．WHO分類の概要

　WHO分類2010では，胆道腫瘍は，組織学的に上皮性腫瘍 epithelial tumors，間葉系腫瘍 mesenchymal tumors，悪性リンパ腫 lymphomas，二次性腫瘍

表3 | 胆道癌取扱い規約で病理医が記載すべき項目（乳頭部癌）

Ⅲ．乳頭部癌

部位：Ab，Ap，Ac，Ad，Ph，D
肉眼型：
　Protruded type（non-exposed，exposed）
　Mixed type（protruded-predominant，ulcerative-predominant）
　Ulcerative type
　Others
大きさ（mm）と数
組織型：pap，tub1，tub2，por1，por2，muc，sig，asc，scc，ud，cc，cs，NET-G1，NET-G2，NEC，MANEC，MCN，その他
局所進展度：
　pT0，pTis（M），pT1a（M），pT1b（OD），pT2，pT3a，pT3b，pT4
間質量：med，int，sci
浸潤増殖様式：INFa，INFb，INFc
リンパ管侵襲：ly0，ly1，ly2，ly3
静脈侵襲：v0，v1，v2，v3
神経周囲浸潤：ne0，ne1，ne2，ne3
リンパ節転移：pN0，pN1
断端：
　肝側胆管断端：pHM0，pHM1，pHM2（*上皮内，上皮外壁内，壁外）
　膵断端：pPM0，pPM1，pPM2（*局在，ex．膵管内，膵実質内）
　剥離面断端：pEM0，pEM1，pEM2（*局在，ex．門脈，肝動脈，十二指腸）
血管浸潤：
　門脈系浸潤：pPV0，pPV1（*浸潤部位：深達度：外膜，中膜，内膜）
　動脈系浸潤：pA0，pA1（*浸潤部位：深達度：外膜，中膜，内膜）
切除術の根治度評価：R0，R1，R1cis，R2

表4 | 胆道癌取扱い規約　組織型分類

2．組織型分類

a．腺癌　Adenocarcinoma
　1）乳頭腺癌　Papillary adenocarcinoma（pap）
　2）管状腺癌　Tubular adenocarcinoma
　　ⅰ）高分化型　Well differentiated（tub1）
　　ⅱ）中分化型　Moderately differentiated（tub2）
　3）低分化腺癌　Poorly differentiated adenocarcinoma
　　ⅰ）充実型　Solid type（por1）
　　ⅱ）非充実型　Non-solid type（por2）
　4）粘液癌　Mucinous adenocarcinoma（muc）
　5）印環細胞癌　Signet-ring cell carcinoma（sig）
b．腺扁平上皮癌　Adenosquamous（cell）carcinoma（asc）
c．扁平上皮癌　Squamous cell carcinoma（scc）
d．未分化癌　Undifferentiated carcinoma（ud）
e．絨毛癌　Choriocarcinoma（cc）
f．癌肉腫　Carcinosarcoma（cs）
g．AFP産生腺癌　α-Fetoprotein producing adenocarcinoma
h．神経内分泌腫瘍　Neuroendocrine neoplasm（NEN）
　1）神経内分泌腫瘍　Neuroendocrine tumour（NET）
　　ⅰ）NET G1（carcinoid）
　　ⅱ）NET G2
　2）神経内分泌癌　Neuroendocrine carcinoma（NEC）
　　ⅰ）Large cell NEC
　　ⅱ）Small cell NEC
　3）混合型神経内分泌癌　Mixed adenoendocrine carcinoma（MANEC）
　4）杯細胞カルチノイド　Goblet cell carcinoid
　5）管状カルチノイド　Tubular carcinoid
i．粘液嚢胞性腫瘍　Mucinous cystic neoplasm（MCN）
j．分類不能腫瘍　Unclassified tumors（uct）

secondary tumorsに大きく分類されており，これらの骨子は，旧版WHO分類2000より継承されている（表5）[4,5]．しかしながら，上皮性腫瘍の組織型分類については，変化した感がある．旧版WHO分類2000の上皮性腫瘍では，良性benignと悪性malignantに区分されていたのに対し，WHO分類2010の上皮性腫瘍は，前癌病変premalignant lesions，癌腫carcinoma，神経内分泌腫瘍neuroendocrine neoplasmsに分類されている．

　胆道腫瘍の組織型の頻度は，WHO分類および胆道癌取扱い規約では十分に記載されておらず，AFIP Atlasが有用である（表6）[6]．

　WHO分類2010の前癌病変には，従来から記載されていた腺腫adenomaに加えて，胆道（胆管内）上皮内腫瘍Biliary intraepithelial neoplasia（BilIN）と胆道内乳頭状腫瘍（胆嚢内乳頭状腫瘍intracystic papillary neoplasm of gallbladder：ICPN，胆管内乳頭状腫瘍intraductal papillary neoplasm of extrahepatic bile duct：IPNB）の概念が新たに提唱されている（図1）．一方，旧版WHO分類2000にある異形成dysplasiaは，今回の改定を機に組織分類には記載されておらず，特殊な例を除いてBilINに包括されたとも理解できる．

表1 | 胆道癌取扱い規約で病理医が記載すべき項目（胆管癌）

I．胆管癌

部位：Bp, Bd
肉眼型：
 Papillary type (papillary-expanding, papillary-infiltrating)
 Nodular type (nodular-expanding, nodular-infiltrating)
 Flat type (flat-expanding, flat-infiltrating)
 Others
壁在部位：ra, la, rp, lp, circ
大きさ（mm）と数
組織型：pap, tub1, tub2, por1, por2, muc, sig, asc, scc, ud, cc, cs, NET-G1, NET-G2, NEC, MANEC, MCN, その他
局所進展度：
 肝門部胆管癌：pT0, pTis(M), pT1a(M), pT1b(FM), pT2a(SS), pT2b, pT3, pT4a, pT4b
 遠位胆管癌：pT0, pTis(M), pT1a(M), pT1b(FM), pT2(SS), pT3a, pT3b, pT4
間質量：med, int, sci
浸潤増殖様式：INFa, INFb, INFc
リンパ管侵襲：ly0, ly1, ly2, ly3
静脈侵襲：v0, v1, v2, v3
神経周囲浸潤：ne0, ne1, ne2, ne3
リンパ節転移：pN0, pN1
断端：
 十二指腸側胆管断端：pDM0, pDM1, pDM2（*上皮内，上皮外壁内，壁外）
 肝側胆管断端：pHM0, pEM1, pEM2（*上皮内，上皮外壁内，壁外）
 剝離面断端：pEM0, pEM1, pEM2（*局在，ex. 門脈，肝動脈，十二指腸）
血管浸潤：
 門脈系浸潤：pPV0, pPV1（*浸潤部位：深達度：外膜，中膜，内膜）
 動脈系浸潤：pA0, pA1（*浸潤部位：深達度：外膜，中膜，内膜）
切除術の根治度評価：R0, R1, R1cis, R2

表2 | 胆道癌取扱い規約で病理医が記載すべき項目（胆嚢癌）

II．胆嚢癌

部位：Gf, Gb, Gn, C
肉眼型：
 Papillary type (papillary-expanding, papillary-infiltrating)
 Nodular type (nodular-expanding, nodular-infiltrating)
 Flat type (flat-expanding, flat-infiltrating)
 Filling type, Massive type, Others
壁在部位：hep, perit, (ant, post), circ
大きさ（mm）と数
組織型：pap, tub1, tub2, por1, por2, muc, sig, asc, scc, ud, cc, cs, NET-G1, NET-G2, NEC, MANEC, MCN, その他
局所進展度：
 pT0, pTis(M), pT1a(M), pT1b(MP), pT2(SS), pT3a, pT3b, pT4a, pT4b
 *RAS内の上皮内癌：pT1a(M)；ex. pT1a-RAS(MP)（RASがMPにある場合）
間質量：med, int, sci
浸潤増殖様式：INFa, INFb, INFc
リンパ管侵襲：ly0, ly1, ly2, ly3
静脈侵襲：v0, v1, v2, v3
神経周囲浸潤：ne0, ne1, ne2, ne3
リンパ節転移：pN0, pN1
断端：
 胆管切除を施行した場合
  十二指腸側胆管断端：pDM0, pDM1, pDM2（*上皮内，上皮外壁内，壁外）
  肝側胆管断端：pHM0, pEM1, pEM2（*上皮内，上皮外壁内，壁外）
  剝離面断端：pEM0, pEM1, pEM2（*局在，ex. 胆嚢床，肝臓，肝動脈など）
 胆管切除をしない場合
  胆嚢管断端：pCM0, pCM1, pCM2（*上皮内，上皮外壁内，壁外）
  剝離面断端：pEM0, pEM1, pEM2（*局在，ex. 胆嚢床，肝臓，肝動脈など）
血管浸潤：
 門脈系浸潤：pPV0, pPV1（*浸潤部位：深達度：外膜，中膜，内膜）
 動脈系浸潤：pA0, pA1（*浸潤部位：深達度：外膜，中膜，内膜）
切除術の根治度評価：R0, R1, R1cis, R2

表5 | WHO分類 2010

Epithelial tumours		Neuroendocrine naoplasms	
Premaligant lesions		Neuroendocrine tumour (NET)	
Adenoma	8140/0	NET G1 (carcinoid)	8240/3
Tubular	8211/0	NET G2	8249/3
Papillary	8260/0	Neuroendocrine carcinoma (NEC)	8246/3
Tubulopapillary	8263/0	Large cell NEC	8013/3
Biliary intraepithelial neoplasia, grade 3 (BilIN-3)	8148/2	Small cell NEC	8041/3
Intracystic (gallbladder) or intraductal (bile ducts) papillary neoplasm with low- or intermediate-grade intraepithelial neoplasia	8503/0	Mixed adenoneuroendocrine carcinoma	8244/3
		Goblet cell carcinoid	8243/3
		Tubular carcinoid	8245/1
Intracystic (gallbladder) or intraductal (bile ducts) papillary neoplasm with high-grade intraepithelial neoplasia	8503/2	Mesenchymal tumours	
Mucinous cystic neoplasm with low- or intermediate-grade intraepithelial neoplasia	8470/0	Granular cell tumour	9580/0
		Leiomyoma	8890/0
Mucinous cystic neoplasm with high-grade intraepithelial neoplasia	8470/2	Kaposi sarcoma	9140/3
		Leiomyosarcoma	8890/3
		Rhabdomyosarcoma	8900/3
Carcinoma			
Adenocarcinoma	8140/3	Lymphomas	
Adenocarcinoma, biliary type	8140/3		
Adenocarcinoma, gastric foveolar type	8140/3	Secondary tumours	
Adenocarcinoma, intestinal type	8144/3		
Clear cell adenocarcinoma	8310/3		
Mucinous adenocarcinoma	8480/3		
Signet ring cell carcinoma	8490/3		
Adenosquamous carcinoma	8560/3		
Intracystic (gallbladder) or intraductal (bile ducts) papillary neoplasm with an associated invasive carcinoma	8503/3		
Mucinous cystic neoplasm with an associated invasive carcinoma	8470/3		
Squamous cell carcinoma	8070/3		
Undifferentiated carcinoma	8020/3		

図1 | 胆道癌(carcinoma)と胆道前癌病変

WHO分類2010では，前癌病変として，腺腫 adenoma，胆道(胆管内)上皮内腫瘍 Biliary intraepithelial neoplasia(BilIN)，胆道内乳頭状腫瘍(胆嚢内乳頭状腫瘍 intracystic papillary neoplasm of gallbladder：ICPN，胆管内乳頭状腫瘍 intraductal papillary neoplasm of extrahepatic bile duct：IPNB)などが記載されている．

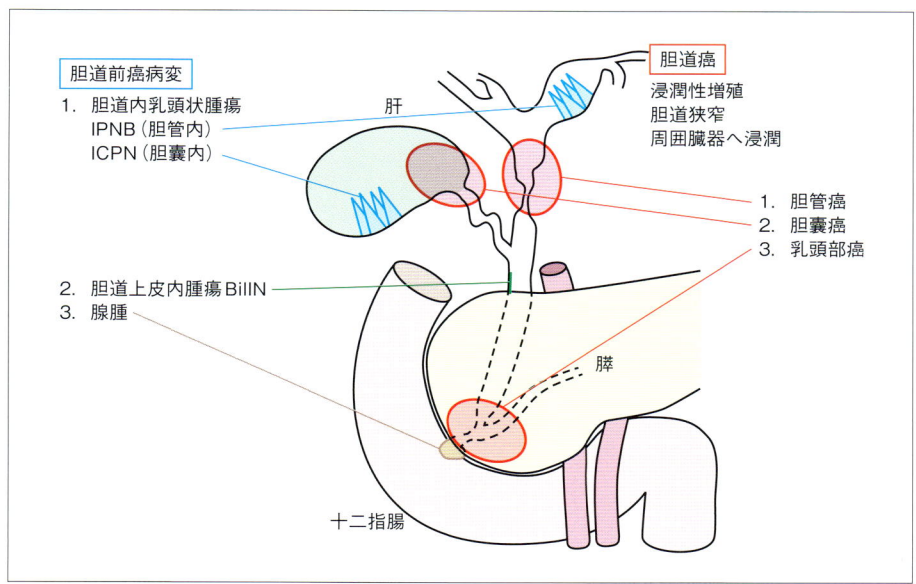

表6 | 胆道癌の組織型

Histological type	Gallbladder (n=2,893)	Extrahepatic bile duct (n=1,330)	Ampulla of Vater (n=830)
Carcinoma	2,847 (98.41%)	1,307 (98.27%)	836 (98.12%)
Carcinoma in situ	126 (4.36%)	9 (0.68%)	22 (2.58%)
Adenocarcinoma, NOS	2,211 (76.43%)	1,042 (75.35%)	625 (73.36%)
Papillary adenocarcinoma	127 (4.39%)	79 (5.94%)	83 (9.74%)
Mucinous adenocarcinoma	150 (5.18%)	51 (3.83%)	33 (3.87%)
Signet-ring cell carcinoma	18 (0.62%)	5 (0.38%)	4 (0.47%)
Adenosquamous carcinoma	94 (3.25%)	9 (0.68%)	3 (0.35%)
Squamous cell carcinoma	48 (1.66%)	0 (0%)	1 (0.12%)
Small cell carcinoma	12 (0.41%)	5 (0.38%)	2 (0.23%)
Adenocarcinoma in villous adenoma	10 (0.35%)	6 (0.45%)	51 (5.99%)
Undifferentiated carcinoma	30 (1.04%)	5 (0.38%)	3 (0.35%)
Carcinoma, others	21 (7.26)	96 (7.22%)	9 (10.84%)
Carcinoid	5 (0.17%)	4 (0.30%)	4 (0.47%)
Carcinoid tumor	5 (0.17%)	3 (0.23%)	3 (0.35%)
Mixed carcinoid-adenocarcinoma	0 (0%)	1 (0.08%)	1 (0.12%)
Sarcoma	4 (0.14%)	3 (0.23%)	1 (0.12%)
Carcinosarcoma	11 (0.38%)	0 (0%)	0 (0%)
Malignant lymphoma	2 (0.07%)	3 (0.23%)	3 (0.35%)
Others	24 (0.83%)	13 (0.98%)	8 (0.94%)

(1) Albores-Saavedra J et al：Tumors of the gallbladder, extrahepatic bile ducts and ampulla of Vater. Armed Forces Institute of Pathology (AFIP), Washington DC, 1998 より改変
(2) 日本の胆道癌取扱い規約とは異なる分類となっているが，各組織型の頻度の概要が把握できる

3．癌取扱い規約と WHO 分類の主な相違点

1）腺癌 adenocarcinoma

胆道癌取扱い規約では，腺癌を組織構築・分化度で，乳頭腺癌・管状腺癌・低分化腺癌・粘液癌・印環細胞癌に分類しており，胃癌など他の消化器癌の取扱い規約との整合性を保っている．取扱い規約で乳頭腺癌・管状腺癌などに相当する腺癌（分化型腺癌）は，WHO 分類 2010 では癌細胞形質により，胆道型 biliary type，胃型（胃腺窩上皮型）gastric foveolar type，腸型 intestinal type に分類されており，各々で免疫組織化学的特徴を有している．細胞形質による分類は，旧版 WHO 分類 2000 より取り入れられ，本邦でもすでに定着しつつある．

2）神経内分泌腫瘍

WHO 分類 2010 は，Chapter 1 で神経内分泌腫瘍の分類を記載することで，消化器全体で整合性のある分類を試みている．胆道癌取扱い規約でも，その分類に準拠して，NET G1，NET G2，NEC などに分類している．

3）胆道内乳頭状腫瘍（胆嚢内乳頭状腫瘍，胆管内乳頭状腫瘍）

胆管内乳頭状腫瘍（IPNB）は，膵管乳頭粘液性腫瘍 intraductal papillary-mucinous neoplasm（IPMN）of pancreas の対比病変として提唱され，肉眼的に同定される胆管上皮の腫瘍性病変である．その後，肝外胆管における IPNB は，症例の蓄積も重ねられ，その臨床病理学的病態も解明されつつある[7]．一方，膵の IPMN，胆管の IPNB に対応する胆嚢病変として提唱された胆嚢内乳頭状腫瘍（ICPN）は，その定義が報告されてはいるものの，概念の定着はいまだ不十分な感があり，既知の隆起性病変との鑑別も曖昧な点が存在する[8]．将来的に，ICPN 症例の蓄積が重ねられることで，その臨床病理学的病態も解明されていくはずである．

4）胆道上皮内腫瘍

胆管内上皮内腫瘍 biliary intraepithelial neoplasia（BilIN）は，膵管上皮における膵上皮内腫瘍性病変 pancreatic intraepithelial neoplasia（PanIN）の対比病変として提唱され，顕微鏡下で同定される胆管上皮の腫瘍性病変である[9,10]．上皮の異型度によりBilIN-1からBilIN-3に分類され，胆管癌発生の多段階発癌プロセスに含まれる病変である[11]．WHO組織分類2010では，BilIN, grade 3（BilIN-3）が前癌病変と記載されているが，非浸潤癌を厳密に診断するわが国では，BilIN-3は，むしろ上皮内癌の範疇に入ると理解される．

5）腺腫

胆道の腺腫は，良性腫瘍（前癌病変）であり，管状腺腫 tubular adenoma，乳頭状腺腫 papillary adenoma，乳頭管状腺腫 tubulopapillary adenomaに分類されている．腺腫の大部分は管状腺腫であり，十二指腸乳頭部に好発する．乳頭状腺腫・乳頭管状腺腫の報告例の多くは，わが国では低異型度腺癌の範疇に含まれるものと考えられる．管状腺腫では，しばしば一部に分化型管状腺癌を伴い，腺腫内癌 carcinoma in adenomaの形態を呈する．特に大型の腺腫では，腺癌の合併（癌化率）が高頻度となる[12]．

4．癌取扱い規約の今後の動向

胆道癌取扱い規約は2013年に，これに対応する胆道癌診療ガイドラインは2014年に改訂を終えたため，次回の改定作業は未定である[13]．しかしながら，発刊母体である日本肝胆膵外科学会の強い意向で，規約の国際化のため英語版の作業が遂行されている．2015年春，胆道癌取扱い規約第6版の内容が，"Classification of biliary tract cancers established by Japanese Society of Hepato-Biliary-Pancreatic Surgery：3rd English edition"として，Journal of Hepato-Biliary-Pancreatic Sciencesに掲載される．胆道腫瘍に関する文献として，重用していただきたい．

WHO分類2010で採用されている癌細胞形質による腺癌の分類は，本邦では十分に普及しているとは言い難いとの観点から，今回の胆道癌取扱い規約では，採用されなかった．同様の理由から，胆道癌取扱い規約では，胆道の前癌病変・初期癌病変は，組織型分類の一覧表には挿入されずに，説明文のみの掲載となった．また，胆道癌取扱い規約第6版では，「早期癌」の定義が記載されなかったことへの憂慮の声も聴かれる．上記の事項に関しては，今後の普及状況等を踏まえながら，次版の胆道癌取扱い規約への記載が検討されていくはずである．

〔鬼島　宏〕

文　献

1) 日本肝胆膵外科学会編：臨床・病理 胆道癌取扱い規約，第6版．金原出版，2013
2) 日本胆道外科研究会編：外科・病理 胆道癌取扱い規約，第5版．金原出版，2009
3) Sobin LH, Gospodarowicz MK, Wittekind CH eds：TNM Classification of Malignant Tumours（UICC）, 7th ed, Wiler-Liss, New York, 2009, pp118-131（Gallbladder, Extrahepatic Bile Duct-perihilar/distal, Ampullary of Vater）
4) Bosmann FT, Carneiro F, Hruban HR, et al eds：WHO Classification of Tumours of the Digestive System, IARC Press, Lyon, 2010, pp263-278（Chapter 11, Tumours of the Gallbladder and Extrahepatic Bile Duct）
5) Hamilton SR, Aaltonen LA eds：Pathology and Genetics of Tumours of the Digestive System, World Health Organization Classification of Tumours, IARC Press, Lyon, 2000, pp203-214（Chapter 9, Tumours of the Gallbladder and Extrahepatic Bile Duct）
6) Albores-Saavedra J, Henson DE, Klimstra DS：Tumors of the gallbladder, extrahepatic bile ducts and ampulla of Vater. Atlas of tumor pathology. 3rd series, fascicle 27. Armed Forces Institute of Pathology（AFIP）, Washington DC, 1998
7) Zen Y, Fujii T, Itatsu K et al：Biliary papillary tumors share pathological features with intraductal papillary mucinous neoplasm of the pancreas. Hepatology 44：1333-1343, 2006
8) Adsay V, Jang KT, Roa JC, et al：Intracholecystic papillary-tubular neoplasms（ICPN）of the gallbladder（neoplastic polyps, adenomas, and papillary neoplasms that are ≥1.0cm）：clinicopathologic and immunohistochemical analysis of 123 cases. Am J Surg Pathol 36：1279-1301, 2012
9) Zen Y, Aishima S, Ajioka Y, et al：Proposal of histological criteria for intraepithelial atypical/proliferative biliary epithelial lesions of the bile duct in hepatolithiasis with respect to cholangiocarcinoma：preliminary report based on interobserver agreement. Pathol Int 55：180-188, 2005
10) 佐藤保則，中沼安二：胆管内腫瘍の組織分類とそのエビデンス．胆と膵 32：1331-1338, 2011
11) Zen Y, Adsay NV, Bardadin K, et al：Biliary intraepithelial neoplasia：an international interobserver agreement study and proposal for diagnostic criteria. Mod Pathol 20：701-709, 2007
12) 鬼島　宏：胆嚢・胆管．向井　清，真鍋俊明，深山正久編：外科病理学．第4版，文光堂，pp665-698, 2006
13) 日本肝胆膵外科学会 胆道癌診療ガイドライン作成委員会編：胆道癌診療ガイドライン，改訂第2版．医学図書出版，2014

第1部　検鏡前の確認事項

I．胆道・膵腫瘍組織分類の現状：癌取扱い規約とWHO分類の概要と相違

2　膵腫瘍

はじめに

　国内で膵腫瘍の病理診断を行う場合，膵癌取扱い規約（以下，規約）の参照は必須である．一方，国際的には，WHO分類を用いて病理組織分類されることが多く，最近では国内の学会・研究会などでも，それをもとにした議論がなされることも多くなってきている．WHO分類の影響は規約自体にもみられるが，欧米流の分類は，症例ベースの細かい解析を基礎にした日本での分類感覚には馴染まない面もあり，実際には腫瘍や病態により使い分けている現状もある．

　ここではそれぞれの分類の概要を示し，それぞれの取り扱いが異なるところを中心にポイントを示す．

1．膵腫瘍の概要

　膵腫瘍は，病理組織学的観点からは，大きく膵管上皮細胞系，腺房細胞系，神経内分泌細胞系への分化を示す腫瘍およびその他の腫瘍に分けることができる．膵管上皮細胞系の分化を示す腫瘍（免疫組織化学マーカーとしてMUCシリーズ，CK7, 19など）には，浸潤性膵管癌 pancreatic ductal adenocarcinoma（PDAC），膵管内乳頭粘液性腫瘍 intraductal papillary-mucinous neoplasm（IPMN），膵管内管状乳頭腫瘍 intraductal tubulopapillary neoplasm（ITPN），粘液性嚢胞腫瘍 mucinous cystic neoplasm（MCN）が，腺房細胞への分化を示す腫瘍（同トリプシン，BCL10など）には腺房細胞癌 acinar cell carcinoma（ACC），神経内分泌系への分化を示す腫瘍（同シナプトフィジン，クロモグラニンA，CD56など）には神経内分泌腫瘍/癌 neuroendocrine tumor/carcinoma, NET/NEC）が，そしてそれらが混在する腫瘍として膵芽腫 pancreatoblastoma などが，それぞれ代表的な腫瘍として挙げられる．その他，漿液性腫瘍（serous neoplasm）（同MUC6，インヒビンα），充実偽乳頭状腫瘍 solid pseudopapillary neoplasm（SPN）（同βカテニン，CD10）などは，分化方向がいまだに明確にわからない腫瘍である．

　また，肉眼や画像での形態からは，「結節性/充実性腫瘍」と「嚢胞/膵管拡張性腫瘍」に分類することもできる（図1）．結節性/充実性腫瘍の代表は，浸潤性膵管癌，腺房細胞癌，神経内分泌腫瘍/癌，膵芽腫，未分化癌/退形成癌 undifferentiated carcinoma/anaplastic carcinoma などであるが，充実偽乳頭状腫瘍（SPN）や漿液性腫瘍にも充実性形態を示すものがある．嚢胞/膵管拡張性腫瘍の代表は，膵管内乳頭粘液性腫瘍（IPMN），粘液性嚢胞腫瘍（MCN），漿液性嚢胞腫瘍 serous cystic neoplasm（SCN）であり，これらの嚢胞壁内腔面には上皮の被覆（または増生）がみられる．また嚢胞性を示す腫瘍には，もともと充実性腫瘍であったものの内部が変性崩壊して結果として嚢胞状を示すものもある．有名なのはSPNであるが，神経内分泌腫瘍や腺房細胞癌そして転移性腫瘍なども嚢胞状形態を示すことがある．

　発症頻度をみると浸潤性膵管癌や膵管内乳頭粘液性腫瘍などの膵管上皮細胞系の腫瘍が最も多く（約90％），次いで神経内分泌腫瘍（1～2％），その他は比較的稀である．臨床予後は，浸潤性膵管癌と神経内分泌癌はきわめて不良であり，他はさまざまであ

るが，概して緩徐な発育を示すものが多い．

2. WHO 分類と膵癌取扱い規約の概要

現行の WHO 分類[1]は，国際がん研究機関 International Agency for Research on Cancer（IARC）が，2010年10月に「WHO Classification of Tumours of the Digestive System（4th edition）」（以下，WHO 分類 2010）として発行している．編集責任者は，上部消化管 Bosman FT 氏，下部消化管 Carneiro F 氏，肝胆 Theise ND 氏，膵 Hruban RH 氏の4名で，執筆は上部消化管 40 名，下部消化管 29 名，肝胆 19 名，膵 19 名，臓器横断分野（リンパ腫，軟部腫瘍，神経内分泌腫瘍など）18 名によって行われた．

一方，膵癌取扱い規約の最新号は，2013年発行の第6版補訂版[2]で，2009年の第6版に，上記 WHO 分類で採用された神経内分泌腫瘍分類を，ほとんどそのまま取り入れるような形で発行されている．中尾昭公委員長を含め日本膵臓学会の 21 名の委員によって制作されている．2015 年3月現在，第7版に向けて伊佐地秀司委員長のもと，新たな委員会で改訂作業が行われており，2016 年春頃の発行予定とされている．

3. 各腫瘍分類の比較（表1）

規約の腫瘍組織分類の掲載順に，それぞれの疾患単位ごとに比較してみていく．

1）漿液性嚢胞腫瘍

WHO 分類でも規約でも，腺腫と腺癌の2つの大きなカテゴリーに分けており，この点には違いはない．しかし，WHO 分類 2010 では良性の漿液性腫瘍の主たる組織型を microcystic type の serous cyst adenoma であるとし，さらに亜型として macrocystic serous cystadenoma, solid serous adenoma, VHL-associated serous cystic neoplasm, mixed serous neuroendocrine neoplasm を提示している．このような腫瘍形態のバリエーションに関して規約では，「大きな嚢胞が主体の腫瘍（macrocystic serous cystadenoma）もある」との記載に留めている．漿液性腫瘍のほとんどは嚢胞状の腫瘍であるものの，肉眼的には solid tumor としかいえない漿液性腫瘍 solid serous adenoma があることも事実であり，分類として

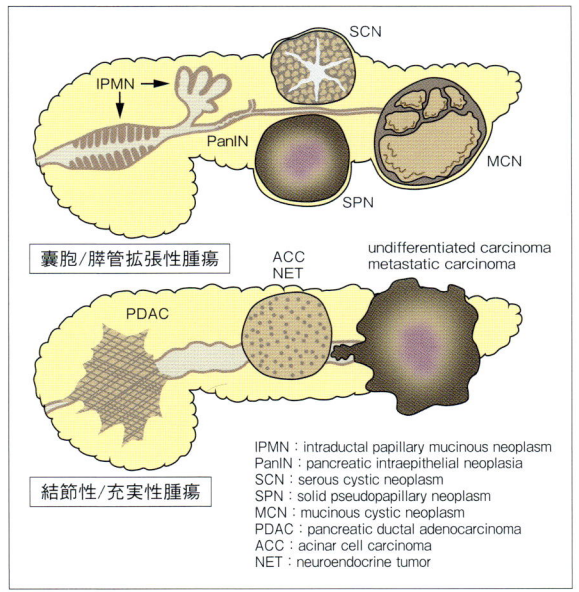

図1 | 膵腫瘍

は，大きな疾患単位を「漿液性嚢胞腫瘍」とするより「漿液性腫瘍」としたほうが適切と考えられる．

悪性病変の取り扱いは，WHO 分類の従来の分類では脈管侵襲，臓器浸潤など局所浸潤があるものも悪性と定義していたが，WHO 2010 では「悪性は，遠隔転移の存在によって定義される．」としている．この悪性例についての基準変更は，悪性と診断される症例でも進行が遅く，死亡例はほとんどないことがわかってきたことによるが，病理総論からは若干の違和感はある．ただし，このような実際的な見解は規約でも同様であり，良・悪性については「組織像からの鑑別は難しく，転移（肝転移）などを確認できない限り診断は不可能である」と明確に述べている．

2）粘液性嚢胞腫瘍

疾患概念自体は WHO 2010 も規約も同様であるが，WHO 2010 では定義の中に卵巣様間質（ovarian-type stroma）の存在を明記したのに対し，規約では「卵巣様間質を持つものが多い」と，若干，基準を緩めている．経過の長い症例や嚢胞径の大きい腫瘍では，その他の所見から MCN が強く疑われても，卵巣様間質が不明瞭な場合もあり，規約のほうが実際的ではある．

組織異型度については，後述の膵管内腫瘍と同様，非浸潤性腫瘍を low grade dysplasia, intermediate dysplasia, high grade dysplasia の3段階に分け，浸

表1 | 現行の腫瘍組織分類

膵癌取扱い規約 第6版補訂版	WHO 分類 [WHO Classification of Tumours of the Digestive System (4th edition)] *
[1] 上皮性腫瘍 Epithelial neoplasms A. 外分泌腫瘍 Exocrine neoplasms 1. 漿液性嚢胞腫瘍 Serous cystic neoplasms (SCNs) 　a) 漿液性嚢胞腺腫 Serous cystadenoma (SCA) 　b) 漿液性嚢胞腺癌 Serous cystadenocarcinoma (SCC)	Serous neoplasms Serous adenoma 　Serous cystadenoma (microcystic) 　Macrocystic serous cystadenoma 　Solid serous adenoma 　VHL-associated serous cystic neoplasm 　Mixed serous neuroendocrine neoplasm Serous cystadenocarcinoma
2. 粘液性嚢胞腫瘍 Mucinous cystic neoplasms (MCNs) 　a) 粘液性嚢胞腺腫 Mucinous cystadenoma (MCA) 　b) 粘液性嚢胞腺癌 Mucinous cystadenocarcinoma (MCC) 　　i) 非浸潤 non-invasive 　　ii) 微小浸潤 minimally invasive 　　iii) 浸潤 invasive	Mucinous cystic neoplasms MCN with low-grade dysplasia MCN with moderate dysplasia MCN with high-grade dysplasia MCN with an associated invasive carcinoma
3. 膵管内乳頭粘液性腫瘍 　Intraductal papillary-mucinous neoplasms (IPMNs) * 　a) 膵管内乳頭粘液性腺腫 Intraductal papillary-mucinous adenoma (IPMA) 　b) 膵管内乳頭粘液性腺癌 Intraductal papillary-mucinous carcinoma (IPMC) 　　i) 非浸潤 non-invasive 　　ii) 微小浸潤 minimally invasive 　　iii) 浸潤 invasive 　*粘液高産生性 with mucin-hypersecretion と粘液非高産生性 without mucin-hypersecretion がある． 　c) その他 　　膵管内管状腫瘍等 Intraductal tubular neoplasms (ITNs) etc	Intraductal neoplasms Intraductal papillary mucinous neoplasms (IPMNs) IPMN with low-grade dysplasia IPMN with moderate dysplasia IPMN with high-grade dysplasia (ca. in situ) IPMN with an associated invasive carcinoma Intraductal tubulopapillary neoplasms (ITPNs) ITPN with high-grade dysplasia (ca. in situ) ITPN with an associated invasive carcinoma
4. 異型上皮および上皮内癌 　Atypical epithelium (AE) and carcinoma in situ (CIS)	Pancreatic intraepithelial neoplasia PanIN-1/2/3 (carcinoma in situ)
5. 浸潤性膵管癌 Invasive ductal carcinoma 　a) 乳頭腺癌 Papillary adenocarcinoma (pap) 　b) 管状腺癌 Tubular adenocarcinoma (tub) 　　i) 高分化型 well differentiated (tub1) 　　ii) 中分化型 moderately differentiated (tub2) 　c) 低分化腺癌 Poorly differentiated adenocarcinoma (por) 　d) 腺扁平上皮癌 Adenosquamous carcinoma (asc) 　e) 粘液癌 Mucinous carcinoma (muc) 　f) 退形成癌 Anaplastic carcinoma 　　i) 巨細胞型 giant cell type 　　ii) 破骨細胞様巨細胞型 osteoclast-like giant cell type／giant cell carcinoma of osteoclastoid type 　　iii) 多形細胞型 pleomorphic type 　　iv) 紡錘細胞型 spindle cell type 　g) その他 others	Ductal adenocarcinoma 　Well-differentiated carcinomas 　Moderately differentiated carcinomas 　Poorly differentiated ductal adenocarcinomas Ductal adenocarcinoma variants 　Adenosquamous carcinoma 　Colloid carcinoma (mucinous noncystic carcinoma) 　Hepatoid carcinoma 　Medullary carcinoma 　Signet-ring cell carcinoma 　Undifferentiated (anaplastic) carcinoma 　Undifferentiated carcinoma with osteoclast-like giant cells 　Carcinomas with mixed differentiation
6. 腺房細胞腫瘍 Acinar cell neoplasms 　a) 腺房細胞腺腫 Acinar cell adenoma 　b) 腺房細胞癌 Acinar cell carcinoma	Acinar cell neoplasms Acinar cell cystadenoma Acinar cell carcinoma 　Acinar cell cystadenocarcinoma 　Mixed carcinomas
B. 神経内分泌腫瘍 Neuroendocrine neoplasms 1. 神経内分泌腫瘍 2. 神経内分泌癌	Neuroendocrine neoplasms Neuroendocrine tumor (NET) G1 Neuroendocrine tumor (NET) G2 Neuroendocrine carcinoma (NEC) 　Small cell neuroendocrine carcinoma 　Large cell neuroendocrine carcinoma Mixed adenoneuroendocrine carcinoma (MANEC) Hyperplastic and preoplastic lesions

表1 | 現行の腫瘍組織分類（続き）

膵癌取扱い規約 第6版補訂版	WHO分類[WHO Classification of Tumours of the Digestive System (4th edition)]※
C．併存腫瘍 Combined neoplasms	Carcinomas with mixed differentiation 　Mixed acinar-neuroendocrine carcinoma 　Mixed acinar-ductal carcinoma 　Mixed acinar-neuroendocrine-ductal carcinoma 　Mixed ductal-neuroendocrine carcinoma
D．分化方向の不明な上皮性腫瘍 　　Epithelial neoplasms of uncertain differentiation 　a）Solid-pseudopapillary tumor 　b）膵芽腫 Pancreatoblastoma 　c）未分化癌 Undifferentiated carcinoma E．分類不能 Unclassifiable F．その他 Miscellaneous	 Solid-pseudopapillary neoplasm 　Solid-pseudopapillary neoplasms with apparent 　high-grade malignant transformation Pancreatoblastoma
［2］非上皮性腫瘍 Non-epithelial neoplasms 血管腫 Hemangioma リンパ管腫 Lymphangioma 平滑筋肉腫 Leiomyosarcoma 悪性線維組織球腫 Malignant fibrous histiocytoma 悪性リンパ腫 Malignant lymphoma 傍神経節腫 Paraganglioma その他 Others	Mesenchymal tumors Lymphangiomas Lipomas Solitary fibrous tumour Perivascular epithelioid cell neoplasms (PEComas) Ewing sarcoma Desmoplastic small round cell tumors Others 　Cystic schwannomas 　Hamartomas Malignant lymphoma

※左欄に合わせて腫瘍名を配置

潤癌を伴う場合は，浸潤の程度に関わらずMCN with an associated invasive carcinomaと分類される．一方，規約では，囊胞内にとどまる非浸潤性腫瘍を腺腫（軽度異型性，中等度異型性，高度異型性）と非浸潤癌に分け，浸潤癌を微小浸潤癌と浸潤癌に分けている．表にすると，その違いが明確であるが，同時に，両者は用語の違いはあるものの，翻訳可能であることもわかる（表2）．

規約では，微小浸潤を「囊胞壁の外に浸潤するが浸潤がわずかで（まだ一定の見解はない．現時点では顕微鏡でかろうじてわかる程度）膵実質内にとどまっている」としている．

3）膵管内乳頭粘液性腫瘍

IPMNは，症例数も多く，関心の高い腫瘍の一つであり，またその分類については議論の多いところでもある．

WHO分類では，大項目を膵管内腫瘍として概念を広げ，それをIPMNと膵管内管状乳頭腫瘍 intraductal tubulopapillary neoplasm（ITPN）の2種類に分類している．それまで管状構造を主体とした膵管内腫瘍や粘液産生に乏しい膵管内腫瘍をどのように扱うかについて多少の混乱がみられていたが，WHO分類に基づけば粘液産生に欠ける腫瘍のほとんどはITPNに分けられることになる．

ITPNは，膵管内に外向性に発育する傾向の強い腫瘍であるが，IPMNと比べて粘液産生性に乏しく，乳頭状構築も混在するが主に管状構築を示し，低異型度成分との混在，移行はなく，強い細胞異型を伴って発育するのが特徴である[3]．肉眼的には，膵管内に充満する充実性結節性病変を形成し，明瞭な粘液産生や膵管内への貯留を示さない．組織学的には，上記特徴のほか，巣状の腫瘍壊死がしばしばみられる．免疫組織化学で，p53（−），MUC6（＋）を示すことが多く，IPMNの発生とは異なる経路が示唆されている．

また，規約の「膵管内管状腫瘍」の一部がITPNに相当するが，幽門腺様の管状構造から成る腫瘍はWHO分類では，IPMN（胃型）に分類されることが明示されている．

IPMNの組織亜型については，WHO 2010では，胃型（gastric-type），腸型（intestinal-type），胆膵型（pancreatobiliary-type），オンコサイト型（oncocytic-type）の4亜型分類を示しているが，規約では説明文中でoncocytic typeの存在を記しているに過ぎない．

表2 | IPMN/MCNの組織異型度と名称の比較

膵癌取扱い規約 第6版			WHO Classification of Tumours of the Digestive System, 4th Edition	
IPMN/MCN	IPMA/MCA	軽度異型 中等度異型 高度異型（境界領域）	IPMN/MCN	low grade dysplasia intermediate grade dysplasia high grade dyslasia
	IPMC/MCC	非浸潤癌 微小浸潤癌 浸潤癌	IPMN/MCN with an associated invasive carcinoma	

intraductal papilary mucinous neoplasm（IPMN），mucinous cystic neoplasm（MCN），intraductal papilary mucinous adenoma（IPMA），mucinous cystadenoma（MCA），intraductal papilary mucinous carcinoma（IPMC），mucinous cystadenocarcinoma（MCA）．

組織異型度については，前述の粘液性囊胞腫瘍と同様である（表2）．

分枝型，主膵管型，混合型の分類は，両者とも説明文の中で説明されている．

4）異型上皮および上皮内癌

通常の膵管癌の前駆病変の一つと考えられる膵管の異型上皮および上皮内癌は，WHO分類では膵上皮内腫瘍性病変 pancreatic intraepithelial neoplasia（PanIN）として整理されている．

規約では，この「異型上皮および上皮内癌」の項目で，PanINに関する原著論文[4]を引用する形で，PanINについての説明が加えられている．

規約における「異型上皮および上皮内癌」とWHO分類におけるPanINsは，概念としてはほぼ共通しており，「異型上皮」にPanIN-1を入れるか否かは議論の余地があるものの，用語の置き換えは概ね可能である．規約上の「異型上皮」はPanIN-2，「上皮内癌」はPanIN-3にほぼ相当すると考えられる．

ちなみにWHO分類では，膵癌の前駆病変の中にMCNとIPMNも含めているが，頻度は少なく，膵管癌に進展するものもあるかもしれない（may also progress）としているにすぎない．

5）浸潤性膵管癌

浸潤癌の組織分類は，その亜型をどのように分類するかが少し異なっている．

WHO分類2010では，膵管腺癌とその亜型に分け，亜型として腺扁平上皮癌 Adenosquamous carcinoma，混合分化を伴う癌 Carcinomas with mixed differentiation，コロイド癌（粘液癌）Colloid carcinoma，肝様癌 Hepatoid carcinoma，髄様癌 Medullary carcinoma，印環細胞癌 Signet-ring cell carcinoma，未分化癌 Undifferentiated（anaplastic）carcinomaに分けている．

規約では，乳頭腺癌，管状腺癌および低分化腺癌のほかは，腺扁平上皮癌，粘液癌，退形成癌（anaplastic carcinoma）のみである．

未分化癌の扱いについて，WHO分類2010では，上記のように退形成癌と未分化癌を同義語として扱っているが，規約では退形成癌を浸潤性膵管癌の亜型とし，未分化癌を分化方向の不明な上皮性腫瘍に分類している．つまり，規約に準じれば，わずかにでも腺癌成分癌が確認できたら退形成癌，なかったら未分化癌となる．たしかに，概念的には本当にどちらかへの分化が不明なものもあるのだろうが，その場合は，癌であることすら不確かな症例と考えられる．また，未分化癌は増殖が速く，一般に大きな状態で発見されるため，どの程度の量の腫瘍を切り出し病理組織標本とするかで診断名が変わる可能性がある．少ない検索ではみつからなかった腺癌成分が，多くの標本を作製することによって検出できる場合もあると考えられる．

こうして考えてくると，未分化癌を退形成癌とほぼ同義語として扱うほうが，実際的であるようにも思う．ただ，症例数はきわめて少ないものの，未分化癌には雑多なものが含まれている可能性があり[5]，規約では waste basket 的に残してあると理解される．

6）腺房細胞腫瘍

規約では腺房細胞腺腫と腺房細胞癌に分けている．一方，WHO分類2010でも良性および悪性の概念を入れているが，良性は acinar cell cystadenoma であり，充実性病変は悪性しかない．このことは実際に診断に際しても重要であり，やや細胞異型性が弱くみえる症例（しばしばNETとの鑑別を要す）でも，基本的には悪性と考えるべきである．腺房細胞囊胞腺腫は，真の腫瘍性か否かということも完全には決着

のついていない病変である[6]ことを考えると，規約の「腺房細胞腺腫」は誤解を生みかねない．

7) 神経内分泌腫瘍

規約では，第6版まで，内分泌腫瘍としていたが，2013年8月に「第6版補訂版」を出し，WHO分類に準じる形で神経内分泌腫瘍 neuroendocrine neoplasms とし，grading も WHO の基準と統一した．

外分泌成分と神経内分泌成分のそれぞれが30％を超えて混在する場合は，WHO分類では腺神経内分泌癌 mixed adenoneuroendocrine carcinoma（MANEC）と呼ばれ，そこには mixed ductal-neuroendocrine carcinoma, acinar-neuroendocrine-ductal carcinoma などが含まれる．規約では「併存腫瘍」の項で扱っているが，明確な診断基準は示されていない．

8) 分化方向の不明な上皮性腫瘍

a) Solid-pseudopapillary neoplasm

WHO分類では2000年版から，規約では第5版（2002年発行）から Solid-pseudopapillary neoplasm として分類され，定着している．

WHO分類2000では，神経浸潤，脈管浸潤，周囲組織への浸潤などを悪性を示唆する所見として，これらがみられる場合には solid-pseudopapillary carcinoma に分類するとしていたが，これらの浸潤所見は悪性転帰との関係は少ないとの報告もあり，SPN の悪性度の指標は確立されていない．WHO分類2010では，SPN 全体を low grade malignancy として位置づけているが，転移例や再発例であっても長期生存例が多い．一方，臨床的にきわめて悪性度が高く，予後不良な症例も報告されており，WHO分類2010年では，このような症例を高度悪性転化（high-grade malignant transformation）として，SPN の亜型に分類している．この群に属するものは，びまん性増殖，広汎な壊死，高度の核異型，著しい核分裂を認め，患者は数年で死亡するなど予後は不良であり，通常の SPN とは臨床経過が異なっている．

規約では，SPN について「その大部分は良性腫瘍であるが，悪性例の報告もある」と説明している．

とらえ方の違いはあるものの，WHO の low grade malignancy というのは概念的なものであり，本質的な理解には両者に違いはないと考えられる．

b) 膵芽腫 Pancreatoblastoma

分類上の大きな違いはみられない．ただし，WHO分類ブックにおける解説は詳細であり，腫瘍の鑑別診断をしていく中でも役に立つことが多く記載されている．

c) 未分化癌 undifferentiated carcinoma

未分化癌，退形成癌については先に述べたとおりである．

9) 膵癌取扱い規約の次版における改訂作業の動向

現在（2014年11月），膵癌取扱い規約は，第7版に向けて，改訂作業が行われている真っ最中であり，ここで挙げた組織分類に関する問題点などが，どのように討論され，どのような形に落ち着くのか，まだ言及することができないが，上述した問題点や課題がなるべく解決される方向で，誤解が生じにくい，使い心地のよい分類になることを望んでいる．

おわりに

組織型分類や疾患概念は，人間がそれまでの臨床予後や病理形態像の知見や経験をもとに考えて導き出した人工的な枠組みにすぎない．生物学的多様性の前には，絶対的なものなどなく，最近の分子生物学の発展をもってしてもいまだに解決のできない問題が多いのが事実である．したがって，治療方針を考え，他研究者と討論するための手段であり，その時点での知見による最大公約数的なものであることと認識しておけば，分類に振り回されることはない．

（福嶋敬宜）

文　献

1) Bosman FT, Carneiro F, Hruban RH, et al eds：WHO Classification of Tumours of the Digestive System (4th ed.), IARC Press, Lyons France, 2010, pp10-12
2) 日本膵臓学会編：膵癌取扱い規約，第6版補訂版，金原出版，2013
3) Yamaguchi H, Shimizu M, Ban S et al：Intraductal tubulopapillary neoplasms of the pancreas distinct from pancreatic intraepithelial neoplasia and intraductal papillary mucinous neoplasms. Am J Surg Pathol 33：1164-1172, 2009
4) Hruban RH, Adsay NV, Albores-Saavedra J et al：Pancreatic intraepithelial neoplasia：a new nomenclature and classification system for pancreatic duct lesions. Am J Surg Pathol 25：579-586, 2001
5) Agaimy A, Haller F, Frohnauer J et al：Pancreatic undifferentiated rhabdoid carcinoma：KRAS alterations and SMARCB1 expression status define two subtypes. Mod Pathol 28：248-260, 2015
6) Singhi AD, Norwood S, Liu TC et al：Acinar cell cystadenoma of the pancreas：a benign neoplasm or non-neoplastic ballooning of acinar and ductal epithelium? Am J Surg Pathol 37：1329-1335, 2013

第1部　検鏡前の確認事項
Ⅱ．病理標本の取り扱い方

1　生検，細胞診標本

はじめに

　膵臓，胆道病変の生検は消化管内視鏡生検と比べ検体の採取が難しく，概して検体は少量である．また膵癌の場合，根治切除が困難な状態で発見される症例が多く，生検材料が唯一の組織材料となることが少なくない．反応性異型か高分化型腺癌かの鑑別がしばしば難しい，膵臓では稀ながらも良性腫瘍もみられることなども生検，細胞診診断をより複雑なものにしている．基本的に生検のHE標本や細胞診標本の作製方法は他の臓器の場合と同様であるが，本項では上に述べた膵臓，胆道の生検，穿刺吸引材料特有の特徴をふまえつつ，膵臓，胆道疾患における生検，細胞診検体の取り扱いについて概説したい．

1．超音波内視鏡下穿刺吸引術（EUS-FNA）

　超音波内視鏡検査 endoscopic ultrasonography（EUS）は先端に高周波数の超音波振子装置を取り付けた内視鏡を用いて消化管内，あるいは消化管周囲臓器の超音波断層像を得る検査である．空間分解能が高く膵臓，胆道病変の描出に優れている．従来の経皮的超音波/CTガイド下穿刺による膵臓からの細胞採取は介在する消化管や大血管の穿刺の危険性，腹腔内脂肪組織による解像度の低下，播種の危険性などの理由によりしばしば困難であり，またサンプリングエラーも多かった．しかし1992年にEUSによる高解像度の描出のもと，膵腫瘍に対する超音波内視鏡下穿刺吸引術 endoscopic ultrasound-guided

表1｜EUS-FNAの適応

　　膵腫瘍性病変
　　消化管粘膜下病変
　　後縦隔腫瘍，腫大リンパ節
　　腹腔内腫大リンパ節
　　微量な腹水や胸水
　　副腎腫瘍
　　肝腫瘍（主に左葉）
　　骨盤腔内腫瘍
　　術後吻合部病変

（文献3より）

fine-needle aspiration（EUS-FNA）が報告され，以来世界中からその有用性に関する報告が相次ぎ，機器の進歩とともに急速な発展を遂げた[1,2]．重大な偶発症が稀であること，鎮静剤の使用により術中の患者の負担が少ない等の利点がある．また2010年にはEUS-FNA診断技術が保険収載され，今後も膵臓や胆道病変の検索にEUS-FNAを必須とする施設が増えることが予想される．このモダリティの登場と発展により膵臓，胆道病変における細胞診・生検診断のニーズは一層高まり，またEUS-FNAの適応の拡大とともに（表1）[3]，小検体での病理診断が求められる機会が増加している．病理診断医は小検体からどこまで言及が可能かという新たな課題に直面しているともいえよう．

1）細胞診標本の作製

a）穿刺針から組織片を選び出す

　EUS-FNAの検体は細長い糸状の形状を呈し，血液が多く混入して病変組織の量は少ないという特徴がある．したがって，次のステップである細胞診標

図1 検体処理に必要な器具（ROSE用のDiff-Quik染色を含む）

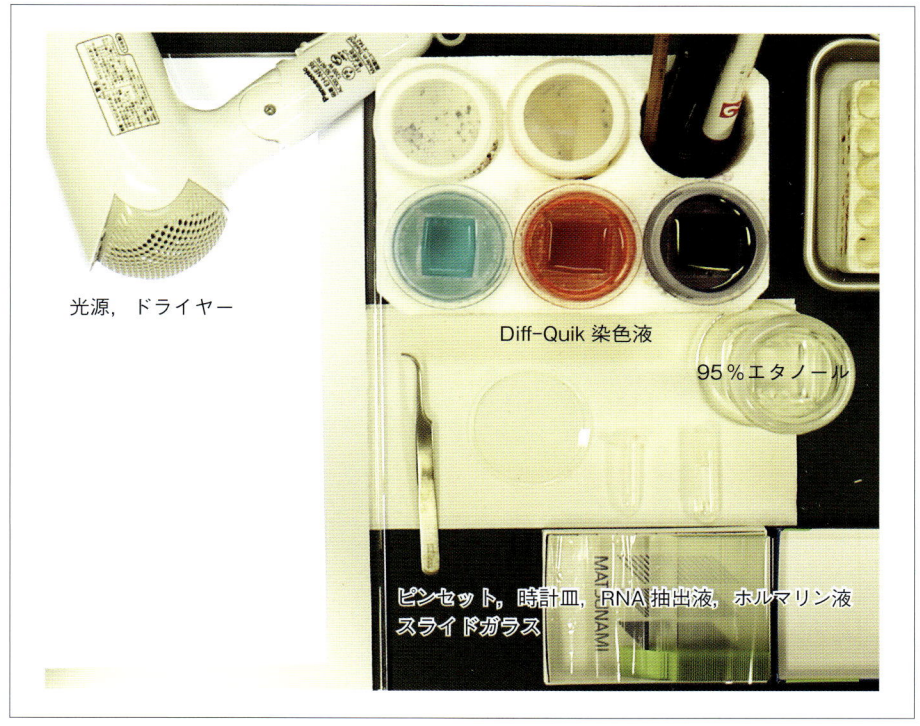

本の塗抹には，肉眼的観察から最も診断的と判断される組織片を選別せねばならない．穿刺材料をシャーレや時計皿に取り出し，肉眼的に，時に拡大鏡を併用しながら性状をよく観察し，その中から組織片を先の細いピンセットで摘みとる．このプロセスにはある程度経験が必要であり，初心者は経験ある検査士とともに行うとよい．

十分な光量のもと観察する．光源の設置は透過式（光源を下に置く），落射式（上に置く）の2通りある．各施設で種々の工夫がなされているようである．我々は市販のLEDトレース台を用いている（図1）．村角工業からBIO EVALUATOR®という熱伝導が最小限となるよう工夫された照明器具も販売されている．

穿刺材料の中から乳白色調の部分を識別し，その一部を塗抹に供する．慣れてくると肉眼所見で採取量の多寡の目算がつくようになる．穿刺検体の目算から細胞診とセルブロック標本の配分比などの配慮も重要であろう．図2に特徴的な穿刺検体の肉眼像を示す．

b）細胞の塗抹と染色

ピンセットで採取した小組織塊はすり合わせ塗抹法により塗抹することで，厚みのある組織を広げ観察しやすくすることができる．小組織片をのせたスライドガラスにもう1枚を重ね，軽い圧力をかけて組織を引き延ばす．引き延ばす際には若干の技量が必要で，圧が少ないと重積が強く観察が難しくなり，過度の圧力では挫滅の強い検体となってしまう．採取量の多寡と肉眼的な性状（白くて硬そうだ，黄色調で脆い，粘液が多いなど）により調節が必要となる．

Papanicoleau染色，May-Giemsa染色などの染色に必要な枚数を塗抹し，染色する．オンサイト細胞診（rapid on-site cytological evaluation：ROSE，ベッドサイド細胞診などとも称されている）を施行する際にはこのうち1枚を使用する．

2）セルブロック法

セルブロックは細胞や小さくバラバラになった小組織塊を一塊にまとめてパラフィン包埋する技術である．細胞の収量を上げるうえで効果的であり，組織塊に対しては立体的構築が把握しやすい．また複数の未染標本が作製でき，HE標本のほかに特殊染色，免疫染色，遺伝子検査など幅広く利用できる．材料を長期保存できるという大きなメリットがある．EUS-FNA検体はそのよい適応である．

セルブロックの作製にはスライドガラス上でエタ

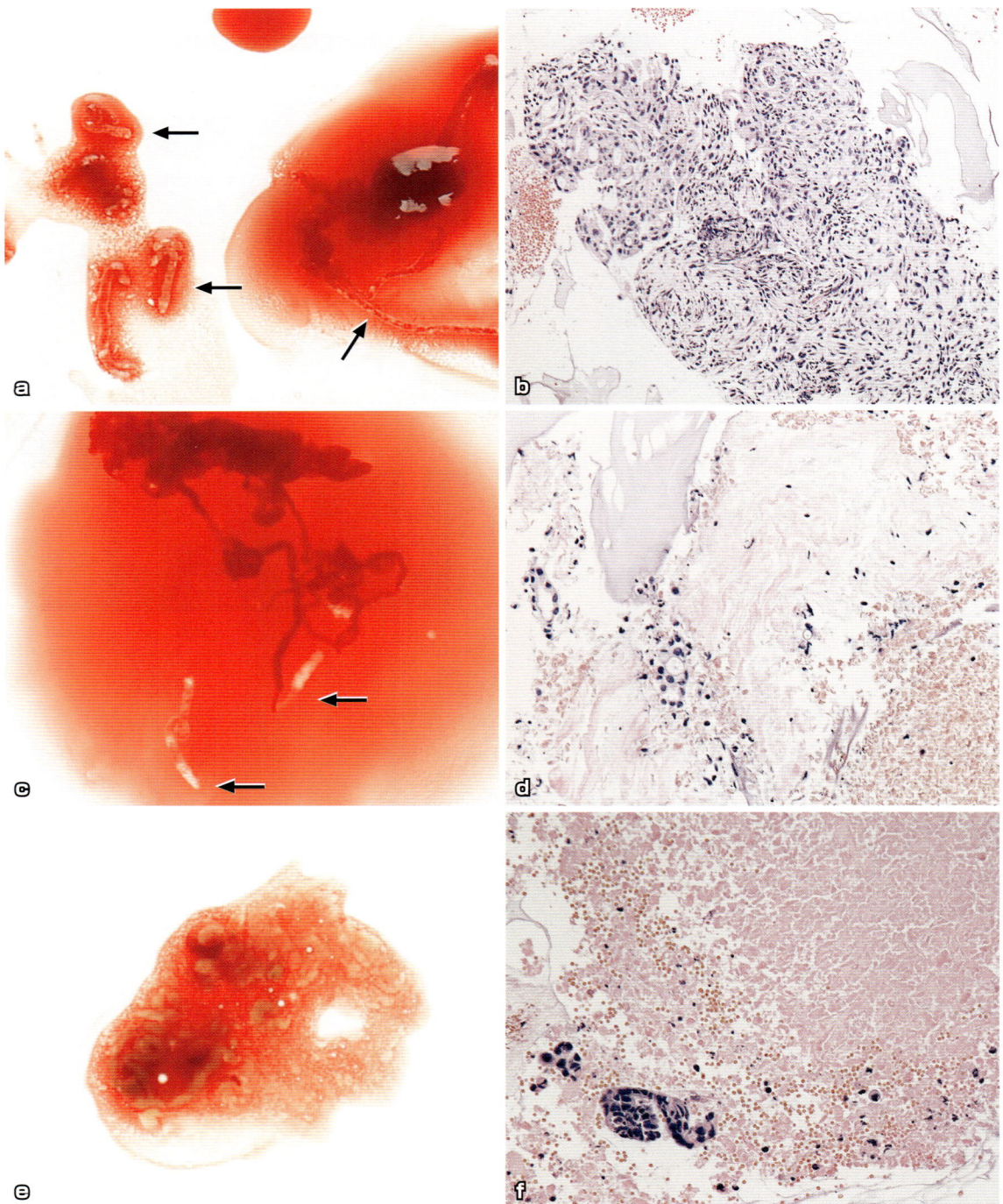

図2 | EUS-FNA 穿刺材料の肉眼像とその細胞像（セルブロック，HE 染色）

上段：多数の膵管癌が採取された穿刺材料．肉眼的には淡白色調を呈し，組織の保たれたコアであり（a），顕微鏡的には線維化を伴い増殖する膵管癌の細胞集塊が多数採取された（b）．中段：線維化の強い病変の穿刺材料．肉眼的に白色調の強いコアであり（c），細胞像は瘢痕状線維組織の多い膵管癌の像であった（d）．下段：壊死の強い穿刺材料：肉眼的には黄白色調で，組織はもろく崩れる傾向を示す（e）．肉眼的には多く採取された印象を受けるのだが，標本にすると壊死した細胞が大部分を占め viable な腺癌細胞は少数であることが多い（f）．

ノール固定した後にパラフィン包埋する方法（細胞ボタン法），遠心沈殿しホルマリン液を加え固定後に包埋する方法，細胞沈殿物を固形化・ゲル化した後に包埋する方法など（アルギン酸ナトリウム法，血漿トロンビン法など），多数の方法が考案されている[4-6]．筆者の施設では，穿刺材料から塗抹，および必要に応じて遺伝子検査分の組織を採取した後，残りの検体はホルマリン液で固定し，セルブロック標本としている（図3）．細胞沈殿物のゲル化にはアルギン酸ナトリウムを用いた方法を利用している（表2）[7]．この方法は簡便でゲル化反応は瞬時に行われるため全工程は1時間程度であり，日常検査としての負担もそれほど大きくない．

3）その他の検査

KRAS 遺伝子変異は 90％以上の膵管癌で検出されることから，KRAS 遺伝子検査は EUS-FNA での膵管癌診断の補助的検査として有用であり，現在悪性腫瘍組織検査の一つに保険収載されている．新鮮組織のごく一部を採取して RNA を抽出し直接塩基決定法で検出する方法や，セルブロックの薄切切片から DNA を抽出し allele-specific PCR 法で検出する方法などがある[8]．

悪性リンパ腫の診断の補助的検査としてフローサイトメトリーも有用な場合がある．膵・胆道原発の悪性リンパ腫は稀であり，腹腔内リンパ節の穿刺検体が対象となることが多い．筆者の施設ではフローサイトメトリー用の検体は塗抹・セルブロック用検体とは別に再度穿刺してもらい，提出するようにしている．

4）EUS-FNA におけるオンサイト細胞診（ROSE）

オンサイト細胞診は EUS-FNA の術中に細胞診標本を作製し，検鏡して検体の採取状態についての情報を術中にフィードバックするという取り組みである．このサービスは EUS-FNA の診断率向上に大きく寄与してきた[9,10]．

Diff-Quik 染色は ROSE に適した染色法である．May-Giemsa 染色と同じ Romanowsky 染色系に属する染色法であるが，染色時間が 30～40 秒と短いのが特徴である．染色過程が少ないため，検査室より出張して染色する際にも簡便である（表3，図1）．その染め上がりは May-Giemsa 染色とほぼ同様である．

Papanicolaou 染色の改良法である，超迅速 Papanicolaou 染色法（または乾燥迅速 Papanicolaou 染色

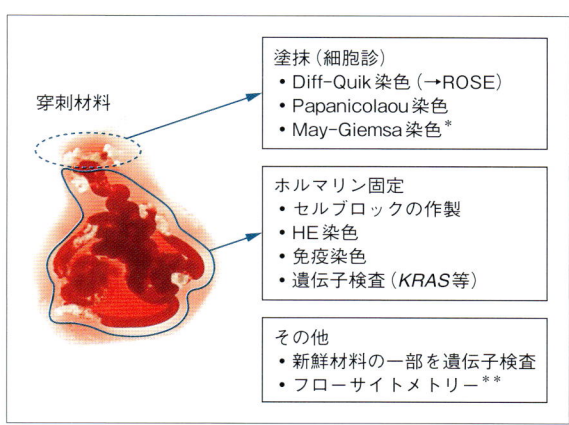

図3 ｜ 検体の配分と処理

筆者の施設では肉眼的に最も病変が多く含まれると判断される部分の一部を採取し，塗抹（細胞診）と遺伝子検査用（ごく少量でよい）に分け，残りすべての検体を 10％ホルマリンで固定している．注）＊Diff-Quik 染色で ROSE を行う場合 May-Giemsa 染色は不要．＊＊悪性リンパ腫が疑われフローサイトメトリーが必要になる際は（多くは腹腔リンパ節の穿刺検体であるが），再穿刺を依頼し，それをすべて提出するようにしている．

表2 ｜ アルギン酸ナトリウムを用いたセルブロックの作製方法

1. サンプルをホルマリン液で固定（30分）
2. 1 を遠沈（2,500 回転，5 分）
3. 上澄みを捨て，蒸留水で洗浄
4. 遠沈し（2,500 回転，5 分），上澄みを捨てる
5. 沈渣に1％アルギン酸ナトリウム液 0.5mL を加え撹拌する
6. 1M 塩化カルシウム液 1～2 滴を加え凝固させる（瞬時に凝固する）
7. ホルマリン固定・パラフィン包埋する

（文献7 より）

法）も ROSE に利用されている（表3）．超迅速 Papanicolaou 染色法は，乾燥固定を行った塗抹標本を生理食塩水で戻した後，65％エタノール・10％ホルマリン液で固定し染色を行う方法であり，2 分前後で染色が可能といわれている[11]．改良された染色法も報告されている[12]．

筆者らの施設における経験から，ROSE での評価の際にはいくつかのポイントがあり，それを表4 にまとめた．

一方で，ROSE の運用には課題と制約があることも言及せねばならない．ROSE は，この段階で確定診断を行うわけではないが広義の医療行為とも考えられ，病理医の関与が望ましい．しかし数少ない病理医が EUS-FNA 中待機していることは困難であり，細胞検査士に委ねられている施設が少なくないと思

表3｜細胞診迅速染色法

Diff-Quik 染色	超迅速 Papanicolaou 染色改良法
1．乾燥固定（ドライヤー冷風で風乾） 2．Diff-Quik 固定液　5〜10秒 3．Diff-Quik 染色液Ⅰ　5〜10秒 4．Diff-Quik 染色液Ⅱ　10〜20秒 5．水洗（蒸留水）2回　（各々2〜3秒） 6．水分を拭き取る （30〜40秒）	1．乾燥固定（ドライヤー冷風で風乾） 2．生理食塩水　30秒 3．アルコール・ホルマリン液　10秒 　　（65％エタノール・10％ホルマリン液） 4．水洗（蒸留水）　6回浸漬 5．Gill-5 Hematoxylin 染色液　30秒 6．水洗（蒸留水）　6回浸漬 7．0.1％塩酸70％エタノール液　3回浸漬 8．水洗（蒸留水）　6回浸漬 9．1％アンモニア水　3回浸漬 10．水洗（蒸留水）　6回浸漬 11．95％エタノール液　6回浸漬 12．Richard-Allan Cytostain 染色液　4回浸漬 13．95％エタノール液　6回浸漬 14．100％エタノール液　6回浸漬 15．キシレン　10回浸漬 16．封入 （2分以内）

（文献11より）

われる．細胞検査士の人的制限，精神的ストレス，感染対策（採取現場におけるバイオハザード対策の遅れ）などの課題が挙げられる．現在のところ診療報酬としての加算は認められていない．これらを総合的に考慮すると，ROSE は EUS-FNA の診断率向上に有用であることには異論はないが，その適応や運用に関しては各施設において臨床診療科と病理診断科の間で協議しながら最善の方法を見出していくことが重要と思われる．

2．膵液細胞診，膵管ブラッシング細胞診

主膵管狭窄・拡張や膵囊胞性病変はコンピュータ断層撮影法 computed tomography（CT）や磁気共鳴画像法 magnetic resonance imaging（MRI），内視鏡的逆行性胆道膵管撮影法 endoscopic retrograde cholangiopancreatography（ERCP）などの画像検査で検出され，膵腫瘍の発見のきっかけとなる．病変が結節として描出されれば EUS-FNA が施行されることが多いが，主膵管拡張のみで結節が不明瞭な場合や膵管内乳頭粘液性腫瘍 intraductal papillary-mucinous neoplasm（IPMN）が疑われる場合などでは主に膵液細胞診，膵管ブラッシング細胞診が提出される．

1）検体処理の方法

膵液検体や膵管ブラッシング検体は採取後氷冷して検査室まで搬送する．これにより膵液内の消化酵素の活性を減弱させ，自家融解を抑える効果が期待される．粘液が多い検体では生理食塩水を加え粘稠度を下げる．粘稠度が高いというのはこれ自体重要な所見であり，その際には依頼書に記録されることが望ましい．膵液細胞診における検体処理の概要を**表5**にまとめた．

膵液中の細胞の収率を上げる工夫がいくつか報告されている．細胞培養液中で数時間インキュベートした後標本作製を行う工夫や，ゼラチン液を膵液に添加し一塊にした後すり合わせ法で塗抹する工夫など[13]．導入の際には各施設において添加した処理による細胞像の影響を検証したうえでなされることが望ましい．

3．胆汁細胞診，胆管生検の取り扱い

胆道疾患の細胞診，生検診断の主たる目的は悪性の評価にある．ERCP 時に吸引された胆汁や胆管狭窄部位のブラッシング材料が細胞診に，経乳頭的な ERC あるいは胆道鏡下での生検が組織診に提出される．膵臓の EUS-FNA と比べ，経乳頭的な胆管の細胞診や生検による悪性の病理診断はしばしば困難で，良悪性判定困難や悪性の疑いに留まることも少なくない．過去の報告によると胆管ブラッシング細胞診の診断率は，特異度はほぼ100％であるが感度は40％前後と決して十分とはいえない状況にあり，また ERC 下胆管生検の感度も，報告により43〜81％

と幅が広いが概ね60％といわれている[14]．その要因として内視鏡的には生検鉗子が病変に対し接線方向でアプローチするため十分な量の採取が難しいこと，病理学的には反応性異型か高分化型腺癌かの鑑別がしばしば難しいことなどが挙げられる．近年ではブラッシング細胞診や経乳頭的生検で陰性と評価された胆道狭窄病変や，黄疸をきたさない肝外胆管結節や胆嚢結節などに対してEUS-FNAが行われることもある．

　胆汁細胞診の扱いは，基本的に膵液と同様である．検査室までの搬送は自家融解を抑えるために氷冷下で行うのが望ましい．胆管の鉗子生検の処理は消化管生検と基本的に同様である．

（細田和貴，谷田部恭）

文　献

1) Yamao K, Sawaki A, Mizuno N et al：Endoscopic ultrasound-guided fine-needle aspiration biopsy（EUS-FNAB）：past, present, and future. J Gastroenterol 40：1013-1023, 2005
2) Hartwig W, Schneider L, Diener MK et al：Preoperative tissue diagnosis for tumours of the pancreas. Br J Surg 96：5-20, 2009
3) 山雄健次，入澤篤志編：EUS下穿刺術—Interventional EUSの基礎と実践テクニック—，南江堂，2011, pp7-11
4) 三宅　康：技術講座　セルブロック作製法．Medical Technology 32：187-195, 2004
5) Orell SR, Sterrett GF：Orell and Sterrett's Fine Needle Aspiration Cytology（5th ed.）, Churchill Livingstone, New York, 2011, p15
6) 松永　徹，羽場礼次：細胞診およびセルブロックへの応用　体腔液，穿刺細胞診を中心に．免疫組織化学．病理と臨床 32（臨増）：45-53, 2014
7) 佐野順司，吉本尚子，溝口良順 他：アルギン酸ナトリウムを用いたセルブロック法の有用性についての検討．日臨細胞会誌 44：291-297, 2005
8) Hosoda W, Takagi T, Mizuno N et al：Diagnostic approach to pancreatic tumors with the specimens of endoscopic ultrasound-guided fine needle aspiration. Pathol Int 60：358-364, 2010
9) Iglesias-Garcia J, Dominguez-Munoz JE, Abdulkader I et al：Influence of on-site cytopathology evaluation on the diagnostic accuracy of endoscopic ultrasound-guided fine needle aspiration（EUS-FNA）of solid pancreatic masses. Am J Gastroenterol 106：1705-1710, 2011
10) Haba S, Yamao K, Bhatia V et al：Diagnostic ability and factors affecting accuracy of endoscopic ultrasound-guided fine needle aspiration for pancreatic solid lesions：Japanese large single center experience. J Gastroenterol 48：973-981, 2013
11) 丸田淳子，橋本信裕，山下裕人 他：改良Ultrafast Papanicolaou染色を用いた甲状腺迅速細胞診．日臨細胞会誌 42：212-217, 2003
12) 森本利昭，高橋　保，植田庄介他：ベッドサイド細胞診の実際と意義．病理と臨床 23：600-604, 2005
13) 若狭朋子，稲山久美子，若狭研一 他：胆膵共通疾患とトピックス　胆膵領域の細胞診EUS-FNAを含めて．病理と臨床 31, 388-393, 2013
14) de Bellis M, Sherman S, Fogel EL et al：Tissue sampling at ERCP in suspected malignant biliary strictures（Part 2）. Gastrointest Endosc 56：720-730, 2002

表4　ROSE（オンサイト細胞診）における判断のコツ

1. 肉眼的観察から採取量の推定を心がけると手際よく判断できるようになる
2. 壊死が多い場合viableな細胞が少ないことがあり，穿刺箇所を変えて追加穿刺を勧める
3. 非腫瘍性か腫瘍性かの鑑別が難しいことがあり，自信がない際は追加穿刺を勧める
   ・混在した消化管粘膜 vs 高分化型腺癌
   ・膵腺房細胞や胃底腺細胞 vs 内分泌腫瘍
4. 腫瘍細胞の採取量が少ない場合，後の細胞診やセルブロック標本にはほとんど腫瘍細胞がないことがあり，追加穿刺を勧める
   ・特に膵管癌以外の組織型や転移性腫瘍が疑われ，免疫染色が必要となりそうな場合

表5　膵液検体の取り扱い

1. 氷冷下，検体を検査室まで運ぶ．
2. 粘液が多い場合は冷えた生理食塩水を加え，ピペッティングにより粘稠度を下げる
3. 遠心し（2,500rpm，5分），上澄みを捨てる．
4. 沈渣をスポイトで吸い上げ，スライドガラスに塗布する．
5. Papanicolaou染色標本は95％アルコール液で固定する*．May Giemsa染色標本はドライヤーで風乾する．

*スプレー式や滴下式などのコーティング剤を含む固定液で固定した後，95％アルコール液に浸す方法もある．細胞剥離の抑制効果が期待される．

第1部 検鏡前の確認事項
Ⅱ．病理標本の取り扱い方

2 手術切除標本

はじめに

　画像診断技術の進歩により，切除可能な胆道癌・膵癌は近年増加しており，これらの手術検体を病理医が取り扱う機会も増加している．しかし，診断時には既に進行している症例も依然として多く，化学療法を先行させた後に切除された検体も多く経験するようになってきた．このような胆道癌・膵癌の切除検体は化学療法効果による修飾が加わっており，症例によっては肉眼的，あるいは組織学的にも遺残癌の範囲を正確に判断するのに苦慮する場合も多い．また，門脈系血管や動脈周囲神経叢，さらには浸潤（癒着）のために消化管や副腎などの他臓器の一部が合併切除された検体を取り扱う機会も増加している．
　胆道・膵外科領域の病理診断は，術前評価を行った画像所見との対比を行うことが求められる．膵・胆道系腫瘍（特に肝門部胆管癌）の検索で重要なのは，病変部の立体的理解である．病理医が肉眼所見を取り，記述し，切り出し，標本作製する過程でほぼ，病理診断報告書の内容が決まるといっても過言ではない．胆道・膵外科領域の手術切除検体の切り出しには，実感的に，また画像診断に精通した外科医の立会いのもと，切除検体の解剖学的オリエンテーションや，合併切除された血管や神経叢，他臓器の一部などとの位置関係を同定し，術前評価項目・問題点の確認や規約事項を踏まえた切り出しが必要である．ここでは，胆道・膵外科領域の手術切除検体の取り扱いについて解説する．

1．新鮮検体の処理

1）術中迅速診断の際の留意点

　術中迅速診断は基本的に，結果によって術式が変更される場合に必要となる．術中迅速診断が必要な検体を提出する際は，検体の乾燥を防ぐため，生理食塩水に浸して固く絞ったガーゼに包む．生理食塩水中に浸したり浮遊させたりしないことを臨床医に事前に確認しておくようにする（凍結時に氷結が生じるため）．
　凍結標本での細胞・組織形態は，種々の点でホルマリン固定パラフィン包埋標本のそれと異なる点を念頭に置く．凍結切片のHE標本では，①凍結切片の薄切に熟練した技師が作製した標本であっても，ホルマリン固定標本と比較して綺麗な面が出にくい（膵断端・胆管断端の全面が出ない，リンパ節の被膜や辺縁洞がみえないなど）．②凍結時に加わるアーティファクト（氷結による裂隙や辺縁の折れによる組織の重なりなど）が微小な病変を認識しにくくする．③検体処理もしくは凍結時に上皮成分が剥脱し，上皮内癌の進展を判断することが困難となる．④一般的に凍結標本では固定標本に比し核が大きく異型が強くみえる．このため，術中迅速診断時に上皮内癌の可能性を否定できないほどの異型と感じられた場合でも，同様の病変が残っている戻し固定標本では，それほど異型が強く感じられないことを経験する．膵・胆道系腫瘍の術中迅速診断は，以上のような種々のハードルを越えたところに成り立つ．また，提出される検体の種類はさまざまで，断端の薄切面の方向（真の断端側から薄切するか，偽の断端側か

ら薄切するか)を問う・問わない，胆道癌の場合16番リンパ節の術中迅速診断を行う・行わない，肝臓側断端の術中迅速診断を行う・行わない(「胆管分離限界点」で切除を行う場合)など，施設外科医の方針によって提出される検体が左右される．病理医は日頃から施設胆膵外科医との申し合わせが必要な場面も多い．

　胆管癌の中には浸潤性増殖とともに上皮置換性に進展するものが多く，胆管断端の術中迅速診断ではしばしば，閉塞に伴う炎症，胆汁ドレナージチューブやステント留置に伴うびらん，上皮の変性・異型，過形成性変化と上皮内癌との鑑別が問題となる．提出された断端にみたい側，方向がある場合には提出時に外科医から正しい情報を入手する，糸でマーキングしてもらう，提出される容器を開けたとき，検体の上面側あるいは下面側のいずれから薄切するかを明確にしておく，などを念頭に置く．胆管断端・膵断端の場合，「真の断端」側から薄切する方法が推奨されるが，外科医との申し合わせが必要である(「偽の断端」側より薄切し，癌がなくなるまで真の断端側へ切り込んでいく方法もあるが，術中迅速診断に長い時間を要してしまう)．また，胆管癌には，異型の弱い癌，びらんに伴う変性や炎症細胞浸潤を背景とする上皮内癌，線維化が強く癌性腺管が少数しかない浸潤癌などがあり，胆管断端の評価には苦慮する場合も多い．また前述のように，凍結標本では，核の腫大や異型が固定標本に比べ過大評価される可能性があり，病理医は日頃から凍結標本と戻し後のホルマリン固定標本で所見をよく比較して体得しておくことが大切である．癌性腺管(浸潤癌)は異型が弱くとも微小な腺管を形成し単独で間質内に存在することが多い．浸潤癌細胞は，濃縮した好酸性胞体と濃染性の不整核を有し，間質との間にわずかな裂隙を伴う不整な管状ないしは索状，あるいは個細胞性に存在する．非腫瘍性の付属腺や導管は，複数の腺管が小葉状に集簇して配列していることを念頭に置いて判断する．

　転移性病変を疑う肝の結節を評価する場合には，(原発巣の標本が院内にあれば)既往標本を準備しておき，胆管癌の転移と，反応性の細胆管増生，biliary hamartoma, bile duct adenoma, mycrocytic adenoma などの良性病変との鑑別を行う．リンパ節転移の有無(胆管癌，胆嚢癌の16番リンパ節など)は手術続行の可否を決めるうえで重要であるが，大型のリンパ節や多数のリンパ節が一度に提出された場合，術中迅速診断で薄切し観察できる範囲が限られることを外科医にあらかじめ了承してもらい，病理医もそれを念頭に置く必要がある．大型のリンパ節は割を入れ両面を作製，小型のリンパ節は複数を一つのブロックとして作製し，各々ステップセクションで3枚程度薄切する．また腹膜結節の術中迅速診断では，胆管癌の腹膜播種と脂肪壊死・線維化・石灰化などの反応性病変を鑑別する際，間質のdesmoplasiaが強く，癌性腺管がごく少数しか含まれない癌の可能性があることを念頭に置き，数枚薄切して検討することが推奨される．

2) 新鮮手術切除検体の取り扱い

a) 検体の処理法と固定[1]

　摘出臓器における病変の確認や広がりをみるために，粘膜面に付着した血液・粘液・胆汁などを拭き取って観察する場合，乾いたガーゼで粘膜面や腫瘍表面を擦ってはならない．粘膜上皮は脆く剥げ落ちてしまうからである．固定前に粘膜面や割面を観察する際には，生理食塩水で湿らせ固く絞ったガーゼでポンポンと軽くたたくようにするとよい．リンパ節の検索は既に不安定な状態で遊離しているもののみ別提出とし，本体から摘出する際には周囲組織への浸潤や剥離面などの評価に影響が懸念される場合には，本体付着のまま切り出し，同部を標本作製の後，組織学的に確認する．

①胆道の区分[2]

　胆道は肝細胞が産生した胆汁を十二指腸に分泌する通り道で，肝内胆管(Bh)，肝外胆管［肝門部領域胆管(Bp)，遠位胆管(Bd)］，胆嚢，乳頭部に区分される．Bpは，肝側左側は門脈臍部(U point)の右縁から，右側は門脈前後枝の分岐点の左縁(P point)までの範囲で，十二指腸側は左右肝管合流部下縁から十二指腸壁に貫入するまでを二等分した部位までとし，その位置は原則として胆嚢管合流部で判断する．Bdは，同部より十二指腸壁に貫入する部分までとする．肝内胆管を総称してBhと表記しているが，各領域枝はCouinaudの区分に従いB1, B2, ···と表記する．左右の肝管は一次分岐で肝外胆管，それより末梢は二次分岐で肝内胆管としている．また上記のP point, U pointはCTで判断する．領域の判断基準となる解剖学的指標に門脈を据えているのは，胆管の合流様式が症例ごとに大きく異なっていること，切除不能例における画像診断を考慮してのことである．門脈右後枝が先行独立分岐する場合，右側

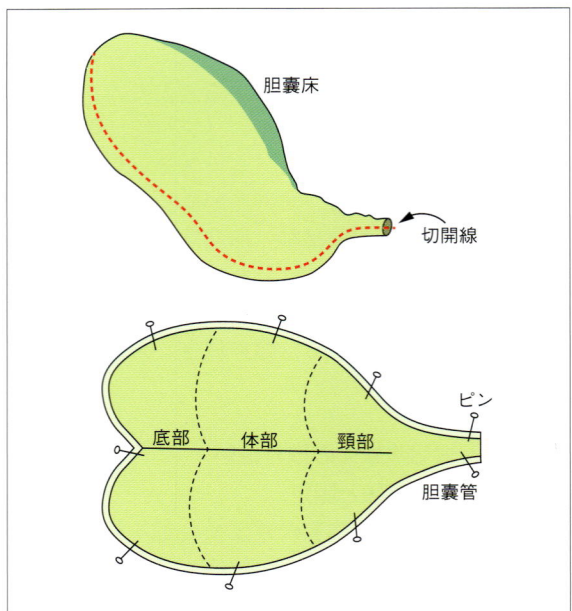

図1 | 胆嚢の開き方
胆嚢は漿膜面を長軸方向に切開し，粘膜面を上にして固定する．

の範囲は門脈分岐部から UP 右縁までの長さを参考とし，それと同等の長さを右側にも反映させる（胆道癌取扱い規約第6版より）．腫瘍との位置関係や進展の範囲に影響するため，胆道区分に関しては，術前画像所見を周知している外科医と一緒に同定していく（切除された状態での胆管の細かい同定は病理医の判断のみでは困難なことが多い）．胆嚢は底部の頂点から胆嚢管移行部までの長軸を3等分し，底部（Gf），体部（Gb），頸部（Gn）とし（図1），胆嚢管（C）は胆嚢に含める．胆道が十二指腸に開口する部分は隆起しているため乳頭部と呼ばれ，開口部は胆汁分泌を調節する Oddi 筋に囲まれている．乳頭部は胆管が十二指腸壁（固有筋層）に貫入してから十二指腸乳頭開口部までで，乳頭部胆管（Ab），乳頭部膵管（Ap），共通管部（Ac），大十二指腸乳頭（Ad）に分けられる．

② **胆道切除検体**[3]

新鮮切除（固定前）検体の検索・整理は本邦では外科医によって行われる場合が多い．検体の計測と肉眼所見の記載をし，新鮮切除検体全体像（および一部割面）の写真撮影を行う．胆道病変のように立体的理解を必要とするものの検索に際して重要なことは，後からみても位置関係や所見がわかるように，胆管を展開するごとに写真撮影やスケッチをするなどして記録に残すことである．写真撮影の場合には，「B4」，「B2+3」などと書いたラベルと一緒に撮影しておくか，画像修飾ソフトや病理診断ソフトのマクロ画像加工機能を使って，デジタルカメラ撮影画像に上記の情報を記載するとよい．肉眼観察時には明瞭だと思える所見も，固定後，あるいは割面（およびその再構成した状態）になると不明瞭になることは少なくない．胆道周囲には腹腔動脈・上腸間膜動脈周囲の神経叢や門脈・固有肝動脈の分枝があり，合併切除されることも多い．このような合併切除された神経叢や血管は固定前に糸などで目印をつけておき，固定後に適宜インクを用いてマーキングするとよい（固定前に行うとインクが広がったり，ホルマリンにインクが溶けて全体的に色が移ってしまう可能性がある）．

新鮮検体においては，オリエンテーションの詳細な確認と細かな割面作製が必要な部分は最低限の割面作製で止め（肝門部領域に腫瘍が浸潤している場合の肝門部領域など），固定後に細かな割面を作製したほうがよい．ただし，診断に当たる病理医の立会いの下で行われる場合には，ある程度の割面作製をあらかじめ行い，コルク板やゴム板などの固定板に貼り付けることも可能である．乳頭部癌の PD 検体を展開・切り出す際には，胆管を乳頭開口部まで切開しないほうが，Oddi 筋，乳頭部胆管（Ab），乳頭部膵管（Ap），共通管部（Ac），大十二指腸乳頭（Ad）の関係がわかるような割面を作製することができる．

固定後臓器の変形を回避する目的で，消化管粘膜等は切開し固定板に貼り付ける．肝臓は 2cm 程度の幅に割を入れ，固定板に貼り付ける（固定板と臓器の間にキムタオルまたは，ガーゼなどを挟めると固定不良を回避できる）．胆嚢は腫瘍の部位を避けて長軸方向に切開し，適度に伸展させて固定板にピンで貼り付ける（図1）．胆嚢癌は底部に多いため，同部の展開が不十分な場合は漿膜側が反転したまま固定されてしまうので，注意を要する．腫瘍が胆嚢底部に乳頭状隆起性病変を形成する場合，切開線によって腫瘍の形状に影響を与える場合もある．その場合は胆嚢管より内容物を吸引し，ホルマリンを注入固定した後，CT 画像との対比が可能な割面を作製する方法が推奨される場合もある．

③ **膵切除検体**

大学病院等の施設でバイオバンク（生体試料室）や研究目的の組織検体採取が行われる場合，サンプリングはできるだけ短時間で行い，手術室を出てから

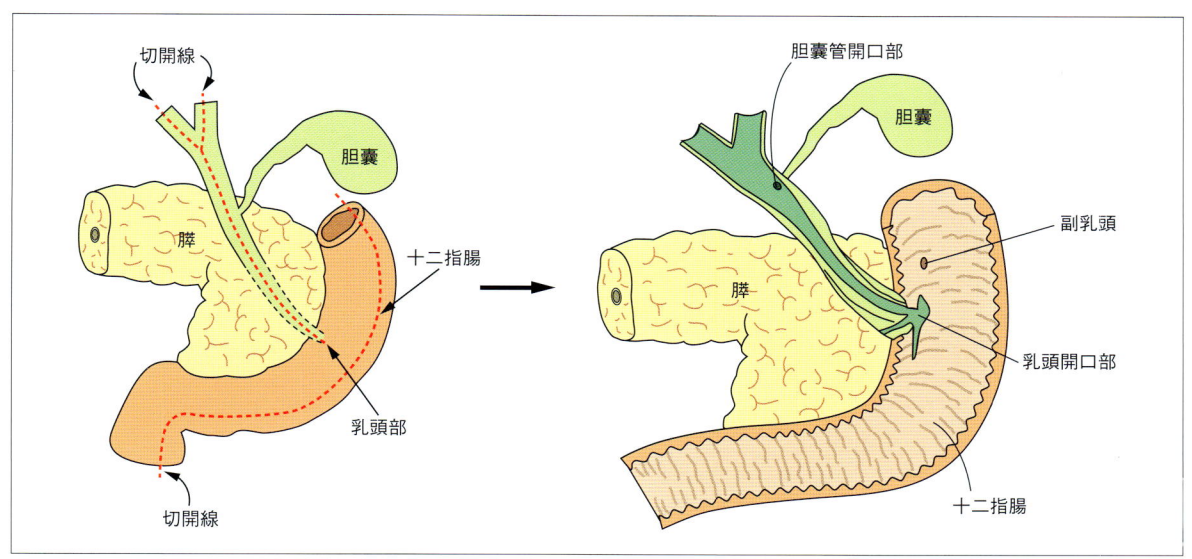

図2｜膵頭十二指腸切除（PD）検体の胆管の開き方
胆管は後壁を胆管断端から乳頭開口部まで縦に切開する．乳頭部癌の場合は乳頭開口部まで切開しないほうが，Oddi筋，乳頭部胆管（Ab），乳頭部膵管（Ap），共通管部（Ac），大十二指腸乳頭（Ad）の関係がわかるような割面を作製することができる．

サンプリング完了までの時間を記載しておくことが望ましい．病理医は診療科，バイオバンク担当者等と連絡を取り合い，サンプリングの際可能な限り診断担当の病理医が同席することが望ましい．あるいは，この手順に関わるマニュアルを病理診断科，診療科，バイオバンク担当者で作成・共有化しておくべきである．サンプリングの際には，腫瘍部と非腫瘍部の組織が採取される場合が多いが，採取の際には以下の点に留意することが重要である．腫瘍の位置・大きさ，画像診断情報を診療医と一緒に確認し，最終的に切り出す方向を考えながら割を入れる．①最終的に切り出す方向と垂直に割を入れる方法と，②最終的に切り出す方向と平行に割を入れる方法がある．割を入れた面が少し膨隆するので，同部を薄く（1～2mm厚）削ぐように採取する．この際，規約事項であるTS（腫瘍の大きさ），周囲組織との関係や解剖学的構造など，腫瘍のstagingに影響する因子の評価を妨げないサンプリングを心がける．腫瘍が肉眼的に漿膜側に近接している部分（S, Rp）や膵外神経叢（PL），重要な血管（門脈枝の一部やSMA剥離面）に切り込まないよう細心の注意を払う．一般的に外科医が検体整理の際，固定不良回避などの目的で固定前に割を入れる際には①の方法が多いが，腫瘍の形状が損なわれ，後に画像との対比がうまくできないこともあるため，筆者は特にPD検体の場合，②の方法で行っている．組織採取後はいったん同部を採取前の形状に整え，被膜側を何針か縫合してからホルマリン固定し，以下のような固定後切り出しに進める．縫合しない場合割を入れた部分は膨隆し，固定後切り出しの際，腫瘍の一部を削いで新たに面を作る必要性が生じ，比較的小さな腫瘍では最大割面のきれいな面が作れず問題である．また，腫瘍の一部で被膜との関係性が不明瞭になるなどの不都合が生じる．腫瘍の形状が全周性に損なわれないよう，注意してサンプリング・一時縫合を行う．腫瘍が1cm以下の場合など，サンプリングにより腫瘍の病理組織学的診断に支障をきたす可能性が少しでもある場合には，サンプリングを行わない判断も必要である．そのようなルールは常日頃から病理医，診療医，バイオバンク担当者等でコンセンサスを得ておく必要がある．付属する管腔臓器は組織サンプリングが終了したのちに切開し，固定する（**図2**）．膵は非常に自己融解が進みやすいため，速やかに適切に固定する必要がある．そのままホルマリン固定しても固定ムラにより自己融解が進んでしまうが，主要な動静脈の枝より注射器を用いてホルマリンを注入する（小動物の実験系に用いる灌流固定をヒントに行う）とホルマリンの浸透がよくなり，綺麗な標本観察が可能となる．膵管内のみにホルマリンを注入する方法よりも自験例では固定状態がよい．

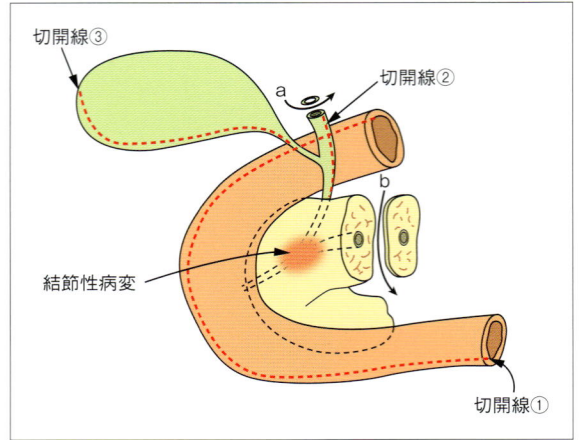

図3 | 膵頭十二指腸切除（PD）検体（結節性病変）のホルマリン固定前の処理

切除断端に対する術中迅速診断が必要な場合は，a, bの部分を採取し提出する．次に①十二指腸（胃が切除されている場合は十二指腸から連続的に展開），②胆管（後壁から展開），③胆嚢等の管腔を切開・展開する．迅速診断や研究用組織サンプリングが必要な場合は，上記断端検体採取時もしくは直後に行う．

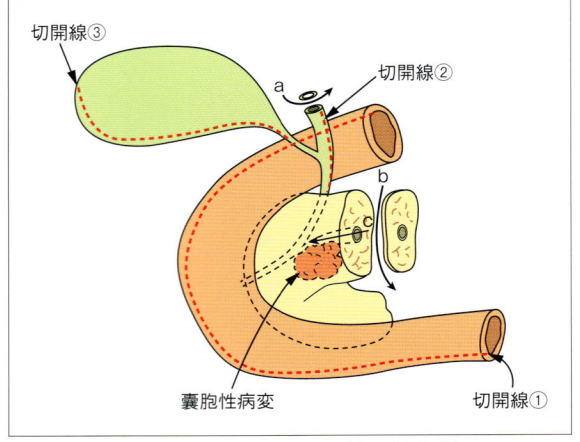

図4 | 膵頭十二指腸切除（PD）検体（囊胞性病変）のホルマリン固定前の処理

膵管内腫瘍の場合，通常のa, bおよび①〜③の処理を終えたら，拡張した主膵管からゾンデを挿入し，腫瘍の所在を確認するように主膵管を展開していく（c）．囊胞状病変の形が崩れないようにそのまま固定したほうがよい場合もある．大きな囊胞性病変に入割した場合は，囊胞が虚脱したまま固定されないよう，ホルマリンに浸漬したガーゼ等を内腔につめておく．

3）病変の種類による検索方法[1,3]

a）結節性病変の場合
①膵頭十二指腸切除（PD）検体（図3）

切除検体を身体の中での位置関係を考えて整形する．病変部と主な構造物（胆管，膵管，脈管，神経叢など）や切除断端との位置関係を確認する．胃前庭部から十二指腸は，胃大弯側で切開し，引き続き十二指腸は乳頭部と対側で切開し，展開する．この際，指で乳頭部の位置を確認しながら慎重に行う．胆囊が付属する場合には，胆囊管より長軸方向で切開する．展開後は軽く冷水で濯ぐが，粘膜面を擦らないよう注意する．病変部を同定したのち，外表面への腫瘍の進展を確認し，腹膜面のひきつれや色調の変化，切離面の色調や硬さ，周囲組織との関係性について検索する．検索が終了したらホルマリン固定を行う．その際，①膵を上にして行う方法と，②展開した胆管を上にして行う方法がある．一般的には②の方法が普及しているが，各々長所・短所があり，病変部の位置関係によって選択すべきと思う．②の方法は胆管上皮の固定が十分にでき，膵背側の切離面にアーティファクトが加わりにくい点が長所であるが，体内での位置関係（画像）との対比には向かない．①の方法では，固定後の切り出しをCT断で行うため，画像との対比が容易である．この場合胆管内腔にはホルマリンを注入し，あえて展開せずに固定後に検索する方法が推奨される．短所として膵背側切離面を固定板に押し付けてしまうことになりがちで，組織標本上，浸潤の有無を評価する際に判断が難しくなる可能性がある．

②囊胞性病変の場合（図4）

大型囊胞性病変の場合は，癒着した他臓器や充実性成分との関係を損なわない部分で切開し，囊胞内容液（色・粘調性）を確認する．

囊胞内には後にホルマリンを充填もしくは虚脱を防ぐためホルマリンに浸漬したガーゼ等を充填しておく．小さな囊胞の場合はそのまま固定する．膵管内腫瘍の場合，断端を作製したのち，拡張した主膵管からゾンデを挿入し，腫瘍の存在を確認するように主膵管を展開していく．この方法は固定後膵管に垂直方向に割を入れる場合にも支障が少ないとされている．

b）膵体尾部切除（DP）検体

充実性病変の場合，固定板に整形し，軽くピンで固定する．

囊胞性病変の多くは膵管内乳頭粘液性腫瘍 intraductal papillary-mucinous neoplasm（IPMN）で，術前画像，ERCP時の乳頭の開大，粘液の漏出などが確認される場合には，拡張した膵管を走行に沿って

2．手術切除標本　25

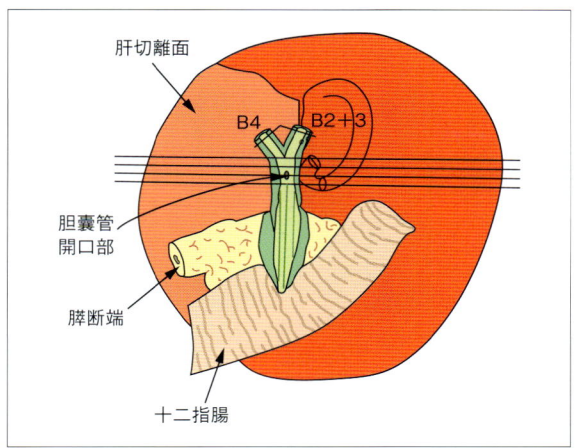

図5｜肝門部領域癌切除標本の切り出し例
右肝切除，尾状葉切除，膵頭十二指腸切除，門脈合併切除を行った例．胆管は肝に付着している部分や門脈を避けて，左壁で切開されている．腫瘍の長軸方向への壁内進展や表層拡大進展の検索に重点を置く場合には長軸方向に切り出す．一方，大血管浸潤や肝・膵への浸潤など壁外への進展や剥離面の検索に重点を置く場合には短軸方向に切り出す．上記折衷案として，壁外進展や剥離面が問題となる腫瘍中心部は短軸方向に切り出し，その他は長軸方向に切り出す．

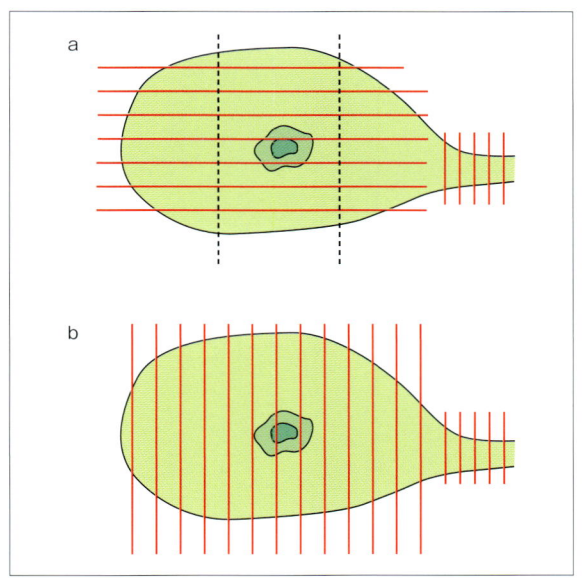

図6｜胆嚢の切り出し方
a：胆嚢管を短軸方向に切り出したのち，胆嚢を長軸方向に切り出し，適宜直交するように入割するか，Swiss roll切片を作製する．b：短軸方向に全割する場合．

展開すると，病変の広がりや主膵管との関わりが把握しやすい．大型嚢胞を固定する場合はPD検体と同様の処理が必要である．

2．固定後検体の切り出し

ここから先は外科医の立会いのもと，通常病理医が行う．肉眼観察時に胆管，主膵管の走行や病変との関係はゾンデを用いて検索しておく．

1）肉眼所見の取り方

まず，提出検体の名前・ID・臓器・術式を確認し，解剖学的位置関係の同定や合併切除された血管・神経叢などの同定を行う．病変部（色・形・硬さ，広がり），切離面・断端を観察し，露出の有無，血管・神経叢などへの浸潤を確認し，切除断端から腫瘍辺縁部までの距離を可能であれば計測する．また肝の1cm以上の結節は，数と大きさ，被膜の有無，断端からの距離を計測し，割面の色を観察する．

2）胆道の切り出し[2]

上記のように切開・固定された検体は，腫瘍の長軸方向への壁内進展や表層拡大進展の検索に重点を置く場合には長軸方向に切り出す．一方，大血管浸潤や肝・膵への浸潤など壁外への進展や剥離面の検索に重点を置く場合には短軸方向に切り出す．上記折衷案として，壁外進展や剥離面が問題となる腫瘍中心部は短軸方向に切り出し，その他は長軸方向に切り出す（**図5**）．肝内胆管癌はグリソンに沿って広範囲に広がることがあり，疑わしい断端については（臨床所見，画像所見をよく知る）執刀医と相談したほうがよい．さらに合併切除された脈管断端を作製する（肝静脈断端に関して検体は左，中，右と3本ある太い肝静脈のいずれかを含むことがあるが，尾状葉切除のように多数の短肝静脈のみの場合もある）．病変が肝門部にかかる胆管癌の場合，胆管の切り出しは上記のように行い，肝部分切除検体の割面作製は可能な限りCT断に行う（割面の性状はCTとの対比が求められる場合が多い）．ただし，肝門部の小さな病変の場合は，病変に関係のない周囲の肝臓などをトリミングして固定してもよいし，固定後にトリミングしてもよい．切離面に近接する腫瘍の場合は，切離面に垂直な面を5〜10mm間隔で連続的に切る．部分切除検体では最大割面や腫瘍と断端との関係がわかる割面を作製する．切除断端には通常多数のクリップがあるので可能な限り取り除く．ステープラー針（staple）が存在する部位は太い脈管断端の目印になる．腫瘍が肝被膜に近い場合は，肝被

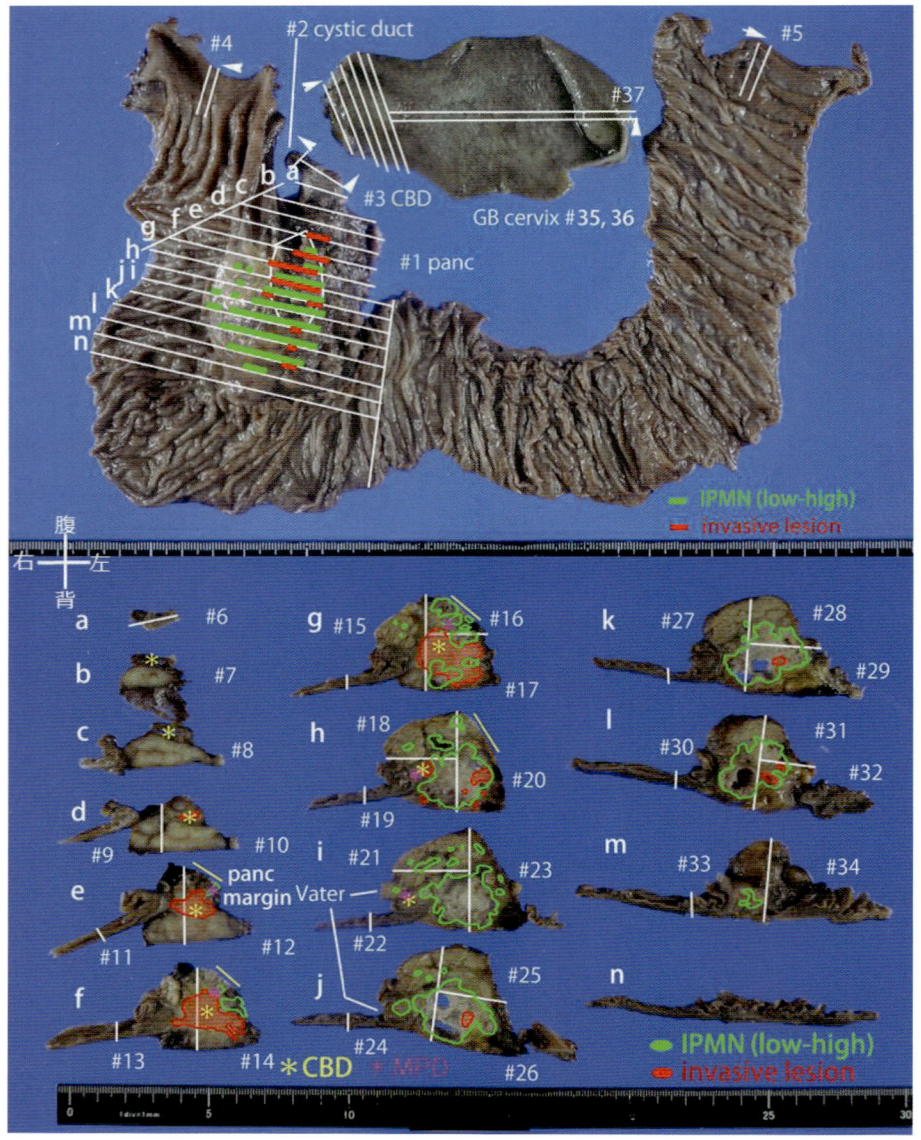

図7 | 膵頭十二指腸切除（PD）検体の切り出し，マッピング図
膵腹側を上にして固定されており，それをCT断に近い水平方向に切り出している．充実性病変は通常型膵管癌であったが，IPMN病変が合併しており，IPMN由来癌かIPMN合併癌かの判断が難しかった症例．

膜と腫瘍，周囲肝組織と腫瘍，血管侵襲部を含む切片を作る．左葉内側区域（S4）あるいは右葉前下区域（S5）は胆嚢と接している部分（肝床）があり，表面であっても漿膜面ではないことがある．腫瘍から離れた部分の肝組織（背景肝）を標本にし，残肝の慢性炎症および線維化の程度を知る手がかりとする（腫瘍近傍では腫瘍随伴性の炎症や線維化がみられるため，腫瘍結節から離れた肝実質で，萎縮・線維化の影響が出やすい被膜直下を避ける）．主腫瘍以外にも10mm以上の結節あるいは周囲の結節より明らかに大きい結節が認められれば標本作製（包埋）する．系統的切除が行われた場合，葉切除あるいは後区域切除であれば通常1ヵ所のグリソン鞘（門脈，肝動脈，胆管）の断端があり，外側区域切除では2ヵ所の断端がある．

胆道系腫瘍の肉眼観察で重要な点は，①腫瘍の部位，数，大きさ（最大径×それと直交する径cm），肉眼型，浸潤の程度（漿膜面/外膜面の観察），②周囲組織への波及の有無（近隣臓器や主な脈管との関係），③断端までの最短距離（胆道，膵管，十二指腸など），④肝や膵への浸潤の程度，である．

胆嚢は悪性病変が疑われる場合には長軸方向に割

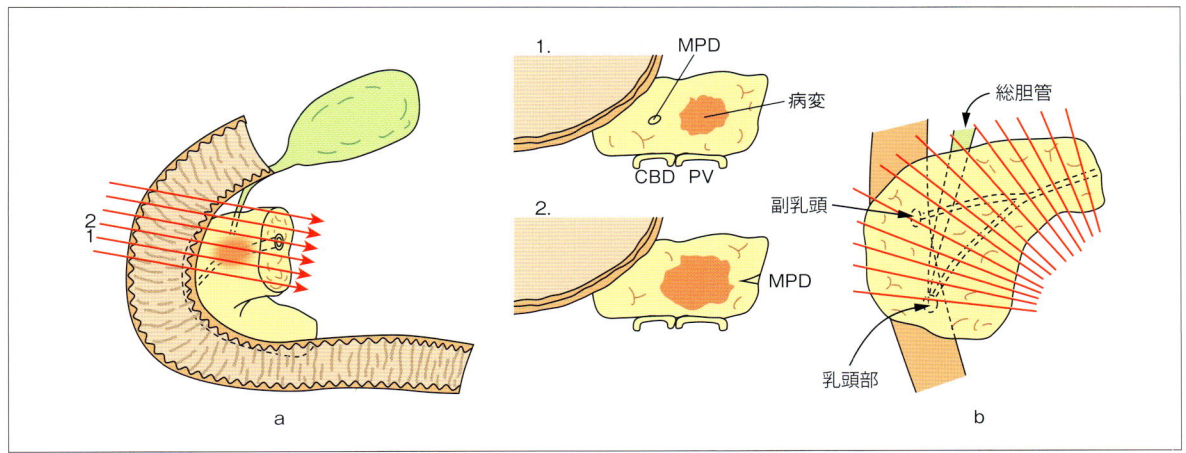

図8 | 膵頭十二指腸切除（PD）検体（充実性病変）の固定後の切り出し
a：概ねCT断に近い割面で検索すると，画像との対比が容易である．MPD：主膵管，CBD：総胆管，PD：門脈．b：膵管に直交するように切り出す方法．

線を入れ，割面の性状を観察したうえで全包埋することが推奨される（**図6a**）（表層は乳頭管状でも深部で低分化成分が主体になっている場合があり，肉眼観察のみでは最深部の判定や神経浸潤が最も多い部分を判断できない場合もあるため）．ただし，胆囊底部の隆起性病変の場合，展開の仕方によっては病変部割面の壁構造がきれいに出せない可能性があるため，切り出しには画像所見を加味し胆囊の壁構造がわかる割面を作製するように，切り出す方向を適宜検討したほうがよい（**図6b**）（場合によって長軸方向，短軸方向の使い分けが必要）．前述の2）新鮮手術切除検体の取り扱い，a）検体の処理法と固定，②胆道切除検体の項も参照されたい．

3）膵臓の切り出し[3,4]

連続的（3〜5mm間隔）に割を入れて，それぞれの割面で細いゾンデを使い膵管や胆管の走行を確認，切り出し図（画像）に記録する．標本造影写真があれば（あるいは外科医がその情報を持っていれば），対比しながら膵管や胆管の狭窄具合を確認できる．膵管・胆管の位置，切除断端，合併切除された主要な血管，門脈圧痕部なども切り出し図に記入しておく．その後，各々の割面を立体的に再構築し，これらの所見を確認する．下記のいずれの検体においても，①腫瘍の部位，大きさ，割面の性状，②膵前面組織，膵後面（組織所見），膵内胆管，十二指腸への浸潤の有無，③膵断端への浸潤の有無，④合併切除された血管や神経叢への浸潤の有無などを記載しておく．組織標本をどの程度作製するかは施設によって，あるいは病変によっても異なるが，我々の施設では全割し，腫瘍のない部分も含めてほぼすべての割面を組織標本としている（**図7**）．組織所見を観察したのち，病変が確認された領域のマッピングを行う．

a）膵頭十二指腸切除（PD）検体

切り出し方法には，膵切除断端以外を水平方向（CT断）に切り出す方法（**図8a**：axial slicing technique）と主膵管に垂直に行う方法（**図8b**）がある．CT断での切り出しは画像との対比が可能であるが，検体が歪んで固定されている可能性もあるので，外科医と相談のうえ，CT断をなるべく正確に判断しておきたい（正しい胆管の走行を門脈圧痕から補正し，それに直交するように切り出すとCT断に近い）．その他，文献5には，主膵管を通る面でいったん膵を2分し，その後膵鈎部を含めすべてを，膵断端に直交する面で切り出す方法（bivalving or multivalving dissection technique）や，膵鈎部を含めすべてを膵断端に直交する面で切り出す方法（bread loaf slicing technique）が紹介されている[5]．

b）膵体部切除（DP）検体

主膵管に直交するように切り出す方法が一般的である（**図9**）．脾臓を切り離してしまうと後から検体の向き（上下・背腹）がわかりにくくなるので注意を要するが，切り離してしまっても，脾動静脈を目印にすれば図9に示すように頭側・足側，背側・腹側のオリエンテーションが付きやすい．

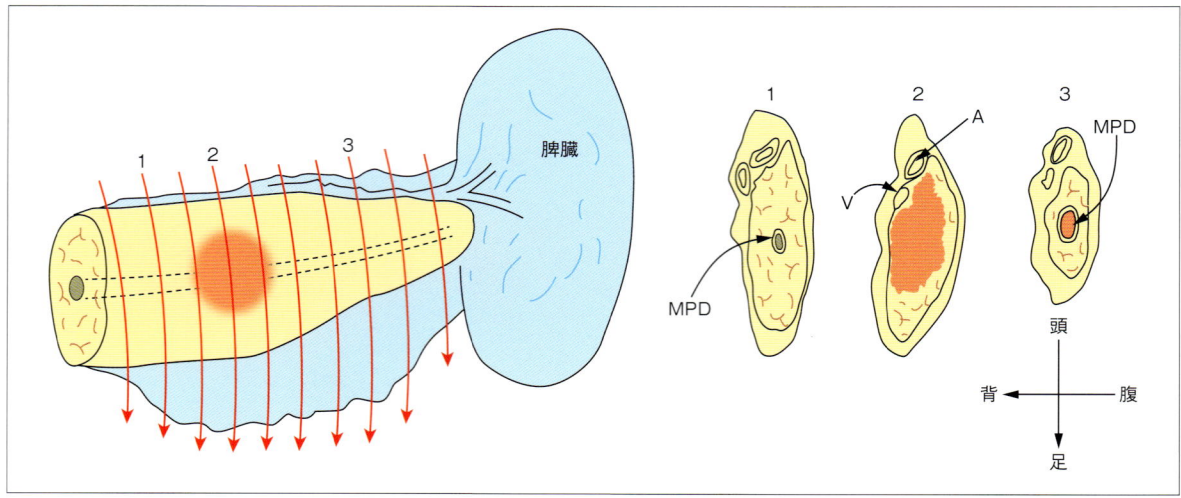

図9｜膵体尾部切除（DP）検体の切り出し
主膵管に直交する向きで，3〜5mm幅の平行割を入れる．切片を並べて写真撮影する際，背側，腹側，頭側，足側の方向に注意する．脾動静脈を目印にすればオリエンテーションが付きやすい．A：脾動脈．V：脾静脈．MPD：主膵管．

3．まとめ

　立体構築が複雑な胆膵領域の検体では，特に肉眼観察が重要である．検体のオリエンテーション，腫瘍と周囲組織との関係，合併切除された組織（臓器）の同定など，病理医と外科医が協力して行う必要がある．また，変形・固定不良を極力避けるため，適切に割面を作製し，十分量のホルマリンで固定する．診療医によっては，検体の適切な提出に係る注意事項に精通していない場合もあり，目的に応じた適切な検体提出方法について確認を怠らないようにしたい．検体の肉眼観察・固定・切り出しで病理診断の80％以上を決定するといっても過言ではない．術中迅速診断については，時間の制約や目的が限られているため，その有用性と限界を病理医と外科医で共有しておくべきである．固定前に研究用組織サンプリングを行う場合には，全国的にも問題意識が高まっており，病理診断科・診療科・バイオバンク担当者などで連携し，正確な病理診断を妨げないための組織採取のルール作りを行う必要性を強調したい．

〈三橋智子〉

文　献

1）病理と臨床常任編集委員会編：外科病理マニュアル．病理と臨床 26（臨増），2008
2）日本胆道外科研究会編：臨床・病理 胆道癌取扱い規約，第6版，金原出版，2013
3）福嶋敬宜，二村　聡編：臨床に活かす病理診断学．消化管・肝胆膵編，第2版，医学書院，2011
4）日本膵癌研究会編：臨床・病理 膵がん取扱い規約，第6版補訂版，金原出版，2009
5）Campbell F, Verbeke CS, eds：Pathology of the pancreas, A practical approach, Springer-Verlag, London, 2013

第1部　検鏡前の確認事項

III．胆道・膵腫瘍の肉眼所見

はじめに

　肉眼所見をとり，腫瘍の肉眼型を分類することは形態診断の初めの一歩である．肉眼診断では，第一に腫瘍の全体の形態的特徴を進展様式と併せてとらえる，すなわち巨視的に観察するので，腫瘍全体像をつかみやすいことが利点で，木をみて森をみない，という偏った見誤りが少ない．また肉眼所見は画像所見に直結していることも多く，新たな術前診断法の開発に結びつきやすい．さらに肉眼所見が時には予後因子や生物学的特性の指標としてバイオマーカーになることもある．

　膵・胆道領域腫瘍は，肉眼診断により腫瘍種，組織型，進展様式の推定を通して，腫瘍の生物学的特徴を多くの場合把握できる．これは，病理解剖の際，肉眼所見によってかなりの部分の診断が可能であることと同様である．もちろん，肉眼ではみえない部分もあるので，組織学的検索や必要に応じて免疫組織化学・遺伝子検索により，最終診断に至る所見を積み重ねていく必要はある．

　もう一つの利点は，肉眼所見をとり，肉眼型を決めていく間に，原発巣の同定を含めた鑑別診断をすることにより，適切な固定法（検体の張り付け），切り出し方法が選択できることである．膵・胆道領域腫瘍は立体的な広がりを有することが多く，腫瘍進展評価のために，各腫瘍の原発臓器毎に適切な切り出し法が求められる．筆者の施設では膵頭十二指腸切除検体であっても，膵癌，胆管癌，十二指腸癌，乳頭部癌，によって異なる切り出し方法を採用している．これを実施するために新鮮検体の張り付け方がきわめて重要である．新鮮時の肉眼観察で原発臓器を決め，切り出し方法にあった張り付け方をすることが，結局苦労少なく適切な腫瘍評価につながる．

1．肉眼所見の取り方

　肉眼所見は，新鮮検体観察時とホルマリン固定後に検体を細切した際に各々評価した所見を併せるとよい．新鮮検体と固定検体を比較すると，腫瘍の硬さと色が変化することが多く，その点で前者が優れ，一方，詳細に割を入れて細部まで検討可能な点で後者が優れている．

　肉眼観察時は，目でみるのみならず，必ず触って硬さや粘液の粘稠度などを把握し，以下の項目について漏らさず所見をとるようにする．

1．外表観察（視診：腫瘍の露出，透見，ひきつれ，触診：腫瘍の大きさ，形，硬さ）
2．十二指腸，胆管，胆囊等の粘膜観察［視診：粘膜の陥凹やひきつれ，隆起，肥厚，潰瘍形成，腫瘍の露出，触診：腫瘍との関係（可動性等）］
　＊ただし，胆管・胆囊・膵管の粘膜面は決して触ったり，拭いたり，擦ったりしない．これら臓器粘膜上皮はきわめて弱く，すぐに剥離して評価不可能になる．
3．腫瘍割面の観察（視診：腫瘍の大きさ，形，色調，そのほかの性状，周囲進展の様子，触診：腫瘍の硬さ）

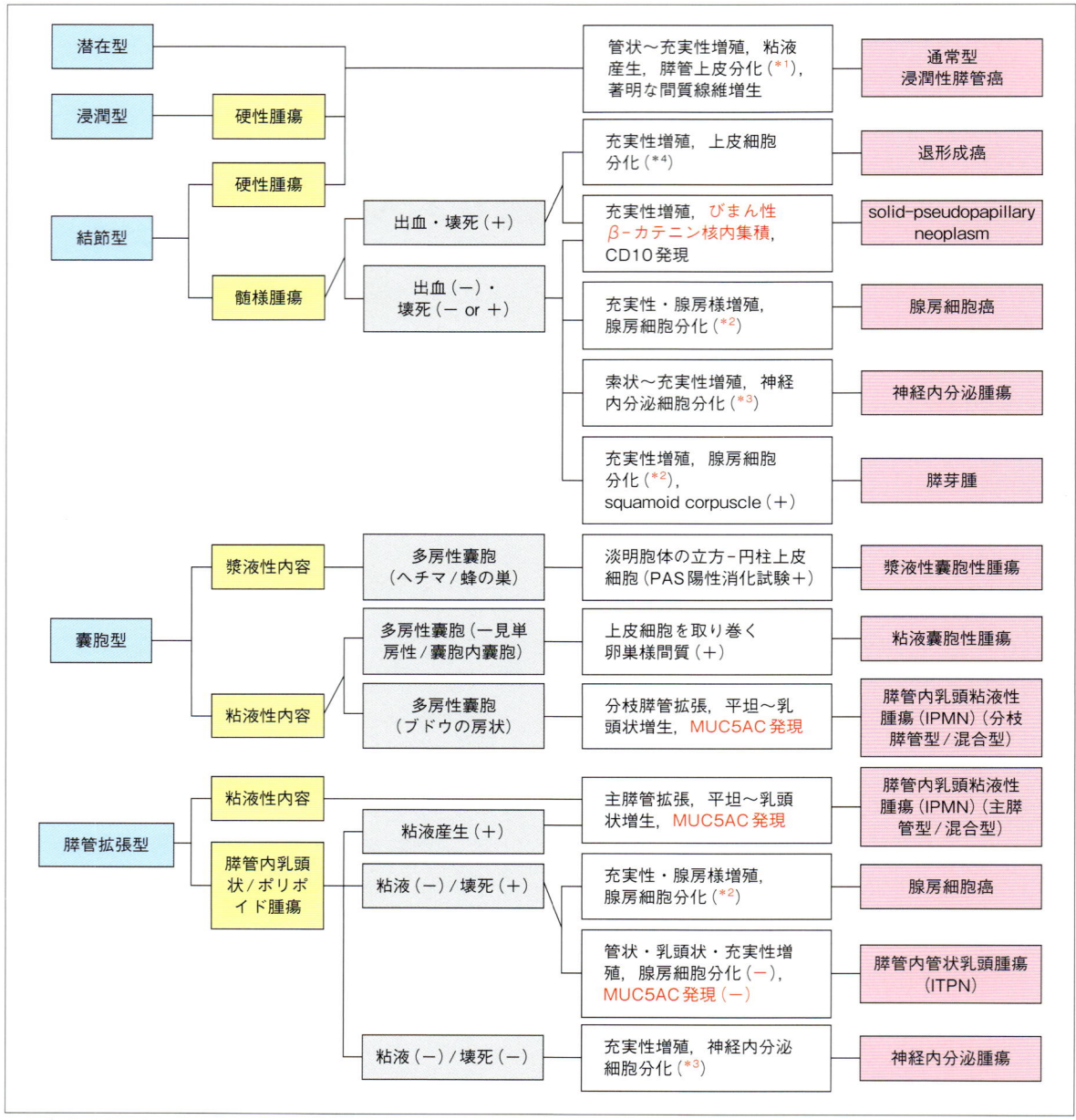

図1 | 膵腫瘍の病理診断の手順とポイント

赤字は免疫組織化学による検討．[*1] MUC1・サイトケラチン7・サイトケラチン19発現，[*2] 膵外分泌酵素（トリプシン，リパーゼ等）発現，[*3] 神経内分泌抗原（クロモグラニンA，シナプトフィジン，CD56等）のびまん性発現．[*4] 少なくとも一部にサイトケラチン発現．（癌診療指針のための病理診断プラクティス 肝・胆・膵腫瘍，p18，図4を改編）

2．膵腫瘍の肉眼型分類

1）肉眼型分類

膵癌取扱い規約[1]では基本5型（結節型，浸潤型，潜在型，嚢胞型，膵管拡張型）とそれらの混合型に分類される．膵腫瘍では，これら特徴的な基本5型と腫瘍の硬さを組み合わせることで鑑別診断を進めることが可能である（図1）．

a）結節型（nodular type）（図2）

「境界明瞭な腫瘍」と定義される．結節型を呈する代表的な腫瘍は，神経内分泌腫瘍（図2c），腺房細胞癌，solid-pseudopapillary neoplasm（SPN）（図2d），

Ⅲ．胆道・膵腫瘍の肉眼所見　31

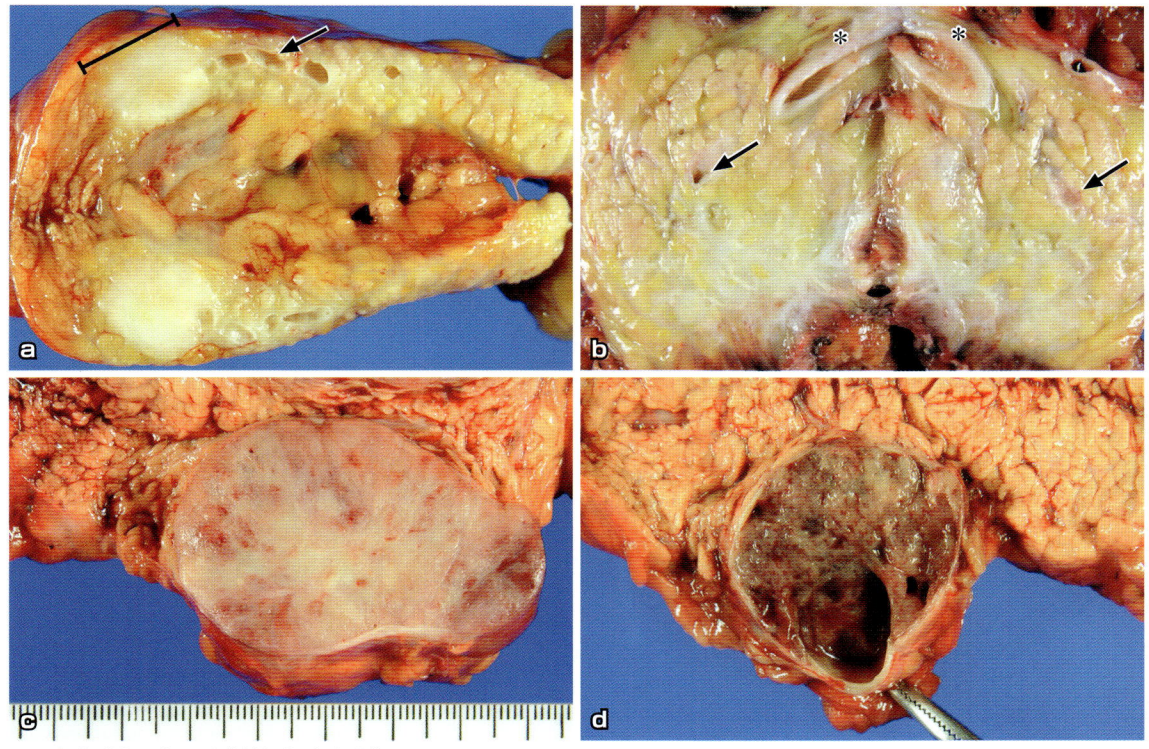

図2 | 膵腫瘍の肉眼型（結節型，浸潤型）
a：結節型．膵体部浸潤性膵管癌．灰白色充実性，周囲との境界明瞭な腫瘍である（線分）．腫瘍浸潤による主膵管の狭窄により，腫瘍の膵尾側主膵管（矢印）は著明に拡張し，膵実質は慢性膵炎像を呈する（腫瘍部よりも膵頭側の膵実質と比較すると明らか）．膵体尾部切除標本を腹側から水平断で割を入れて，上下に開いた図．b：浸潤型．膵頭部浸潤性膵管癌．周囲との境界不明瞭，灰白色調網目状に広がる腫瘍（膵頭部割面の足側半分近くを占拠）．膵頭部に腹側から矢状断で割を入れて，いわゆる観音開きにした図．下部胆管（＊），主膵管（矢印）を認める．c：結節型，膵体部神経内分泌腫瘍．周囲との境界明瞭，薄い線維性被膜を有する淡褐色調に黄白色調を混じる弾性軟腫瘍．所々に赤色斑をみる．d：結節型，膵体部 solid-pseudopapillary neoplasm．周囲との境界明瞭，赤褐色でみずみずしく，大小の囊胞様変化を呈する．囊胞様変化は2次性変化なので囊胞性腫瘍に分類しない．

充実性に増殖する膵管内腫瘍である．これらの腫瘍の多くは髄様性で軟らかい．以上の腫瘍種に比較すると，周囲との境界がいくぶん不明瞭ではあるが，浸潤性膵管癌の中にも結節型を呈する腫瘍が少なくない（図2a）．

b）浸潤型（infiltrative type）（図2）

「境界不明瞭な腫瘍で，周囲にびまん性に浸潤する腫瘍」と定義される．言葉通り，周囲に向かって浸潤性に増殖するために周囲との境界が不明瞭で，代表的な腫瘍は浸潤性膵管癌である（図2b）．

c）潜在型（masked type）

「肉眼的に腫瘍の存在が明らかでないもの」と定義される．以下のような浸潤性膵管癌がこの肉眼像を呈する．上皮内癌にわずかな浸潤部分を有する微小浸潤癌や小型の浸潤性膵管癌，また浸潤性膵管癌の中で結節形成に乏しくほぼ完全に浸潤性増殖を呈する腫瘍は背景の慢性膵炎像と判別困難であり，潜在型に分類される．

d）囊胞型（cystic type）（図3）

「囊胞腺癌のような腫瘍性囊胞（充実性腫瘍の中心壊死による2次性囊胞や，腫瘍に随伴した貯留囊胞，仮性囊胞は除く）」と定義される．腫瘍性囊胞より成る腫瘍で，粘液性囊胞性腫瘍 mucinous cystic neoplasm，（MCN）（図3d），膵管内乳頭粘液性腫瘍 intraductal papillary-mucinous neoplasm，（IPMN）（図3b），漿液性囊胞性腫瘍 serous cystic neoplasm（SCN）（図3c）等が含まれる．注意すべき点は，2次性囊胞性変化を含めないことである．2次性囊胞は腫瘍の変性・壊死による組織脱落で生じるもの（浸潤性膵管癌，SPN，神経内分泌腫瘍），腫瘍の傍らに生じた retention cyst（浸潤性膵管癌）や癌浸潤による分枝・末梢膵管の2次性拡張，腫瘍と大網や胃等が局

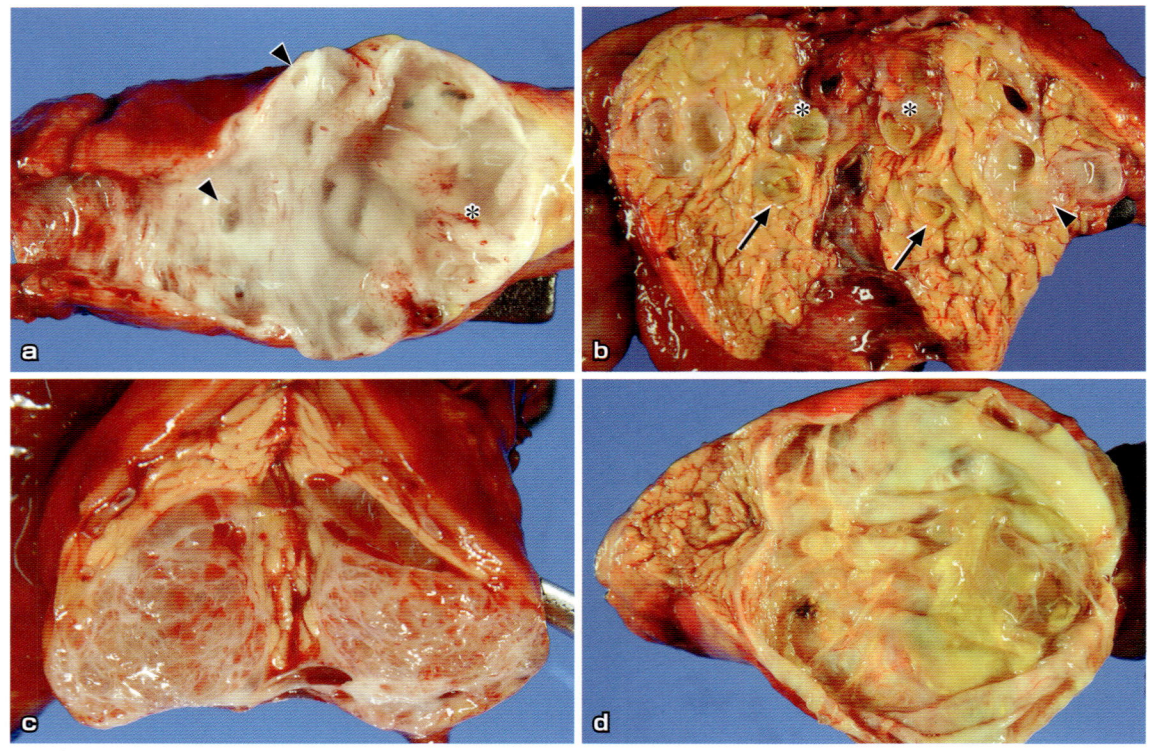

図3 | 膵腫瘍の肉眼型（膵管拡張型，囊胞型）
a：膵管拡張型．膵体尾部．膵管内乳頭粘液性腫瘍主膵管型．主膵管の著明な嚢状拡張と膵尾部（画面右半分）には内部に透明な粘液貯留と乳頭状増殖巣（＊）がみられる．主膵管に連続する分枝膵管も拡張している（矢頭）．膵体尾部切除検体を腹側から主膵管を開放した図．b：囊胞型．多房性囊胞様腫瘍．膵頭部．膵管内乳頭粘液性腫瘍分枝膵管型．ブドウの房状とたとえられる多房性囊胞様病変であるが，割面では粘液を入れ，囊胞様に拡張した分枝膵管が集簇する像やその内部に乳頭状増殖巣（矢頭）を呈する．膵頭部に腹側から矢状断で割を入れて，いわゆる観音開きにした図．下部胆管（＊），主膵管（矢印）を認める．c：囊胞型．多房性囊胞性腫瘍．膵頭部．漿液性囊胞腺腫．周囲との境界明瞭な腫瘍内に蜂の巣状・ヘチマ様の比較的微小な大小の囊胞が集簇する．d：囊胞型．多房性囊胞性腫瘍．膵尾部．粘液性囊胞腺腫．一見単房性にみえる粘液を入れる囊胞内に小囊胞 cyst in cyst を複数認める．

所的に癒着してできた腹腔内の死腔に癌が進展し，その内面を被った癌細胞の産生する粘液が貯留して形成されるもの（浸潤性膵管癌），等がある．

e）膵管拡張型（ductectatic type）（図3）
「膵管拡張（粘液貯留などによる）が主体となる腫瘍」と定義される．典型例は主膵管型 IPMN である（図3a）．

f）混合型（mixed type）
「2種類以上の肉眼型が混在するもの」と定義される．

g）分類不能（unclassifiable type）
「上記のいずれにも分類できない」と定義される．
・硬癌と髄様癌：通常型膵管癌は一般に腫瘍間質の線維性増生の著しい硬癌（硬性腫瘍）であり，膵内腫瘍・腺房細胞癌・内分泌腫瘍等は髄様腫瘍形態をとることが多く，上記の肉眼型と組み合わせることで通常型膵管癌，特殊型膵管癌，等との鑑別が可能になる（図1）．
・壊死・出血：壊死と出血の組み合わせも腫瘍鑑別に役立つ（図1）．
・腫瘍による線維化（浸潤性膵管癌）と炎症による線維化（慢性膵炎）：両者とも膵実質が線維増生をきたすが，膵管癌では線維の広がりや濃淡が不規則不均一，慢性膵炎では規則的で均一な線維増生パターンを呈する．

2）肉眼所見による鑑別診断
a）浸潤性膵管癌と下部胆管癌との鑑別
胆管癌は胆管に沿った進展が主体であり，胆管を長軸に沿って開放した後，腫瘍による胆管狭窄部の性状が胆管癌として矛盾ないかを観察する．浸潤性膵管癌の胆管浸潤の場合，通常膵内の偏った方向に

図4 | 肝外胆管腫瘍の肉眼型

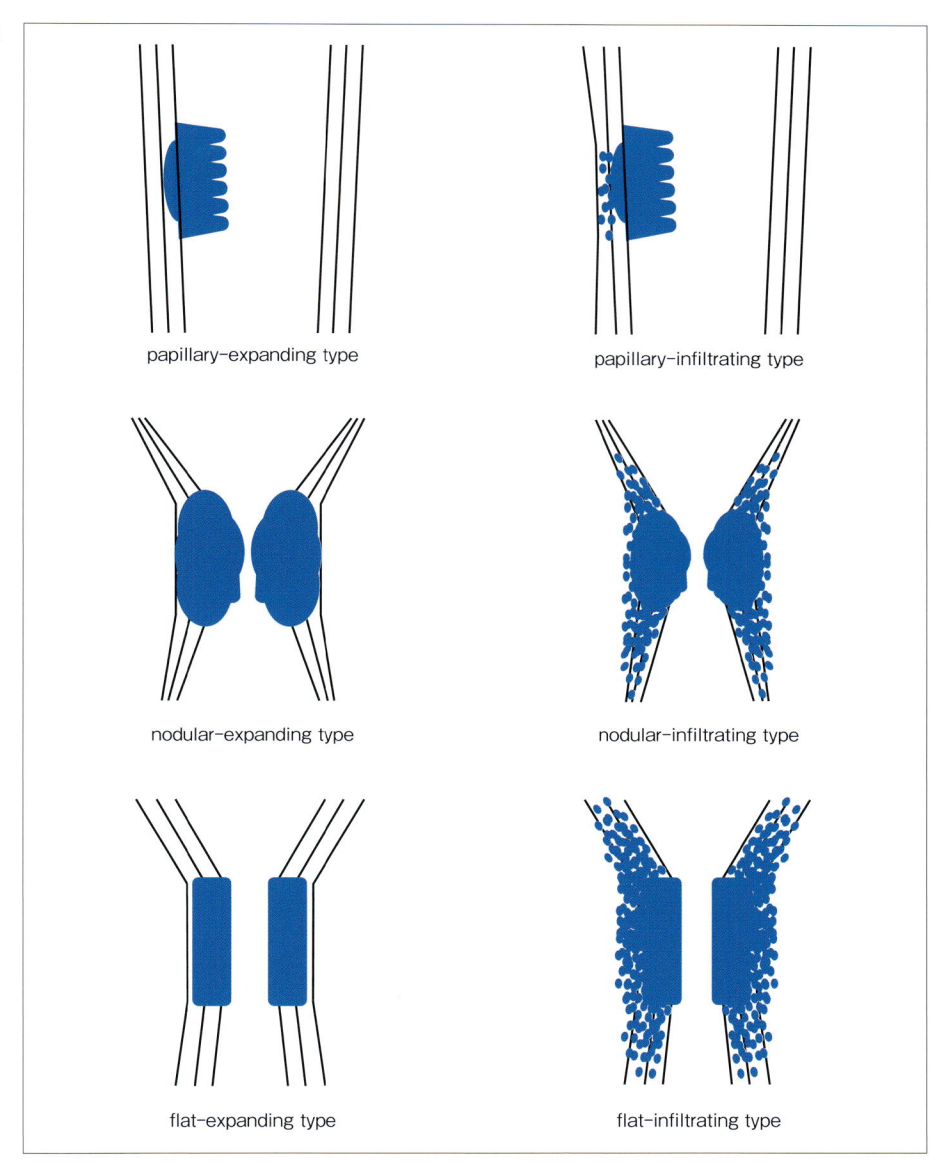

papillary-expanding type　　papillary-infiltrating type

nodular-expanding type　　nodular-infiltrating type

flat-expanding type　　flat-infiltrating type

腫瘤が形成されているので，膵内に腫瘤形成があれば浸潤性膵管癌を第一に疑う．

b）浸潤性膵管癌と十二指腸癌との鑑別

十二指腸粘膜所見で，浸潤性膵管癌の十二指腸浸潤であれば深部に粘膜を引き込むひきつれ所見をとることが多く，十二指腸原発癌では消化管癌の肉眼所見を呈する．

3．胆管癌の肉眼型と肉眼所見

1）肉眼型分類

胆道癌取扱い規約では，胆管癌・胆嚢癌に共通の肉眼型分類の図が添付されている．胆嚢癌は袋状の胆嚢粘膜（胆嚢壁）の一部に限局して形成される病変について外科病理学的に診断する機会が多く，一方胆管癌ではポリープ状や乳頭状の隆起性病変を除くと胆管全周性病変ではない病変をみることはほとんどない．そこで，胆管癌の肉眼型分類の図は開放された胆管に対応するもので，同時に生じる胆管内腔狭窄とそれによる2次性胆管拡張を併せた図を添付する（図4）．

肉眼型は粘膜面からみた肉眼所見で分類し，割面の所見も参考にすることになっている．胆管癌では背側から長軸に沿って開放することが一般的で（な

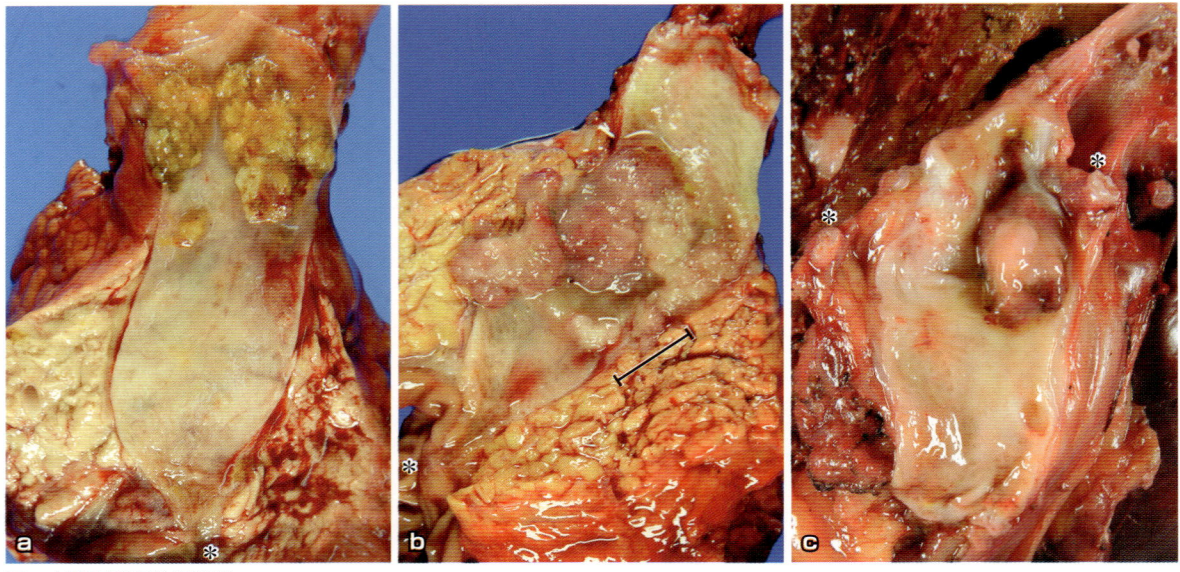

図5 | 乳頭型肝外胆管癌
a：乳頭膨張型．中部胆管に内腔に乳頭状に増殖する黄褐色調の腫瘍を認める．これ以外の胆管粘膜は平滑で，壁肥厚はみられない．b：乳頭浸潤型．下部胆管内腔に乳頭状に増殖する赤褐色を帯びる白色腫瘍を認める．内腔に発育する乳頭状腫瘍基部から胆管壁内を十二指腸側に向かって浸潤する部に胆管壁肥厚とひきつれを伴っている（線分）．c：乳頭膨張型．左右肝管合流部付近から内腔に沿って十二指腸側に円筒状の腫瘍が増生している．乳頭状病変にはこのようなポリープ様に発育する腫瘍も含まれる．a〜c はいずれも肝外胆管を肝側切離端から十二指腸側切離端（c）もしくは主乳頭開口部まで背側切開開放した図．a，b の＊は主乳頭開口部，c の＊は胆管背側切開で切断された右肝動脈．

お，膵頭十二指腸切除検体の胆管を腹側から開放すると膵実質をばっさり切ることになる），粘膜面からみた腫瘍の形態と高低によって，乳頭型，結節型，平坦型に分け，腫瘍を含む胆管壁の割面所見から，膨張型と浸潤型に分類する．

膨張型（expanding type）は，膨張性発育，周囲と境界明瞭な発育をする腫瘍であり，浸潤型（infiltrating type）は，胆管壁内に浸潤性に増殖進展する発育形態を呈する腫瘍である．

a）乳頭型（papillary type）（図5）

胆管内腔に向かって急峻な立ち上がりを呈する隆起性病変で，乳頭状腫瘍，ポリープ様隆起性腫瘍が含まれ，腫瘍増殖の主体が粘膜内から胆管内腔にある腫瘍を指す．乳頭膨張型（papillary-expanding type）（図5a，c），乳頭浸潤型（papillary-infiltrating type）（図5b）に亜分類される．本型は内腔増殖性の乳頭膨張型を基本として，壁内浸潤性増殖を伴う際に乳頭浸潤型に分類される．

b）結節型（nodular type）（図6）

胆管壁内増殖腫瘍を中心に粘膜面から胆管内腔に緩やかな隆起性病変を形成する腫瘍が主体である病変を指す．結節膨張型（nodular-expanding type）（図6a），結節浸潤型（nodular-infiltrating type）（図6b，c）に亜分類される．本型は，全周性の著明な胆管壁肥厚と内腔狭窄を特徴とする腫瘍で，腫瘍部よりも肝側胆管は著明に内腔拡張し，腫瘍浸潤により腫瘍部胆管壁がひきつれて狭小化する．また腫瘍の十二指腸側胆管がやや拡張するため，胆管は病変部を中心に「くの字」，「X の字」の形になる．

c）平坦型（flat type）（図7）

明瞭な内腔隆起を形成しないで胆管壁の比較的均一な肥厚を呈する腫瘍である．平坦膨張型（flat-expanding type），平坦浸潤型（flat-infiltrating type）（図7a）に亜分類される．多くは浸潤型である．腫瘍部よりも肝側胆管は著明に拡張する．注意すべき点は減黄用チューブが腫瘍部に留置されていると，一見平坦型にみえることである（後述）．

d）減黄チューブによる修飾（図7b）

術前に減黄用チューブ［内視鏡的逆行性胆道ドレナージ endoscopic retrograde biliary drainage（ERBD）チューブや内視鏡的経鼻胆道ドレナージ endoscopic nasobiliary drainage（ENBD）チューブ］が胆管腫瘍内に留置されていることが多い．留置チューブのために腫瘍の内腔への発育が制限され，

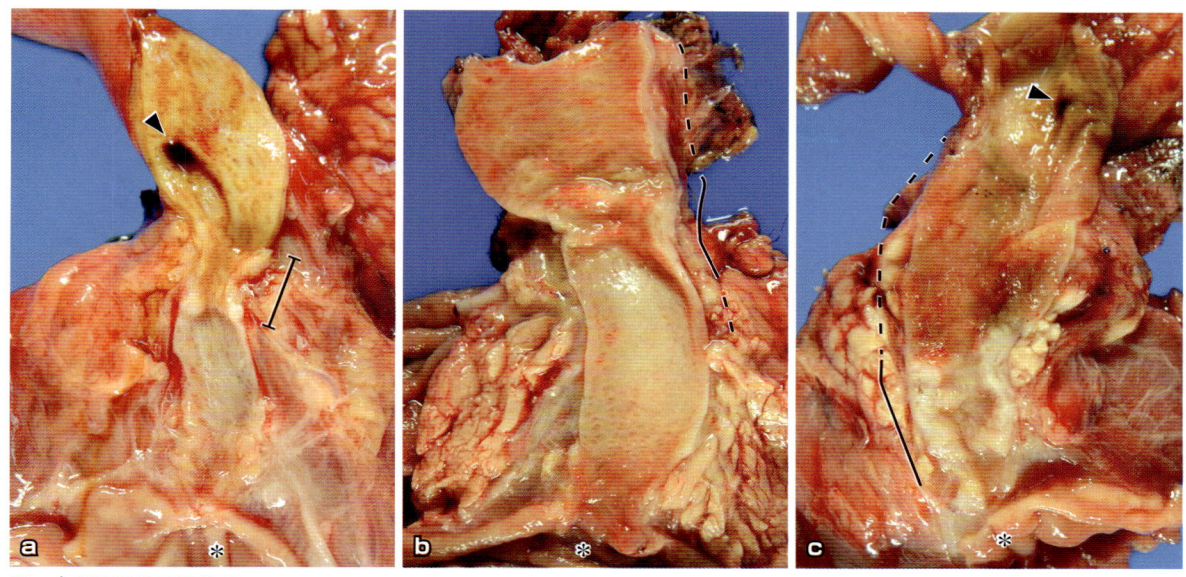

Ⅲ．胆道・膵腫瘍の肉眼所見　35

図6｜結節型肝外胆管癌

a：結節膨張型．膵上縁付近の下部胆管を中心に，胆管壁から内腔に結節状に隆起する結節型腫瘍を認め（線分），周囲との境界が明瞭である．腫瘍の肝側胆管は著明に拡張している．b：結節浸潤型．中部胆管に内腔に不規則に隆起する全周性壁肥厚（実線部）から周囲胆管壁内に浸潤していく（破線部），結節浸潤型腫瘍である．胆管内腔狭窄部の肝側胆管は著明に拡張し，粘膜面は細顆粒状，発赤を呈し粗造である．c：結節浸潤型．下部胆管十二指腸側に全周性胆管壁肥厚と内腔への不規則な隆起を伴う結節型腫瘍（実線部）があり，周囲胆管壁内に浸潤するとともに，肝側粘膜内に顆粒状粗造な粘膜変化を呈する粘膜内進展（破線部）が目立つ．a～cはいずれも膵頭十二指腸切除術・肝外胆管切除で得られた検体で，肝外胆管を肝側切離端から主乳頭開口部（＊）まで背側切開開放した図．三管合流部（矢頭）．

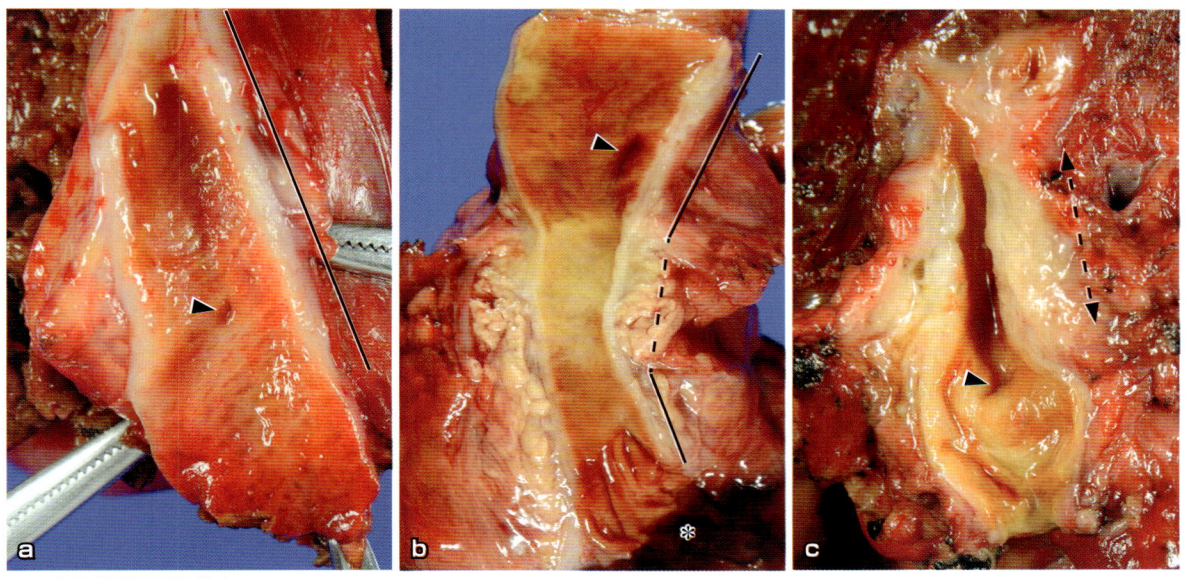

図7｜平坦型肝外胆管癌ほか

a：平坦浸潤型．左肝管―左右肝管合流部―上中部胆管に全周性の一様な壁肥厚を認める（実線部，向かって上が肝側，下が十二指腸側）．粘膜面は平坦であるが，周囲胆管壁に腫瘍浸潤を認める．左肝管から中部胆管が背側切開開放した図．三管合流部（矢頭）．b：チューブ留置による胆管癌の変化．減黄のためERBDチューブが留置され，最も狭窄の強い領域で，腫瘍と接触して粘膜の剥離とおそらく圧迫性により粘膜面が貧血性黄白色調に変化する（破線部）．この状態では一見すると平坦浸潤型にみえるが，チューブに形取られたにすぎない．上部胆管から主乳頭開口部（＊）まで背側切開開放した図．三管合流部（矢頭）．c：肝内胆管癌の肝門部進展像．肝門部から中部胆管が背側切開開放されている（向かって上が肝側，下が十二指腸側）．肝内胆管癌が胆管を周囲から締め付けるように進展している（破線線分領域）．一見すると結節浸潤型胆管癌のようにみえる．三管合流部（矢頭）．

図8 | 胆嚢腫瘍の肉眼型

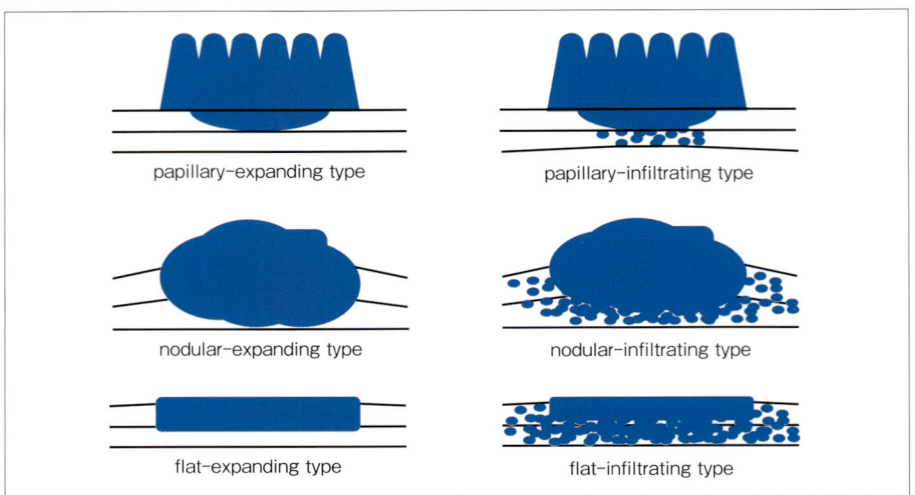

- papillary-expanding type
- papillary-infiltrating type
- nodular-expanding type
- nodular-infiltrating type
- flat-expanding type
- flat-infiltrating type

チューブの型にはめたように平坦な腫瘍になる．チューブ接触部は摩擦とおそらく圧排の影響により，粘膜面が剝離して白色調（貧血様）となる．これでは結節型と平坦型の鑑別は困難である．なお，経皮経肝的胆管造影 percutaneous transhepatic cholangiography（PTC）ドレナージチューブのように減黄チューブが腫瘍内に挿入留置されていなければ，このような修飾は起こらない．

- 胆管癌で広範囲壊死や潰瘍形成は稀であり，それら所見の存在は何らかの修飾（チューブ接触，人為的操作，化学・放射線療法の影響等）を第一に疑う．
- 本肉眼型分類では粘膜内腫瘍進展はあまり反映されない．半固定法（新鮮検体を5～10分間程度ホルマリン固定する）により，表層部の固定と粘液が洗い流され（注：決して粘膜面を拭いてはいけない）粘膜内の微細の凹凸や発赤を明瞭化させることが可能で，顆粒状（しばしば発赤を伴う）隆起があれば粘膜内腫瘍の存在が示唆される（**図6c**）．しかしながら，すべての粘膜内腫瘍進展を肉眼的に診断することは難しい．

2）肉眼所見による鑑別診断

肝門部領域の胆管癌と鑑別すべき腫瘍に，肝内胆管癌の肝門部・肝外胆管進展（**図7c**）と胆嚢管癌・胆嚢頸部胆嚢癌の肝門部進展がある．いずれも肝門部胆管癌との臨床診断下で手術をされる腫瘍である．鑑別点は，腫瘍の存在部位を把握することにある．肝外胆管癌であれば基本的に肝外胆管壁に沿って存在し，肝門部に進展する肝内胆管癌であれば肝門部近傍の肝内に腫瘤形成型（mass forming type），もしくは胆管浸潤型（periductal infiltrating type）の腫瘍を形成していることが判明する．また肝十二指腸間膜内に沿って肝門部に進展する胆嚢管癌・胆嚢頸部癌では，原発部に腫瘤を確認できることと，多くの場合，胆嚢管閉塞と腫瘍進展により胆嚢の変化がとらえられる．

4．胆嚢癌の肉眼型と肉眼所見

1）肉眼型分類

胆嚢には胆嚢頸部・体部・底部と胆嚢管が含まれるが，両者は器官発生過程が異なり，組織構築が異なる．胆嚢癌の肉眼形態も両部位に発生した腫瘍間で趣が違う．前者はここに示す胆嚢癌の肉眼型分類（**図8**）と特徴に従い，後者は胆管癌の肉眼型分類（**図4**）と特徴に従うと適切と思われる．

肉眼型は粘膜面からみた肉眼所見で分類し，割面の所見も参考にすることになっている．外科切除対象となる多くの胆嚢癌では胆嚢漿膜側を長軸に切開開放することが一般的で，粘膜面からみた腫瘍の形態と高低によって，乳頭型，結節型，平坦型に分け，腫瘍を含む胆嚢壁の割面所見から，膨張型と浸潤型に分類する．進行症例で，腫瘍に埋もれて胆嚢の存在やその同定が問題になるような症例では，後述の充満型，塊状型に分類される．

膨張型（expanding type）は，膨張性発育，周囲と境界明瞭な発育をする腫瘍であり，浸潤型（infiltrating type）は，胆嚢壁内から周囲臓器に浸潤性に増殖進展する発育形態を呈する腫瘍である．

a）乳頭型（papillary type）（図9）

胆嚢内腔に向かって急峻な立ち上がりを呈する隆起性病変で，乳頭状腫瘍，ポリープ様隆起性腫瘍が含まれ，腫瘍増殖の主体が粘膜内から胆管内腔にある腫瘍を指す．乳頭膨張型（papillary-expanding type）（図9a），乳頭浸潤型（papillary-infiltrating type）（図9b, c）に亜分類される．本型は内腔増殖性の乳頭膨張型を基本として，壁内浸潤性増殖を伴う際に乳頭浸潤型に分類される．頻度は低いが膵管内乳頭粘液性腫瘍 intraductal papillary-mucinous neoplasm（IPMN）類似の粘液産生性乳頭型腫瘍もある．

b）結節型（nodular type）（図10）

胆嚢壁内増殖腫瘍を中心に粘膜面から胆嚢内腔に緩やかな隆起性病変を形成する腫瘍が主体である病変を指す．結節膨張型（nodular-expanding type）（図10a, b），結節浸潤型（nodular-infiltrating type）（図10c, d）に亜分類される．本型は，粘膜面の特徴所見に加えて，割面の腫瘍発育所見から周囲境界明瞭か，不明瞭かにより亜分類する．胆嚢壁全体が腫瘍で置換されて不規則に肥厚するびまん性浸潤像を呈することもある（図10d）．

c）平坦型（flat type）（図11a）

明瞭な内腔隆起を形成しないで胆嚢壁の比較的均一な肥厚を呈する腫瘍である．平坦膨張型（flat-expanding type），平坦浸潤型（flat-infiltrating type）（図11a）に亜分類される．稀である．

d）充満型（filling type）と塊状型（massive type）

胆嚢が腫瘍で充満し，粘膜面からみた肉眼形態が不明な場合，胆嚢が原形をとどめているものは充満型，原形をとどめず肝浸潤が高度なものは塊状型（図11b）にする．

- 胆嚢癌の予後は進達度が粘膜〜固有筋層までの早期病変と漿膜下層以深の進行病変で大きく異なり，後者では胆嚢床肝部分切除やリンパ節郭清を意図した肝外胆管切除等，術式が変わる．そこで外科医から術中に胆嚢癌の進達度を求められることがある．腫瘍の可動性（進達度が浅い腫瘍は可動性良好）や腫瘍部胆嚢壁の硬さから深達度を判断し，必要であれば腫瘍最深進展部付近に割を入れて観察，さらに迅速組織標本を作製・診断する．

2）肉眼所見による鑑別診断

広範囲な肝浸潤を伴う胆嚢癌と肝内胆管癌の胆嚢進展との鑑別：胆嚢癌は胆嚢内の腫瘍よりもずっと大きな肝内浸潤巣をしばしば形成するので，腫瘍の大きさや硬さは鑑別に役立たない．胆嚢癌の肝進展では通常壊死を伴い，腫瘍により既存の肝組織を破壊して完全に置換する．肝内胆管癌の胆嚢進展は稀である．肝内胆管癌では八頭状腫瘤となり，内部に壊死を伴うことが多くなく，腫瘍内にしばしば大きな門脈域間質を残すことを特徴とする．

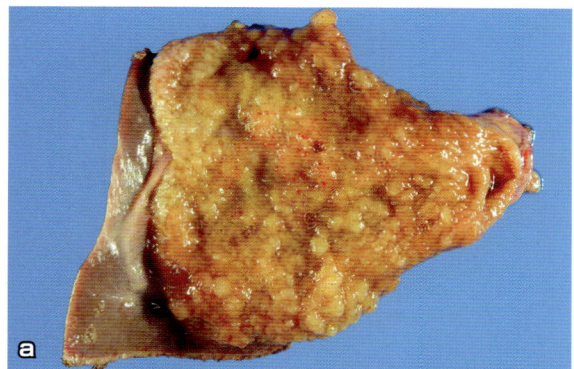

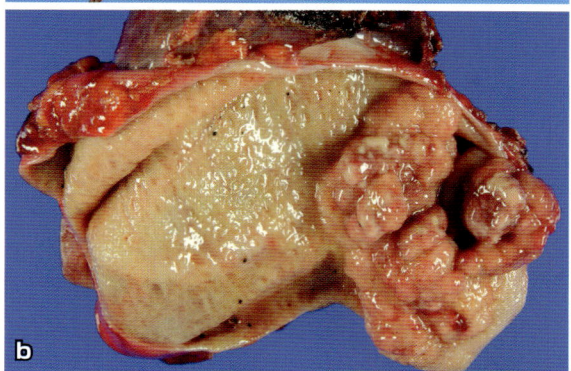

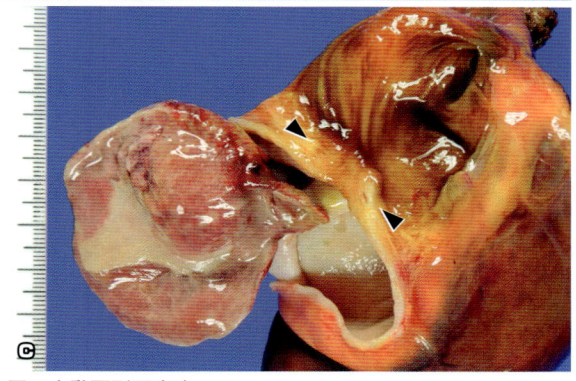

図9｜乳頭型胆嚢癌
a：乳頭膨張型．びまん性に胆嚢内腔に向かって比較的丈の低い乳頭状病変が増殖している．b：乳頭浸潤型．胆嚢底部に内腔に向かって丈の高い乳頭状増殖巣があり，その基部から胆嚢壁内に浸潤増殖する腫瘍である．この写真のみから浸潤の判断は難しい．c：乳頭浸潤型．砂時計状胆嚢の体底部腔に充満するポリープ様の腫瘍である．胆嚢のくびれは分節型腺筋腫症（矢頭部に Rokitansky-Aschoff 洞がみえ，その間が細い胆嚢内腔）による．

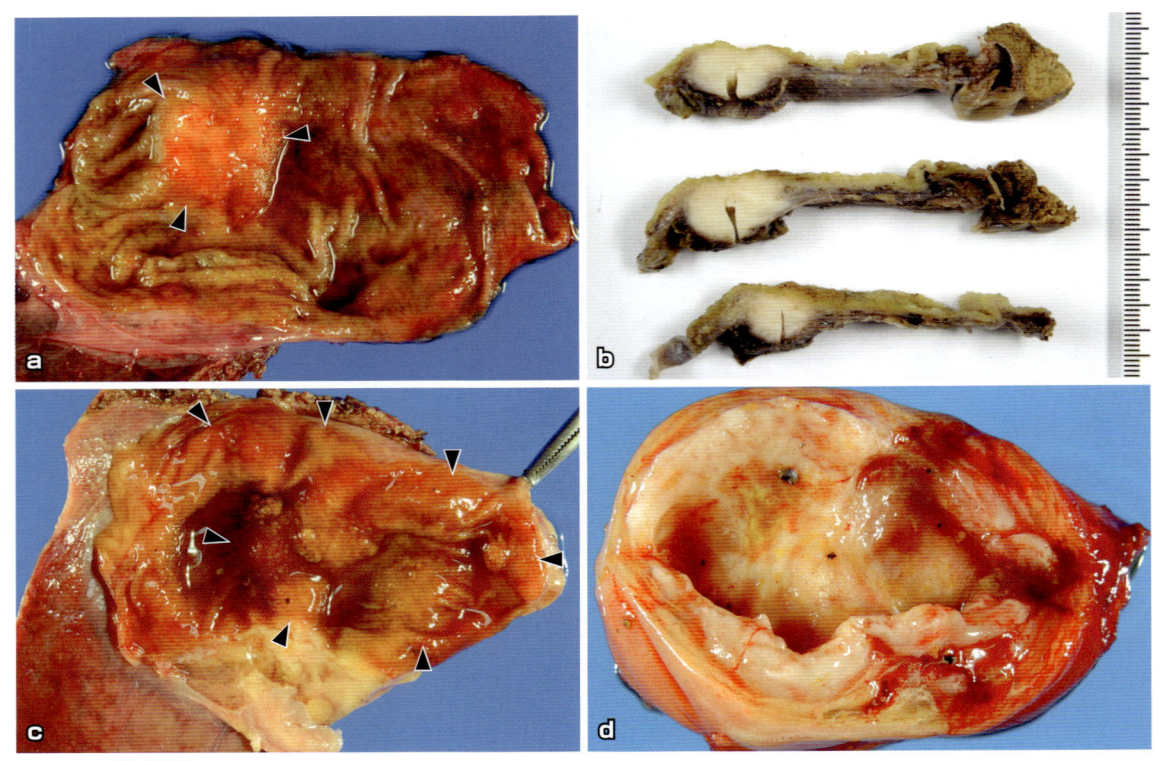

図10 | 結節型胆囊癌

a, b：結節膨張型．胆囊内腔に緩やかに隆起する腫瘍（a，矢頭）で，割面では粘膜〜漿膜下層に発育する周囲との境界明瞭な結節性腫瘍である．c：結節浸潤型．胆囊内腔に緩やかな隆起を不規則に形成する，胆囊壁内に浸潤性に増殖する腫瘍（矢頭）である．この写真からは浸潤部の判断は難しい．d：結節浸潤型．胆囊壁内にびまん性に進展し，不規則な隆起，壁肥厚を呈する腫瘍である．

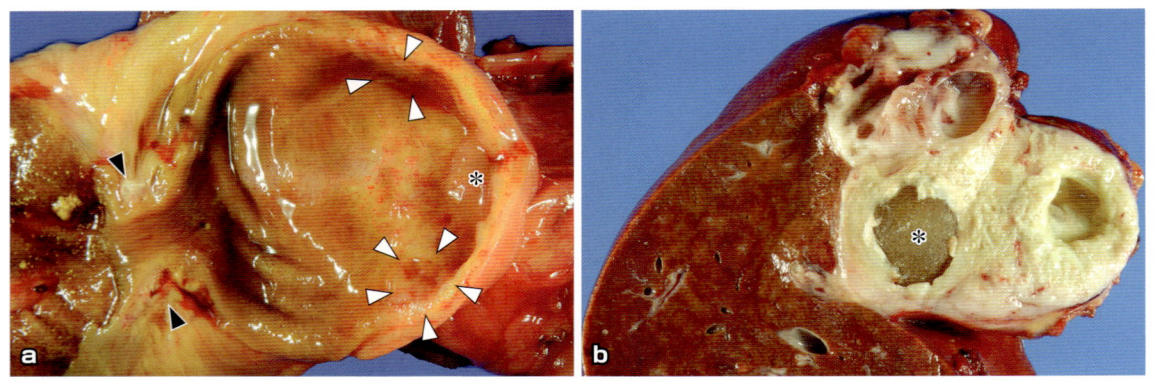

図11 | 平坦型胆囊癌，塊状型胆囊癌

a：平坦浸潤型．砂時計状胆囊の胆囊底部に形成された平坦浸潤型腫瘍（白矢頭）．内腔隆起や壁肥厚は目立たず，粘膜不整像と硬結を触れる腫瘍である．近傍には底部型腺筋腫症（＊）を，胆囊頸部・体部境界部付近には分節型腺筋腫症（矢頭）をみる．b：塊状型．胆囊全体が腫瘍で置換されて，肝浸潤部と一塊となった胆囊癌である．腫瘍内に埋もれる胆囊内胆石（＊）の存在により，そこが胆囊内腔であったことが推定される．

図12｜十二指腸乳頭部腫瘍の肉眼型

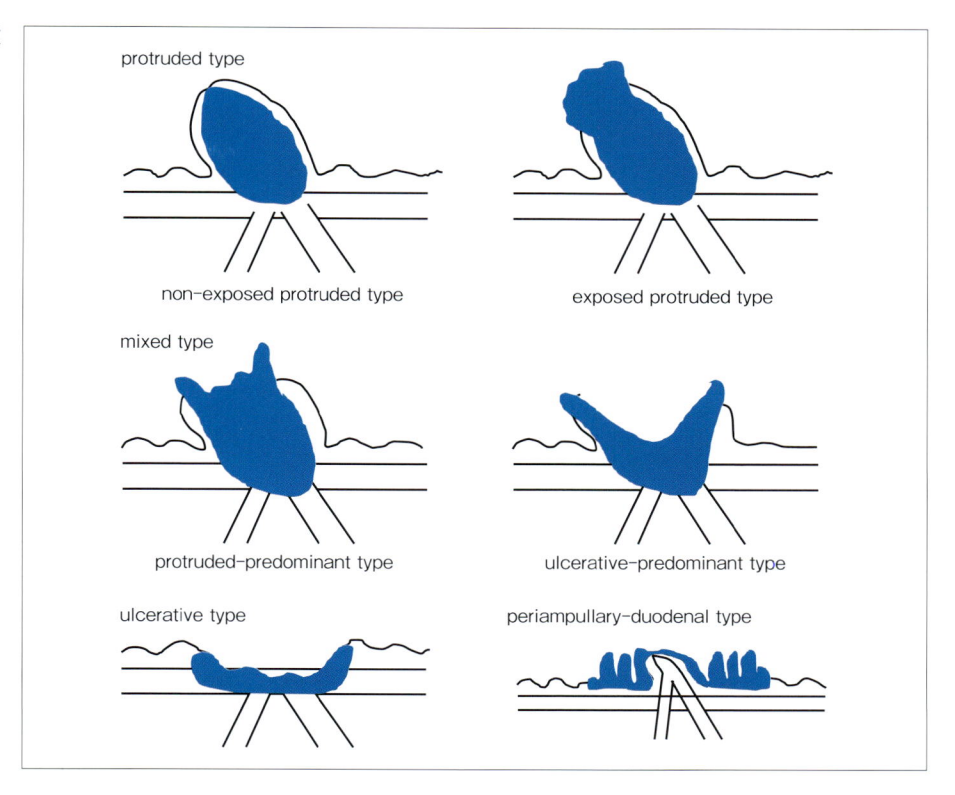

5．十二指腸乳頭部癌の肉眼型と肉眼所見

1) 肉眼型分類

　十二指腸乳頭部癌の肉眼分類は他臓器腫瘍にはみられないユニークなものの一つである．乳頭部は膵管・胆管が十二指腸固有筋層に入る直前のOddi括約筋に包まれる部から，両管が合流して共通管となり十二指腸内腔に開口する部までの，概ねOddi筋で囲まれる領域である．やや複雑な構造で，腫瘍進展の部位評価のためにも，切り出しの際に以下の肉眼所見をしっかりとっておく必要がある（乳頭部胆管・乳頭部膵管・共通管・開口部の位置と腫瘍との関係など）．

　肉眼型は粘膜面からみた肉眼所見で分類し，割面の所見も参考にすることになっている（図12）．十二指腸粘膜面からの観察のみでも肉眼型分類可能であるが，腫瘍の進展様式を割面像で確認する必要がある．一方，割面所見の取り方には完全な方法がなく，以下の2つの方法にも一長一短がある．①新鮮検体観察時に胆管癌の場合と同様に，胆管を主乳頭開口部まで切開開放する方法（図13b）．腫瘍の発育形態や進展様式の概要をとらえることができるが，乳頭部を開放すると胆管・膵管等の位置関係が崩れるために腫瘍の占拠部位や進展に関して組織学的な詳細な評価が難しくなる．②新鮮時には乳頭部に割を入れずに，固定後に入れて観察する．割の方向は各施設で定めて，一定方向に平行に3〜5mm間隔の割がよい．現在筆者の施設では，検体の張り付けを工夫して，固定後に消化管の走行に平行で十二指腸粘膜に垂直になる面（前額断相当）で割を入れている．また新鮮観察時に肝外胆管を肝側切離端から胆管の十二指腸壁挿入部直前まで背側で切開開放し，下部胆管への進展評価と同部から乳頭部腫瘍を覗くように写真を撮っている．

a) 腫瘤型（protruded type）（図13）

　主乳頭部が腫瘤状に腫大するが，主乳頭は非腫瘍性十二指腸粘膜で覆われており，開口部から腫瘍が露出していないか，いるかにより，非露出腫瘤型（non-exposed protruded type）（図13a〜d）と露出腫瘤型（exposed protruded type）（図13e, f）に亜分類される．乳頭部癌は共通管付近で発生して増殖・発育することが多いため，非露出腫瘤型からスタートして露出腫瘤型に進むことが多い．

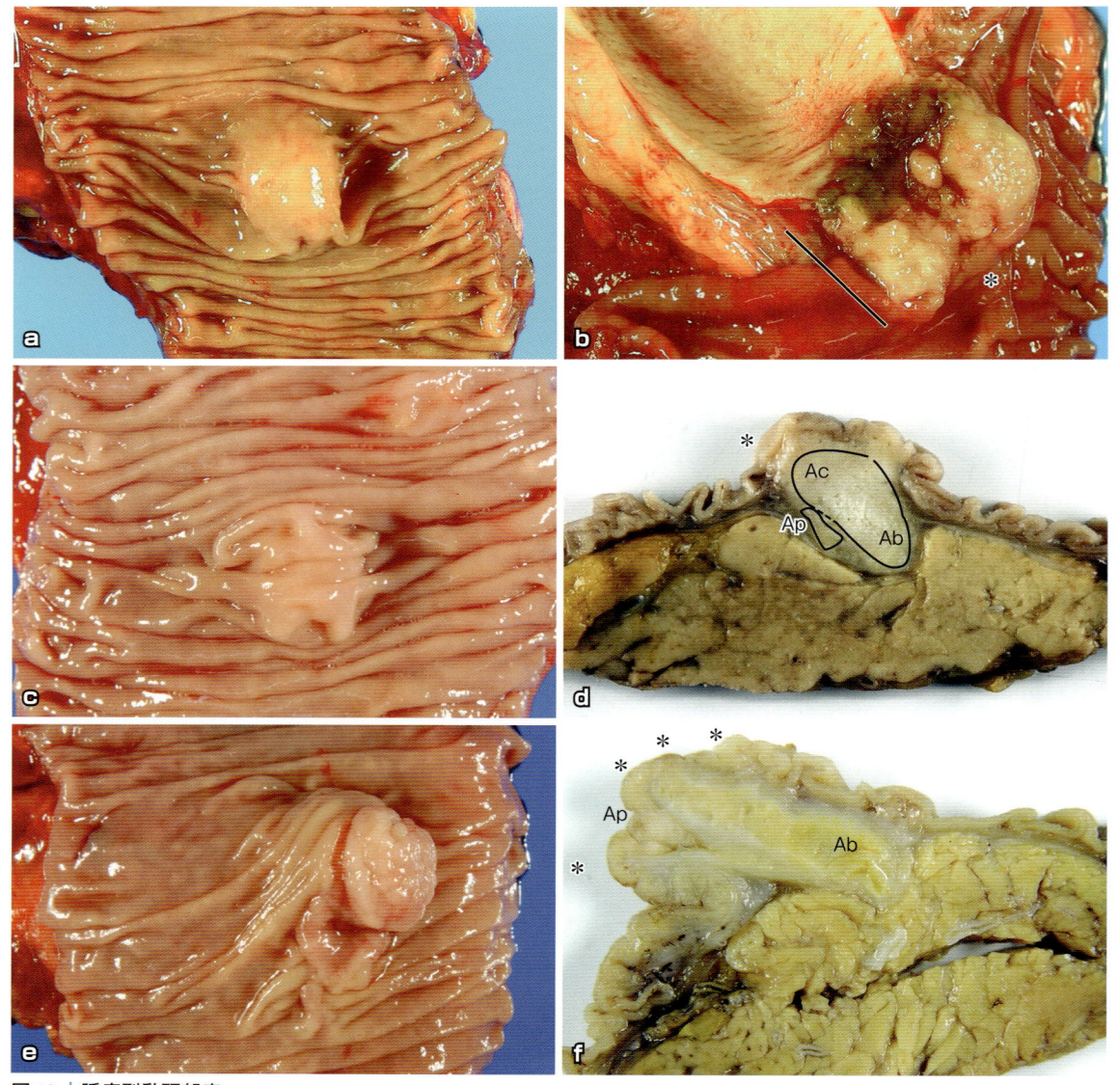

図 13 | 腫瘤型乳頭部癌

a, b：非露出腫瘤型．十二指腸粘膜面から，主乳頭は腫大するが非腫瘍性粘膜で覆われ，十二指腸内腔に腫瘍の露出をみない（a）．胆管を肝側切離端から主乳頭開口部（＊）に向かって切開開放すると（b），乳頭部胆管〜共通管内に増殖する乳頭状腫瘍が認められる（実線）．c, d：非露出腫瘤型．十二指腸粘膜面から，主乳頭は腫大するが非腫瘍性粘膜で覆われ，十二指腸内腔に腫瘍の露出をみない（c）．十二指腸粘膜面に垂直で主乳頭を通る（十二指腸の走行に平行）面で割を入れると，乳頭部胆管（Ab）〜共通管（Ac）に充満する乳頭状腫瘍が観察される（d）．乳頭部膵管（Ap）への腫瘍進展はみられない．向かって右側が口側．主乳頭開口部（＊）．e, f：露出腫瘤型．十二指腸粘膜面から，主乳頭開口部から十二指腸内腔に押し出されるように腫瘍が顔を出していることがわかる（e）．その中に乳頭部胆管と乳頭部膵管が別々に開口している（と，一見してみえる）．十二指腸粘膜面に垂直で主乳頭を通る（十二指腸の走行に平行）面で割を入れると，腫瘍主座は共通管付近にあって，腫瘍増殖によって共通管内腔が外反して露出し，広い開口部（＊）になっていることがわかる（組織学的に確認する必要がある）．向かって右側が口側．

b）混合型（mixed type）（図 14）

乳頭部癌は十二指腸内腔露出部で，しばしば潰瘍を形成する．混合型は腫瘤形成と潰瘍形成を混合している腫瘍で，腫瘤形成部が優位なものを腫瘤潰瘍型（腫瘤優勢型 protruded-predominant type）（図 14 a, b），潰瘍形成部が優位なものを潰瘍腫瘤型（潰瘍優勢型 ulcerative-predominant type）（図 14 c, d）に亜分類する．潰瘍は開口部付近に生じることが多く，そうでない場合は減黄用に留置されたチューブの接触や生検による人工産物の可能性があるので注意す

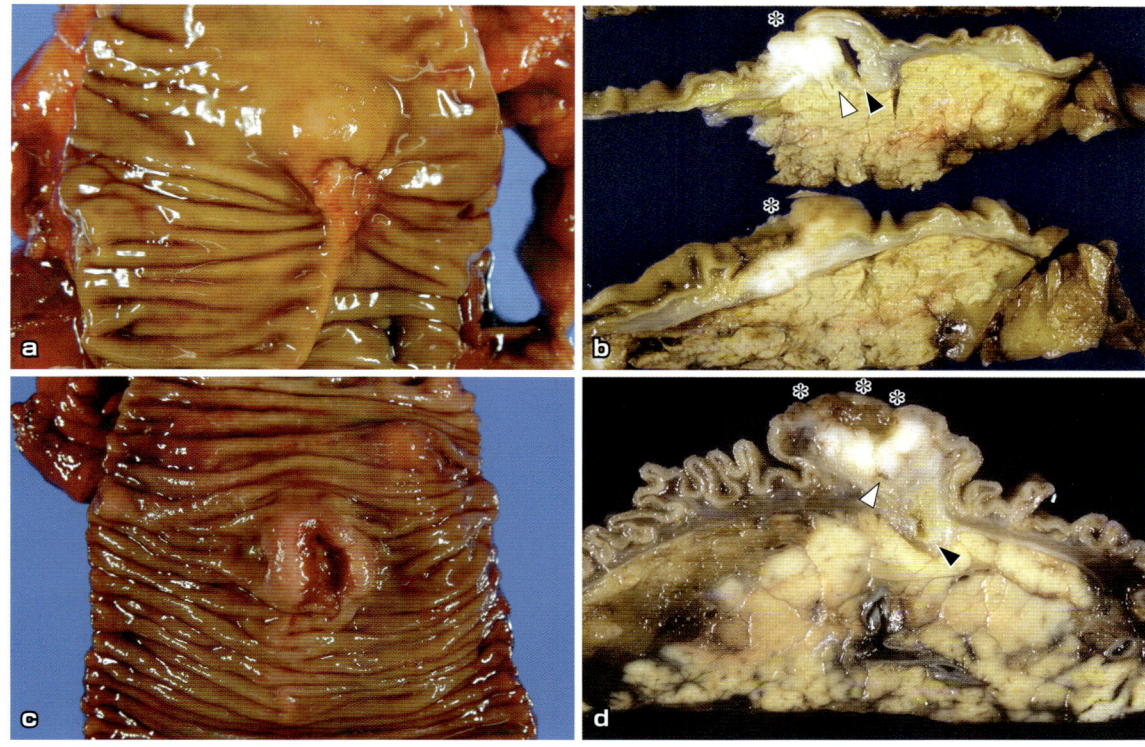

Ⅲ．胆道・膵腫瘍の肉眼所見　41

図14 | 混合型乳頭部癌
a, b：腫瘤潰瘍型（腫瘤優位型）．十二指腸粘膜面から，主乳頭は腫大するが非腫瘍性粘膜で覆われ，乳頭開口部付近から腫瘍が露出して肛門側に伸びているようにみえ，表面にびらん・浅い潰瘍形成を伴う（a）．十二指腸粘膜面に垂直で主乳頭を通る（十二指腸の走行に平行）面で割を入れると，共通管から乳頭部膵管（白矢頭）に主座を持つ腫瘍で，腫瘍が共通管開口部（＊）から肛門側に進展して，同部でびらん形成がみられることがわかる（b）．腫瘍はOddi筋を越えて，周囲の十二指腸粘膜下層から固有筋層に進展している．乳頭部胆管（黒矢頭）は共通管移行部近傍で腫瘍浸潤を受けている．向かって右側が口側．c, d：潰瘍腫瘤型（潰瘍優位型）．十二指腸粘膜面から，主乳頭は腫大し，中央部は浅い潰瘍形成により占められている（c）．十二指腸粘膜面に垂直で主乳頭を通る（十二指腸の走行に平行）面で割を入れると，共通管付近に主座を持つ腫瘍で，腫瘍増殖によって共通管内腔が外反して露出し，広い開口部（＊）になり，そこにびらんが形成されているか，もしくは共通管開口部付近組織が腫瘍により脱落しているものと推測される（組織学的に確認する必要がある）（d）．腫瘍はOddi筋内に止まるか，もしくはOddi筋を越えて十二指腸粘膜下層〜粘膜層に進展する程度である．乳頭部膵管（白矢頭）のほぼ全長と乳頭部胆管（黒矢頭）の共通管移行部付近が腫瘍進展を受けていた．向かって右側が口側．

べきである．

c）潰瘍型（ulcerative type）（図15a, b）

粘膜面からの観察で潰瘍性形態を呈する腫瘍を指す．ただし，前記潰瘍腫瘤型の潰瘍形成が進んだと考えられる腫瘍形成の内部に潰瘍のある場合（図12）は，潰瘍腫瘤型に分類する．

d）periampullary-duodenal type（図15c）

主乳頭を中心に周囲十二指腸粘膜領域の粘膜表層を主体に広がる隆起性腫瘍を指す．本肉眼型は胆道癌取扱い規約に取り入れられていないが，WHO分類[3]，AFIP分類[4]では以前から取り入れられている．本型は十二指腸乳頭部領域癌であり，十二指腸発生腫瘍の可能性を否定しない．
・主乳頭の形・大きさは個人差が大きく，特に十二指腸内腔への盛り上がり方と管の開口する位置，小帯に違いがある．したがって，腫瘍発生前の形態と比較しなければ非露出腫瘤型と正常型を診断することは本来困難である．

2）肉眼所見による鑑別診断

・十二指腸乳頭部癌と下部胆管癌の主乳頭進展との鑑別（図16）：十二指腸粘膜所見では鑑別困難であり，下部胆管所見をとって腫瘍主座から鑑別する．
・十二指腸乳頭部癌と浸潤性膵管癌の主乳頭進展との鑑別：浸潤性膵管癌の主乳頭浸潤では，主乳頭周囲の十二指腸にも進展して広い範囲で粘膜に変化をきたすか，主乳頭に進展が限局している場合でも主乳頭周囲の十二指腸粘膜が深部に引き込ま

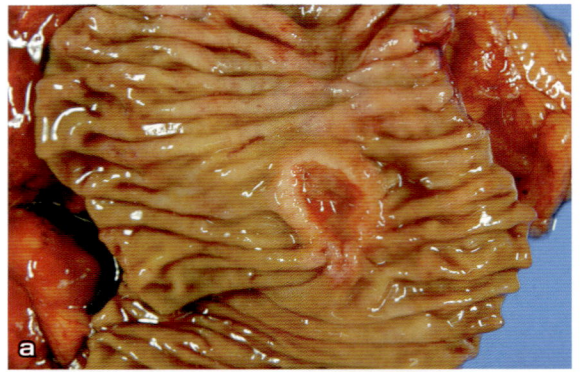

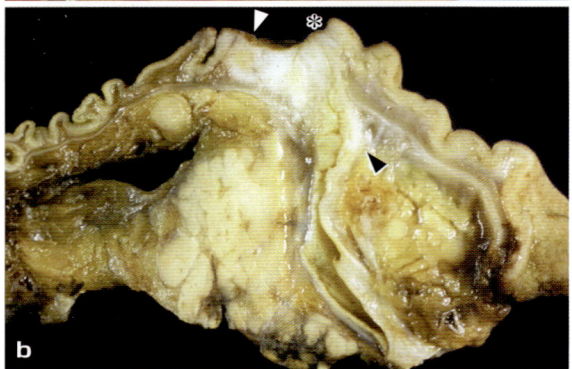

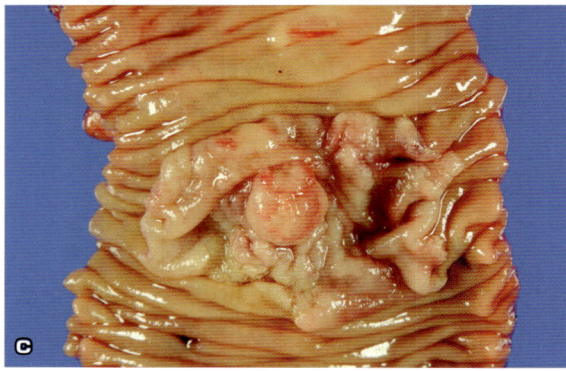

図 15 | 潰瘍型乳頭部癌ほか

a, b：潰瘍型．十二指腸粘膜面から，主乳頭の存在部を中心にして浅い潰瘍形成を呈する腫瘍を認め，潰瘍底に乳頭部胆管と乳頭部膵管が別々に開口している（と，一見してみえる）（a）．十二指腸粘膜面に垂直で主乳頭を通る（十二指腸の走行に平行）面で割を入れると，共通管開口部付近組織が腫瘍により脱落しているものと推測され（組織学的に確認する必要がある）．乳頭部胆管開口部（＊）と乳頭部膵管開口部（白矢頭）を認める（b）．腫瘍は乳頭部領域を中心としてOddi筋を越えて十二指腸粘膜下層から固有筋層に浸潤している．下部胆管（黒矢頭）に腫瘍進展をみない．向かって右側が口側．c：periampullary-duodenal type．十二指腸粘膜面から，主乳頭付近を中心とする十二指腸粘膜領域に不規則隆起を呈する腫瘍を認める．

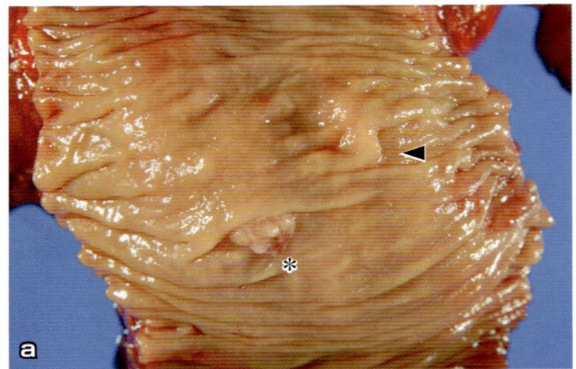

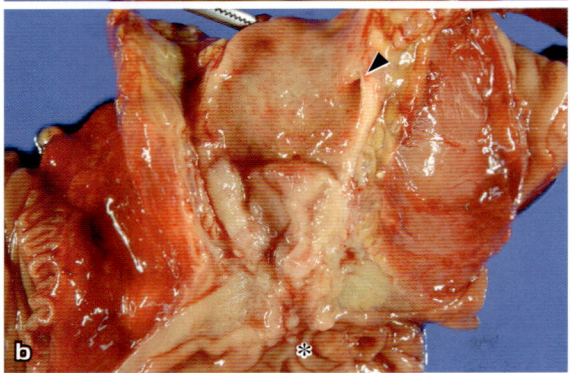

図 16 | 乳頭部癌の鑑別疾患

下部胆管癌の乳頭部進展．a：十二指腸粘膜面から，主乳頭の軽度腫大と開口部付近から腫瘍露出を認める．副乳頭（矢頭）は十二指腸粘膜下層まで膵実質が連続していることが多く，粘膜下腫瘍様にしばしば盛り上がる．b：胆管を肝側切離端から主乳頭開口部（＊）に向かって切開開放すると，下部胆管十二指腸側を主座に乳頭部に進展する結節浸潤型胆管癌を認める．腫瘍の肝側胆管内腔は著明に拡張し，粘膜に顆粒状発赤がみられ，腫瘍の表層進展が示唆される．三管合流部（矢頭）．

れていることが多い．

- 十二指腸乳頭部癌と十二指腸癌の主乳頭進展との鑑別：十二指腸原発癌としての妥当性と乳頭部原発癌としての妥当性を腫瘍の主座（位置），進展様式（消化管癌と乳頭部癌の肉眼型）から判断する．どちらともいえないときは乳頭部領域癌になる．

（平岡伸介，堀周太郎，橋本大輝，三間紘子）

文　献

1) 日本膵臓学会編：膵癌取扱い規約．第6版補訂版，金原出版，2013
2) 日本肝胆膵外科学会編：臨床・病理 胆道癌取扱い規約．第6版．金原出版，2013
3) Bosman FT, Arneiro F, Hruban RH et al (eds)：WHO Classification, Tumours of the Digestive System, 4th ed, IARC Press, Lyon, 2010
4) Albores-Saavedra J, Henson DE, Klimstra DS：Atlas of tumor pathology, Third series. Fascicle 27, Tumors of the gallbladder, extrahepatic bile ducts, and ampulla of Vater, AFIP, Washington DC, 2000, pp259-316

第1部 検鏡前の確認事項

IV. 胆道腫瘍診断に有用な免疫組織化学

はじめに

　胆道は解剖学的に胆管，胆囊，乳頭部に分かれており，それぞれの部位から発生する腫瘍性病変はその多くが腺上皮細胞に由来するものであり，類似している．しかし由来細胞が違えばその生理機能も異なるため，個々の腫瘍において免疫組織化学的な特徴の違いとして表れることがある．免疫組織化学染色は腫瘍の鑑別ではもちろんのこと，腫瘍細胞の分化の方向性を決定する目的や，病変が癌であるか腺腫または前癌状態であるかの区別にも用いられる．ここでは，胆道腫瘍において比較的用いられることが多いと予想される免疫組織化学に関して目的別に述べることにする．

1．腫瘍細胞の分化の方向性
―胃型，腸型，胆膵型―

　胆道を構成する上皮細胞は胆汁の影響や炎症細胞によってストレスを受けやすい環境にあるため，化生や過形成性の変化をきたしやすい．特に胃の幽門腺型粘液腺への分化や，杯細胞またはパネート細胞などの腸型上皮への形態変化が起こりやすいといわれている．このような化生をもとに腫瘍性変化をすることがあり，胆道腫瘍では胆管，胆囊固有の上皮の性格を失い，胃型または腸型形質を獲得するものも多い．そのため胆道腫瘍を分類する際に腫瘍細胞の分化方向を知るうえで，ムチンコア蛋白（MUC）の中でも，MUC1（汎上皮性膜結合ムチン），MUC2（腸型分泌ムチン），MUC4（気管支型膜結合ムチン），MUC5AC（胃腺窩上皮型ムチン），MUC6（胃幽門腺型ムチン）による染色が効果的である（図1）．胆囊の腺腫は形態およびムチン発現によって幽門腺型，腸型，胃腺窩上皮型，胆囊固有上皮型に分類され，胆管内乳頭状腫瘍 intraductal papillary neoplasm（IPN）も胃型，腸型，胆膵型，好酸性細胞型に分類されるようになってきた．

　一般的に胃型はMUC5ACと，一部でMUC6が陽性で，MUC2は陰性となり，腸型ではMUC2が陽性でMUC1は陰性，MUC6も陰性となる．胆膵型ではMUC1陽性で，MUC2は陰性である．しかしながら多くの症例では単独の形質のみではなく，胃型と胆膵型が混在するような複合型を示すことが多い．また，MUC1発現陽性の肝外胆管癌，乳頭部癌，肝内胆管癌は予後不良であるとの報告は多数みられる[1]．ただしMUC1に対する抗体には，MUC1-Core, DF3などのコアペプチドを認識する抗体や，シアル化されたMUC1を認識するMY.1E12，高度に糖鎖が付加されたMUC1を認識するHMFG1などの複数の抗体が存在し，それぞれ抗体の反応性が異なることから，いずれの抗体を用いたのか明確にする必要がある．

　MUC2はCDX2（caudal type homeobox protein 2）やCK20とともに腸型分化を示し，胆道癌での発現陽性例は，陰性例に比べ予後が良好である報告が多い[1,2]．また通常の浸潤性胆管癌に比べ，IPNで陽性率が高いことが知られている．MUC5ACは胆管および膵管から発生する腫瘍は比較的高率に陽性となる胃型ムチンであるが，MUC6陽性の胆道癌は少ない[3]．また肝内胆管癌においてはMUC5A陽性例

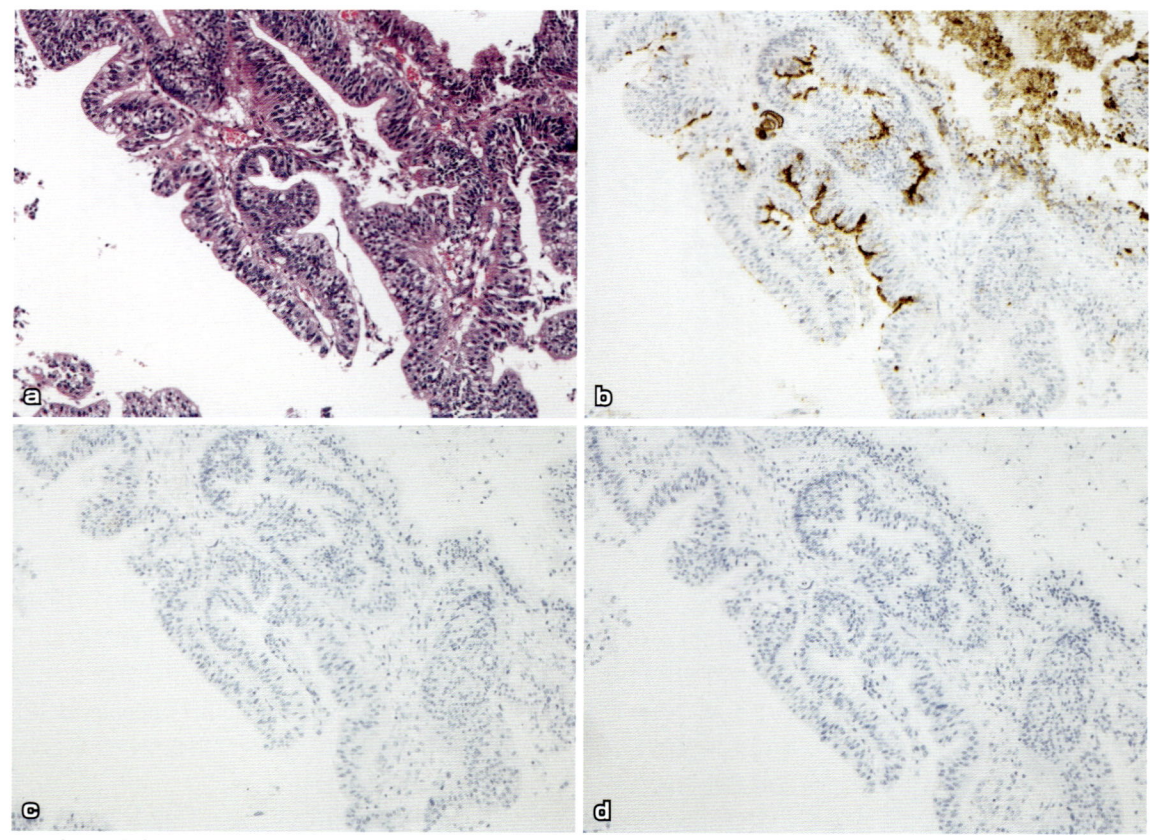

図1 | 胆管内乳頭状腫瘍（IPNB）
a：HE像．b：腫瘍細胞の内腔側にMUC1陽性所見を認める．c：MUC2は陰性．d：MUC5ACも陰性．以上より胆膵型のIPNB．

表1 | 胆道腫瘍診断に有用な免疫染色

一次抗体	用途や結果の解釈	一次抗体	用途や結果の解釈
MUC1, MUC4	予後不良因子	αSMA, desmin, HHF35	平滑筋系の分化
MUC2, CDX2, CK20	腸型の分化	myogenin, myoglobin	横紋筋系の分化
MUC5AC	肝内胆管癌で高悪性度	S-100	神経系の分化
MUC6	胃型（幽門腺）の分化	HMB45, melanA	悪性黒色腫の鑑別
chromogranin	神経内分泌腫瘍への分化	KIT, CD34, DOG1	消化管間質腫瘍の鑑別
synaptophysin	神経内分泌腫瘍への分化	CD34, bcl2, STAT6	孤立性線維性腫瘍の鑑別
AFP, glypican3	肝細胞癌の分化	MDM2, CDK4	脱分化型脂肪肉腫の鑑別
SALL4	肝細胞癌、胎児型の分化	αSMA, ALK	炎症性筋線維芽細胞性腫瘍の鑑別
P63, p40	扁平上皮の分化	calretinin	胆管癌でも陽性例あり
IMP3	胆道癌で高率に陽性	napsin, TTF1	胆管癌でも陽性例あり
S-100P	肝内胆管癌の一部と肝外胆管癌で高率に陽性	progesterone receptor	粘液性嚢胞腫瘍の卵巣様間質で陽性
laminin5γ2	胆嚢癌では浸潤とRAS内進展の鑑別に有用	α-inhibin	粘液性嚢胞腫瘍の卵巣様間質で陽性
CD31, CD34	血管系腫瘍の鑑別		

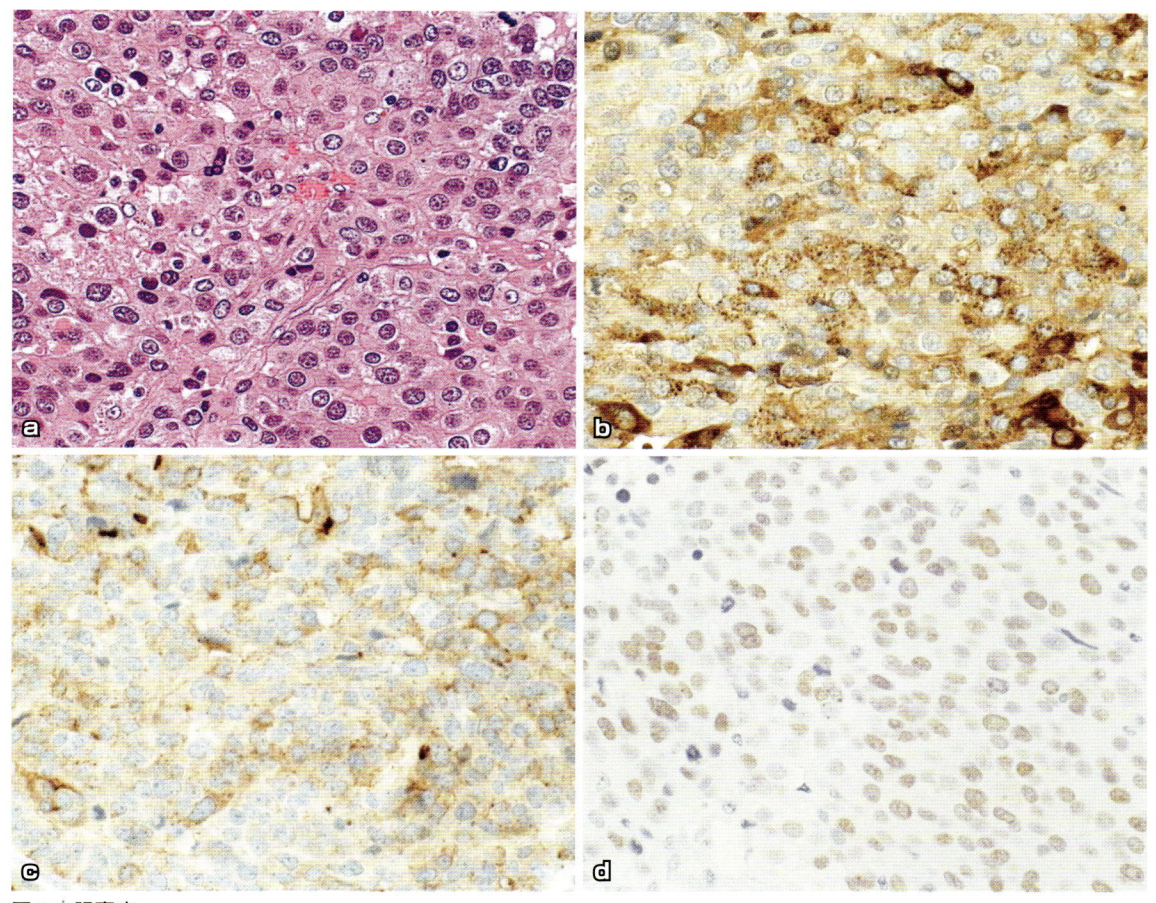

図2 | 胆嚢癌
a：好酸性の癌細胞が充実性に増殖する胆嚢癌．免疫染色にてAFP（b），SALL4（c），glypican3（d）が陽性となり，AFP産生性の肝様腺癌であった症例．

の悪性度が高いといわれ[4]．MUC4の高発現例では肝内および肝外胆管癌，膵癌で予後不良である[5]．以上のように多くの胆道癌でムチン形質の違いが腫瘍の悪性度と関連していることが知られている．

2．腫瘍細胞の特殊な分化

胆道腫瘍の中で充実性胞巣，腺房様構造やロゼット様配列を示す好酸性細胞質の増殖を観察した際は，神経内分泌腫瘍への分化や肝様分化を疑う必要がある．胆道では純粋な神経内分泌腫瘍は非常に稀であるが，腺癌の一部に神経内分泌腫瘍の分化を伴うことがあり，他の臓器に発生する神経内分泌腫瘍と同様にchromogranin, synaptophysinの染色が有用である[6]．純粋な神経内分泌腫瘍，特に小細胞癌が疑われる場合は，他臓器からの転移の可能性も考慮する必要がある．

胆道には形態的に肝細胞癌と類似した肝様腺癌hepatoid adenocarcinomaや，血中AFP高値または免疫染色でAFP陽性を示すAFP産生腺癌を認めることがある[7]．このような症例では術前に疑われることが少ないために，HE標本による形態像から疑う必要があり，AFP染色に加えSALL4（Sal-like protein 4），glypican3がhepatoid componentを同定するのに有用である（図2）．またHeppar1はhepatoid componentとともに腸型分化を示す腺癌成分でも陽性になることから陽性像の解釈に注意が必要である．

また，腺癌の一部に扁平上皮癌への分化を示すこともしばしば経験され，角化がはっきりしない癌成分に対してはp63, p40の染色が有効である．また，扁平上皮癌で高率に陽性となる34βE12（CK903）は胆道に発生する通常の腺癌においても陽性となる．

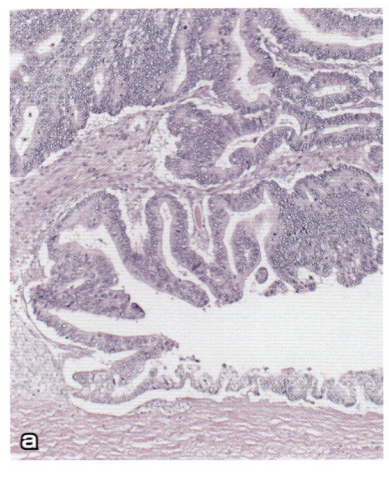

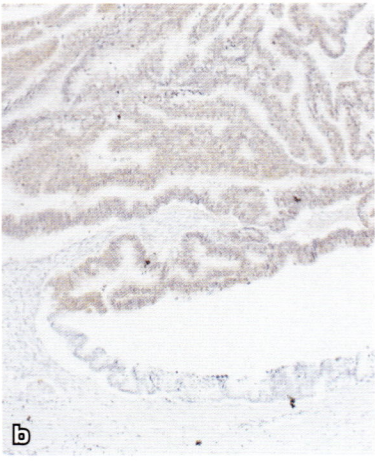

図3 | 胆管内乳頭状腫瘍（IPNB）
a：HE像．b：非腫瘍性の胆管上皮では陰性であるが，IPNBの腫瘍細胞でIMP3が陽性となる．

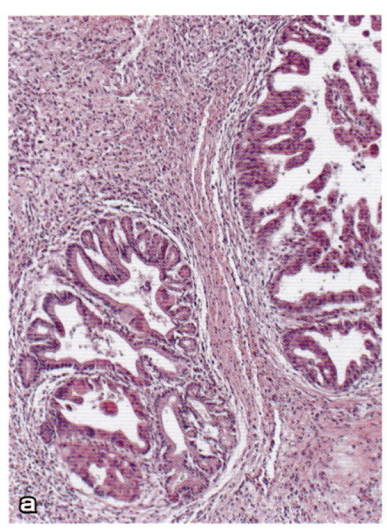

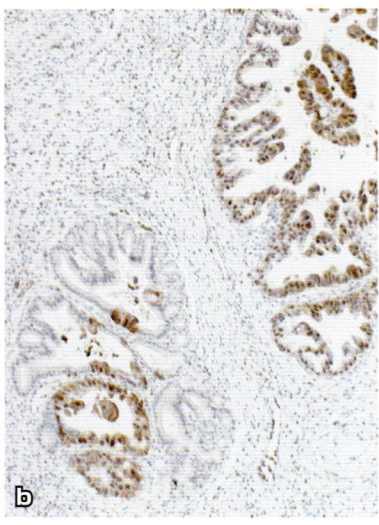

図4 | 肝外胆管癌
a：胆管付属腺内に増殖する肝外胆管癌のHE像．b：非腫瘍性の付属腺細胞はS-100P陰性で，癌細胞ではS-100P陽性である．

3. 癌細胞と反応性異型細胞の鑑別

　胆嚢および胆管では持続する慢性炎症を背景に異型上皮を経て癌化することが知られているが，慢性炎症に伴う異型細胞と癌を明確に区別することは容易ではない．特に結石症に伴う胆管異型上皮や，ステント留置後に観察される胆管異型上皮には核型の不整や明瞭な核小体が目立つことが多く，微小な検体だけでなく手術検体でも癌かどうかの判断に迷うことがある．以前よりKi-67やp53の陽性率が癌の補助的診断材料として用いられてきたが十分とはいえず，他のマーカーとの組み合わせで判断する必要がある．中でも胎盤由来のカルシウム結合蛋白を認識するS-100PやIMP3（IGF-II messenger RNA-binding protein 3）は手術組織のみならず穿刺吸引生検 fine-needle aspiration（FNA）生検材料でも有用なマーカーとして報告され，いずれも胆道の正常上皮細胞には陰性で，癌細胞での陽性率が高いと考えられている[8]（図3，4）．IMP3は胆管内上皮内腫瘍 biliary intraepithelial neoplasia（BilIN），反応性異型細胞ともに陽性率はきわめて低いものの，S-100Pでは反応性異型細胞には陰性であることが多いが，high grade biliary intraepithelial neoplasia（high grade BilIN）でも陽性例が多くみられ，特にBilINを背景に発癌する大型胆管由来の胆管癌でS-100P発現は高い[9]．

　胆嚢癌では粘膜内の癌細胞が非浸潤性にRokitansky-Aschoff sinus（RAS）内に進展したRAS内進展癌か，間質に浸潤した癌か区別が困難なことがある．Lamininγ2鎖は多くの癌腫の浸潤部，浸潤先進部において発現が高いことが知られており，胆嚢においても浸潤癌の場合には発育先進部で，細胞の細胞質

に Laminin γ2 鎖の発現がみられることがある[10].

4. 非上皮系腫瘍の鑑別

胆道に発生する非上皮系腫瘍は非常に稀であるが，非上皮系腫瘍の中でどういう方向へ分化している細胞であるかを見極めてマーカーを選択することになる．したがって血管系（CD31, CD34, Vactor IIIVRa），平滑筋系（αSMA, desmin, HHF35, caldesmon, calponin），横紋筋系（myogenin, myoglobin, desmin），神経系（S-100 蛋白）などの分化方向に応じて活用していくことになる．また，臨床的背景や形態像から特定の腫瘍が疑われる場合，診断価値が高いマーカーは，黒色腫（HMB45, MelanA），gastrointestinal stromal tumor（KIT, CD34, DOG1），孤立性線維性腫瘍（CD34, bcl2, STAT6），脱分化型脂肪肉腫（MDM2, CDK4），炎症性筋線維芽細胞性腫瘍（αSMA, ALK）などである．

5. ピットフォール

類上皮血管内皮腫は印環細胞様の形態を示し，線維性間質に富むことがあるため，肝生検標本などの微小検体では腺癌（肝内胆管癌）と見誤ることがある．calretinin は中皮腫の診断において重要なマーカーであるが，胆管癌で calretinin が 52.2%（12/23）で陽性とする報告がある[11]．そのため，微小検体や，腫瘍を形成した悪性中皮腫か胆管癌か区別が困難な症例については注意が必要である．また肺の腺癌や甲状腺の乳頭癌のマーカーとして知られている TTF1 も胆管癌の 27% で陽性となり，特に胆嚢癌や上部胆管に発生した肝外胆管癌では陽性率が高く，さらに TTF1 陽性の肝外胆管癌の 1/3 の症例では NapsinA も陽性となると報告されている[12]．したがって肝外胆管癌の肺転移例では TTF1 と NapsinA の陽性の可能性があるが，症例数が少ないことから十分な検討が必要であると思われる．

6. その他

膵臓の粘液性囊胞腫瘍 mucinous cystic neoplasm（MCN）を決定づける組織所見である卵巣様間質 ovarian like stroma は，胆管の MCN においても重要であるといわれており，膵 MCN と同様に progesterone receptor（PgR）や α-inhibin などの陽性所見が卵巣様（間葉性）間質の同定に役立つ．

胆道腫瘍は胆道原発であることが多く，他臓器からの転移をきたすことは非常に稀である．肝臓と胆囊にまたがる癌腫に遭遇した場合，胆嚢原発か肝内胆管癌の胆嚢浸潤かの区別に苦慮するが，両者を明確に鑑別しうる免疫染色は知られていない．

（相島慎一，服部正見）

文　献

1) Tamada S, Goto M, Nomoto M et al：Expression of MUC1 and MIC2 mucins in extrahepatic bile duct carcinomas：its relationship with tumor progression and prognosis. Pathol Int 52：713-723, 2002
2) Zen Y, Quaglia A, Heaton N et al：Two distinct pathways of carcinogenesis in primary sclerosing cholangitis. Histopathology 59：1100-1110, 2011
3) Albores-Saavedra J, Chablé-Montero F, Méndez-Sánchez N et al：Adenocarcinoma with pyloric gland phenotype of the extrahepatic bile ducts：a previously unrecognized and distinctive morphologic variant of extrahepatic bile duct carcinoma. Hum Pathol 43：2292-2298, 2012
4) Aishima S, Kuroda Y, Nishihara Y et al：Gastric mucin phenotype defines tumour progression and prognosis of intrahepatic cholangiocarcinoma：gastric foveolar type is associated with aggressive tumour behaviour. Histopathology 49：35-44, 2006
5) Shibahara H, Tamada S, Higashi M et al：MUC4 is a novel prognostic factor of intrahepatic cholangiocarcinoma-mass forming type. Hepatology 39：220-229, 2004
6) Albores-Saavedra J, Batich K, Hossain S et al：Carcinoid tumors and small-cell carcinomas of the gallbladder and extrahepatic bile ducts：a comparative study based on 221 cases from the Surveillance, Epidemiology, and End Results Program. Ann Diagn Pathol 13：378-383, 2009
7) Nakashima H, Nagafuchi K, Satoh H et al：Hepatoid adenocarcinoma of the gallbladder. J Hepatobiliary Pancreat Surg 7：226-230, 2000
8) Levy M, Lin F, Xu H et al：S-100P, von-Hippel-Lindau gene product, and IMP3 serve as a useful immunohistochemical panel in the diagnosis of adenocarcinoma on endoscopic bile duct biopsy. Hum Pathol 41：1210-1219, 2010
9) Aishima S, Fujita N, Mano Y et al：Different roles of S-100P overexpression in intrahepatic cholangiocarcinoma：carcinogenesis of perihilar type and aggressive behavior of peripheral type. Am J Surg Pathol 35：590-598, 2011
10) Eguchi T, Inoue T, Fujii K et al：Laminin-5（gamma2 chain）is a marker of invading cancer cells in human gallbladder carcinoma：special emphasis on extension of carcinoma in situ along Rokitansky-Aschoff sinuses. Oncol Rep 20：33-39, 2008
11) Zhang L, Frank R, Furth EE et al：Expression and diagnostic values of calretinin and CK5/6 in cholangiocarcinoma. Exp Hematol Oncol 3：12, 2014
12) Surrey LF, Frank R, Zhang PJ et al：TTF-1 and Napsin-A are expressed in a subset of cholangiocarcinomas arising from the gallbladder and hepatic ducts：continued caveats for utilization of immunohistochemistry panels. Am J Surg Pathol 38：224-227, 2014

V. 膵腫瘍診断に有用な免疫組織化学，遺伝子検査

1. 概要

　膵腫瘍の鑑別診断においては腫瘍を外分泌系，内分泌系，その他（由来不明を含む）に分類することが適切な診断に至るうえで重要である．外分泌系腫瘍は腺管上皮系と腺房細胞系に大別される．外分泌系腺管上皮性腫瘍には膵管癌，囊胞性膵腫瘍，膵管内腫瘍が，外分泌系腺房細胞系には腺房細胞腫瘍が，内分泌系腫瘍には神経内分泌腫瘍が，外分泌と内分泌両者の性質を持つ腫瘍として膵芽腫が，その他には solid and pseudopapillary neoplasm が該当する．これらの鑑別に免疫組織化学が有用となる．

2. 膵腫瘍鑑別に有用な免疫組織化学マーカー

　腺管系マーカーとして CK7, CK19, CEA, CA19-9，粘液ムコ多糖蛋白（MUC）マーカーとして MUC1-core, MUC2, MUC5AC, MUC6，腺房系マーカーとして trypsin, amylase, lipase, BCL-10，神経内分泌マーカーとして synaptophysin, chromogranin A, CD56，膵ホルモン，ソマトスタチン受容体マーカー SSTR2A, SSTR5，分裂細胞マーカー Ki-67，その他分子マーカーとして β-catenin, TP53, EGFR，間質細胞マーカーとして inhibin, estrogen receptor, progesterone receptor が挙げられる．

3. 免疫組織化学マーカーを用いた鑑別

　膵腫瘍で鑑別上問題となるのは多くの場合，結節性腫瘍である．結節を作る膵腫瘍として，神経内分泌腫瘍，腺房細胞癌，髄様癌，未分化癌，充実性漿液性腺腫，充実性偽乳頭状腫瘍 solid pseudopapillary neoplasm，膵芽腫，間葉系腫瘍，転移性腫瘍が挙げられる．
　上皮性腫瘍か否かは上皮性マーカーである AE1/3，間葉系マーカーである vimentin を用いることで鑑別できる．上皮性腫瘍であることが示唆されれば外分泌系か内分泌系かを鑑別する．synaptophysin, chromogranin A, CD56 が陽性となれば神経内分泌徴候を持つことが示唆される．これらが陰性の場合は外分泌系が示唆され，腺房あるいは腺管分化の有無を検索する．腺房系マーカーとしては trypsin, amylase, lipase, BCL-10 が有用であり，これらが陽性となれば腺房細胞系腫瘍が示唆される．腺管系マーカーとして CK7, CK19, CEA, CA19-9 が有用であり，これらが陽性となれば腺管上皮への分化を有していることが示唆される．時に，神経内分泌マーカーと外分泌系マーカー，あるいは腺房系マーカーと腺管系マーカーが重複して陽性となることがあり，そのような際は混合型腫瘍 mixed acinar-ductal-neuroendocrine tumor の可能性を考慮する．
　粘液ムコ多糖蛋白（MUC）は膵管内腫瘍の鑑別に有用である[1,2]．鑑別に用いる MUC 系マーカーとして MUC1-core, MUC2, MUC5AC, MUC6 が挙げられる．MUC5AC が陽性であれば膵管内乳頭粘

V．膵腫瘍診断に有用な免疫組織化学，遺伝子検査　　49

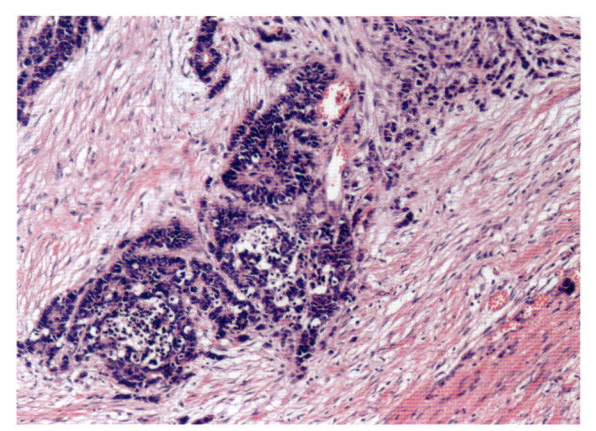

図1｜神経内分泌細胞癌
クロマチン濃染する異型の強い細胞集塊を認める．

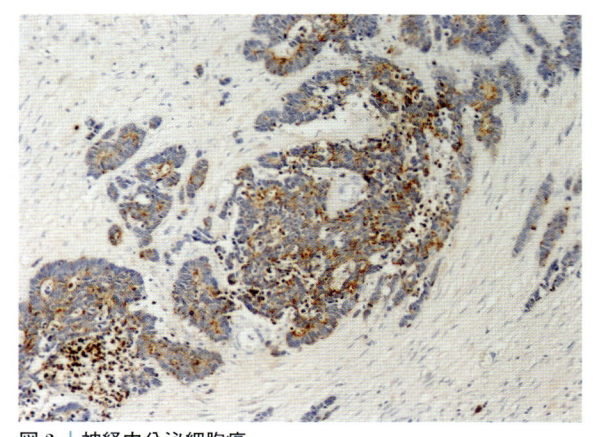

図2｜神経内分泌細胞癌
図1の腫瘍細胞塊は chromogranin A 陽性．

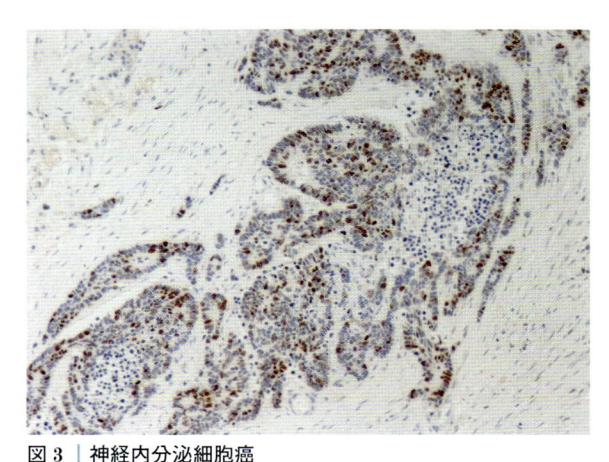

図3｜神経内分泌細胞癌
図1の腫瘍細胞塊は Ki-67 標識率が 20％を越える．

液性腫瘍 intraductal papillary-mucinous neoplasm（IPMN），膵上皮内腫瘍性病変 pancreatic intraepithelial neoplasia（PanIN）が，陰性であれば膵管内管状乳頭腫瘍 intraductal tubulopapillary neoplasm（ITPN），膵管内増殖型腺房細胞癌，神経内分泌腫瘍が示唆される．

1）神経内分泌腫瘍 neuroendocrine tumour（NET）

神経内分泌徴候を有するか否かは synaptophysin，chromogranin A，CD56 により判別する．chromogranin A，synaptophysin は神経内分泌顆粒蛋白であり，特に chromogranin A が陽性になれば神経内分泌腫瘍であることはほぼ確実となる（図1，2）．synaptophysin はコレステロールや他の細胞内顆粒にも存在するため，神経内分泌マーカーとしての特異性はやや落ちる．CD56 は神経細胞接着分子であり，神経細胞への分化を示す徴候となる．神経内分泌腫瘍においては分裂像の頻度と分裂細胞マーカーである Ki-67 陽性率が腫瘍グレードを決定するうえで必須の情報となる（図3）．膵ホルモンは機能性，非機能性腫瘍を検索するうえで有用であるが，ホルモン特異的臨床徴候を欠く場合は免疫組織化学所見陽性のみをもって機能性腫瘍とはしない．ソマトスタチン受容体 somatostatin receptor（SSTR）の発現はソマトスタチンアナログを用いた治療に有用な情報となる．

2）腺房細胞腫瘍 acinar cell tumor

腺房細胞由来の外分泌酵素である trypsin，amylase，lipase は腺房細胞への分化を示すマーカーとなる．汎用されるのは trypsin であり，特異性が高く，trypsin 陽性により腺房細胞腫瘍とほぼ決定できる（図4，5）．amylase は感受性，特異性が落ちるとされている[3,4]．lipase は補助的に用いられることが多い．BCL-10 は carboxyl ester hydrolase と交差反応するとされていて，腺房細胞に対する特異性が高く，trypsin に並ぶよいマーカーとされている[5]．

3）髄様癌 medullary carcinoma

膵の髄様癌は通常の膵管癌と異なり，髄様の増殖を示し，マイクロサテライト不安定性をみる膵癌とされている[6]．DNA ミスマッチ修復酵素の機能不全が原因であり，MLH1 の変異あるいは異常メチル化による発現低下が多く認められる．免疫組織化学で

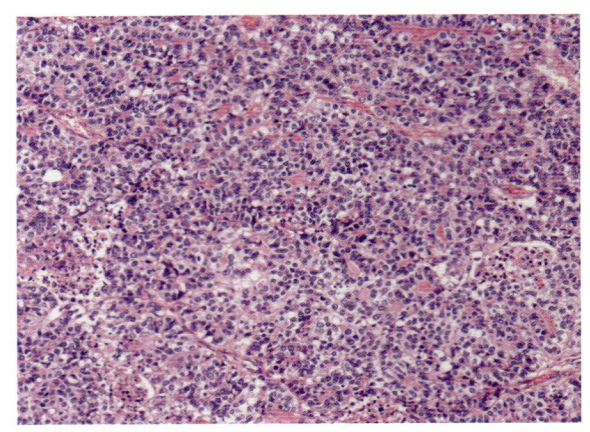

図4 │ 腺房細胞癌
髄様の腫瘍細胞増殖より成る．

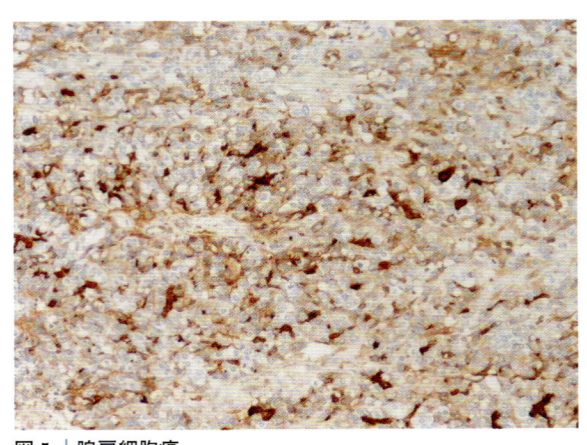

図5 │ 腺房細胞癌
図4の腫瘍細胞はtrypsin陽性．

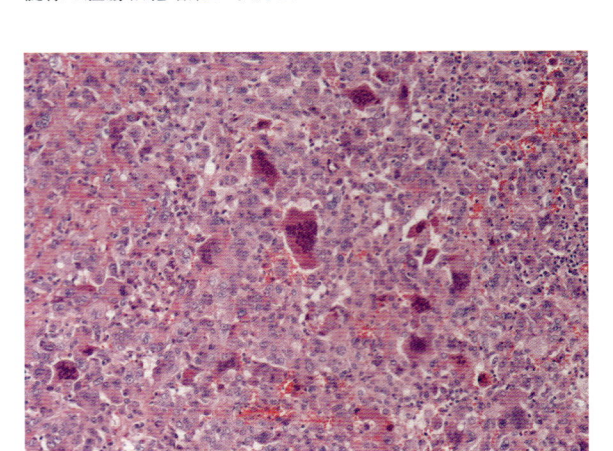

図6 │ 破骨細胞型巨細胞癌
破骨型巨細胞を混じえた未分化細胞集塊を認める．

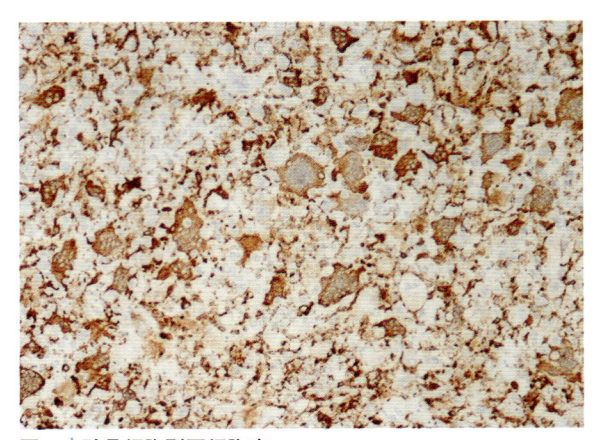

図7 │ 破骨細胞型巨細胞癌
図6の破骨型巨細胞はCD68陽性．

MLH1発現消失を認め，診断特異的な所見となる．腺管系マーカーであるCK7，CK19が陽性となる．

4）未分化癌 anaplastic carcinoma

　未分化癌においては上皮性，非上皮性マーカーを検索する．上皮性マーカーとしてAE1/3，非上皮性マーカーとしてvimentinを用いる．両者が陽性となる場合はcarcinosarcomaが示唆される．上皮性マーカー陽性の場合はCK7，CK19により，腺管系への分化を示すかどうかが検索できる．未分化癌の中で破骨細胞型巨細胞癌にみる破骨細胞型多核巨細胞は非腫瘍性のマクロファージ系細胞であり，vimentin，CD68に陽性となる（**図6, 7**）．

5）充実性漿液性腺腫 solid serous adenoma

　充実性漿液性腺腫は漿液性囊胞腺腫と同様の胞体の明るい立方状細胞が結節性に増殖する腫瘍である．細胞はCK7，CK19が陽性，synaptophysin，chromogranin A，trypsinは陰性である[7,8]．

6）充実性偽乳頭状腫瘍 solid pseudopapillary neoplasm（SPN）

　SPNは充実性で，大きくなると変性を伴って一部囊胞性を呈する．腫瘍細胞は小型円形核，好酸性胞体を有し，胞巣状から偽乳頭状に増殖する．β-cateninの核内集積をみるのがほぼ特異的所見であり，特徴的組織像と合わせて診断確定に有用である[9]（**図8, 9**）．また，CD10の発現をみる．CK7，CK19は陰性で，時にsynaptophysin陽性となるが，

Ⅴ．膵腫瘍診断に有用な免疫組織化学，遺伝子検査　　　*51*

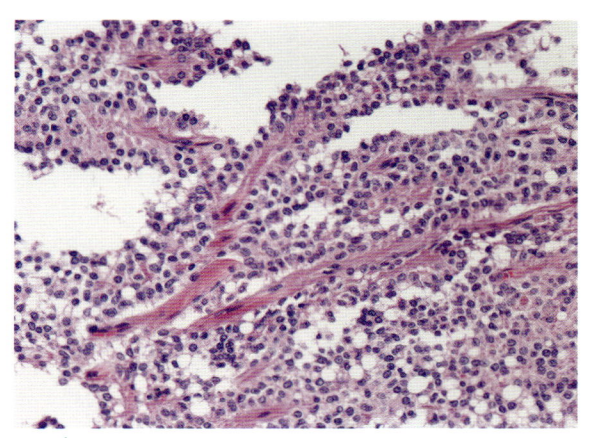

図 8 | **solid pseudopapillary neoplasm**
腫瘍細胞の線維血管芯に沿う偽乳頭状増殖を認める．

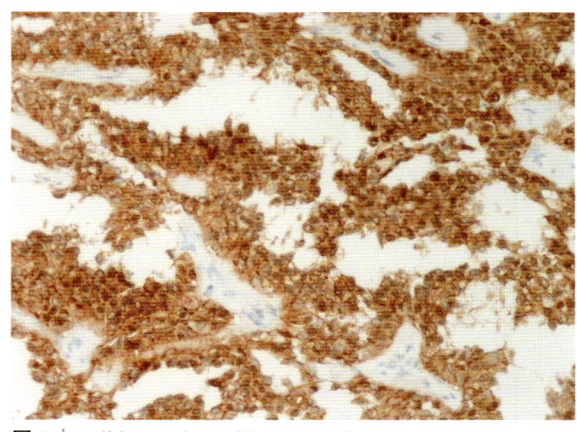

図 9 | **solid pseudopapillary neoplasm**
図 8 の腫瘍細胞は β-catenine の核内発現を認める．

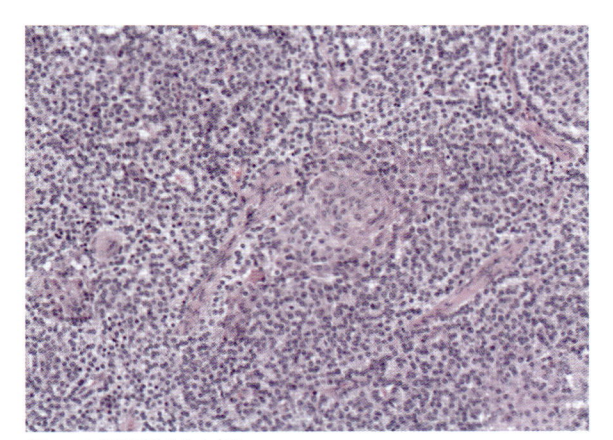

図 10 | **膵芽腫（成人例）**
squamoid nest を含む髄様の腫瘍細胞増殖を認める．

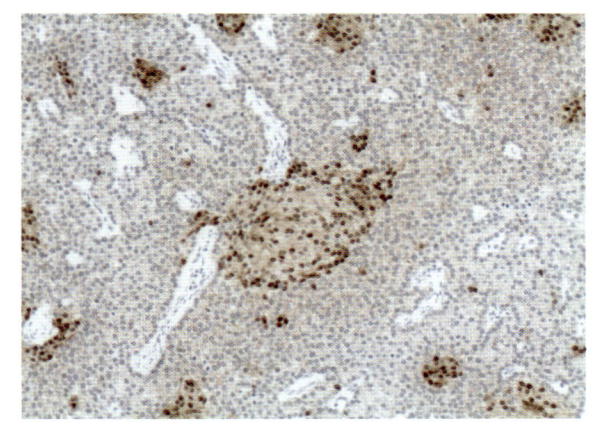

図 11 | **膵芽腫（成人例）**
図 10 の squamoid nest は β-catenine の核内発現を認める．

chromograin A は陰性である．

7）膵芽腫 pancreatoblastoma

　膵芽腫は小児に発生する膵腫瘍で最も多いものであるが，稀に成人例をみることがある．結節性充実性腫瘍で腺房細胞癌，SPN との鑑別を要する．組織像で squamoid nest をみるのが最大の特徴である．trypsin, chromograin A が混在して，あるいは重なって陽性となる．β-catenin の核内集積が squamoid nest 部に認められる．squamoid nest 以外の細胞は β-catenin が細胞膜に陽性となる正常発現像を示すため，正常の膜発現像と核内集積像を示す腫瘍細胞が混在することになり，鑑別診断に有用な所見となる（図 10, 11）．

8）膵管内腫瘍 intraductal neoplasm

　膵管内腫瘍は膵管内乳頭粘液性腫瘍 intraductal papillary mucinous neoplasm（IPMN），膵管内管状乳頭腫瘍 intraductal tubulopapillary neoplasm（ITPN）に分けられる[10]．IPMN は粘液を入れた膵管拡張を示し，種々の異型と形態を呈する高円柱上皮性腫瘍細胞の乳頭状増生より成り，ITPN は腫瘍が充満した膵管拡張を示し，一様に異型の強い管状乳頭状の腫瘍増生をみる．IPMN は顕微像の特徴的所見から 4 種の組織亜型，すなわち，胃型，腸型，膵胆道型，好酸性細胞型に分けられる[1]．組織亜型は MUC 発現と関連し，胃型は MUC1-core 陰性，MUC2 陰性，MUC5AC 陽性，MUC6 陽性，腸型は MUC1-core 陰性，MUC2 陽性，MUC5AC 陽性，MUC6 陰性，膵胆道型は MUC1-core 陽性，MUC2 陰性，

MUC5AC陽性，MUC6陽性，好酸性細胞型はMUC1-coreあるいはMUC2が時に陽性，MUC5AC陽性，MUC6陽性となる[1,11]．IPMN亜型は予後を含む臨床病理学的徴候とよく相関する[12]．ITPNはphosphatidyl inositol 3 kinase (PI3K) 経路の活性化が認められ，phosphorylated AKTが陽性となることが多い[13]．MUC発現ではMU1-coreが時に陽性，MUC2陰性，MUC5AC陰性，MUC6が時に陽性となる[2]．

9) 膵囊胞性腫瘍 cystic neoplasm

膵粘液性囊胞性腫瘍は単房性の粘液性囊胞を主体とする腫瘍で粘液性腫瘍性上皮が裏打ちする囊胞壁の上皮直下に紡錘形細胞が密に増生し，小血管に富む卵巣様間質を認める．卵巣様間質は膵粘液性囊胞性腫瘍診断に必須の所見であり，紡錘形細胞はestrogen receptor, progesterone receptor, inhibinに陽性となる．膵漿液性囊胞性腫瘍は小型囊胞腔が集簇した形を呈し，囊胞はグリコーゲンに富んだ明るい胞体を有する立方状の腫瘍性上皮より成る．漿液性囊胞性腫瘍の腫瘍性上皮はEGFRを強発現している[14]．

4. 膵腫瘍鑑別に役立つ遺伝子異常

膵腫瘍における遺伝子異常は組織型によって特徴的な所見が認められる．膵管癌，IPMN，粘液性囊胞腫瘍 mucinous cystic neoplasm (MCN) では*KRAS*の機能亢進性変異が認められる．*KRAS*はRASをコードし，RASはGTPと結合して活性化し，下流に位置するMAPK信号伝達経路に活性化シグナルを伝える．RASは内在性の加水分解能を有し，GTPをGDPに変換して自らを不活化する．変異*KRAS*によりコードされるRASは内在性加水分解能が低下しており，活性化状態が遷延する[15]．*KRAS*変異は膵管癌の前駆病変である膵上皮内腫瘍性病変 pancreatic intraepithelial neoplasm (PanIN) から認められる[16]．膵液細胞診検体や超音波内視鏡下膵生検標本で*KRAS*変異を検索し，陽性であってもPanINの可能性もあるため細胞・組織像と合わせて慎重に考慮する必要がある．*KRAS*変異は腺房細胞癌，神経内分泌腫瘍，ITPN，膵漿液性囊胞腺腫 serous cystic neoplasm (SCN)，充実性偽乳頭腫 solid pseudopapillary neoplasm (SPN) ではほとんど認められないので，これら腫瘍との鑑別には有用である．

TP53はDNA結合能を有し，転写因子として機能する．DNA障害性の刺激に反応して細胞回転を抑制し，DNA修復遺伝子あるいはアポトーシス実行遺伝子の発現を誘導する[17]．癌においては多くの場合，TP53のDNA結合領域に変異が認められ，DNA結合能を失うことで転写因子としての機能が阻害される．TP53はMDM2によりユビキチン化されプロテアソームにより分解されるが，変異TP53はMDM2不応性となり，分解されずに核内に蓄積するため免疫組織化学で核内強発現像として検出される．膵管癌の70％程度，IPMNの14％にTP53の強発現を認める[18]．TP53強発現は膵管癌，IPMNにおいて予後増悪と関連する[19]．

SMAD4はTGFβ信号伝達経路に属し，複合体を形成して核内に移行し，転写因子として機能する[20]．*SMAD4*遺伝子が存在する18q21は膵癌で高頻度に欠失しており，また，複合体形成および転写活性に関与する領域の機能阻害をもたらす変異が認められる．*SMAD4*の異常は免疫組織化学による発現消失として検出でき，膵管癌においては50〜90％と，高率に発現消失を認める[18]．*SMAD4*発現消失はIPMNにおいては10％程度と少なく，また，他の膵腫瘍ではほとんど認められないことから，膵腫瘍の鑑別に有用である．

*GNAS*はG蛋白αサブユニット (Gsα) をコードし，GαはG蛋白共役受容体信号伝達経路のメディエーターとして機能する．GsαはGTPと結合して活性化し，adenylyl cyclaseを刺激してcyclic AMP依存性キナーゼ以下の経路を活性化する．Gsαは内在性加水分解能を持ち，GTPをGDPに変換して自らを不活化する．*GNAS*はIPMNの50〜60％で変異をきたしている[21,22]．変異はコドン201のミスセンス変異として認められ，大部分がR201HまたはR201Cであり，これら変異はGsαの内在性加水分解能を阻害してGsαの活性化状態を遷延させる．*GNAS*変異はIPMNのみに認められ，膵管癌や他の膵腫瘍には認められない[22,23]．よって，*GNAS*変異が認められればIPMNとほぼ断定できることになる．IPMNは腫瘍性上皮の異型度により腺腫，非浸潤性腺癌，浸潤性癌に分けられるが，*GNAS*変異は腺腫の段階から認められ，異型度の鑑別には有用ではない．また，IPMNは組織亜型により胃型，腸型，膵胆道型，好酸性細胞型に分けられるが，*GNAS*変異はいずれの亜型でも認められるものの，腸型に多いことが示されている．

BRCA2 は家族性乳癌卵巣癌症候群の原因遺伝子としてよく知られているが，膵管癌の一部，腺房細胞癌においても *BRCA2* の変異が認められることがある[24,25]．BRCA2 は DNA 二重鎖切断修復に関与し，*BRCA2* 変異を持つ癌は DNA 修復能を欠損するため DNA 二重鎖切断をきたす抗癌剤（シスプラチン，poly ADP ribose polymerase 阻害剤等）に感受性が高くなる．

（古川　徹）

文　献

1) Furukawa T, Kloppel G, Volkan Adsay N et al：Classification of types of intraductal papillary-mucinous neoplasm of the pancreas：a consensus study. Virchows Arch 447：794-799, 2005
2) Yamaguchi H, Shimizu M, Ban S et al：Intraductal tubulopapillary neoplasms of the pancreas distinct from pancreatic intraepithelial neoplasia and intraductal papillary mucinous neoplasms. Am J Surg Pathol 33：1164-1172, 2009
3) Hoorens A, Lemoine NR, McLellan E et al：Pancreatic acinar cell carcinoma. An analysis of cell lineage markers, p53 expression, and Ki-ras mutation. Am J Pathol 143：685-698, 1993
4) Klimstra DS, Heffess CS, Oertel JE et al：Acinar cell carcinoma of the pancreas. A clinicopathologic study of 28 cases. Am J Surg Pathol 16：815-837, 1992
5) La Rosa S, Franzi F, Marchet S et al：The monoclonal anti-BCL10 antibody (clone 331.1) is a sensitive and specific marker of pancreatic acinar cell carcinoma and pancreatic metaplasia. Virchows Arch 454：133-142, 2009
6) Goggins M, Offerhaus GJ, Hilgers W et al：Pancreatic adenocarcinomas with DNA replication errors (RER+) are associated with wild-type K-ras and characteristic histopathology. Poor differentiation, a syncytial growth pattern, and pushing borders suggest RER+. Am J Pathol 152：1501-1507, 1998
7) Perez-Ordonez B, Naseem A, Lieberman PH et al：Solid serous adenoma of the pancreas. The solid variant of serous cystadenoma? Am J Surg Pathol 20：1401-1405, 1996
8) Reese SA, Traverso LW, Jacobs TW et al：Solid serous adenoma of the pancreas：a rare variant within the family of pancreatic serous cystic neoplasms. Pancreas 33：96-99, 2006
9) Tanaka Y, Kato K, Notohara K et al：Frequent beta-catenin mutation and cytoplasmic/nuclear accumulation in pancreatic solid-pseudopapillary neoplasm. Cancer Res 61：8401-8404, 2001
10) Adsay NV, Fukushima N, Furukawa T et al：Intraductal neoplasms of the pancreas. in FT Bosman, RH Hruban, F Carneiro et al (eds)："WHO Classification of Tumours of the Digestive System", IARC, Lyon, 2010, pp304-313
11) Xiao HD, Yamaguchi H, Dias-Santagata D et al：Molecular characteristics and biological behaviours of the oncocytic and pancreatobiliary subtypes of intraductal papillary mucinous neoplasms. J Pathol 224：508-516, 2011
12) Furukawa T, Hatori T, Fujita I et al：Prognostic relevance of morphological types of intraductal papillary mucinous neoplasms of the pancreas. Gut 60：509-516, 2011
13) Yamaguchi H, Kuboki Y, Hatori T et al：Somatic mutations in PIK3CA and activation of AKT in intraductal tubulopapillary neoplasms of the pancreas. Am J Surg Pathol 35：1812-1817, 2011
14) Kuboki Y, Shiratori K, Hatori T et al：Association of epidermal growth factor receptor and mitogen-activated protein kinase with cystic neoplasms of the pancreas. Mod Pathol 23：1127-1135, 2010
15) Gibbs JB, Sigal IS, Poe M et al：Intrinsic GTPase activity distinguishes normal and oncogenic ras p21 molecules. Proc Natl Acad Sci USA 81：5704-5708, 1984
16) Yanagisawa A, Ohtake K, Ohashi K et al：Frequent c-Ki-ras oncogene activation in mucous cell hyperplasias of pancreas suffering from chronic inflammation. Cancer Res 53：953-956, 1993
17) Pietenpol JA, Tokino T, Thiagalingam S et al：Sequence-specific transcriptional activation is essential for growth suppression by p53. Proc Natl Acad Sci USA 91：1998-2002, 1994
18) Furukawa T, Fujisaki R, Yoshida Y et al：Distinct progression pathways involving the dysfunction of DUSP6/MKP-3 in pancreatic intraepithelial neoplasia and intraductal papillary-mucinous neoplasms of the pancreas. Mod Pathol 18：1034-1042, 2005
19) Nakamori S, Yashima K, Murakami Y et al：Association of p53 gene mutations with short survival in pancreatic adenocarcinoma. Jpn J Cancer Res 86：174-181, 1995
20) Shioda T, Lechleider RJ, Dunwoodie SL et al：Transcriptional activating activity of Smad4：roles of SMAD hetero-oligomerization and enhancement by an associating transactivator. Proc Natl Acad Sci USA 95：9785-9790, 1998
21) Wu J, Matthaei H, Maitra A et al：Recurrent GNAS mutations define an unexpected pathway for pancreatic cyst development. Sci Transl Med 3：92ra66, 2011
22) Furukawa T, Kuboki Y, Tanji E et al：Whole-exome sequencing uncovers frequent GNAS mutations in intraductal papillary mucinous neoplasms of the pancreas. Sci Rep 1：161, 2011
23) Wu J, Jiao Y, Dal Molin M et al：Whole-exome sequencing of neoplastic cysts of the pancreas reveals recurrent mutations in components of ubiquitin-dependent pathways. Proc Natl Acad Sci USA 108：21188-21193, 2011
24) Goggins M, Schutte M, Lu J et al：Germline BRCA2 gene mutations in patients with apparently sporadic pancreatic carcinomas. Cancer Res 56：5360-5364, 1996
25) Chmielecki J, Hutchinson KE, Frampton GM et al：Comprehensive genomic profiling of pancreatic acinar cell carcinomas identifies recurrent RAF fusions and frequent inactivation of DNA repair genes. Cancer Discov 4：1398-1405, 2014

第2部
組織型と診断の実際

第2部　組織型と診断の実際

I．胆道病変

1　腫瘍様病変（ポリープを含む）および腺筋腫症

はじめに

　本項では腫瘍様病変としてポリープ・腺筋腫症を扱い，化生についても解説するため，はじめに胆道の正常組織について概説する．

　胆嚢，胆管を含む胆道の壁構造は，消化管と異なり粘膜筋板と粘膜下層を欠き，粘膜，固有筋層，漿膜下層の3層構造である（**図1**）．組織学的には，胆道粘膜は1層の固有上皮で覆われている．頸部を除く胆嚢では，粘膜層の憩室様陥入である Rokitansky-Aschoff sinus（RAS）が固有筋層から漿膜下層にかけて認められる（**図2**）．一方，肝外胆管から胆嚢頸部では粘液腺（管状胞状腺）が固有筋層から漿膜下層まで認められる．肝外胆管では固有筋層が菲薄であるため，胆道癌取扱い規約では線維筋層 fibromuscular layer（FM）と称されている．乳頭部では豊富で錯綜する平滑筋線維（Oddi筋）が胆管粘膜を取り囲んでおり，その錯綜する配列パターンから Oddi筋と十二指腸固有筋層は区別できる．胆管上皮が，乳頭開口部に近づくに従い乳頭状から葉状構造を示し，豊富な粘液腺が粘膜固有層から Oddi筋線維層内まで認められる．

1．胆道の化生性変化

　化生とは何らかの原因によりある組織が以前とは異なった分化の組織に変化することである．化生性変化は，主に慢性炎症の起きている部位に認められ，胆嚢を含む幾つかの臓器において発癌母地との関連が指摘されている[1-3]．

　胆道粘膜でもしばしば化生性変化が観察されるが，肝外胆管と比べて胆嚢において高頻度に認められる．その代表例が幽門腺化生 pyloric gland metaplasia（胃型化生 gastric metaplasia）と杯細胞化生 goblet cell metaplasia（腸型化生 intestinal metaplasia）である（**図3**）．胆嚢では，しばしば表面上皮粘液化生 surface cell mucous metaplasia が認められる．これは胆道固有上皮が本来の構造を保ちながら細胞質内に粘液を蓄えてくる変化であり，幽門腺化生や杯細胞化生の認められない軽微な炎症症例でも認められ，初期の化生性変化と考えられる．

　幽門腺化生は，切除胆嚢の約80％に認められ，加齢に伴いその頻度・範囲が徐々に増加してくるとされる．杯細胞化生は切除胆嚢の約25％に認められ，幽門腺化生と杯細胞化生の頻度は概ね3：1である．さらに杯細胞化生の程度が進行してくると，Paneth細胞も出現してくる（**図4**）．

　なお，胆嚢に出現する杯細胞周囲の上皮は，必ずしも腸吸収上皮化しておらず，Paneth細胞の出現頻度も高くない．したがって，この型の胆道化生上皮はあくまでも杯細胞の出現が占めるものであり，腸上皮化生というよりも杯細胞化生（あるいは腸型化生）と表現すべきである．

2．胆嚢ポリープ

　「ポリープ」は限局性隆起性病変の総称であり，非腫瘍性病変のみならず腫瘍性病変（腺腫，癌など）も含まれる．非腫瘍性ポリープとしては，コレステロールポリープ，過形成性ポリープ，肉芽組織ポ

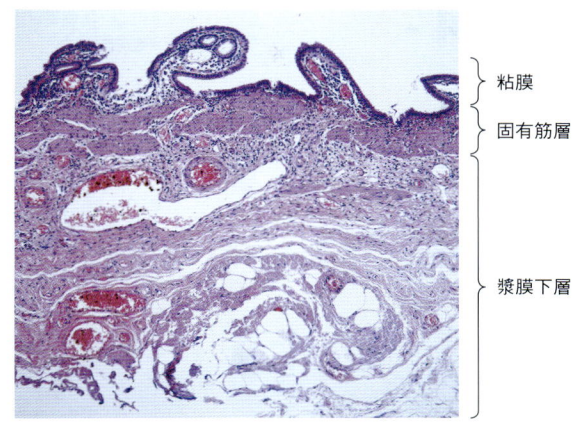

1. 腫瘍様病変（ポリープを含む）および腺筋腫症   57

図1｜正常胆嚢粘膜
消化管と異なり粘膜筋板と粘膜下層を欠き、粘膜、固有筋層、漿膜下層の3層構造から成る。脈管（血管、リンパ管）および神経線維叢は漿膜下層に存在する。

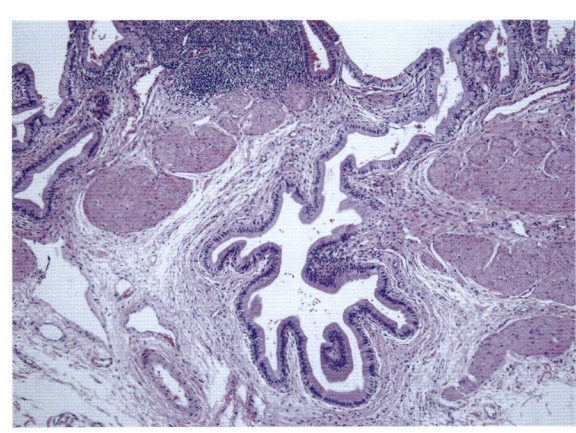

図2｜胆嚢 Rokitansky-Aschoff sinus (RAS)
胆嚢固有上皮である1層の円柱上皮が筋層あるいは漿膜下層に入り込んだ腺管構造であり、捻れや分岐傾向を示すことがある。化生性粘膜がRAS内に認められることもある。

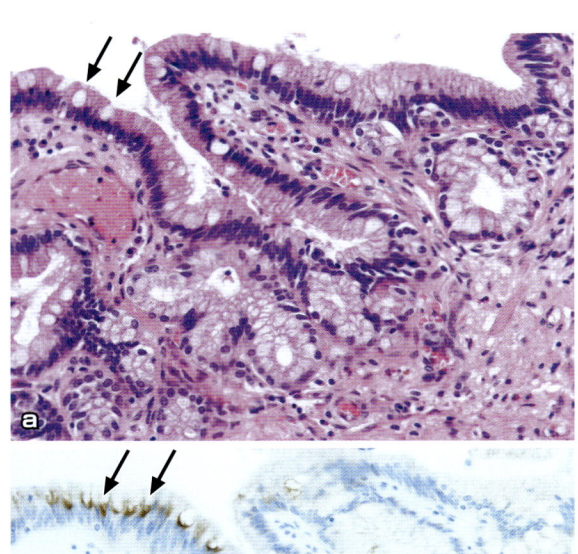

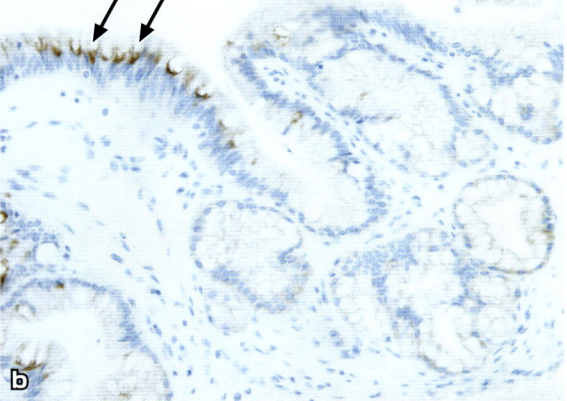

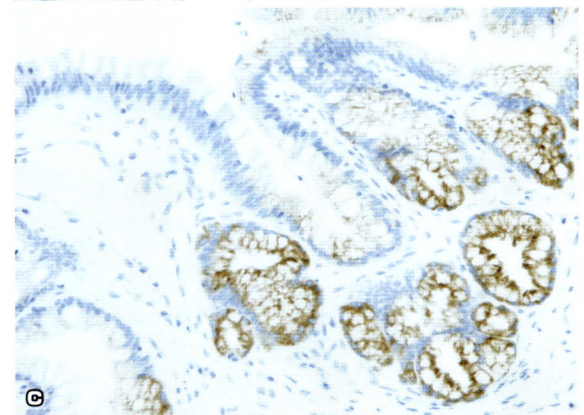

図3｜化生を示す胆嚢粘膜
a：粘膜固有層には、幽門腺化生が認められる。粘膜の上方には杯細胞化生が認められる（矢印）。b：杯細胞が認められる粘膜にはMUC2陽性である。c：幽門腺化生が認められる粘膜にはMUC6陽性である。幽門腺化生と杯細胞化生の両方を認めることは胆道の化生性変化の特徴である。

リープ、炎症性ポリープ、線維性ポリープ、リンパ性ポリープが挙げられる（図5）。

胆嚢ポリープ（隆起性病変）は外科切除された胆嚢の10.3％に認められ、小型のものは切除後発見されることが多い。ポリープのうち最も多く認められるのが、コレステロールポリープ（32.0％）で、次いで過形成性ポリープ（25.4％）、肉芽組織ポリープ（18.9％）である。早期癌や腺腫内癌といったポリープ状を呈する悪性病変も12.6％に認められるため、肉眼所見を十分加味し病変を検索する必要がある[4]。

ポリープの大きさ別の頻度では、胆嚢ポリープの大部分（92.6％）は、最大径5mm以下の小隆起性病変で、その多くはコレステロールポリープか過形成性ポリープである。さらに、最大径15mm以下のポリープの98％が良性病変であり、15mmを超える大型ポリープの93％は悪性である[4]。

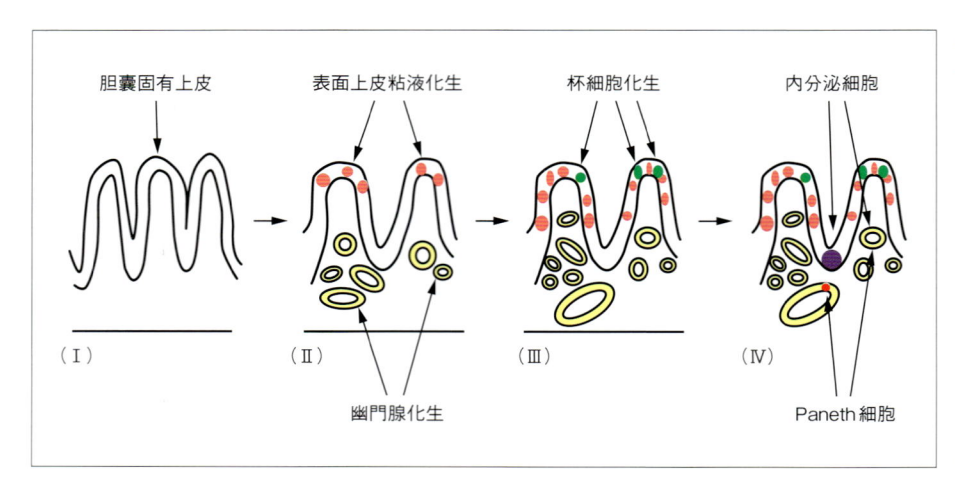

図4 | 胆嚢粘膜上皮の化生性変化の模式図

Ⅰ：化生のない胆嚢粘膜は，1層の円柱上皮から成る胆嚢固有上皮で覆われている．Ⅱ：胆嚢固有上皮の粘膜固有内に幽門腺化生が形成される（幽門腺化生）．また，固有上皮細胞に粘液が出現する（表面上皮粘液化生）．Ⅲ：幽門腺化生を伴う粘膜の上方に杯細胞が出現する（杯細胞化生）．Ⅳ：Paneth細胞や内分泌細胞が出現する．（鬼島宏 他：病理と臨床 21：34, 2003 より改変）

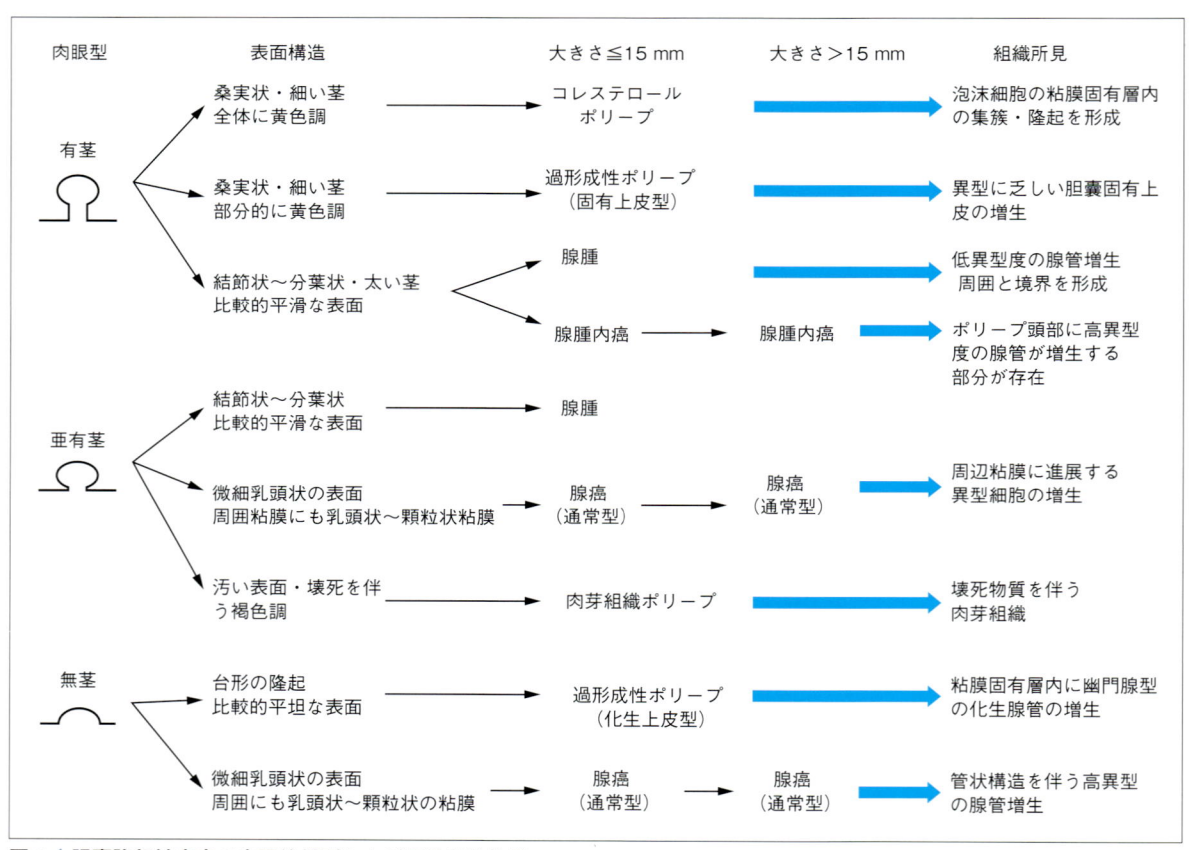

図5 | 胆嚢隆起性病変の肉眼的鑑別および組織学的特徴

本項では，以下に胆道腫瘍と鑑別を要する非腫瘍性隆起性病変について解説する．

1）コレステロールポリープ cholesterol polyp

コレステロールポリープは細い茎を有する桑実状の有茎性ポリープで，黄色調を呈する（**図6**）．小さなポリープでは，亜有茎性も認められる．組織学的には，ポリープ表面は過形成を伴う胆嚢固有上皮で覆われ，粘膜固有層には脂質を貪食したマクロファージ（泡沫細胞）が集簇している．

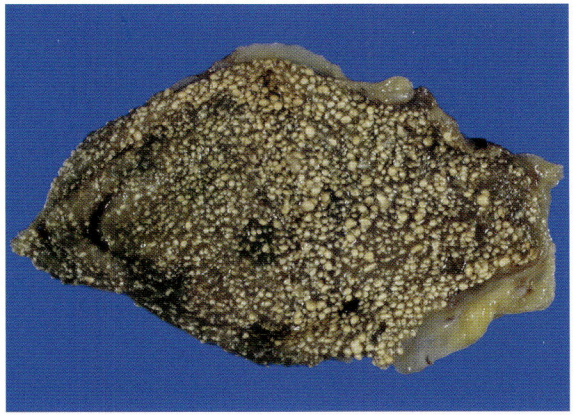

1．腫瘍様病変（ポリープを含む）および腺筋腫症　59

図7 | コレステローシス
肉眼的には，網目状構造を呈する胆嚢粘膜の中に顆粒ないし胞巣状の黄色粘膜としてみられる．

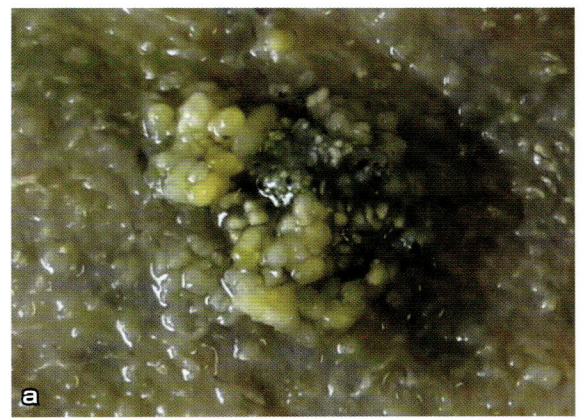

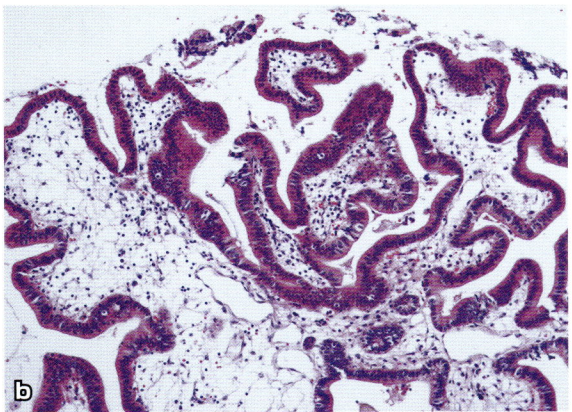

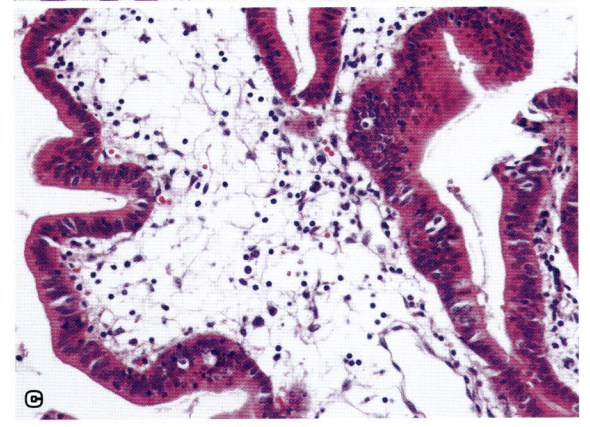

図6 | コレステロールポリープ
a：肉眼像．桑実状の有茎性ポリープで，黄色調を呈する．
b：中倍率像．ポリープ表面は過形成を伴う胆嚢固有上皮で覆われ，粘膜固有層には脂質を貪食したマクロファージ（泡沫細胞）が集簇している．c：高倍率像．

コレステロールポリープのうちで，上皮性成分や線維性間質の目立つものは，各々過形成ポリープや線維性ポリープとの鑑別を要する．コレステロールポリープのうちで上皮性成分が50〜75％を占めるものを cholesterol polyp with epithelial hyperplasia, 75％を超えると hyperplastic polyp with cholesterosis, 泡沫細胞を欠くと hyperplastic polyp という基準もある．同様に50％以上に毛細血管を含む線維性間質を有すると，cholesterol polyp with fibrosis と表現し，泡沫細胞を欠き線維性間質のみであると fibrous polyp とする．小さなコレステロールポリープにはコレステローシスとの移行が認められる（図7）．

2）過形成性ポリープ hyperplastic polyp

過形成性ポリープは，それを構成する上皮細胞により，固有上皮型と化生上皮型に分けられる．

a）固有上皮型過形成性ポリープ hyperplastic polyp, proper epithelium type

肉眼所見では桑実状で有茎性ないし亜有茎性を呈する．組織学的には，ポリープは異型に乏しい胆嚢固有上皮から成り（図8），しばしばコレステローシスを伴いコレステロールポリープとの鑑別が必要である．

b）化生上皮型過形成性ポリープ hyper plastic polyp, metaplastic epithelium type

一般に広基性で比較的平滑な表面を呈する肉眼所見である．組織学的には，ポリープは粘膜固有層内に増生した幽門腺型の化生腺管より成る（図9）．

3）肉芽組織ポリープ granulation tissue polyp

肉芽組織ポリープは，肉芽組織の増生で形成されたポリープである．肉眼的に，ポリープは壊死組織が付着した比較的粗造な表面で，胆汁成分を含む壊死物質により褐色調から暗緑色調を呈する．組織学

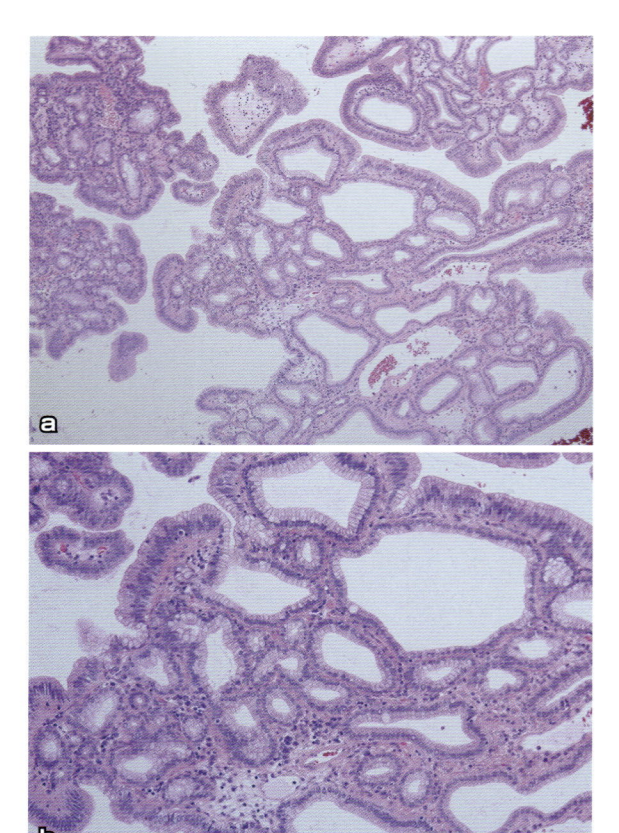

図9 | 過形成性ポリープ（化生上皮型）
広基性で表面が比較的な平滑なポリープで，組織学的には粘膜固有層内に増生した胃幽門腺型の化生腺管から成る．a：中倍率像．b：高倍率像．

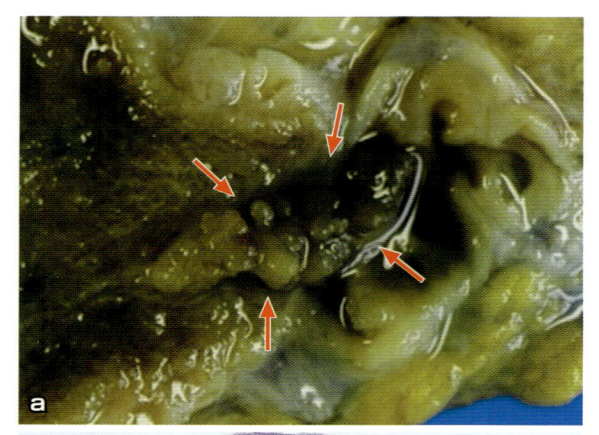

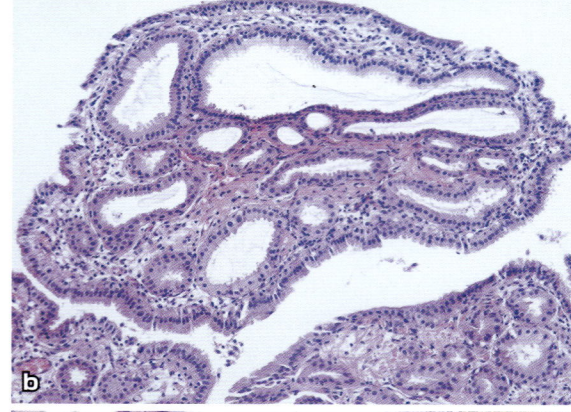

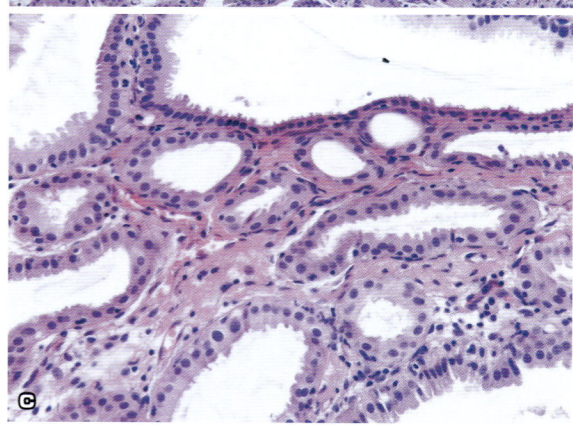

図8 | 過形成性ポリープ（固有上皮型）
a：肉眼像．桑実状の亜有茎性ポリープで，淡い黄褐色調を帯びた色調を呈する．b：中倍率像．固有上皮の過形成を認める．c：高倍率像．固有上皮は異型が乏しい点で腺腫と鑑別される．

的に，ポリープは壊死物質を伴う肉芽組織より成る（**図10**）．その成因としては，①黄色肉芽腫性胆嚢炎と同様の機序で胆嚢壁に泡沫細胞を含め炎症反応が起こり，後に肉芽組織で置換されたポリープを形成する，ないし ②胆石などの機械的刺激により肉芽組織の形成・増殖が起きる，などが考えられている．

4）良性リンパ性ポリープ benign lymphoid polyp

　良性リンパ性ポリープは，粘膜内に形成されたリンパ濾胞の孤立性・集合性の過形成によりポリープが形成されたものである．組織学的には，粘膜固有層内に腫大した胚中心を有するリンパ濾胞の過形成が認められ，粘膜上皮で覆われている．リンパ組織・上皮ともに異型には乏しい（**図11**）．

5）線維性ポリープ fibrous polyp

　線維性ポリープは，毛細血管を含む線維性結合組織（線維性間質）により構成されるポリープで，表面は一層の上皮成分で覆われることが多い（**図12**）．成因として，①泡沫細胞浸潤の少ないコレステロールポリープからの移行，②炎症性ポリープとの移行で炎症が消褪したもの，などが挙げられる．

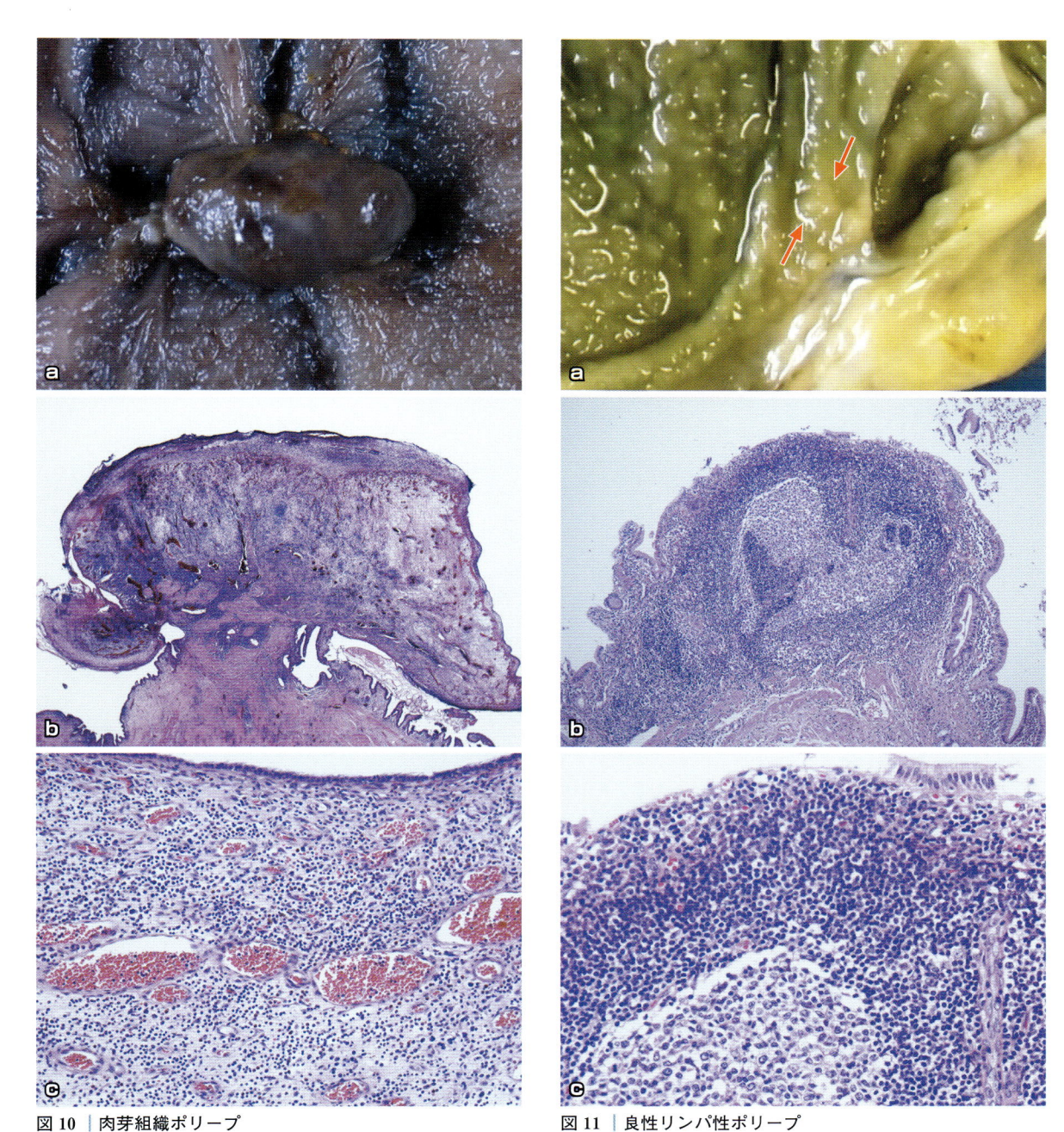

1．腫瘍様病変（ポリープを含む）および腺筋腫症　　61

図10　肉芽組織ポリープ
a：肉眼像．壊死物質が付着した比較的粗造な表面で，胆汁成分を含む物質により褐色調から暗緑色調を呈する．b：低倍率像．壊死物質を伴う肉芽組織が胆嚢内腔に結節を形成している．c：高倍率像．毛細血管の増生，炎症細胞浸潤，線維芽細胞の増生が認められる．

図11　良性リンパ性ポリープ
a：肉眼像．粘膜内に形成されたリンパ濾胞の孤立性・集合性の過形成によりポリープが形成されている．b：低倍率像．粘膜固有層内に腫大した胚中心を有するリンパ濾胞の過形成が認められ，粘膜上皮で覆われている．c：高倍率像．リンパ組織，上皮ともに異型は乏しい．

6）炎症性ポリープ inflammatory polyp

　炎症性ポリープは，胆嚢炎に際して反応性に粘膜が隆起し，ポリープを形成してきたものと考えられる．組織学的には，毛細血管に富む浮腫状の疎性結合組織ないし線維性結合組織より成り，上皮成分で覆われていることもある．ポリープの主体である結合組織には種々の程度で炎症細胞浸潤が認められる．炎症の程度により線維性ポリープや肉芽組織ポリー

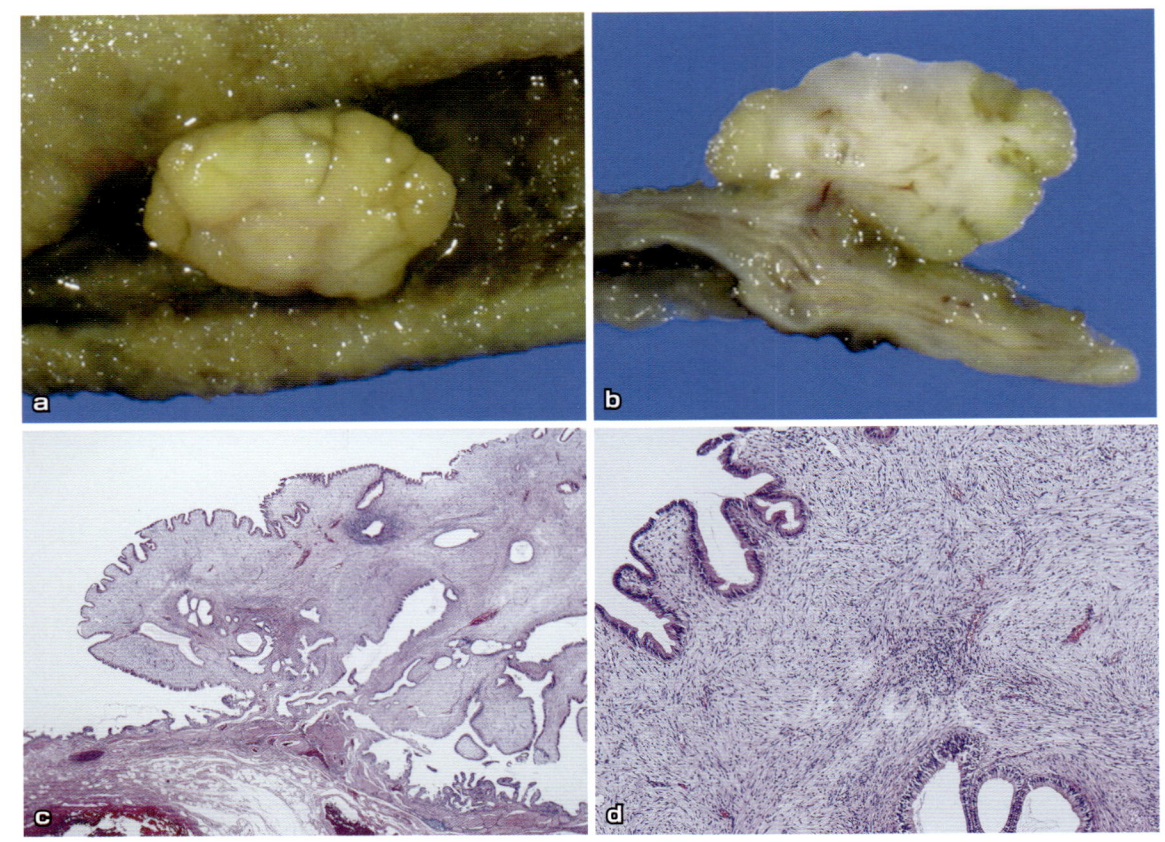

図 12 | 線維性ポリープ
a：肉眼像．淡黄色調で比較的平滑な表面を持つ亜有茎性病変である．b：肉眼像（割面）．割面は乳白色調を呈している．c：低倍率像．毛細血管を含む線維性結合組織（線維性間質）により構成されるポリープである．d：高倍率像．粘膜固有層は線維性結合組織の増生が認められ，粘膜表面は一層の異型の乏しい上皮成分で覆われている．

プへと移行が考えられる．

7）異所性組織 heterotopic tissue

稀ではあるが，胃粘膜組織や膵組織，肝組織などの異所性組織が，ポリープ様病変として認められることがある（図 13）．

3．胆囊腺筋腫症 adenomyomatosis

胆囊腺筋腫症は，Rokitansky-Aschoff sinus（RAS）の過形成・集簇およびそれを取り巻く平滑筋線維の過形成により，胆囊壁に限局性ないしびまん性に腫瘤を形成した病変である（図 14）．腺筋腫症の定義は一定の見解は得られていないが，武藤[5]らが提唱した「胆囊壁 1cm 以内に RAS が 5 個以上増殖し，壁が 3mm 以上肥厚したもの」という診断基準が一般的に使われている．

胆囊腺筋腫症は，その病変の部位・広がりによって，胆囊底部に限局性に存在する fundal type（localized type），胆囊頸部または体部あるいは両方にまたがり存在する segmental type（annular type），胆囊壁全体など一定領域の広い範囲にびまん性に存在する diffuse type（generalized type）と 3 型に分類される（図 15）．

fundal type では，RAS の過形成や集簇により，病変が相対的な隆起となり，半球状から円盤状の約 0.5〜2.5cm の隆起性病変として認められ，その中心部には臍状の陥凹（central umblication）を伴っているのが典型例である（図 16）．fundal type は胆囊隆起性病変としてよくみかけられ，胆囊隆起性病変のうち約 18％は胆囊腺筋腫症であったとの報告もある[6]．

segmental type では，胆囊壁の限局性肥厚が全周性に認められ，そのため肥厚部が狭窄状になり，狭

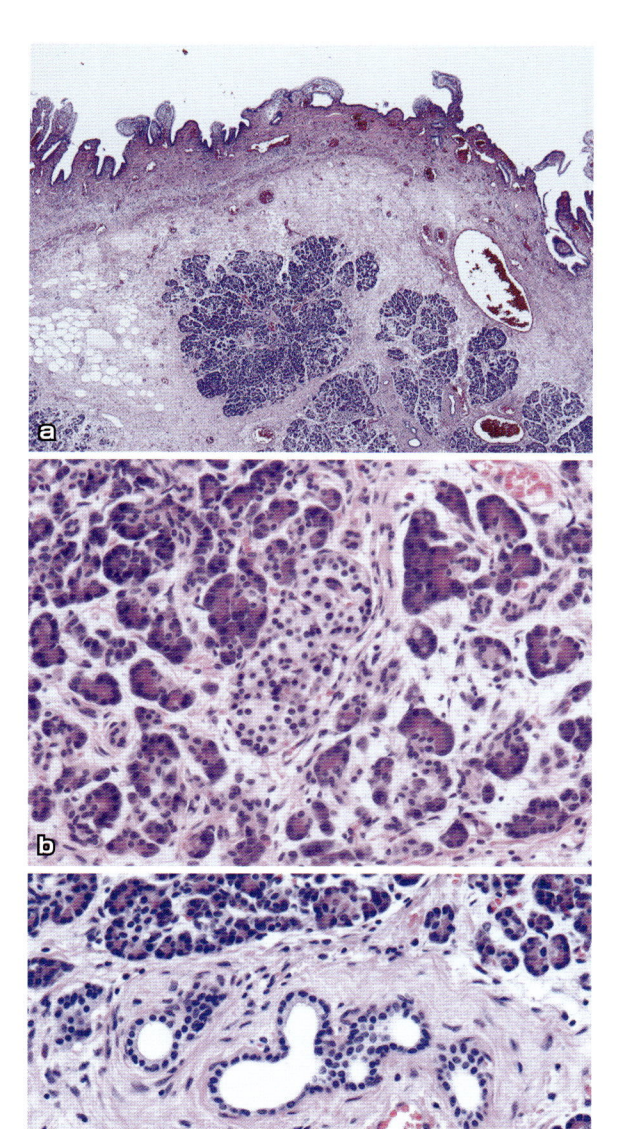

1．腫瘍様病変（ポリープを含む）および腺筋腫症　63

図13 | 異所性膵
a：低倍率像．胆嚢固有筋層から漿膜下層にかけ膵組織が認められ，肉眼的に隆起性病変を呈していた．本症例では，膵島細胞（b），導管（c）のすべてが認められ，HeinrichⅠ型であった．b：高倍率像．中央に膵島が認められる．c：高倍率像．導管が認められる．

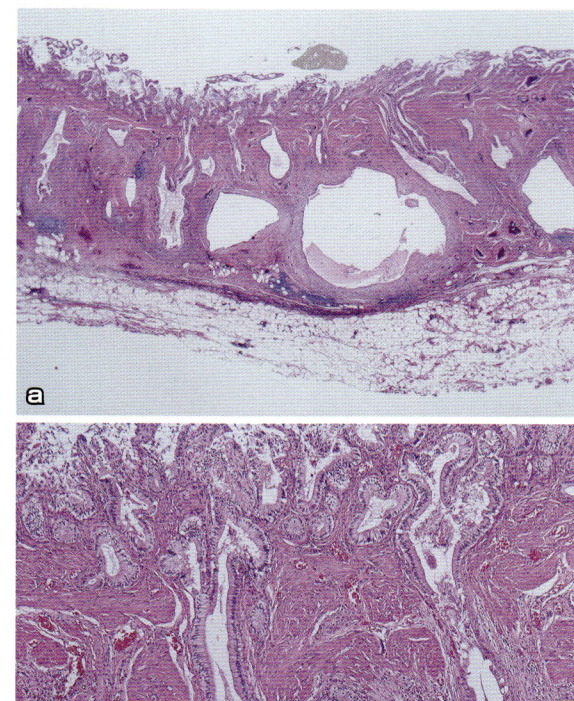

図14 | 胆嚢腺筋腫症
a：低倍率像．b：高倍率像．

窄部より頸部側の内腔と狭窄部より底部側の内腔に分けられ，二房性（hour-glass deformity）を呈する．胆嚢壁の肥厚は頸部側に比べ底部側のほうが高度である（図17）．

diffuse typeは，RASの過形成・集簇，それを取り巻く平滑筋線維の過形成がびまん性にみられることより，胆嚢壁全体のびまん性肥厚が認められる．

3型の中ではfundal typeが一番多く，segmental typeとdiffuse typeは少ないとされている[5]．

胆嚢腺筋腫症は良性疾患であり，悪性疾患と関連性はないといわれていたが，今日では胆嚢腺筋腫症に胆嚢癌を合併したという報告が多数なされている[7-9]．胆嚢腺筋腫症における胆嚢癌の発生率は2.0～6.4％という報告がある[7,10]．それらの報告のほとんどはsegmental typeに胆嚢癌の合併が多いとされ，fundal typeの胆嚢癌合併率はかなり低率であった．胆嚢腺筋腫症に由来する胆嚢癌の発生は，全胆嚢癌症例の約1％にしか満たず，胆嚢腺筋腫症自体が前癌病変とは考えにくい．むしろ，胆石の存在などによる慢性炎症が発癌性と関連があるといわれている[1-3,7]．

胆嚢腺筋腫症は胆石症を合併しやすい疾患であり，

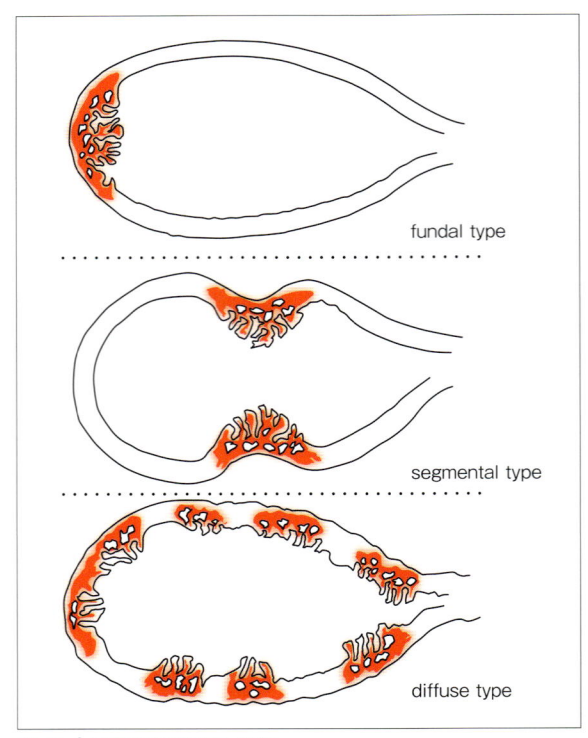

図 15 | 胆嚢腺筋腫症の分類

病変の部位・広がりによって，胆嚢底部に限局性に存在するfundal type，胆嚢頸部または体部あるいは両方にまたがり存在するsegmental type，胆嚢壁全体など一定領域の広い範囲にびまん性に存在するdiffuse typeと3型に分類される．

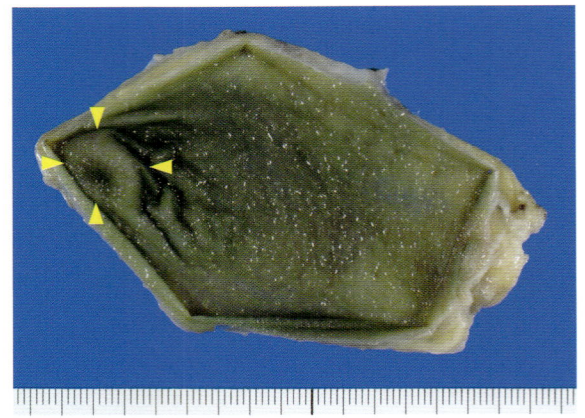

図 16 | 胆嚢腺筋腫症 fundal type の肉眼所見

病変が相対的な隆起となり，半球状から円盤状の隆起性病変として認められる．その中心部には臍状の陥凹（central umbilication）を伴っている（矢頭）．

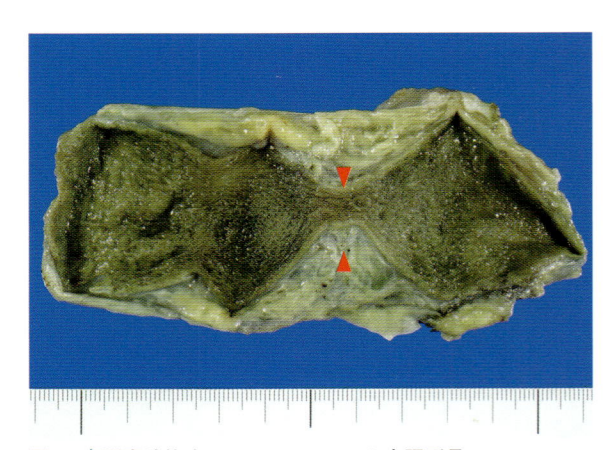

図 17 | 胆嚢腺筋症 segmental type の肉眼所見

胆嚢壁の限局性肥厚が全周性に認められ二房性（hour-glass deformity）を呈する．

特に segmental type ではその胆嚢の形状より胆汁のうっ滞が起こりやすく慢性炎症を誘起しやすくなる．早期胆嚢癌において，幽門腺化生や杯細胞化生の重要性が示唆されている[3,11~14]．

4. 黄色肉芽腫性胆嚢炎 xanthogranulomatous cholecystitis（XGC）

境界が不明瞭な黄色の結節性病変で著明な壁肥厚をきたし，時に画像上，悪性腫瘍との鑑別が問題となる[7]．組織学的には，泡沫細胞を主体に，好中球やリンパ球，単球などの炎症細胞浸潤に加えて異物型巨細胞や肉芽組織の形成が混在することにより，限局性の炎症性腫瘤を形成する（図18）．

（羽賀敏博，吉澤忠司，鬼島　宏）

文　献

1) Duarte I, Llanos O, Domke H et al：Metaplasia and precursor lesions of gallbladder carcinoma. Frequency, distribution, and probability of detection in routine histologic samples. Cancer 75：1878-1884, 1993
2) Yamagiwa H, Tomiyama H：Intestinal metaplasia-dysplasia-carcinoma sequence of the gallbladder. Acta Pathol Jpn 36：989-997, 1986
3) 鬼島　宏，渡辺英伸，長村義之：胆道上皮の化生性変化と前癌病変の病理．病理と臨床 21：31-41, 2003
4) 鬼島　宏，渡辺英伸，白井良夫 他：隆起性病変の病理学．消化器科 17：96-103, 1992

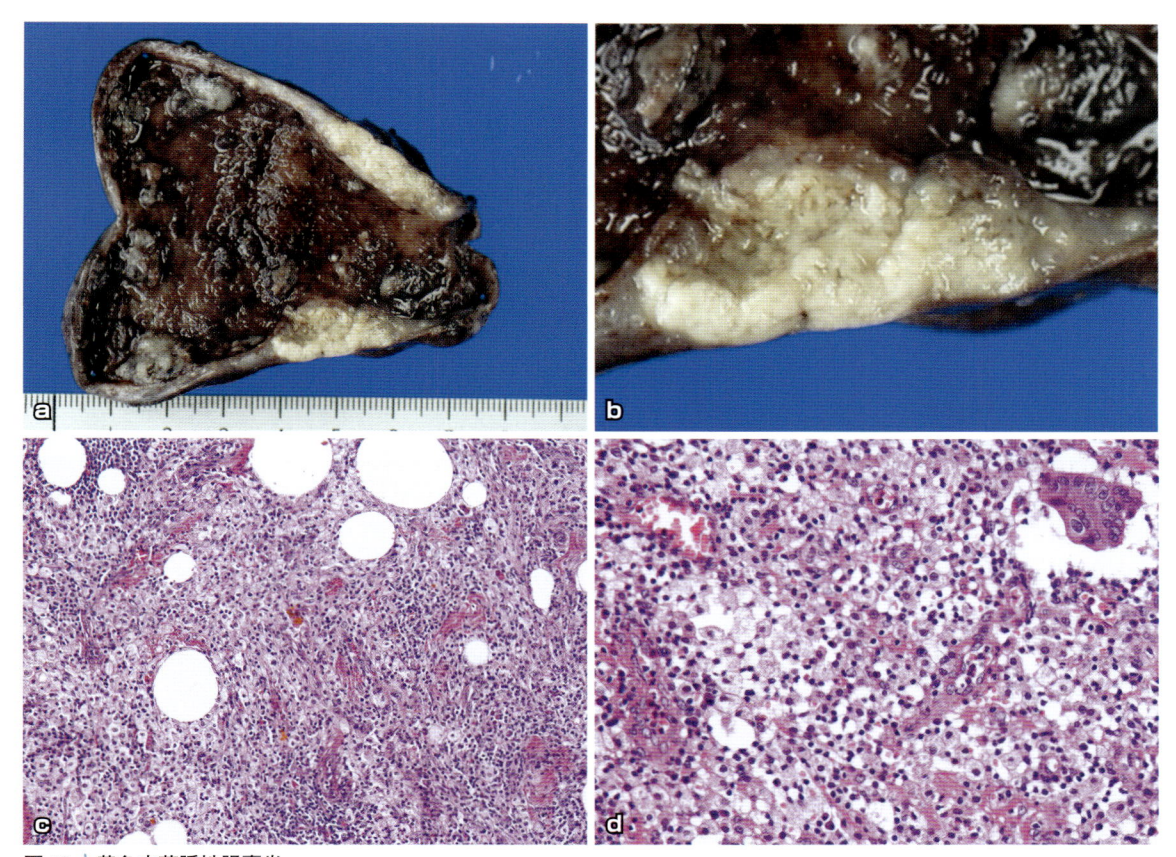

図18 | 黄色肉芽腫性胆嚢炎
a：肉眼像．胆嚢壁内に黄色の結節性病変が認められ，壁肥厚を呈している．b：肉眼像．黄色の結節性病変は，境界は比較的不明瞭である．c：中倍率像．脂質を貪食した泡沫細胞浸潤が認められる．背景組織には線維芽細胞の増生や出血も認められる．d：高倍率像．泡沫細胞を主体に，好中球やリンパ球，単球などの炎症細胞浸潤に加えて異物型巨細胞や肉芽組織の形成が混在する．

5) 武藤良弘, 内山正行, 脇 慎治 他：胆嚢 adenomyomatosis (locarized type) 37 症例の臨床病理. 日消誌 75：1756-1767, 1978
6) Jutras JA：Hyperplastic cholecystoses：Hickey lecture. Am J Roentgenol Radium Ther Nucl Med 83：795-827, 1960
7) Albores-Saavedra J, Langels-Angeles A：Disease of the Gallbladder. in Burt A, Portman B, Ferrell L (eds)："MacSween's Pathology of the Liver", Churchill livingstone, 6th ed, Edinburg, London, New York, Oxford, Philadelphia, St Louis, Sydney, Toronto, 2011, pp563-597
8) Kurihara K, Mizuseki K, Ninomiya T et al：Carcinoma of the gall-bladder arising in adenomyomatosis. Acta Pathol Jpn 43：82-85, 1993
9) Katoh T, Nakaki T, Hayashi S et al：Noninvasive carcinoma of the gallbladder arising in localized type adenomyomatosis. Am J Gastroenterol 83：670-674, 1988
10) Ootani T, Shirai Y, Tsukada K et al：Relationship between gallbladder carcinoma and the segmental type of adenomyomatosis of the gallbladder. Cancer 69：2647-2652, 1992
11) 鬼島 宏, 渡辺英伸, 長村義之：胆嚢癌早期病変の病理. 胆と膵 23：257-265, 2002
12) Kijima H, Watanabe H, Iwafuchi M et al：Histogenesis of gallbladder carcinoma from investigation of early carcinoma and microcarcinoma. Acta Pathol Jpn 39：235-244, 1989
13) 鬼島 宏, 羽賀敏博, 高綱将史 他：胆嚢癌の前癌病変. 日消誌 112：437-443, 2015
14) 鬼島 宏：胆嚢・胆管. 向井 清, 真鍋俊明, 深山正久 編：外科病理学. 第 4 版. 文光堂, 2006, pp665-698

第2部 組織型と診断の実際

Ⅰ. 胆道病変

2 胆道癌の前癌病変（IPNB, BilIN, ICPNを含む）

1. 概　念

胆道系前癌・初期癌病変には現在，腺腫，平坦〜微小乳頭状病変，乳頭状病変，および粘液性囊胞性腫瘍の4つがあることが知られている．この4病変に対し，WHO 2010では胆道系の亜部位により異なる呼称を付しており，まとめると表1のようになる[1]．なお，第6版胆道癌取扱い規約（以下，規約第6版）では胆道系前癌・初期癌病変は胆管内乳頭状腫瘍 intraductal papillary neoplasm of the biliary tract（IPNB）および胆管内上皮内腫瘍 biliary intraepithelial neoplasia（BilIN）のみの記載にとどまっている[2]．

2. BilINとFIN

1）定義と臨床的事項

BilINは，顕微鏡レベルで観察される平坦から微小乳頭状の増殖を示す異型上皮で，非浸潤性病変のみを対象にした概念である．過去には胆管ディスプラジアや上皮内癌と呼ばれていた病変に相当する．肉眼的に同定することは困難である．なお，WHO 2010では主乳頭に発生する同様の平坦または微小乳頭状異型上皮を flat intraepithelial neoplasia（dysplasia）of the ampulla（FIN）と呼んでいる．BilINは肝内結石症や原発性硬化性胆管炎 primary sclerosing cholangitis（PSC）に伴う肝内胆管病変において提唱され，胆道拡張症や胆石症等に伴う肝外胆管や胆囊病変にも適用されてきた[3-6]．

2）組織学的分類と組織学的所見

現在提唱されているBilIN分類の組織学的診断基準[5]を表2に，BilINの例を図1〜4に示す．腫瘍病理鑑別診断アトラス「肝癌」の biliary intraepithelial neoplasia（BilIN）の項にも多数の組織像が呈示されているので是非参照されたい[6]．BilINは異型の程度によりBilIN 1〜3に分類されている．本分類において，WHO 2000ではBilIN 1 = low grade，BilIN 2 = high grade，BilIN 3 = *in situ* carcinomaと記載されていたが，WHO 2010ではBilIN = low grade，BilIN 2 = intermediate grade，BilIN 3 = high gradeとの記載となり，浸潤癌のみを癌とする欧米の考え方が反映されているものと考えられる．規約第6版では，BilIN 3

表1 | WHO 2010による胆道系前癌病変の呼称

前癌病変	肝外胆管	胆囊	十二指腸乳頭部
良性腫瘍	adenoma	adenoma	(ampullary) adenoma
平坦〜微小乳頭状腫瘍	BilIN	BilIN	FIN
乳頭状腫瘍	IPNB	ICPN	NPPN
肝MCNに相当する腫瘍	MCN	MCN	N/A

BilIN：biliary intraepithelial neoplasia．FIN：flat intraepithelial neoplasia（dysplasia）．IPNB：intraductal papillary neoplasm of the bile duct．ICPN：intracystic papillary neoplasm．NPPN：noninvasive pancreaticobiliary papillary neoplasm．MCN：mucinous cystic neoplasm．N/A：not available．

（文献1-Table 1.02を改編，和訳）

2．胆道癌の前癌病変（IPNB, BilIN, ICPN を含む）

表2 | BilIN 分類と組織学的診断基準

胆管上皮過形成/再生性変化	平坦病変を呈することが多く，肝内結石症や先天性胆道拡張症では，低乳頭状病変もみられる．高乳頭状病変は稀である．正常胆管上皮に比して，細胞密度が軽度増加する．核は楕円形で，核縁は平坦である．核クロマチンは微細で，均等に分布する．上皮内の好中球浸潤がみられることもある．核分裂像もみられることがある．
BilIN-1	平坦もしくは低乳頭状病変を示すことが多い．細胞極性は比較的保たれ，核は基底側に位置する．部分的に核の偽重層がみられるが，細胞の先端に達することはない．核膜の不整，核腫大，核/細胞質比（N/C 比）の増加などの軽い細胞異型を伴うが，核の大きさや形は比較的揃っている．大型核がみられる場合は，BilIN-2, 3 を考慮すべきである．
BilIN-2	平坦もしくは低乳頭状病変を示し，核密度が増加した偽乳頭状病変もみられる．細胞極性の乱れが容易にみられるが，びまん性変化ではない．細胞の先端に達する核の偽重層がよくみられる．核の大型化，核濃染，核膜の不整などの細胞異型が明確である．核の大きさや形が不揃いとなる．付属腺への進展 glandular involvement がみられることもある．核分裂像は稀である．
BilIN-3	低乳頭状もしくは偽乳頭状病変を示すことが多く，平坦病変は稀である．細胞学的に癌の特徴を有するが，基底膜を超えた浸潤がみられない．細胞極性はびまん性に乱れ，核は細胞の先端に達し，内腔側への突出もみられる．篩状の管腔形成もみられることがある．細胞学的には，核膜の不整，核濃染，奇異な大型核がみられる．核分裂像もみられることがある．付属腺への進展も伴う．

（文献6より抜粋）

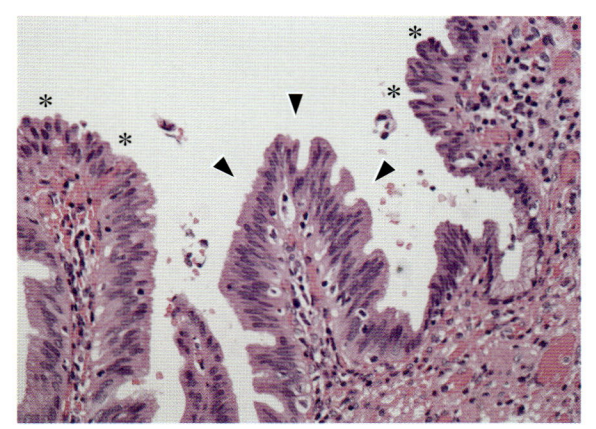

図1 | BilIN-1/BilIN-2 の組織像（胆嚢）
写真中央部（矢頭）では，核の軽度の偽重層と軽度の核異型がみられる（BilIN-1）．写真左右（※）では細胞の先端に達する核の偽重層をみる（BilIN-2）．

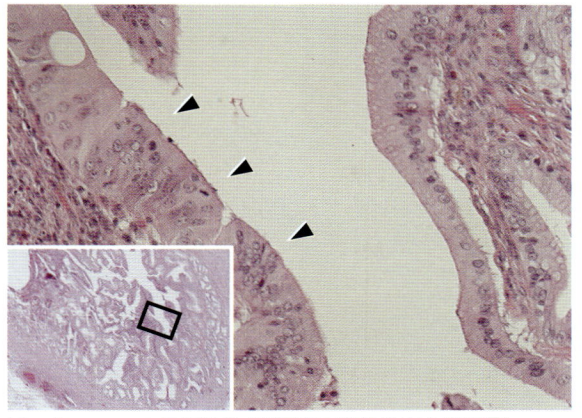

図2 | BilIN-2 の組織像（膵胆管合流異常症合併胆嚢）
膵・胆管合流異常症に伴う乳頭状過形成粘膜を背景とした異型上皮で，核密度の増加，極性の乱れ，核の大型化が一部にみられる（矢頭）．合流異常症ではしばしば，このような異型上皮が部分的にみられるが，図2ではびまん性の変化ではなく，また，核の飛び出しも軽度であり，BilIN2 と判定する．

に対し「高度異型，上皮内癌」と記載している．

3）鑑別診断と免疫組織化学的特徴

　一般的に胆管上皮は先行する慢性炎症の影響を受けやすいため，上皮の異型性の判断が困難なことが多い．BilIN と胆管上皮の反応性異型の鑑別はしばしば非常に難しい．線維血管軸が非常に狭い，もしくはほとんど認められない低乳頭状変化や周囲粘膜とのフロント形成，隣接した細胞と非連続性の唐突な核の挙上などは反応性異型では稀と考えられ，一方で，好中球の上皮細胞間への浸潤を伴った部での著明な核腫大は反応性異型でしばしばみられる所見である．

　BilIN 分類は HE 染色所見に基づいて判定されるが，異型度の指標としての有用な免疫染色が開発されつつある．S100P 染色は低異型度の BilIN でも陽性となることがあるが，高異型度の BilIN では高率に陽性となる[7]．p21 と cyclin D1 は異型度が増すと

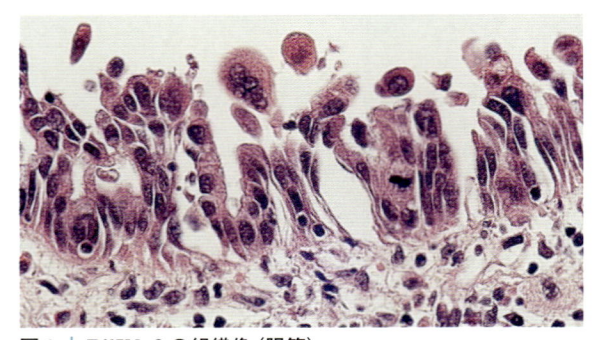

図3 | BilIN-3の組織像（胆管）
核の極性の高度に乱れた異型細胞が低乳頭状発育を示す．

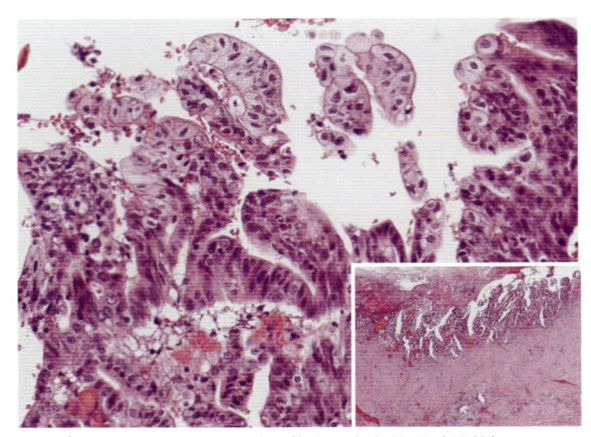

図4 | BilIN-3の組織像（胆道拡張症合併肝外胆管）
膵・胆管合流異常に伴う過形成性粘膜を背景に，極性の高度に乱れた異型細胞が偽乳頭状に発育する．

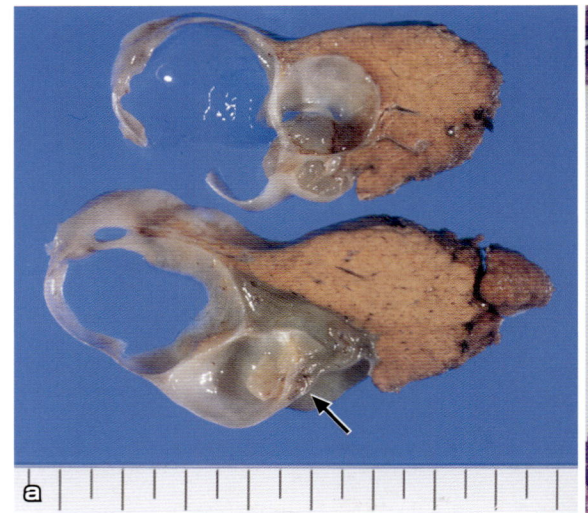

図5 | 肝内大型胆管 IPNB 腸型
a：肉眼像：拡張した胆管内に粘液貯留をみる．一部に小結節を伴う（矢印）．b：組織像：腫瘍結節は大腸の絨毛状腺腫に類似した像を呈する．腫瘍細胞は軽度～中等度異型を示す．腫瘍細胞は MUC2 に陽性を示す（インセット）．

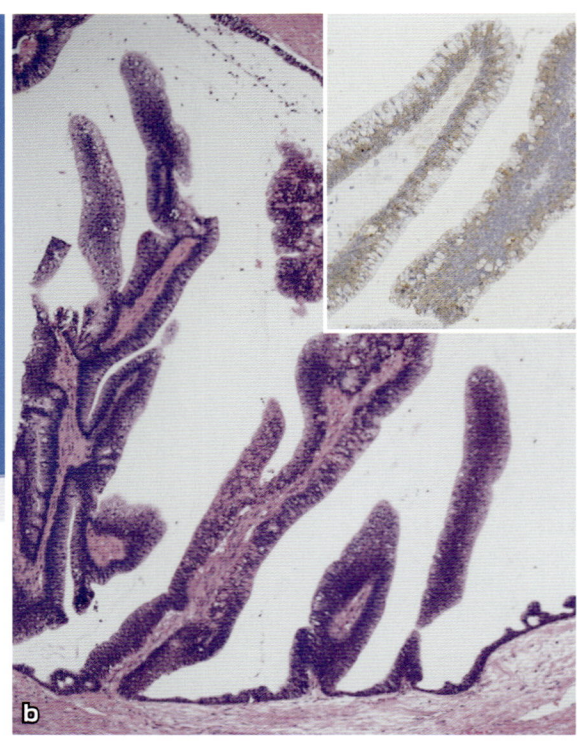

発現頻度が高くなり，SMAD4は発現頻度が低くなる．p53 は BilIN-3 の一部で発現がみられるが，陽性率は高くないとされる[8,9]．

3．IPNB, ICPN, NPPN

1）定義と臨床的事項

　胆管内乳頭状腫瘍 intraductal papillary neoplasm of the biliary tract（IPNB）は肝門部胆管および肝内の大型胆管を中心にその疾患概念が確立し，肝外胆管，胆囊，主乳頭部にもその概念が展開された．胆道内に肉眼的に同定される乳頭状病変で，胆管 IPNB では病変部胆管は拡張し，過去には胆管乳頭腫 biliary papilloma や乳頭腫症 papillomatosis と呼ばれていた病変である．時に粘液の過剰産生を示し，また，組織学的にしばしば胃粘膜や腸上皮への分化を示すこ

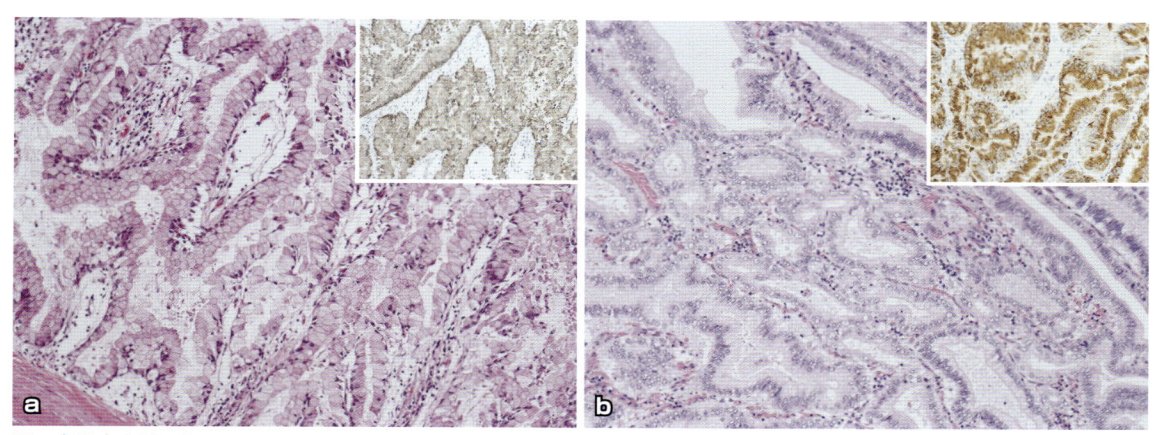

2．胆道癌の前癌病変（IPNB, BilIN, ICPN を含む）　69

図 6 | 肝内大型胆管 IPNB 胃型
a：胃腺窩上皮に類似した腫瘍細胞が乳頭状に発育する．腫瘍細胞は軽度異型を示す．腫瘍細胞の大半は MUC5AC に陽性を示す（インセット）．b：胃幽門腺上皮に類似した腫瘍細胞が乳頭状・管腔状に発育する．腫瘍細胞は中等度異型を示す．腫瘍細胞の大部分は MUC6 に陽性を示す（インセット）．

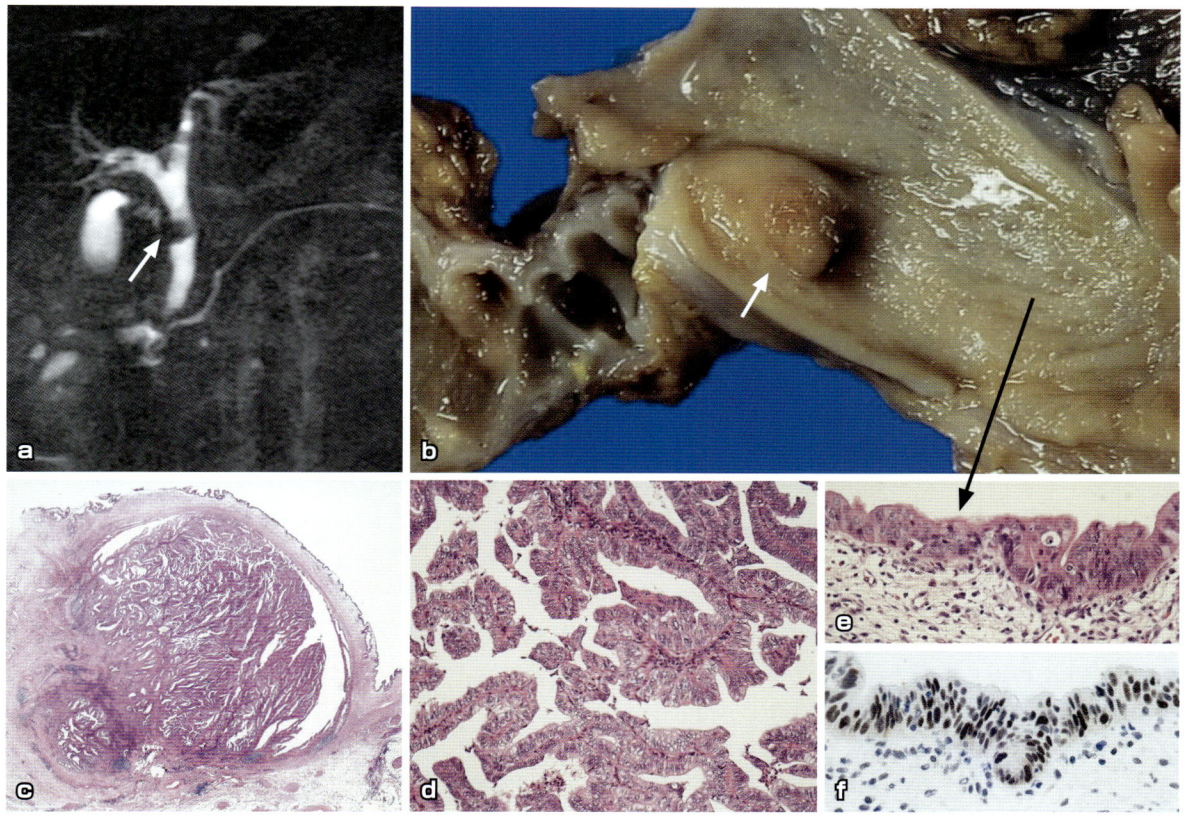

図 7 | 三管合流部 IPNB 胆膵型
a：MRCP 像：腫瘍による欠損像がみられる．b：肉眼所見：三管合流部に乳頭膨隆型腫瘍をみる．c, d：組織所見：胆管固有上皮に類似する高度異型上皮が乳頭状に増生する．e, f：周囲粘膜に BilIN-3 病変が広がる（f：p53 染色）．

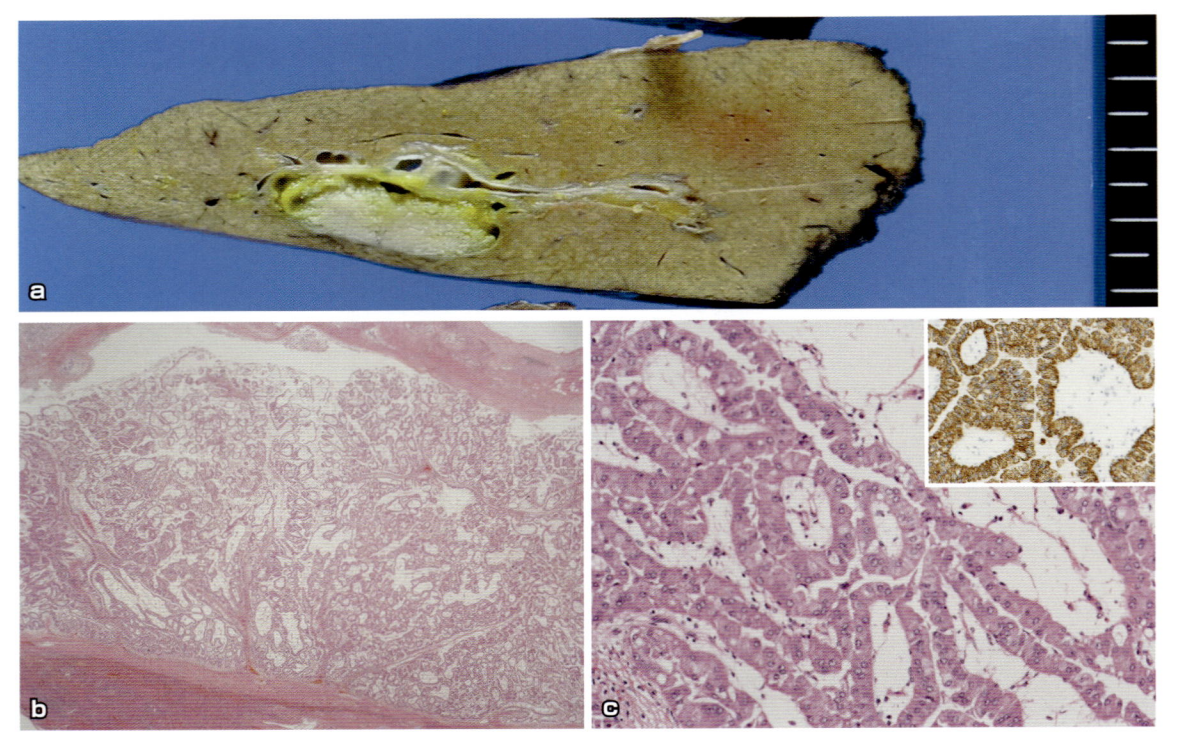

図8 | 肝内大型胆管 IPNB 好酸性型
a：肉眼像：拡張した胆管内に充満する白色腫瘤をみる．b, c：組織像：乳頭状・管腔状に発育する腫瘍で，好酸性の広い細胞質を有する．腫瘍細胞はhepPar-1に陽性（インセット）．

となどから膵IPMNsの胆管カウンターパートとして報告されてきた[10-13]．WHO 2010では，同様の腫瘍が胆嚢に生じるとintracystic papillary neoplasm (ICPN)，主乳頭領域に生じるとnoninvasive ampullary pancreaticobiliary papillary neoplasm (NPPN) と称している（図5～11）．肉眼的には，囊胞状に拡張した胆管とその内部に充満性に発育する腫瘍結節がみられる．膵管内乳頭粘液性腫瘍 intraductal papillary mucinous neoplasm（IPMN）症例の大部分が粘液過剰産生を示すのに比べ，IPNBでは粘液過剰産生型の頻度は少ない．なお，膵IPMNと同様，IPNB, ICPN, NPPNのいずれも間質に浸潤を示さない腫瘍を指し，間質浸潤を伴うものは，IPNB with an associated invasive carcinoma などと記載される．

2) 組織学的分類と組織学的所見

IPNB, ICPN, NPPNは繊細な線維血管軸を伴い高乳頭状もしくは絨毛状発育を主体とする腫瘍で，時に管状発育もみられる．膵IPMNの異型度分類に準じ，上皮細胞の構造異型・細胞異型の程度により，軽度～中等度異型（境界病変）と高度異型（高分化型

腺癌，上皮内癌）に分類される．IPNBでは膵臓IPMNに比べると癌に相当する異型を示す頻度が高い．また，IPNB, ICPN, NPPNは膵IPMNと同様，組織形態および免疫染色性から腫瘍細胞の分化の方向を判定することにより，4つの亜型，すなわち，胃型，腸型，胆膵型，好酸性型に分類される．これらの亜型は単独でみられることもあるが，混在していることも多い．各亜型の頻度は膵IPMNとは異なり，胃型や腸型の頻度が比較的低く，胆膵型や好酸性型の頻度が高いとされる[14]．胃型は淡染性あるいは淡好酸性の細胞質を有し，核は類円形で，組織学的に胃の腺窩上皮もしくは幽門腺に類似した細胞から成る．腸型は，結腸の絨毛腺腫に類似した形態を示し，好塩基性の細胞質と葉巻状の核を持つ．丈の高い乳頭状構造を示すことも多いが，低乳頭状のこともある．浸潤癌を伴う腸型症例では浸潤癌の組織像は粘液癌を呈することが多い．胆膵型は一層から数層の立方状腫瘍細胞が樹枝状に分岐吻合を示す．好酸性型は組織構築に関しては胆膵型に類似するが，腫瘍細胞が特徴的な好酸性，顆粒状の豊富な胞体を有する膨大細胞の形態を示す．胆膵型症例が浸潤癌を伴

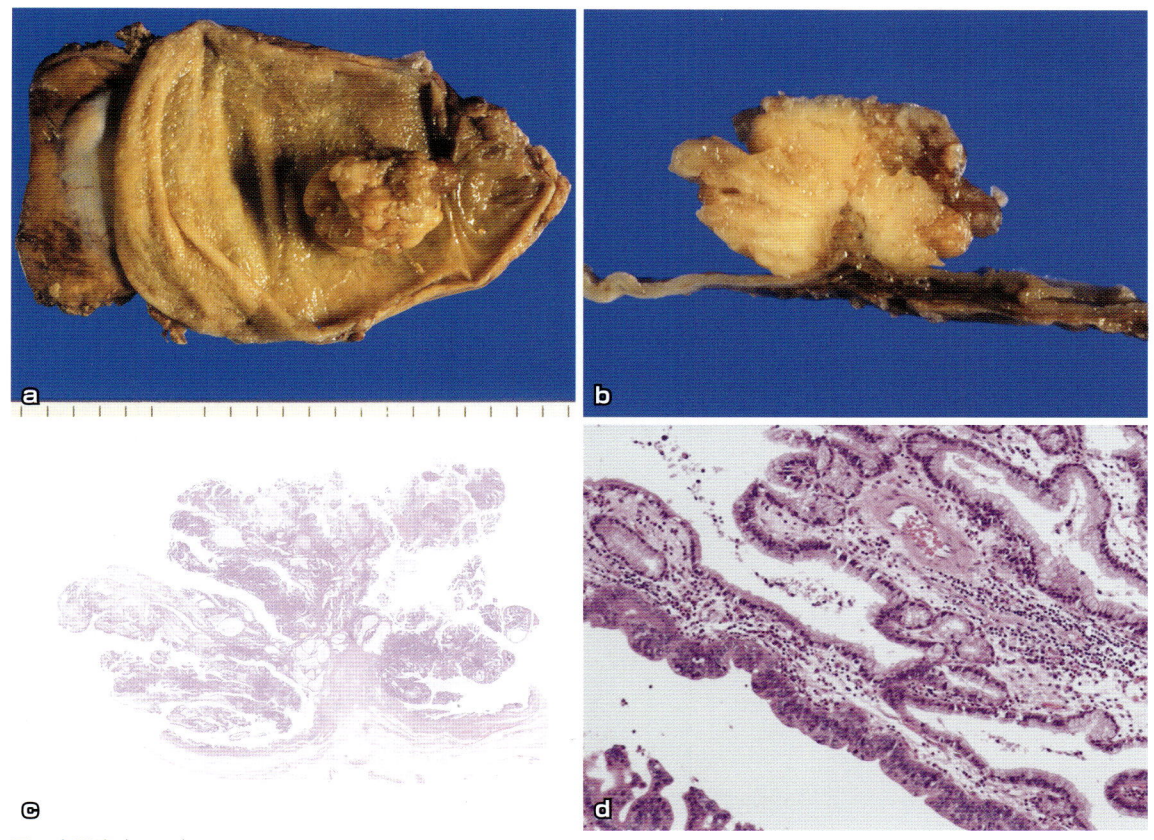

2．胆道癌の前癌病変（IPNB, BilIN, ICPN を含む）　71

図 9 ｜ 胆嚢（ICPN）
a, b：胆嚢体部に乳頭膨張型腫瘍をみる．c：繊細な線維血管軸を伴い乳頭状に発育する．間質浸潤は認めない．d：腫瘍細胞は一部では胃腺窩上皮・幽門腺に類似した異型の乏しい細胞より成り，他では高度異型を示す．

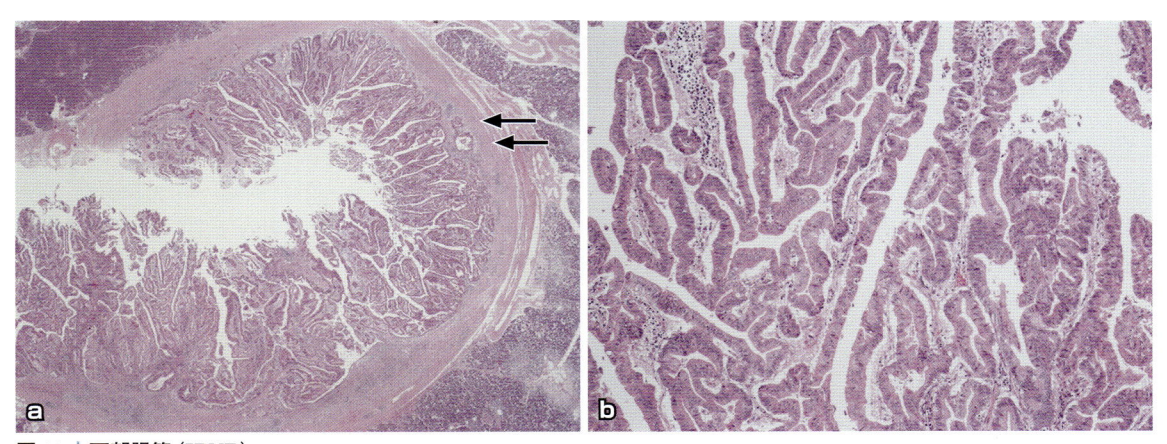

図 10 ｜ 下部胆管（IPNB）
a：乳頭状発育を示す腫瘍，間質にわずかに浸潤する（矢印）．b：胆管固有上皮に類似した高度異型細胞が乳頭状に発育する．

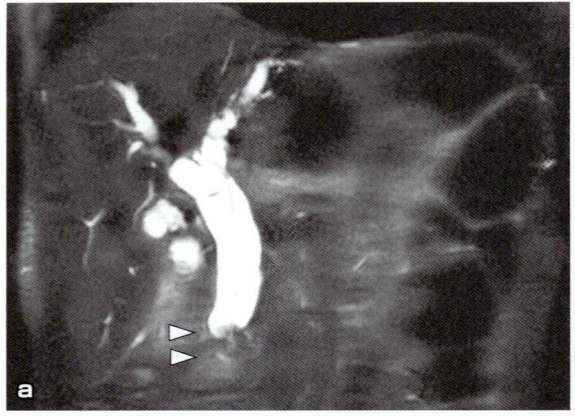

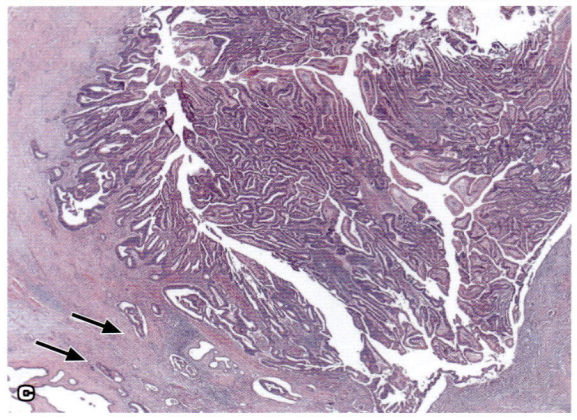

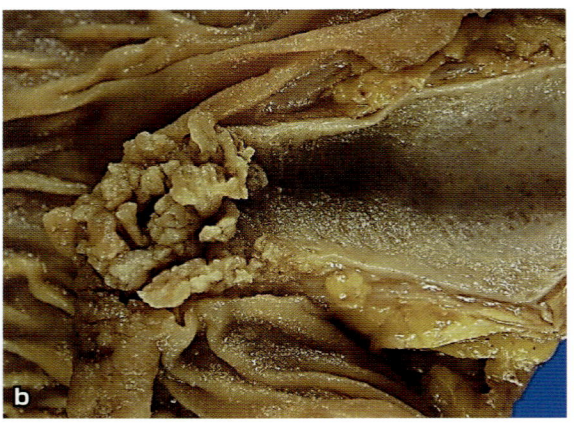

図11 | 十二指腸乳頭部（NPPN）
a：MRCP：主乳頭部に腫瘤による欠損像をみる（矢頭）．b：肉眼像：腫瘍は乳頭状隆起を形成する．c：組織像：乳頭状発育を示す腫瘍でわずかに間質に浸潤する（矢印）．

うと管状腺癌であることが多い．免疫染色では，IPNBはいずれの型もMUC5ACを高率に発現し，腸型ではMUC2の陽性率が高い．その他の胃，胆膵，好酸性型ではMUC6の陽性率が高い．さらに好酸性型ではHepPar-1が高率に陽性となるとされる[15,16]．

3）鑑別診断

間質浸潤を伴う（BilIN/FINを先行病変とする）通常型胆管癌，胆嚢癌，乳頭部癌も時に胆管腔内，胆嚢内，主乳頭領域で乳頭状，結節状発育を示すことがあり，組織学的検討でIPNBとは鑑別される（トピックス参照）．

4．adenoma

1）臨床的事項

胆嚢，肝外胆管における腺腫は通常，散発性で胆石症等の手術に際し偶然発見されることが多い．稀にPeutz-Jeghers症候群やGardner症候群に関連してみられることもある．肉眼的には有茎性ポリープ状となることが多い．一方，主乳頭部に発生する腺腫は散発的な発生のほか，家族性大腸腺腫症 familial adenomatous polyposis（FAP）に高頻度に合併する．肉眼的に隆起を示すものから平坦病変まで，さまざまな形態を呈する．

2）組織所見

腺腫の発育様式から管状腺腫，乳頭状腺腫，管状乳頭状腺腫に分類され，細胞学的には，幽門腺型，腸型，胃腺窩上皮型および胆管固有上皮型に分類される．胆嚢における腺腫の中では幽門腺型が最も多く，胃幽門腺類似の腺管が密に認められる．時に拡張した腺もみられ，また，胆道固有上皮で被覆されていることもある．非角化性扁平上皮化生（モルレ）がしばしばみられ，これはCD10染色で陽性となる．進行すると高異型上皮を含むことや浸潤癌を伴うこともある（図12）．腺腫がロキタンスキー洞内に進展した際などは，間質浸潤との鑑別が難しくなることもある[17]．

腸型腺腫は稀で，腸の腺腫に類似した細胞で構成

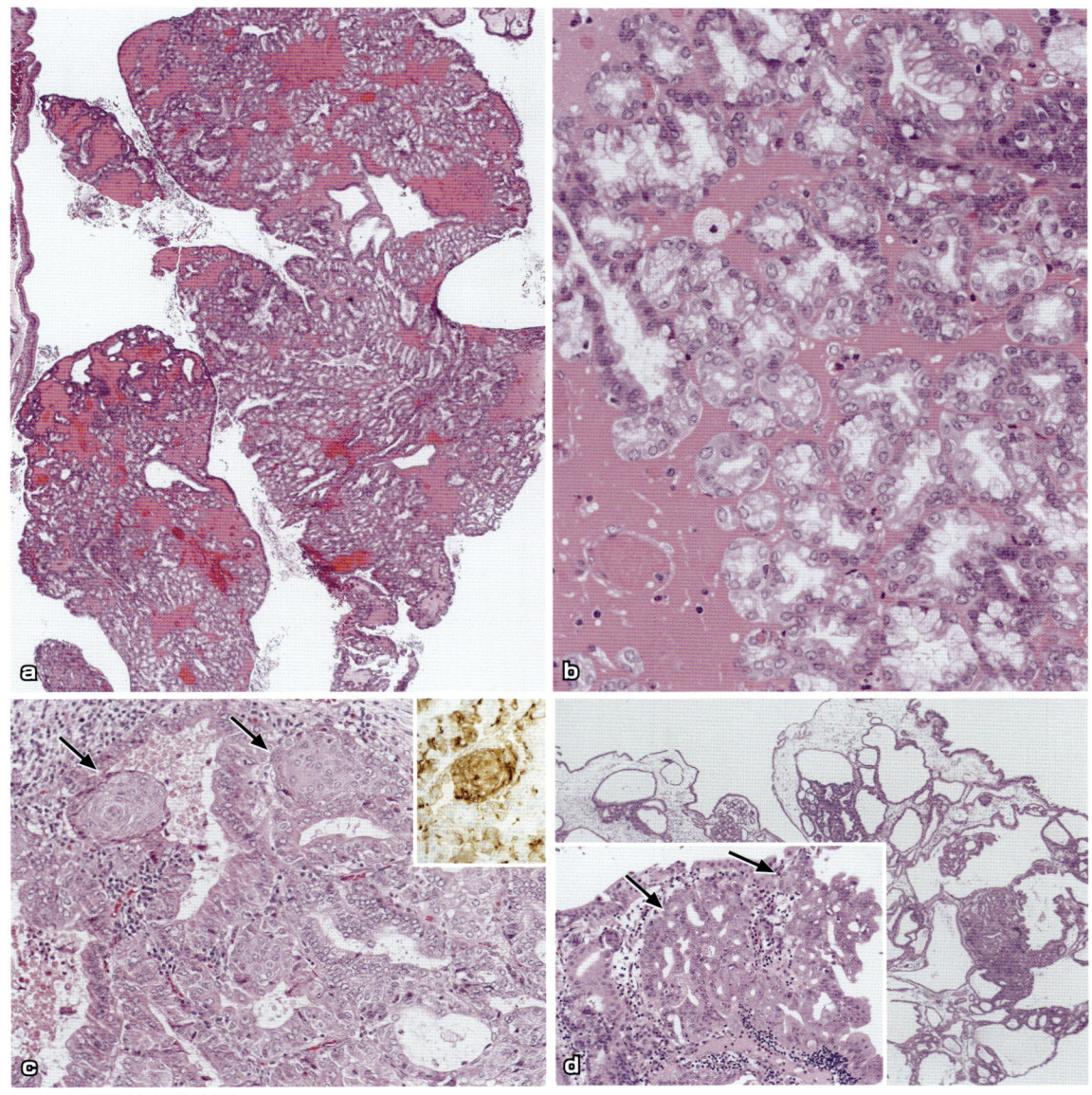

図 12 | 胆嚢（幽門腺腺腫）
a, b：低異型度幽門腺腺腫：胃幽門腺に類似した粘液を有する細胞が管状に増生する．c：高異型度幽門腺腺腫；細胞質の好酸性化，核の極性の乱れを示し，高異型度幽門腺腺腫に相当する（c）．矢印はモルレ（CD10：陽性）と呼ばれる非角化型扁平上皮化生を示す．d：幽門腺腺腫の一部に上皮内癌をみる（矢印）．

される良性腫瘍である．胃腺窩上皮型は管状乳頭状構造を示し，細胞質内に豊富に粘液を含有する高円柱状細胞から成る．胆道型腺腫は非常に稀で，異型に乏しい胆道固有上皮で被覆される．一方，主乳頭部の腺腫は組織学的に管状，乳頭状，絨毛状などさまざまな増殖形態がみられ，細胞形質は腸型が優勢にみられることが多いが，稀に膵胆道型や胃型が優勢にみられる（図 13）．

5. MCN

肝外胆管や胆嚢においても，膵や肝内胆管でみられる粘液性囊胞腫瘍 mucinous cystic neoplasm（MCN）と同様な腫瘍がみられるとされるが非常に稀であり，本項では割愛する．本誌の膵 MCN の項を参照されたい．

（福村由紀，大池信之，中沼安二，八尾隆史）

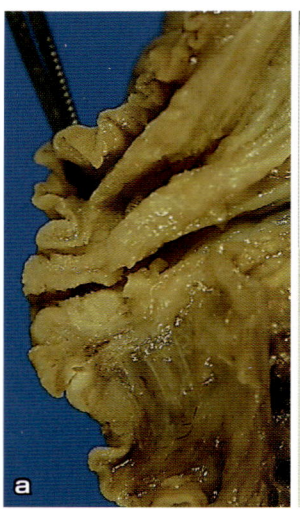

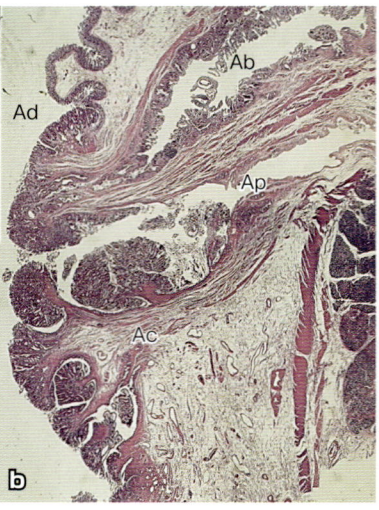

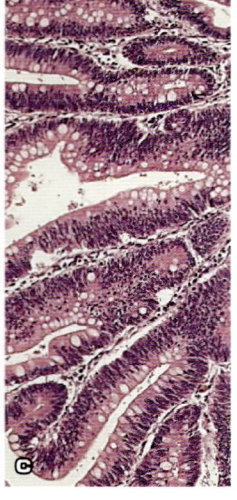

図13 | 主乳頭部腺腫（腸型管状腺腫）
a：肉眼所見．乳頭部表面（Ad, Ac）および乳頭内膵管（Ap）に結節集簇様病変がみられる．b, c：組織所見．腫瘍細胞は偽重層性の紡錘形核と暗調の胞体を有する腸型管状腺腫である．

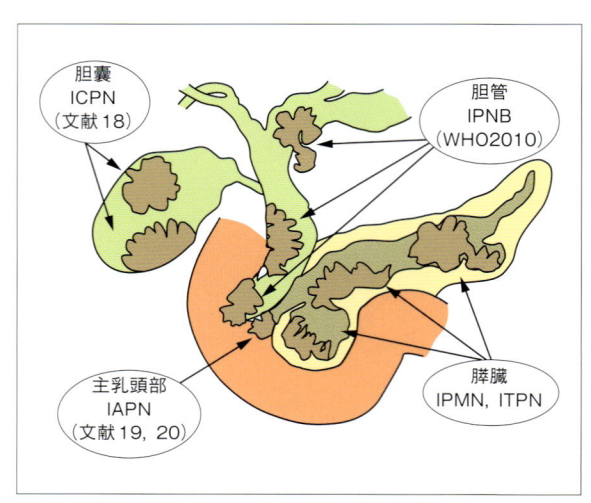

図14 | 膵IPMN・IPTNとの胆道系類似腫瘍
胆嚢ICPN：胆嚢内腔に乳頭状ないしポリープ状の限局性非浸潤性腫瘍（＞φ1cm）（腺腫，腺癌）を形するもの．主乳頭部IAPN：主乳頭部に乳頭状ないしポリープ状の限局性非浸潤性腫瘍（腺腫，腺癌）を形成するもの．

文　献

1) Odze RD, Riddell RH, Bosman FT et al：Premalignant lesions of the digestive system. in Bosman FT, Carneiro F, Hruban RH et al (eds)："WHO classification of Tumours of the Digestive System", IARC Press, 2010, pp10-12
2) 日本肝胆膵外科学会（編）：臨床・病理 胆道癌取扱い規約．第6版，金原出版，2013
3) Nakanuma Y, Terada T, Tanaka Y et al：Are hepatolothiasis and cholangiocarcinoma aetiologically related? A morphological study of 12 cases of hepatolithiasis associated with cholangiocarcinoma. Virchow Arch A Pathol Anat Histopathol 406：45-58, 1985
4) Nakanuma Y, Sripa B, Vatanasapt V：Intrahepatic cholangiocarcinoma. in Hamilton SR, Aaltonen LA (eds)："WHO Classification of Tumours. Pathology & Genetics Tumours of the Digestive System", IARC Press, 2000, pp173-180
5) Zen Y, Adsay NV, Bardadin K et al：Biliary intraepithelial neoplasia：an international interobserver agreement study and proposal for diagnostic criteria. Modern Pathol 20：701-709, 2007
6) 全　陽：Biliary intraepithelial neoplasia (BilIN)．中沼安二，坂元亨宇編：腫瘍病理鑑別診断アトラス 肝癌，文光堂，2010, pp97-101
7) Aishima S, Fujita N：Different roles of S100P overexpression in intrahepatic cholangiocarcinoma：carcinogenesis of perihilar type and aggressive behavior of peripheral type. Am J Surg pathol 35：590-598, 2011
8) Iguchi T, Aishima S：Fascin overexpression is involved in carcinogenesis and prognosis of human intrahepatic cholangiocarcinoma；immunohistochemical and molecular analysis. Hum Pathol 40：174-180, 2009
9) Nakanishi Y, Zen Y：Expression of cell-cycle-related molecules in biliary premalignant lesions：biliary intraepithelial neoplasia and biliary intraductal papillary neoplasm. Hum Pathol 39：1153-1161, 2008
10) Kim HJ, Kim MH, Lee SK et al：Mucin hypersecreting bile duct tumor characterized by a striking homology with an intraductal papillary mucinous tumor (IPMT) of the pancreas. Endoscopy 32：389-393, 2000
11) Chen TC, Nakanuma Y, Zen Y et al：Intraductal papillary neoplasia of the liver associated with hepatolithiasis. Hepatology 34：651-658, 2001
12) Shimonishi T, Zen Y, Chen TC et al：Increasing expression of gastrointestinal phenotypes and p53 along with histologic progression of intraductal papillary neoplasia of the liver. Hum Pathol 33：503-511, 2002
13) Abraham SC, Lee JH：Microsatellite instability in intraductal papillary neoplasms of the biliary tract. Mod Pathol 15：1309-1317, 2002
14) J Rocha FG, Lee H, Katabi N et al：Intraductal papillary neoplasm of the bile duct：a biliary equivalent to intraductal papillary mucinous neoplasm of the pancreas? Hepatology 56：1352-1360, 2012

TOPICS　IPNBの定義と胆嚢・主乳頭部の乳頭状病変について

　IPNBの定義と胆嚢・主乳頭部の乳頭状病変に関して，臨床医/病理医双方において現在若干の混乱がみられており，2点注釈を加える．1点目は胆管内腔に乳頭状発育を示す腫瘍すべてをIPNBとしているのではないということに注意したい．IPNBは元来，膵 intraductal papillary-mucinous neoplasm (IPMN) に類似した非浸潤性腫瘍を示すもので，平坦病変である BilIN/FIN や他の前癌病変である MCN，腺腫と区別する概念である．胆管内腔に乳頭状，結節状発育を示し，間質浸潤を伴うような腫瘍には BilIN などを先行病変とするいわゆる通常型胆管癌もあるということ，これを IPNB としないことが肝要である．IPNB 自体も進行すると間質浸潤をきたすことから，IPNB 由来の浸潤癌であるか，通常型胆管癌であるかの鑑別の難しい症例があることも事実であるが，IPNB とする場合は，乳頭状発育像のみではなく，本文に記載したような線維血管軸の繊細さを確認することが大切である．

　2点目として，胆嚢と主乳頭部において定義の異なる類似したターミノロジーが存在しており，混同しないようにしたい．近年，10mmを超える胆嚢内乳頭管状腫瘍に対し，intracholecystic papillary-tubular neoplasm (ICPN) という概念が[18]，主乳頭部では乳頭状管状形態をとる腫瘍に対し intra-ampullary papillary-tubular neoplasm (IAPN) という概念が[19,20] 提唱されており，これらは WHO 2010 の胆嚢・十二指腸における乳頭状腫瘍（すなわち WHO で呼称するところの ICPN，NPPN）にそれぞれの部位のポリープ状隆起を伴う腺腫を含めた腫瘍と定義している．このように包含する腫瘍が異なる疾患概念に対し非常に類似した2つのターミノロジーが存在することは混乱を招きかねず注意が必要である．今後変更されていくと考えられるが，それまでの間は胆嚢には2つの ICPN という概念が，主乳頭部には NPPN/IAPN という2つの概念があることに留意したい．参考までに，WHO とは別に提唱されている ICPN (intracholecystic papillary-tubular neoplasm) と IAPN の概念を図14に示す．

---

15) Shibahara H, Tamada S：Pathologic features of mucin-producing bile duct tumors：two histopathologic categories as counterparts of pancreatic intraductal papillary-mucinous neoplasms. Am J Surg Pathol 28：327-338, 2004
16) 柴原弘明, 米澤　傑：ムチン蛋白発現からみた粘液産生胆道腫瘍の膵 IPMN との対比. 胆と膵 27：451-457, 2006
17) Albores-Saavedra J, Chablé-Montero F, MA González-Romo et al：Adenomas of the gallbladder. Morphologic features, expression of gastric and intestinal mucins, and incidence of high-grade dysplasia/carcinoma in situ and invasive carcinoma. Human Pathology 43：1506-1513, 2012
18) Adsay V, Jang KT, Roa JC et al：Intracholecystic papillary-tubular neoplasms (ICPN) of the gallbladder (neoplastic polyps, adenomas, and papillary neoplasms that are ≧ 1.0cm) Clinicopathologic and immunohistochemical analysis of 123 cases. Am J Surg Pathol 36：1279-1301, 2012
19) Adsay V, Ohike N, Tajiri T et al：Ampullary region carcinomas：definition and site specific classification with delineation of four clinicopathologically and prognostically distinct subsets in an analysis of 249 cases. Am J Surg Pathol 36：1592-1608, 2012
20) Ohike N, Kim GE, Tajiri T et al：Intra-ampullary papillary-tubular neoplasm (IAPN)：characterization of tumoral intraepithelial neoplasia occurring within the ampulla：a clinicopathologic analysis of 82 cases. Am J Surg Pathol 34：1731-1748, 2010

TOPICS　IPNBの疾患概念

　近年，胆道系腫瘍の組織分類に IPNB という新しい概念が追加された．現在，多くの学会等で，IPNB の診断基準，臨床病理学的意義などの検討が行われ，ホットなディスカッションがなされている．

　従来，乳頭腺癌 papillary adenocarcinoma (pap) と分類していた胆道癌と IPNB の異同や IPNB の亜型分類法など，現時点ではいくつか検討課題が残っているが，今後早期に IPNB の病理組織学的定義や疾患概念が確立されるものと思われる．

第2部　組織型と診断の実際

I. 胆道病変

3 胆道癌
腺癌および稀な上皮性腫瘍

1．定義・概念

　胆管癌は胆管上皮から発生する腫瘍で，大きく肝内胆管癌と肝外胆管癌に分類される．さらに肝外胆管癌は肝門部胆管癌と遠位胆管癌に亜分類される．胆嚢癌は胆嚢上皮から発生する腫瘍で，胆嚢管から発生する腫瘍も胆嚢癌に含まれる．ファーター乳頭部癌はファーター乳頭部領域に発生する腫瘍で，ファーター乳頭部領域の膵管，胆管，共通管，膨大部十二指腸粘膜がその発生母地である．胆管，胆嚢，ファーター乳頭部いずれの領域でも最も頻度の高い組織型は腺癌である．

　近年，胆管および胆嚢領域では intraductal papillary neoplasm of the bile duct (IPNB) や intracystic papillary neoplasm of the gallbladder (ICPN) といった新たな概念が提唱された．IPNB/ICPN は膵臓の intraductal papillary mucinous neoplasia のように，胆管または胆嚢腔内に乳頭状・管状に管内増殖する腫瘍性病変で，2010年の WHO 分類では独立して分類されている[1]．また，顕微鏡レベルで確認される前癌または初期癌病変として biliary intraepithelial neoplasia (BilIN) がある．胆道癌取扱い規約第6版では，IPNB/ICPN や BilIN の独立した分類はないが，前癌病変および初期癌病変として説明がされている[2]．胆道癌取扱い規約第6版では，IPNB/ICPN の説明として「高分化型腺癌，上皮内癌および壁内外への浸潤を示す胆道内乳頭状腫瘍は胆道癌，胆嚢癌の乳頭型に分類される」と記載があり，IPNB/ICPN の一部またはその大部分は乳頭腺癌に含まれるものと考えられる[2]．管内発育型(乳頭型)胆管癌，IPNB/ICPN，BilIN は，いずれも程度の違いがあるものの管腔内へ乳頭状に増生する病変であり，その相違点や解釈については議論の余地が残るところである．本項では浸潤性の腺癌を中心に説明を行い，管内発育型(乳頭型)胆管癌，IPNB/ICPN，BilIN の相違点や問題点については別項にて詳しく述べられる．

2．臨床的事項

　胆管癌は60～70歳代の高齢者に好発する[1]．部位別の発生頻度は，肝内胆管癌が5～10%，肝門部胆管癌が60～70%，肝外胆管癌が20～30%である[3,4]．胆嚢癌は比較的女性に好発し，60～70歳代の高齢に多い[1]．胆嚢癌の約50%は胆石などに対する単純胆嚢切除術時に偶発的にみつかる[5]．胆嚢癌の約60%は胆嚢底部に発生し，約30%が胆嚢体部，約10%が胆嚢頸部に発生する[6]．ファーター乳頭癌は比較的男性に好発し，60～80歳代の高齢者に多い[1]．

3．肝外胆管，胆嚢，ファーター乳頭部の解剖学的位置 (図1)

　肝外胆管は肝門部胆管，遠位胆管に区分される．肝門部胆管の定義は分類によってやや異なる．胆道癌取扱い規約第6版では，肝側左側は門脈臍部の右縁から，右側は門脈前後枝の分岐点の左縁までの範囲で，十二指腸側は左右肝管合流部下縁から十二指腸壁に貫入するまでを二等分した部位(原則，胆嚢管合流部)とされている[2]．Union for International

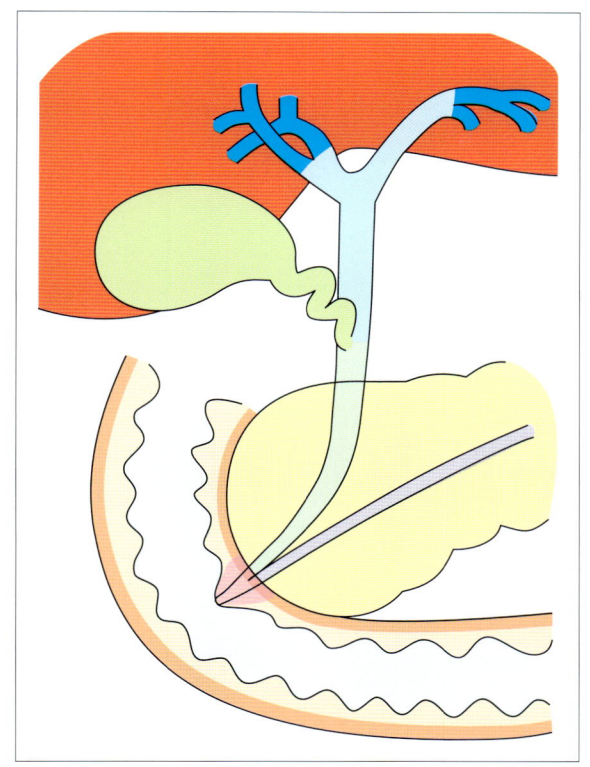

図1 │ 胆管癌解剖シェーマ
水色：肝門部胆管．淡緑色：遠位胆管．緑色：胆囊．桃色：ファーター乳頭部．

Cancer Control-American Joint Committee on Cancer（UICC-AJCC）分類では，左右肝管を含む領域より（胆管二次分岐より）胆囊管が合流するまでの範囲とされている[5,7-9]．遠位胆管の部位は分類間で概ね一致しており，胆囊管合流部からファーター乳頭部領域を含まない十二指腸側の肝外胆管（いわゆる総胆管）である[2,5,7,8,10]．胆囊は底部，体部，頸部と三等分に区分され，頸部は胆囊管に連続する．ファーター乳頭部は胆道癌取扱い規約第6版ではOddiの括約筋に囲まれた部位とされ，その目安は胆管が十二指腸壁（十二指腸固有筋層）に陥入してから十二指腸開口部までとされている[2]．

4．肉眼所見

胆道癌取扱い規約第6版では胆管癌は乳頭型，結節型，平坦型に分類され，さらに割面所見からそれぞれ膨張型と浸潤型に亜分類される（図2）[2]．結節型は肝内胆管癌で頻度の高い肉眼型で，腫瘍中心部

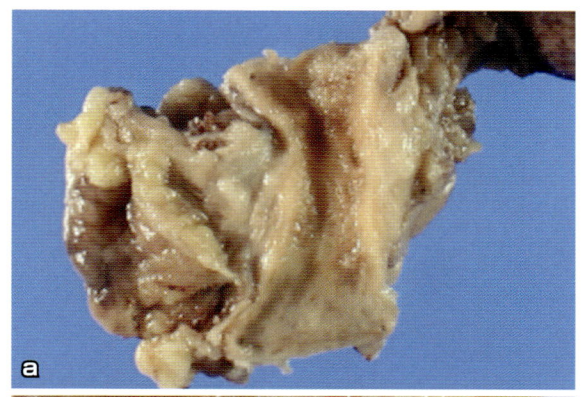

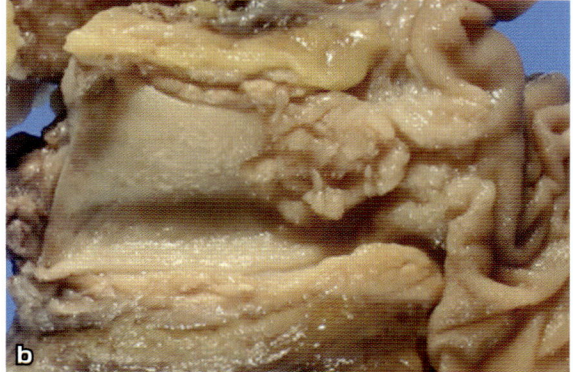

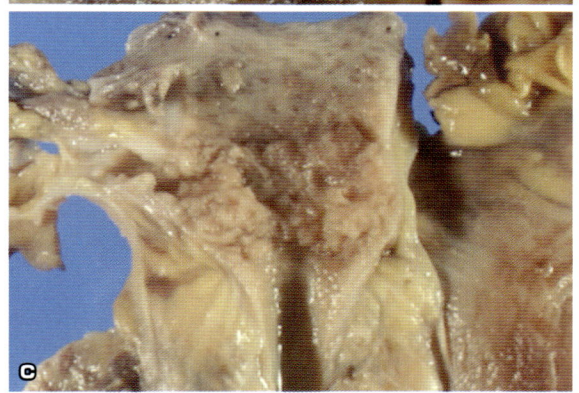

図2 │ 胆管癌のマクロ像
a：平坦浸潤型．b：乳頭浸潤型．c：結節浸潤型．

に壊死や線維化を伴うことが多い．平坦型は肝外胆管癌で最も頻度の高い肉眼型で，高度の線維化を伴ってびまん性に胆管壁が肥厚する．胆管狭窄をきたしやすく閉塞性黄疸の原因となる．乳頭型は初期の胆管癌に多い組織型で，胆管腔内に乳頭状に突出する．上皮内進展をきたすことが多く，しばしば病変が多発する[6,11]．

胆囊癌の肉眼型は，胆道癌取扱い規約第6版では乳頭型，結節型，平坦型，充満型，塊状型に分類さ

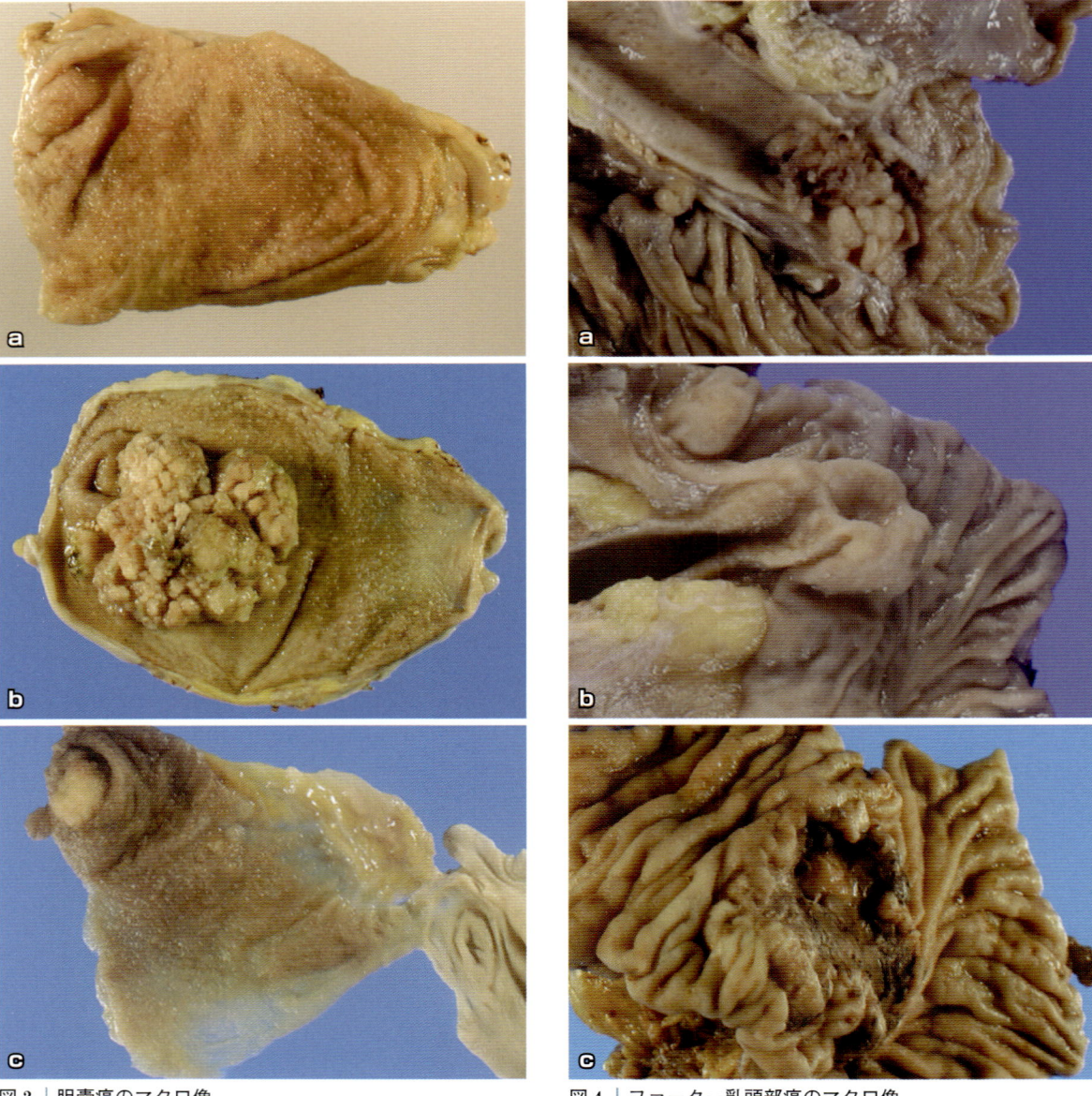

図3 | 胆嚢癌のマクロ像
a：平坦浸潤型．b：乳頭浸潤型．c：結節浸潤型．

図4 | ファーター乳頭部癌のマクロ像
a：非露出腫瘤型．b：露出腫瘤型．c：潰瘍型．

れる（図3）．乳頭型，結節型，平坦型は割面所見から膨張型と浸潤型に亜分類される[2]．平坦型が最も頻度が高い[6]．平坦型は境界不明瞭なびまん性の壁肥厚の形態をとる．しばしば胆嚢壁に広く浸潤し，その場合は胆嚢壁の大部分もしくは全体がびまん性に肥厚する．乳頭型は胆嚢内腔に乳頭状に突出増殖するポリープ状の腫瘍で，ポリープ基部は広基性の場合と細い茎の場合がある．

　ファーター乳頭部癌は，胆道癌取扱い規約第6版では腫瘤型，混在型，潰瘍型に分類される（図4）．腫瘤型は非露出腫瘤型と露出腫瘤型，混在型は腫瘤潰瘍型（腫瘤優勢型）と潰瘍腫瘤型（潰瘍優勢型）に亜分類される[2]．非露出腫瘤型は主に共通管部から発生する結節状腫瘍で，十二指腸内腔への突出はない．露出腫瘤型は主に傍乳頭部から発生し，十二指腸内腔に突出する結節状腫瘍である[12]．潰瘍型は腫瘤型と比較し進行した症例が多く，脈管侵襲やリンパ節転移の頻度が高い．また，腫瘤型と比較し，p53の

3．胆道癌　腺癌および稀な上皮性腫瘍　　79

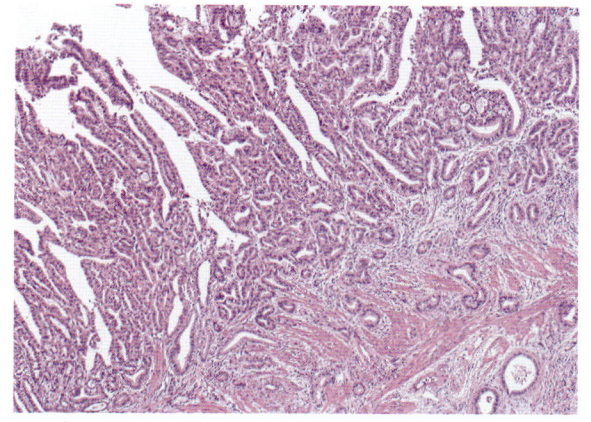

図5　乳頭腺癌と管状腺癌
表層部（図左上）は乳頭腺癌または管状腺癌の形態だが，浸潤部は管状腺癌の形態をとる（図右下）．

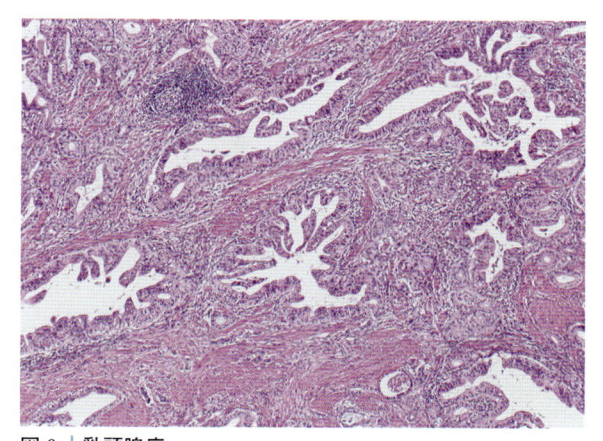

図6　乳頭腺癌
乳頭腺癌の形態を保ったまま浸潤．

表1　腺癌および稀な上皮性腫瘍の分類

胆道癌取扱い規約第6版[2]	WHO 組織分類：胆嚢および肝外胆管領域[1]	WHO 組織分類：ファーター乳頭部領域[1]
1．腺癌 　　a．乳頭腺癌 　　b．管状腺癌 　　　　ⅰ）高分化型 　　　　ⅱ）中分化型 　　c．低分化腺癌 　　　　ⅰ）充実型 　　　　ⅱ）非充実型 　　d．粘液癌 　　e．印環細胞癌 2．腺扁平上皮癌 3．扁平上皮癌 4．未分化癌 5．絨毛癌 6．癌肉腫 7．AFP 産生腺癌	1．Adenocarcinoma 　　a．Adenocarcinoma, biliary type 　　b．Adenocarcinoma, gastric foveolar type 　　c．Adenocarcinoma, intestinal type 　　d．Clear cell adenocarcinoma 　　e．Mucinous adenocarcinoma 　　f．Signet ring cell carcinoma 2．Adenosquamous carcinoma 3．Squamous cell carcinoma 4．Undifferentiated carcinoma	1．Adenocarcinoma 　　a．Invasive intestinal type 　　b．Pancreatobiliary type 2．Adenosquamous carcinoma 3．Clear cell carcinoma 4．Hapatoid adenocarcinoma 5．Invasive papillary adenocarcinoma 6．Mucinous adenocarcinoma 7．Signet ring cell carcinoma 8．Squamous cell carcinoma 9．Undifferentiated carcinoma 10．Undifferentiated carcinoma with osteoclast-like giant cells

*一部改変

陽性率が高い[12]．

5．組織学的所見

　肝外胆管癌およびファーター乳頭部癌のその大部分は腺癌で，特に高分化から中分化型腺癌が多い[7]．腺癌の腫瘍細胞はムチンを含有し，浸潤部では通常豊富な線維性間質を伴う[7]．また，傍神経侵襲やリンパ節転移をきたしやすい．胆道癌取扱い規約第6版では，肝外胆管，胆嚢，ファーター乳頭部で共通の組織型分類であるが，WHO 分類では胆嚢・肝外胆管，ファーター乳頭部で組織分類が若干異なる[1,2]（**表1**）．また，胆道癌取扱い規約第6版では，乳頭腺癌，管状腺癌といった構造的な組織分類に対し，WHO 分類では biliary type，intestinal type といった細胞形質に重きを置いた分類である．胆道癌取扱い規約，WHO 分類いずれも最も優勢な組織型をもって組織分類する．

1）乳頭腺癌 papillary adenocarcinoma

　乳頭状，絨毛状に増殖する立方状，高円柱状の腫瘍細胞より構成される．非浸潤癌，浸潤癌の非浸潤部でよくみられる組織型である．表層部が乳頭腺癌でも浸潤部では管状腺癌の形態をとることが多く，乳頭状構造を保ったまま浸潤することは少ない（**図5，6**）．

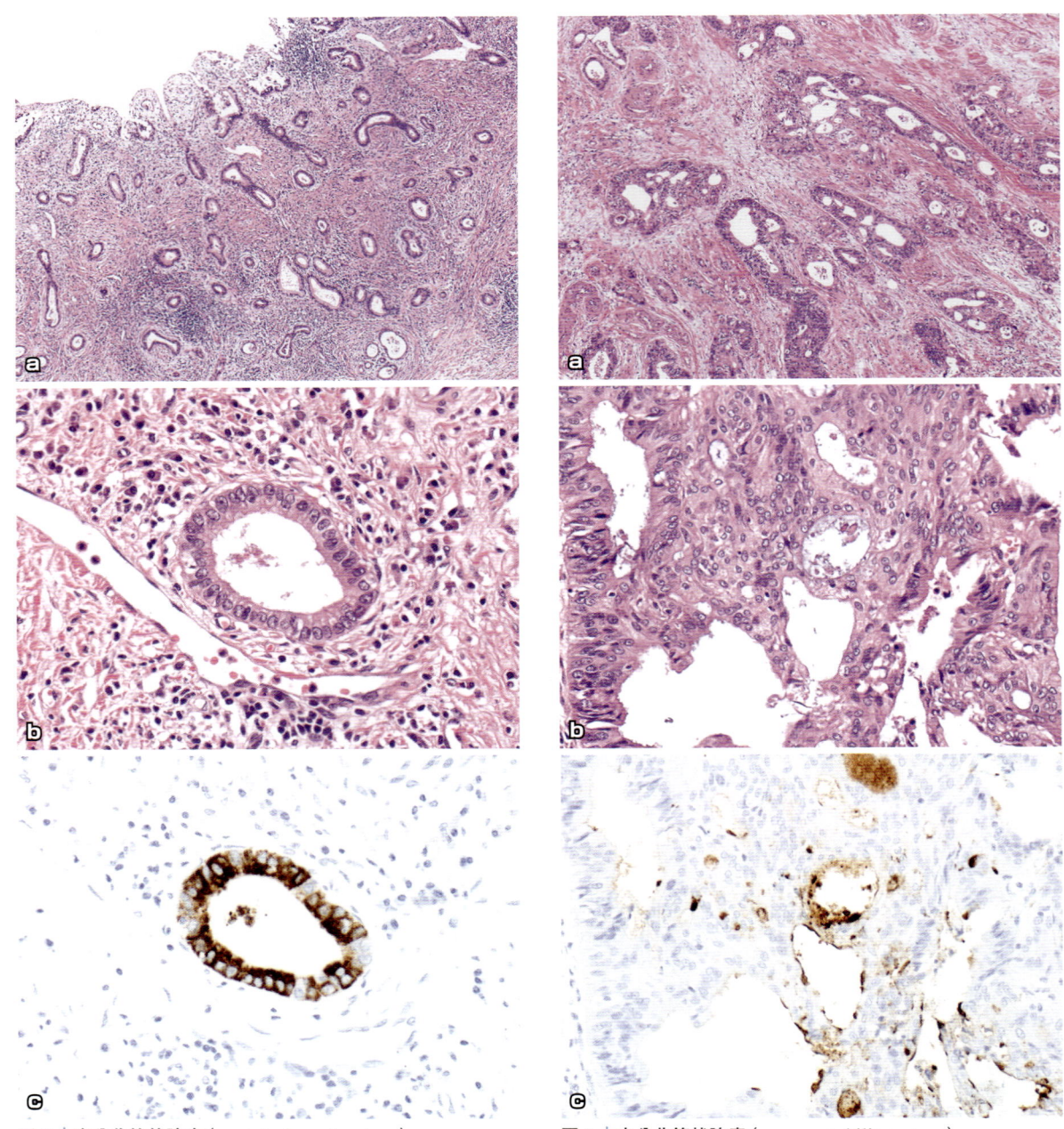

図7 高分化管状腺癌(gastric foveolar type)
a：弱拡大．胆管壁に高分化管状腺癌が不規則に存在する．
b：強拡大．胃腺窩上皮に類似した高円柱状の腫瘍細胞が管状構造を形成する．c：MUC5AC が細胞質に陽性．

図8 中分化管状腺癌(pancreatobiliary type)
a：弱拡大．癒合腺管構造を形成する中分化管状腺癌の浸潤増殖．b：強拡大．癒合腺管構造を形成する．c：MUC1 が管腔面を中心に陽性．

2) 管状腺癌 tubular adenocarcinoma

　管状構造を形成して増殖する立方状，高円柱状の腫瘍細胞より構成される．浸潤癌で最も頻度の高い組織型である．胆道癌取扱い規約第6版では管状腺癌は腺腔形成の程度により，腺腔構造が顕著な高分化型，腺腔が不明瞭または篩状構造が目立つ中分化型に亜分類される（**図7a, b, 図8a, b**）．低分化腺癌は独立して分類されており，充実性，敷石状に増殖す

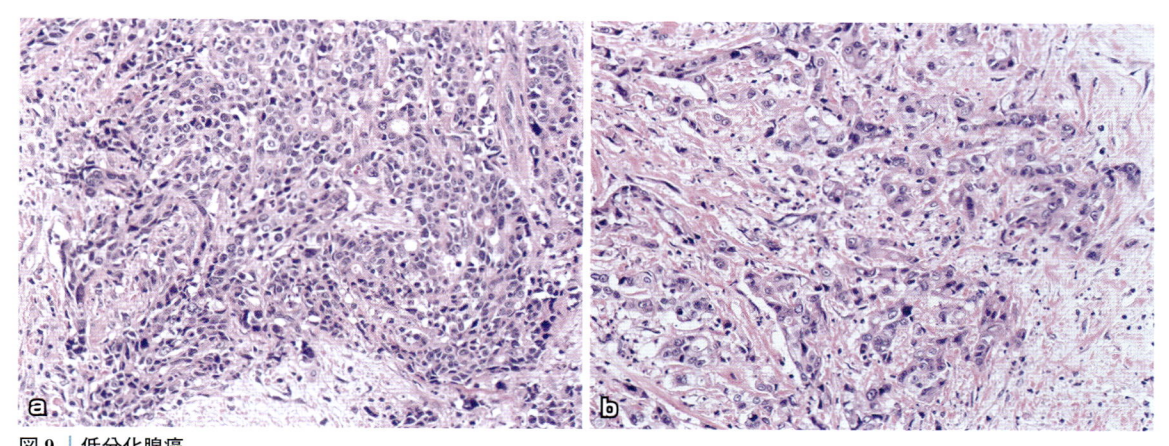

図9 低分化腺癌
a：充実型．シート状に腫瘍細胞が増殖する．b：非充実型：腫瘍細胞が索状，小塊状構造を形成して増殖する．

る充実型と小胞巣状，索状，孤在性に増殖する非充実型に亜分類される（図9）[2]．UICC-AJCC分類では，胆道癌取扱い規約と同様に腺腔形成の程度により G1：well differentiated，G2：moderately differentiated，G3：poorly differentiated，G4：undifferentiated に分類されている[5,8]．

WHO分類では胆囊・肝外胆管領域の浸潤性腺癌は gastric foveolar type，biliary type，intestinal type，ファーター乳頭部領域の浸潤性腺癌では pancreatobiliary type，invasive intestinal type に亜分類されている（表1）[1]．gastric foveolar type の腺癌は，胃腺窩上皮に類似した高円柱状腫瘍細胞より構成され MUC5AC が陽性となる（図7c）．pancreatobiliary type または biliary type の腺癌は，胆囊癌・肝外胆管癌で頻度の高い組織型で，単純または分岐した管状構造を形成して増殖する腺癌である（図8a, b）．扁平，立方状，または円柱状の腫瘍細胞より構成される．核は類円形で，核異型や核分裂像の頻度は intestinal type より高い傾向がある．通常，desmoplastic な豊富な間質を伴う．免疫組織化学では通常 CK7 が陽性，CK20 が陰性であり，CDX2 や MUC2 などの腸型マーカーは陰性である[1,12,13]．また，MUC1 の陽性像が観察される（図8c）[1,13]．intestinal type の腺癌はファーター乳頭部領域で比較的頻度の高い組織型である[12]．大腸の管状腺癌に類似した長楕円形核を有する高円柱状細胞より構成される腫瘍とパネート細胞や杯細胞の目立つ腫瘍に亜分類される（図10a, c）[1,14]．ファーター乳頭部に発生する intestinal type の腺癌の多くは腺腫と併存し，腺腫より発生することが推測されている[1]．免疫組織化学では大部分が CK20 が陽性で，CDX2，MUC2 といった腸型マーカーが陽性となる（図10b, d）[12,13]．

3）粘液癌 mucinous adenocarcinoma

小塊状構造，管状構造，索状構造などの形態をとる癌細胞が豊富な粘液内に浮遊する腫瘍である（図11）．WHO分類では腫瘍細胞を含有する粘液湖ないし粘液結節が腫瘍全体の50％以上占めるものと定義されている[1]．腫瘍細胞の異型度や細胞増殖能は一般的に低いものが多い．粘液湖に浮遊する腫瘍細胞は，CDX2 や MUC2 陽性の腸型の高円柱状細胞が多いが，しばしば印環細胞癌様の腫瘍細胞も観察される[1]．

4）印環細胞癌 signet ring cell carcinoma

印環細胞癌は胃でみられるものと同様に，扁平な偏在核と豊富な粘液を含有する癌細胞より構成される（図12）[15]．壁内をびまん性に側方進展することが多い．しばしば他の組織型と混在することがある．

5）AFP産生腺癌 α-Fetoprotein producing adenocarcinoma（hepatoid adenocarcinoma）

肝細胞癌に類似した好酸性または淡明な腫瘍細胞がシート状，索状増殖する（図13a）．通常，他の組織型の腺癌と併発する．WHO分類では50％以上 hepatoid 細胞が占めることが診断条件となる[1]．免疫組織化学では α-fetoprotein，HepPer1 が陽性となる（図13b）．

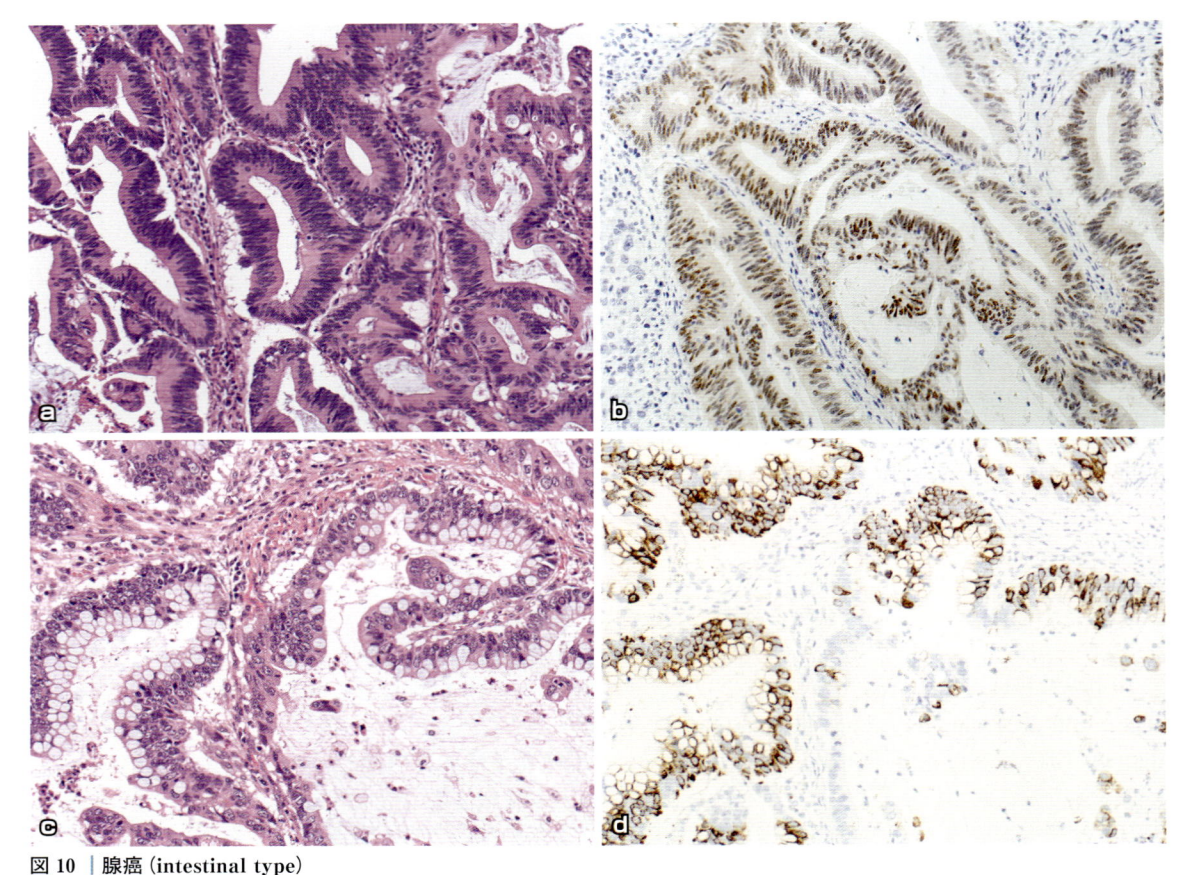

図10 | 腺癌（intestinal type）
a：大腸の管状腺癌に類似した型（b：CDX2が核に陽性）．c：杯細胞が目立つ型（d：杯細胞にMUC2が陽性）．

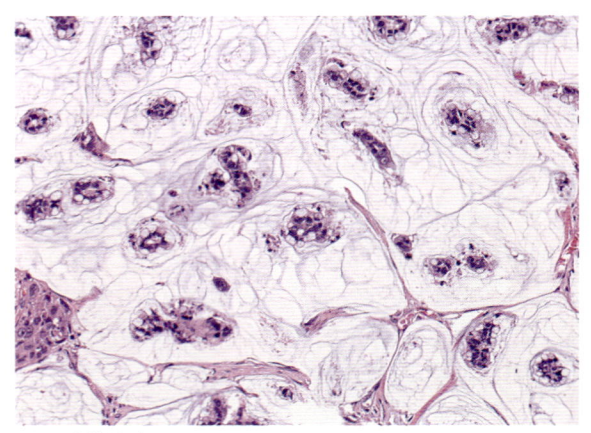

図11 | 粘液癌
粘液湖内に小塊状の腺癌細胞が浮遊する．

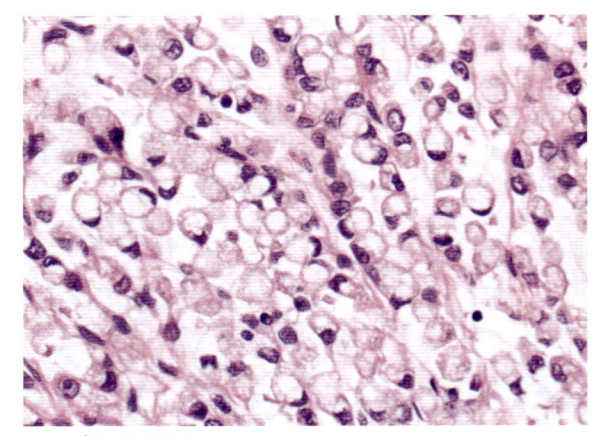

図12 | 印環細胞癌
偏在核を有する腫瘍細胞がびまん性に増殖する．

6）明細胞腺癌 clear cell adenocarcinoma

　グリコーゲンを豊富に含んだ淡明な細胞質を有する腫瘍細胞より構成される．腫瘍はシート状，索状，管状構造に増殖する（**図14**）．クロマチン濃度が上昇した核は細胞中心部に位置する．その細胞形態から腎淡明細胞癌の転移が鑑別となる．腎淡明細胞癌はCD10，PAX8，RCCなどの免疫組織化学が陽性であり，胆道領域原発の明細胞腺癌との鑑別に有用であ

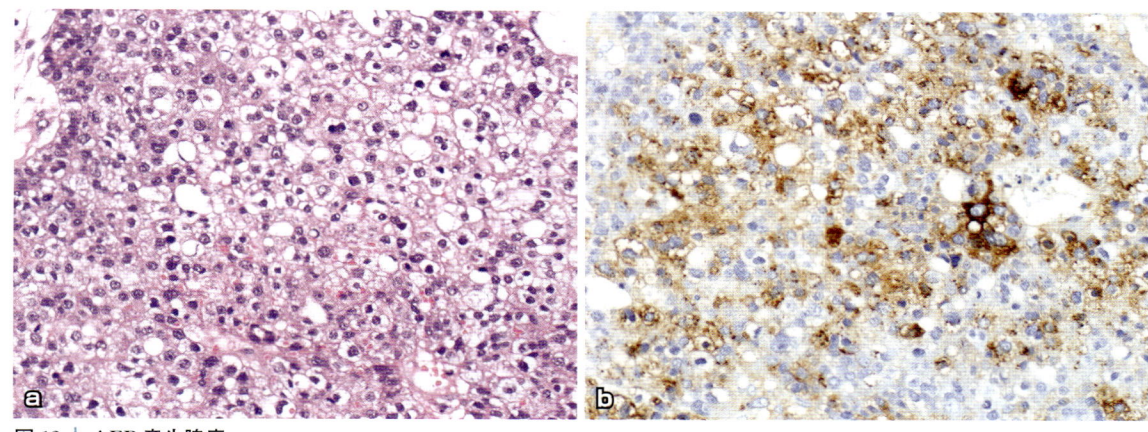

図 13 │ AFP 産生腺癌
a：淡明または好酸性細胞質を有する異型細胞がシート状に増殖する．b：AFP が腫瘍細胞に陽性．

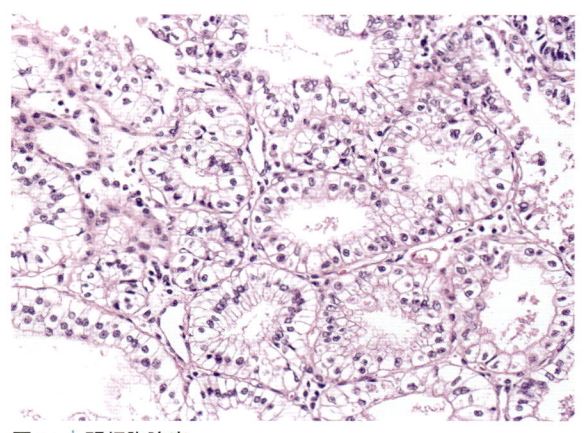

図 14 │ 明細胞腺癌
淡明な細胞質を有する腫瘍細胞が管状構造を形成して増殖する．

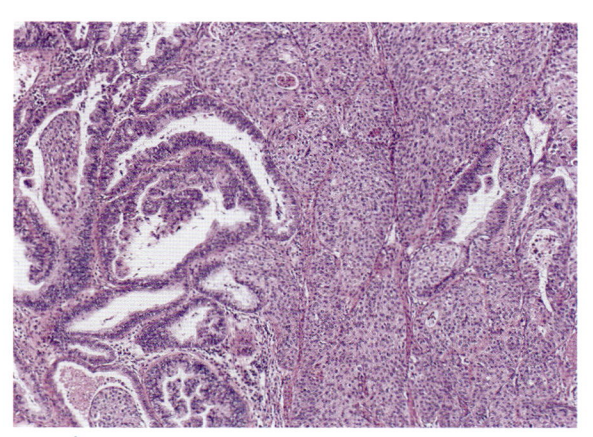

図 15 │ 腺扁平上皮癌
扁平上皮癌と管状腺癌が混在して認められる．

る[1,16-18]．また，α-fetoprotein が陽性となる明細胞腺癌も報告されている[19]．

7）腺扁平上皮癌 adenosquamous carcinoma

腺癌成分と扁平上皮成分が，一つの病巣内で相接して，または混在してみられる癌をいう（**図 15**）．胆嚢癌取扱い規約第 6 版では，扁平上皮癌が少なくとも病巣の 1/4 を占めていることが必要とされ，扁平上皮癌成分が 1/4 より少ない場合は，腺癌に分類し，扁平上皮癌成分があることを記載するとされている[6]．

8）扁平上皮癌 squamous cell carcinoma

腺癌を伴わない純粋な扁平上皮癌はきわめて稀で，肝外胆管領域では 15 例ほど報告されるのみである[20]．純粋な扁平上皮癌と診断するためには，腺扁平上皮癌を否定しなければならない．そのため，多数の切片の作製や特殊染色・免疫組織化学等により，腺癌成分が存在しないことを証明する必要がある．

9）癌肉腫 carcinosarcoma

癌肉腫は上皮系腫瘍（癌腫）と非上皮系腫瘍（肉腫）が混在する腫瘍である．肝外胆管・胆嚢・ファーター乳頭部領域では癌腫成分のほとんどは腺癌である．肉腫成分は軟骨肉腫，骨肉腫，横紋筋肉腫などの特定の分化傾向を示す heterologous な型と特定の分化傾向を示さない homologous な型がある（**図 16**）[1,21,22]．免疫組織化学では，通常，癌腫成分は cytokeratin 陽性・vimentin 陰性，肉腫成分は vimentin 陽性・cytokeratin 陰性であるが，肉腫成分

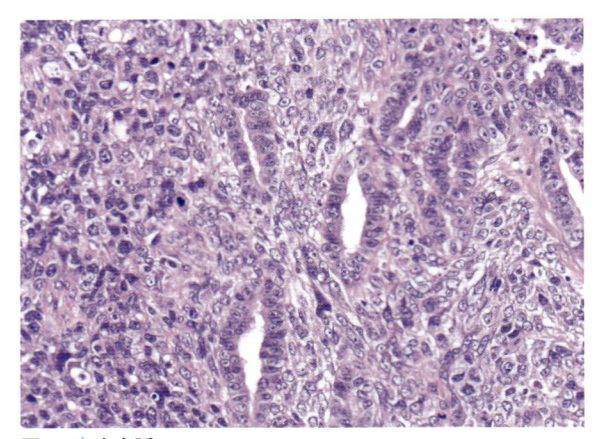

図16 癌肉腫
管状腺癌の周囲に紡錘形または多稜形の肉腫様細胞が増殖する (homologous type).

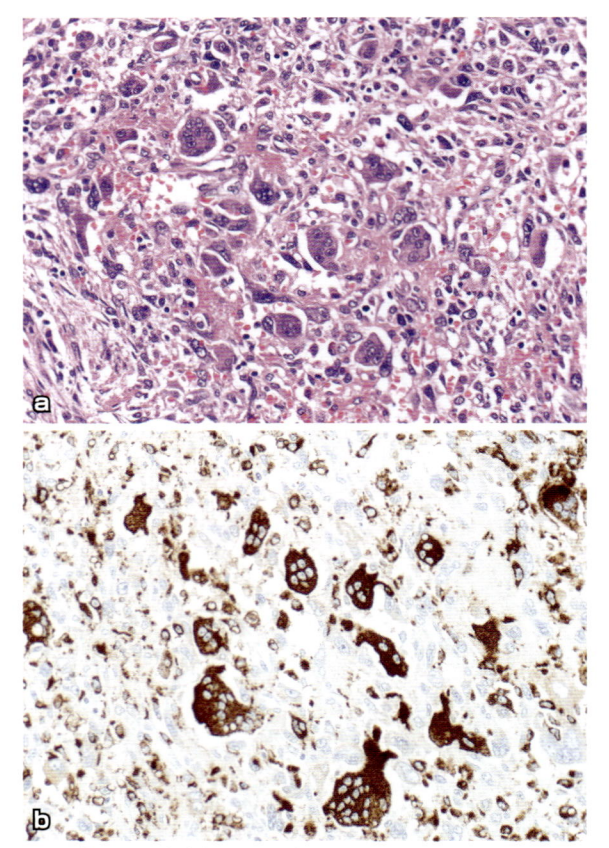

図17 未分化癌 (破骨細胞型)
a：破骨細胞に類似した多核巨細胞とともに, 紡錘形・多稜形の腫瘍細胞が増殖する. b：CD68が破骨細胞型の巨細胞に陽性.

は部分的にcytokeratinが陽性となることがある[21].

10) 未分化癌 undifferentiated carcinoma

　未分化癌は腺癌, 扁平上皮癌, 神経内分泌腫瘍などの特定の組織型への分化傾向を示さない癌腫である. そのため, 多数の切片の作製や免疫組織化学等により, 他の組織型への分化を否定する必要がある. 未分化癌はその組織形態より, 紡錘形腫瘍細胞より構成されるspindle cell type, 多形の目立つ巨大な腫瘍細胞より構成されるgiant cell type, 細胞質に乏しい腫瘍細胞より構成されるsmall cell typeなどの亜型が報告されている[1]. また, ファーター乳頭部領域のWHO分類では, 破骨細胞型未分化癌 undifferentiated carcinoma with osteoclast-like giant cells が独立して分類されている[1]. 膵臓等でみられるものと同様に, 破骨細胞に類似した多核巨細胞が目立つことが, 破骨細胞型未分化癌の特徴的な組織所見である. なお, この破骨細胞型の多核巨細胞はCD68陽性・cytokeratin陰性で非腫瘍性の組織球と考えられている (図17 a, b).

6. 鑑別診断

1) 腺癌との鑑別が問題となる組織構造

　胆嚢ではRokitansky-Aschoff洞と高分化管状腺癌の浸潤との判別が問題となる. 特にRokitansky-Aschoff洞へ癌が上皮内進展した場合は, 両者の鑑別に難渋する. 腺癌の浸潤では, 核異型, 腺管辺縁の不規則さ, 間質のdesmoplasia, 不規則な分布様式などがみられることがRokitansky-Aschoff洞との判別のポイントとなる. また, 肝臓側の漿膜下層ではルシュカ管といわれる膠原線維で取り囲まれた小腺管の集簇がみられることがあり, 腺癌の漿膜下層浸潤と誤認しないことが肝要である (図18).

　正常肝外胆管には胆管壁に付属腺といわれる小腺管の集簇が観察されるが, 腺癌の浸潤との鑑別が問題となる場合がある. 特に迅速凍結切片や異型に乏しい高分化管状腺癌の浸潤では両者の判別が困難な場合がある. その場合, 腺管の分布様式が鑑別のポイントとなる. 付属腺は膠原線維で取り囲まれた複数の小腺管が集簇したユニット構造を呈するが, 腺癌では不規則・孤在性に存在することが多い (図7a). また, 腺癌では傍神経侵襲をきたしやすいため, 術中迅速標本では胆管外の傍神経侵襲を見逃さないよう注意が必要である.

2）膵頭部癌と下部胆管癌との鑑別

　膵内胆管周囲領域の腺癌では，膵癌と胆管癌との鑑別が問題となる．特に膵内胆管近傍に発生する膵癌は胆管を取り巻くように浸潤する傾向があり，臨床的にも胆管癌と誤認されやすい．両者を鑑別する有用な免疫組織化学はなく，HE染色での鑑別にならざるを得ない．鑑別のポイントとしては腫瘍の主座，上皮内病変の有無が挙げられる．胆管中心に腫瘍の主座があり胆管上皮に上皮内癌がある場合は胆管癌，膵実質に腫瘍の主座があり胆管上皮に上皮内癌が認められない場合は膵癌の可能性が高い．また，膵癌では膵上皮内腫瘍性病変 pancreatic intraepithelial neoplasia（PanIN）病変が主膵管または分枝膵管に確認されることが多く，胆管上皮の脱落により胆管上皮の評価が困難な場合はPanINの存在が膵癌と診断する補助所見となることがある．しかしながら，稀に膵癌と胆管癌が併存混在することがあるので注意が必要である．

〔平林健一，平岩真一郎〕

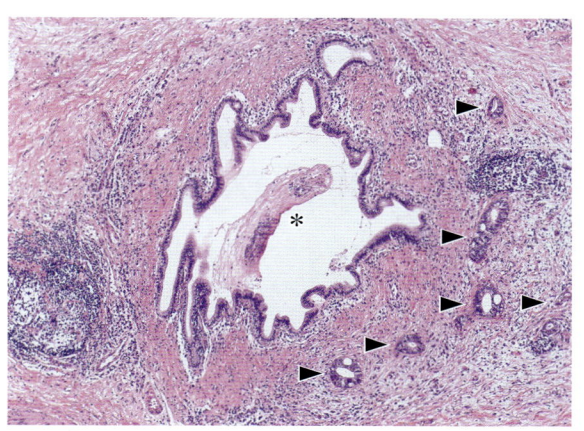

図18 | ルシュカ管
胆嚢床部漿膜下層に異型に乏しい高円柱上皮より構成されるルシュカ管がみられる（＊）．ルシュカ管周囲の小型腺管は腺癌の浸潤（矢頭）．

文　献

1）Bosman FT, Carneiro F, Hruban RH et al：WHO classification of tumours of the digestive system, 4th ed, International Agency for Research on Cancer, Lyon, 2010
2）日本肝胆膵外科学会編：臨床・病理 胆道癌取扱い規約，第6版，金原出版，2013
3）Charbel H, Al-Kawas FH：Cholangiocarcinoma：epidemiology, risk factors, pathogenesis, and diagnosis. Curr Gastroenterol Rep 13：182-187, 2011
4）Nakeeb A, Pitt HA, Sohn TA et al：Cholangiocarcinoma. A spectrum of intrahepatic, perihilar, and distal tumors. Ann Surg 224：463-473：discussion 473-475, 1996
5）Edge S, Byrd D, Compton C et al：AJCC Cancer Staging Manual, 7th ed, Springer, New York, 2010
6）Gore RM, Shelhamer RP：Biliary tract neoplasms：diagnosis and staging. Cancer Imaging 7 Spec No A：S15-23, 2007
7）Blechacz B, Komuta M, Roskams T et al：Clinical diagnosis and staging of cholangiocarcinoma. Nat Rev Gastroenterol Hepatol 8：512-522, 2011
8）Sobin LH, Gospodarowicz MK, Wittekind C：International Union Against Cancer（UICC）TNM classification of malignant tumours, 7th ed, Wiley-Blackwell, Oxford, 2010
9）Deoliveira ML, Schulick RD, Nimura Y et al：New staging system and a registry for perihilar cholangiocarcinoma. Hepatology 53：1363-1371, 2011
10）Razumilava N, Gores GJ：Classification, diagnosis, and management of cholangiocarcinoma. Clin Gastroenterol Hepatol 11：13-21 e1, quiz e3-4, 2013
11）Cha JM, Kim MH, Jang SJ：Early bile duct cancer. World J Gastroenterol 13：3409-3416, 2007
12）Fischer HP, Zhou H：Pathogenesis of carcinoma of the papilla of Vater. J Hepatobiliary Pancreat Surg 11：301-309, 2004
13）Chu PG, Schwarz RE, Lau SK et al：Immunohistochemical staining in the diagnosis of pancreatobiliary and ampulla of Vater adenocarcinoma：application of CDX2, CK17, MUC1, and MUC2. Am J Surg Pathol 29：359-367, 2005
14）Albores-Saavedra J, Nadji M, Henson DE：Intestinal-type adenocarcinoma of the gallbladder. A clinicopathologic study of seven cases. Am J Surg Pathol 10：19-25, 1986
15）Li L, Chen QH, Sullivan JD et al：Signet-ring cell carcinoma of the ampulla of Vater. Ann Clin Lab Sci 34：471-475, 2004
16）Avery AK, Beckstead J, Renshaw AA et al：Use of antibodies to RCC and CD10 in the differential diagnosis of renal neoplasms. Am J Surg Pathol 24：203-210, 2000
17）Hata T, Sakata N, Aoki T et al：Repeated pancreatectomy for metachronous duodenal and pancreatic metastases of renal cell carcinoma. Case Rep Gastroenterol 7：442-448, 2013
18）Tong GX, Yu WM, Beaubier NT et al：Expression of PAX8 in normal and neoplastic renal tissues：an immunohistochemical study. Mod Pathol 22：1218-1227, 2009
19）Miyazawa M, Torii T, Toshimitsu Y et al：Alpha-fetoprotein-producing clear cell carcinoma of the extrahepatic bile ducts. J Clin Gastroenterol 40：555-557, 2006
20）Yamana I, Kawamoto S, Nagao S et al：Squamous cell carcinoma of the hilar bile duct. Case Rep Gastroenterol 5：463-470, 2011
21）Kijima H, Takeshita T, Suzuki H et al：Carcinosarcoma of the ampulla of Vater：a case report with immunohistochemical and ultrastructural studies. Am J Gastroenterol 94：3055-3059, 1999
22）Tanaka A, Hirabayashi K, Tobita K et al：Carcinosarcoma of the ampulla of Vater. J Clin Gastroenterol 42：864-865, 2008

第2部 組織型と診断の実際

I. 胆道病変

4 神経内分泌腫瘍（NET）および関連腫瘍（パラガングリオーマを含む）

1. 定義・概念

　胆道における神経内分泌腫瘍は，従来他の消化管における神経内分泌腫瘍と同様に，低悪性度であるカルチノイドと，カルチノイド同様に神経内分泌細胞から構成されるが，高悪性度の小細胞癌（神経内分泌癌）に分類されてきた．胆道癌取扱い規約第5版では，上記に基づき，神経内分泌腫瘍が，小細胞癌 small cell carcinoma，内分泌細胞癌 endocrine cell carcinoma とカルチノイド腫瘍 carcinoid tumor，腺癌と神経内分泌癌とが混在する腺内分泌癌 adenoendocrine cell carcinoma に分類されていた[1]．しかし，2010年に WHO Classification Tumours of the Digestive System が刊行され，消化管領域全般において，細胞分裂能ないし，Ki-67指数による細胞増殖活性をもって，神経内分泌腫瘍 neuroendocrine tumor（NET）G1, NET G2，神経内分泌癌 neuroendocrine carcinoma（NEC）に分類する方式が採用された[2]．そこで，胆道癌領域においても神経内分泌腫瘍 neuroendocrine neoplasm（NEN）は，胆道癌取扱い規約第6版より，2010年 WHO 分類に則り，NET G1, G2，と NEC に大別されるようになった[3]．本項では神経内分泌腫瘍とともに，きわめて稀であるがその関連腫瘍である傍神経節腫 paraganglioma に関しても臨床病理学的特徴に関して記載する．術後変化として出現することが多い断端神経腫 amputation neuroma に関しては別項を参照されたい．

2. 分類と定義

　神経内分泌腫瘍は，基本的に WHO 分類，および胆道癌取扱い第6版において分類，記載されている（表1）．そして，高倍率10視野中の核分裂像と，細胞増殖活性の指標である Ki-67指数により，NET と NEC に大別される．NET は NET G1（核分裂像2/10 HPF 以下，Ki-67指数2%以下）と NET G2（核分裂像2〜20/10 HPF 以下，Ki-67指数3〜20%以下）に細分類される．NET G1 は旧規約の carcinoid に相当する病変である．NEC はその細胞形態により，large cell NEC と small cell NEC に分類される（表2）．また，神経内分泌癌と腺癌成分が混在し，各々の成分が30%以上存在する腫瘍は，混合型腺神経内分泌癌 mixed adenoendocrine carcinoma（MANEC）と分類される．胆道系における神経内分泌腫瘍は，多くの症例が，腺癌成分を伴った混合型腺神経内分泌癌に相当し，神経内分泌腫瘍成分のみの腫瘍は稀である．その他，胆道癌取扱い規約には，杯細胞カルチノイド goblet cell carcinoid，管状カルチノイド tubular carcinoid が記載されている．

3. 臨床的事項

　神経内分泌腫瘍は臨床症状（カルチノイド症状）の有無から，症候性と無症候性に分類される．胆道系の神経内分泌腫瘍の多くは無症候性であり，胆管癌や胆嚢癌として摘出された標本に腺癌の一部として偶然発見されることが多い．

　胆道系における純粋な神経内分泌腫瘍の頻度はき

4. 神経内分泌腫瘍（NET）および関連腫瘍（パラガングリオーマを含む）

表1 | 神経内分泌腫瘍 neuroendocrine neoplasm（NEN）

1) 神経内分泌腫瘍 neuroendocrine tumor（NET）
    i) NET G1（carcinoid）
    ii) NET G2
2) 神経内分泌癌 neuroendocrine carcinoma（NEC）
    i) large cell NEC
    ii) small cell NEC
3) 混合型腺神経内分泌癌 mixed adenoendocrine carcinoma（MANEC）
4) 杯細胞カルチノイド goblet cell carcinoid
5) 管状カルチノイド tubular carcinoid

（文献3より）

表2 | 神経内分泌腫瘍分類

	核分裂像 （/10HPF）	Ki-67 指数（％）
neuroendocrine tumor（NET） NET G1（carcinoid） NET G2	<2 2～20	≦2％ 3～20％
neuroendocrine carcinoma（NEC） large cell NEC small cell NEC	>20	>20％

NET G1，NET G2，NEC は核分裂像と Ki-67 指数により分類する．核分裂像と Ki-67 指数による grade が異なる場合は，高いほうの値を採用する．

わめて稀であり，2010年の WHO 分類によると，その頻度は，胆嚢において，NET（G1, G2）は 0.2％，胆管（胆嚢を含まず）においてその頻度はさらに少なくなり，0.01％と報告されている．NEC は胆嚢悪性腫瘍の4％に存在し，男女比は 1：1.8 と女性に多い傾向にある[2]．予後に関しては，症例数が少ないため，詳細な検討はなされていないが，胆嚢 NET の5年生存率は 41％[4]，胆管 NET の5年生存率は 60～100％[5]と報告されている．NEC になると悪性度は増し，胆嚢 NEC 5 症例の文献的集計によると，全例で遠隔転移や隣接臓器への浸潤を認め，これら5症例中4例は1年以内に再発または腫瘍死しており，その悪性度の高さが示唆されている[6]．また，2 cm を超える NET は肝転移，周囲臓器への浸潤をきたしやすいとの報告もある[7]．

胆道における NET は，von Hippel-Lindau disease や多発性内分泌腫瘍症1型 mutiple endocrine neoplasia（MEN 1）に伴い発生すること[8]もあることから，遺伝的素因が発症に関与している可能性もあるが，現在詳細は不明である．

4. 肉眼所見

胆嚢における NET は小型で（2 cm 未満），単発発

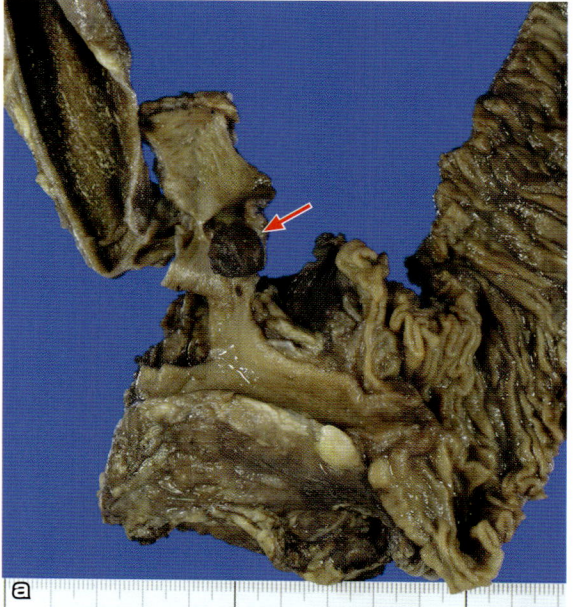

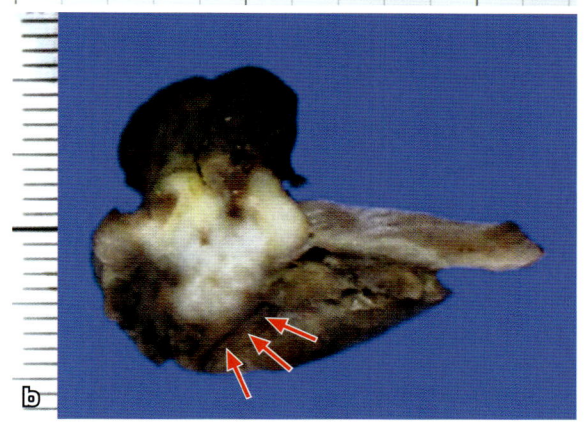

図1 | 大細胞神経内分泌癌（large cell NEC）
a：胆管壁に有茎性の隆起性病変を認める．b：割面では白色調から黄色調を呈し，胆管壁に浸潤性に増生している．

生であることが多い．割面の色調は，灰白色～黄色調を呈し，粘膜下腫瘍または，ポリープを形成するものもある．胆管における NET は通常粘膜下腫瘍を形成し，内部にはさまざまな量の線維化を伴う．平均の大きさは 2 cm 程度である．限局性の発育を示し，周囲臓器への浸潤傾向は認めない．一方，悪性度が増し，NEC（図1）または，MANEC（図2）にいたると平均 3 cm の結節状の腫瘍もしくは，胆嚢壁，胆管壁に浸潤性に発育し，周囲臓器に浸潤する傾向を有する．

以下). 小型の腫瘍細胞は，円形から類円形の核と好酸性の細胞質を有し，シート状，索状，リボン状の胞巣を形成しながら増殖する．一般に核分裂像はみられないか，稀であり，脈管侵襲像も同様に，観察される症例は稀である（図3）．

b) NET G2 (neuroendocrine tumor G2)

NET G1 と神経内分泌癌の中間的な悪性度を示す腫瘍である．腫瘍組織の基本構造は NET G1 に類似するが，核異型が認められるようになり，細胞増殖活性も亢進する（核分裂像2〜20/10 HPF以下，Ki-67 指数3〜20％以下）．核分裂像，Ki-67 指数が低い領域の場合，以前の規約（胆道癌取扱い規約第5版）でいうカルチノイド腫瘍が含まれている可能性や，高い領域の場合は，神経内分泌癌が含まれている可能性がある．

2) 神経内分泌癌 neuroendocrine carcinoma (NEC)

a) 大細胞神経内分泌癌 large cell NEC

明瞭な核小体，さまざまな量の細胞質を持つ大型細胞が，類器官〜索状の胞巣を形成して増生する．腫瘍組織内にロゼット形成や管状構造を伴うこともあり，時に巨細胞の混在も確認される．腫瘍組織内に壊死組織を認めることが多いことも特徴である．悪性度は高く，肝転移，周囲臓器への浸潤を高度に伴う．細胞増殖活性も高値を示す（核分裂像20/10 HPF以上，Ki-67 指数20％以上）（図4）．

b) 小細胞癌 small cell NEC

小細胞癌（内分泌腺癌）は腫瘍性内分泌細胞の増殖より成る高悪性度腫瘍である．

腫瘍細胞はクロマチンに富む円形から類円形の核と好酸性細胞質を有し，充実性，シート状に増殖する．腫瘍細胞は比較的小型〜中型でN/C比が高く，核はカルチノイドと比較して大型である（図5）．large cell NEC と同様に，悪性度は高く，高度の脈管侵襲や肝転移を呈し，予後不良であることが多い．細胞増殖活性も高値を示す（核分裂像20/10 HPF以上，Ki-67 指数20％以上）．時に低分化腺癌との鑑別が困難な症例もあり，確定診断には免疫染色（クロモグラニンA，シナプトフィジン）や電子顕微鏡で腫瘍細胞の神経内分泌顆粒を確認することが必要な場合がある．

3) 混合型腺神経内分泌癌 mixed adenoendocrine carcinoma (MANEC)

胆道癌取扱い規約第6版では，2010年のWHO分

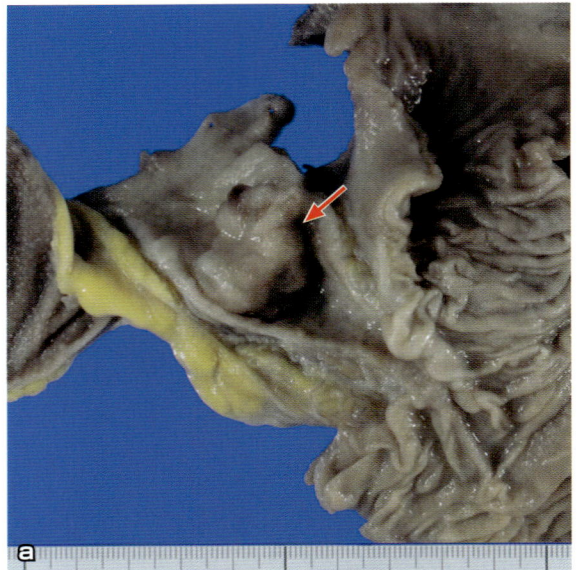

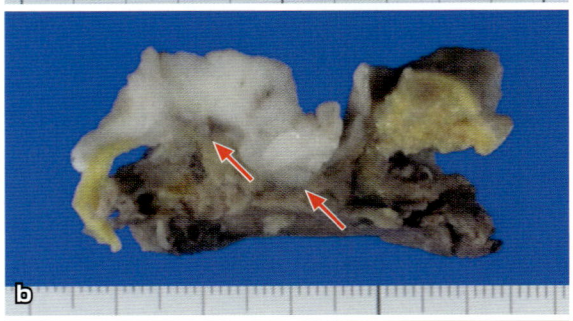

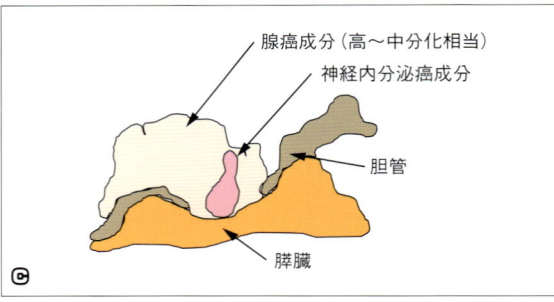

図2｜混合型腺神経内分泌癌（MANEC）
a：胆管壁に有茎性の隆起性病変を認める．b：割面は白色調を呈し，一部の領域で膵臓実質への浸潤が疑われる．c：腫瘍内の腺癌，神経内分泌癌の分布．腺癌成分は高〜中分化相当であり，浸潤部領域で神経内分泌癌へ移行する．

5. 組織学的所見

1) 神経内分泌腫瘍 neuroendocrine tumor (NET)

a) NET (neuroendocrine tumor G1; carcinoid)

腫瘍性内分泌細胞の増殖より成る低悪性度腫瘍である．小型の腫瘍細胞は異型に乏しく，細胞増殖活性は低い（核分裂像2/10 HPF以下，Ki-67 指数2％

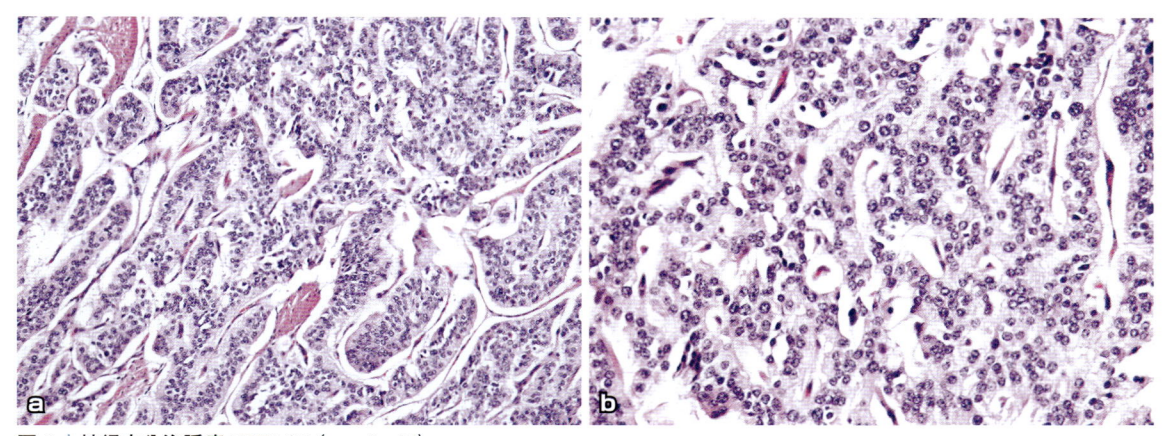

4．神経内分泌腫瘍（NET）および関連腫瘍（パラガングリオーマを含む）　89

図3 神経内分泌腫瘍 NET G1（carcinoid）
a：弱拡大像，小型の均一な腫瘍細胞が索状・リボン状構造を呈して増生している．b：強拡大像，核分裂像は目立たない．

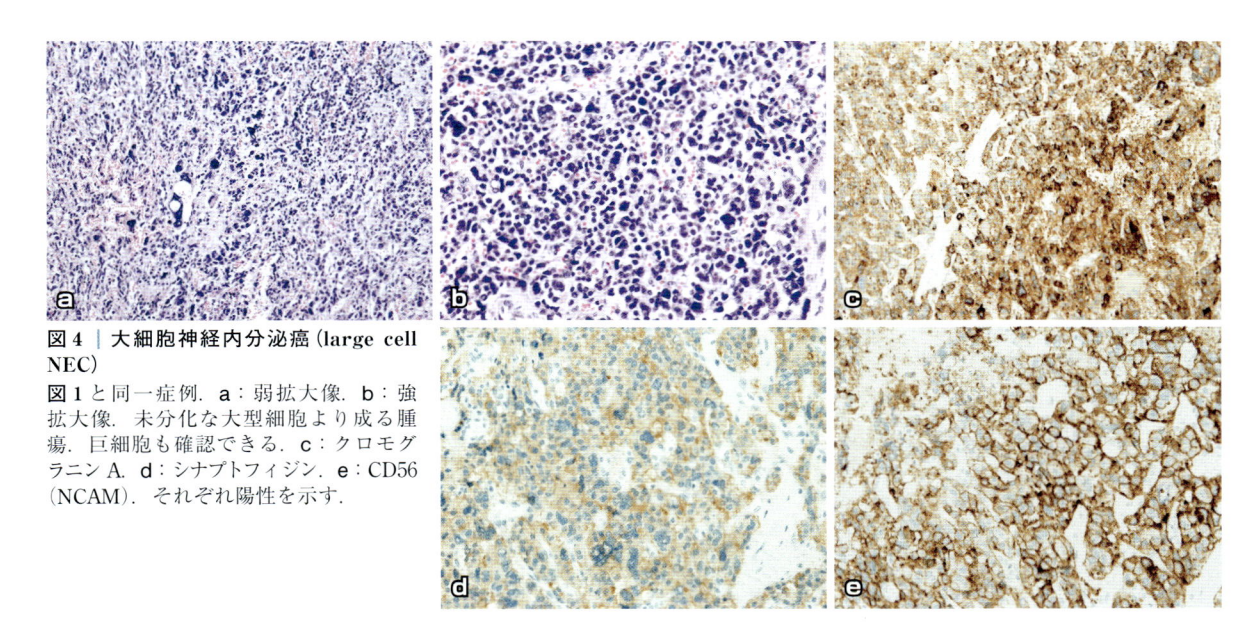

図4 大細胞神経内分泌癌（large cell NEC）
図1と同一症例．a：弱拡大像．b：強拡大像．未分化な大型細胞より成る腫瘍．巨細胞も確認できる．c：クロモグラニンA．d：シナプトフィジン．e：CD56（NCAM）．それぞれ陽性を示す．

類に則り，腺内分泌腫瘍は腺癌成分と内分泌細胞癌成分が混在する腫瘍であり，各々の成分が30％以上存在する腫瘍であると定義されている．腺癌成分が30％以上で，神経内分泌癌成分が30％未満の場合は，腺癌と診断して，逆に神経内分泌癌成分が30％以上で，腺癌成分が30％未満の場合は神経内分泌癌と診断して扱い，その旨を所見に記載する．一般的に消化管の神経内分泌細胞癌は，管状腺癌成分を先行病変として発生することが多く，胆道癌においても，高〜中分化型管状腺癌が粘膜表層に位置し，深部浸潤部で神経内分泌癌に移行する（図2c）．そして，腺癌と神経内分泌細胞癌の両成分の間には組織学的な移行像が認められる．高度の脈管侵襲，肝転移をきたし，それらは神経内分泌癌成分より成ることが多い．したがって患者の予後を規定する因子は神経内分泌癌成分であり，相対的に神経内分泌癌成分が少ない場合であっても，腺癌と記載せずに，神経内分泌癌成分の存在を記載する必要がある（図6）．

4）杯細胞カルチノイド goblet cell carcinoid

腺細胞および内分泌細胞双方への分化を示す杯細胞類似の腫瘍細胞が腺房様構造〜孤立性構造を呈して増殖する腫瘍である．組織学的には，印環細胞癌との鑑別が重要である．

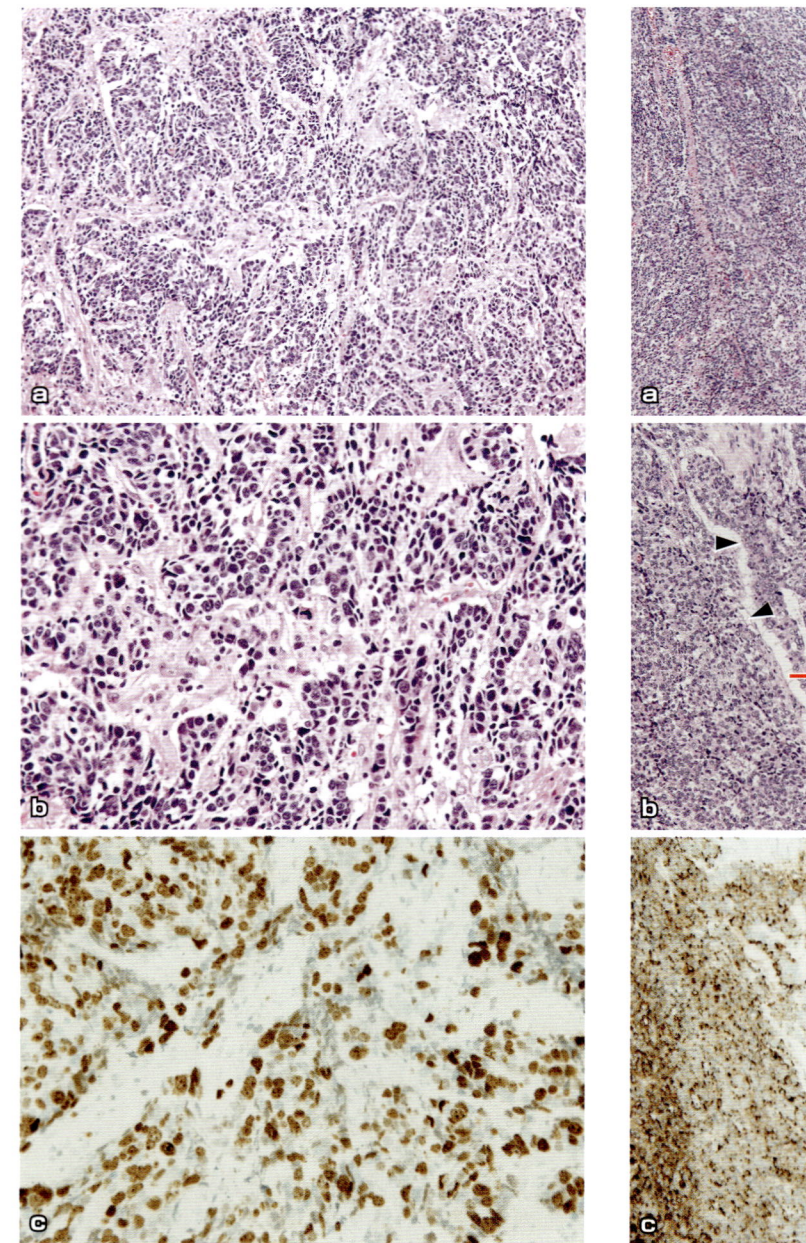

図5 | 小細胞癌（small cell NEC）
胆嚢粘膜に認められた小細胞癌．a：弱拡大像．N/C比の高い円形から類円形の核を有する腫瘍細胞が，胞巣状，シート状に増生している．b：強拡大像．細胞異型，核分裂像が目立つ．c：Ki-67指数は約70％と高い増殖能を示す．

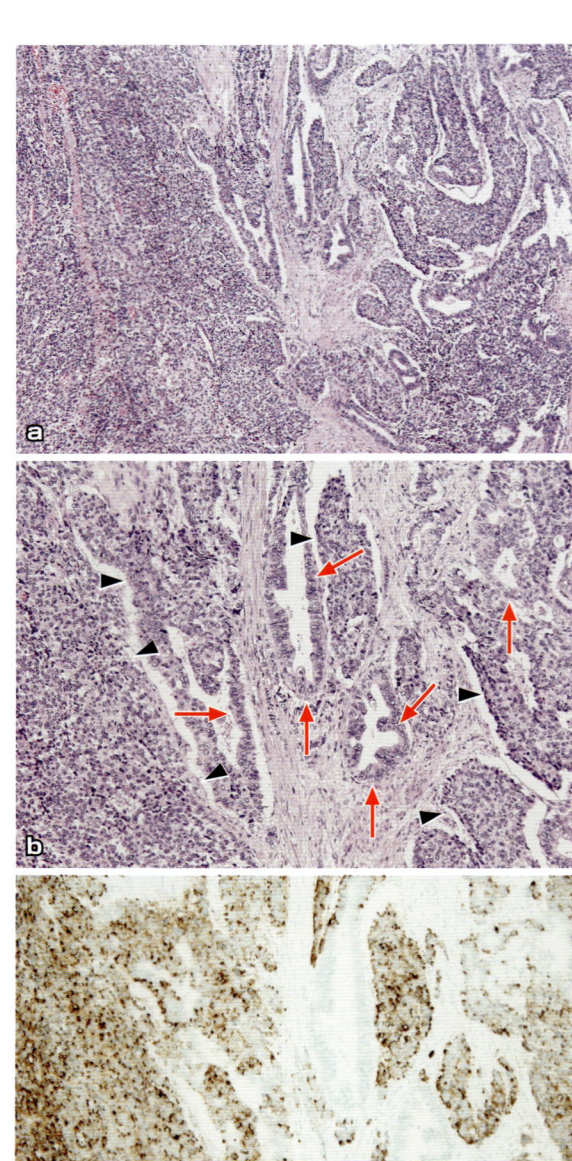

図6 | 混合型腺神経内分泌癌（MANEC）
図2と同一症例．a：弱拡大像．腺癌と神経内分泌癌の移行像が確認できる．b：強拡大像．高〜中分化型腺癌成分（赤矢印）とともに，浸潤部領域では神経内分泌癌成分（矢頭）が確認できる．c：神経内分泌癌成分にクロモグラニンAが陽性を示す．

5）管状カルチノイド tubular carcinoid

内分泌細胞の形質を有しつつ明瞭な管腔構造を示す腫瘍で，通常の腺癌との鑑別が重要である．

杯細胞カルチノイド，管状カルチノイドともに，多くの場合は，腺癌内の腫瘍性内分泌細胞の増生であり，本診断のような典型例は，ほとんどみられない．

6．免疫組織化学的特徴

組織学的に神経内分泌腫瘍を疑った場合は，神経

内分泌の特徴を銀還元反応や好銀反応を利用した組織染色，免疫組織化学染色，電子顕微鏡などを用いて検索する必要がある．現在，これらのうち免疫組織化学染色法が簡便であり，クロモグラニン A，シナプトフィジン，CD 56（NCAM）などの神経内分泌マーカーが利用される．このうち CD 56（NCAM）は肝内小型胆管のマーカーであり，肝内胆管癌でも陽性像を認めることがあり，注意が必要である．また，悪性度が高くなるにつれ，クロモグラニン A が陰性となる場合もある．

NET G1，G2，NEC の分類に，核分裂像と Ki-67 指数による細胞増殖活性を評価するが，それぞれの grade が異なる場合は，高い grade のほうを採用する．

ソマトスタチンアナログ受容体の一つである SSTR 2（somatostatin receptor type 2）の免疫組織化学染色を施行し，陽性の場合はソマトスタチンアナログによる治療効果を期待することができる．腫瘍細胞の染色領域，染色性，染色細胞数により，score 0〜score 3 に分類される（表3，図7）[9]．SSTR 2 の発現は，腫瘍の分化度が低くなるにつれ，低下する傾向を有する．

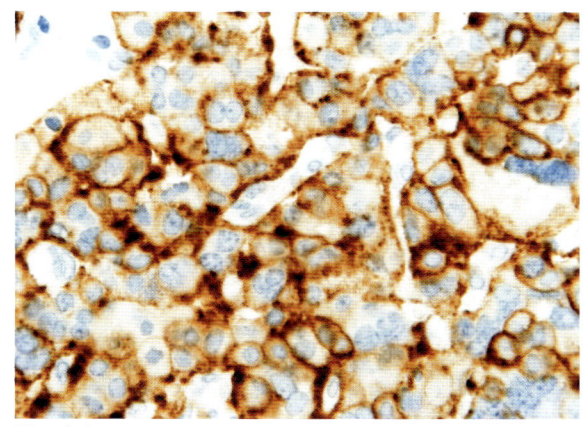

図7 | Score 3

表3 | Somatostatin receptor type 2（SSTR 2）Score

Score 0：陰性
Score 1：細胞内のみ，局所性あるいはびまん性
Score 2：細胞膜の一部
　　　　（陽性腫瘍細胞<50％）
Score 3：細胞膜の全周囲
　　　　（陽性腫瘍細胞>50％）

7．組織発生

胆道系 NET の組織発生に関しては，他の消化管 NET と同様に詳細は不明である．上皮細胞ないし，内分泌細胞に分化することのできる多分化能を有する上皮幹細胞から発生するという説，通常の腺癌が増殖の過程で，粘膜内の高〜中分化腺癌の癌腺管深部内で，癌細胞の分化により，内分泌細胞に変化し，腫瘍化するという説がある．胆道系における NET は NET 単独で存在することはきわめて稀であり，大部分は腺癌との混在，しかも粘膜内において，腺癌との移行像を認めることにより，腺癌からの発生を支持する所見を呈している[10]．原田ら[11]の検索によると，胆道系疾患（胆嚢癌，肝外胆管癌，肝内結石を伴う肝門部胆管癌）では，4〜10％の頻度で腺癌成分の浸潤部領域において，領域性に神経内分泌細胞が確認された．以上の所見は，胆道系上皮に存在する少量の神経内分泌腫瘍が，結石，腫瘍等による慢性炎症により増殖し，腫瘍化する可能性を示唆している．

8．NET 関連腫瘍　神経節における腫瘍 tumors of paraganglia

1）傍神経節腫 paraganglioma

神経内分泌腫瘍は，神経内分泌への分化を示す細胞から成る腫瘍と定義される．傍神経節腫は胎生期の神経堤 neural crest 由来の傍神経節 paraganglion から発生するため，神経内分泌腫瘍の一種と考えられている．胆嚢，胆管における傍神経節腫はきわめて稀であり，Atlas of Tumor of Pathology（AFIP）によると，現在まで，症例報告として数例のみであるか，神経節細胞傍神経節腫 gangliocytic paraganglioma の報告がなされている[12]．

傍神経節腫は，筋層周囲の結合組織内に存在する傍神経節 paraganglia から発生する．胆嚢・胆管には菲薄な筋層を認めるが，乳頭部領域には，厚い Oddi 筋が存在することから，乳頭部領域の症例報告が多い．肉眼的には 1 cm 以下の小結節を形成し，膨張性に発育する．組織学的には，傍神経節腫の組織は主細胞と支持細胞が特徴的な胞巣 Zellballen pattern を形成し，増生している．主細胞は好酸性または淡明な細胞質を有し，円形のクロマチンが豊富な核を有する．小胞巣内の主細胞周囲には支持細胞が

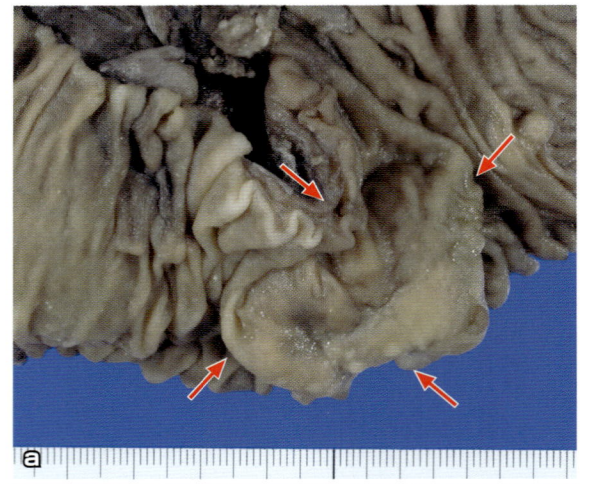

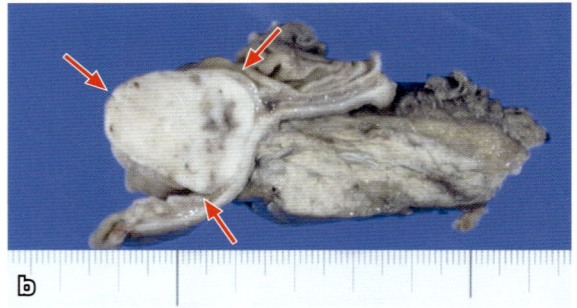

図8 | 神経節細胞傍神経節腫
乳頭部に認められた gangliocytic paraganglioma. a：乳頭部領域に限局性の隆起性病変を認める. b：腫瘍割面. 境界明瞭な隆起性病変であり, 周囲組織への浸潤像は明らかではない.

存在し, S-100蛋白の免疫組織染色で陽性像を示す. 主細胞は neuron-specific enolase (NSE), クロモグラニンAの免疫染色で陽性を示す. 臨床症状を呈することはきわめて稀であるが, 肝門部に発症した傍神経節腫により胆管の閉塞症状を呈したとの報告もある[13]．

2）神経節細胞傍神経節腫 gangliocytic paraganglioma

神経節細胞傍神経節腫は, 上皮様細胞 epithelioid cell, 神経節様細胞 ganglion cell, 紡錘形細胞 spindle cell の3種類の異なった分化を示す細胞成分がさまざまな比率で混在する腫瘍である. 腫瘍の発見年齢は, 15～84歳（平均52.3歳）で, 腫瘍径は平均で25 mm と報告されている[14]．臨床症状として, 消化管出血や腹痛などがあるが, 無症状であることが多いため, 特徴的なものはない. 基本的には低悪性度腫瘍（low grade malignancy）であるが, リンパ節転

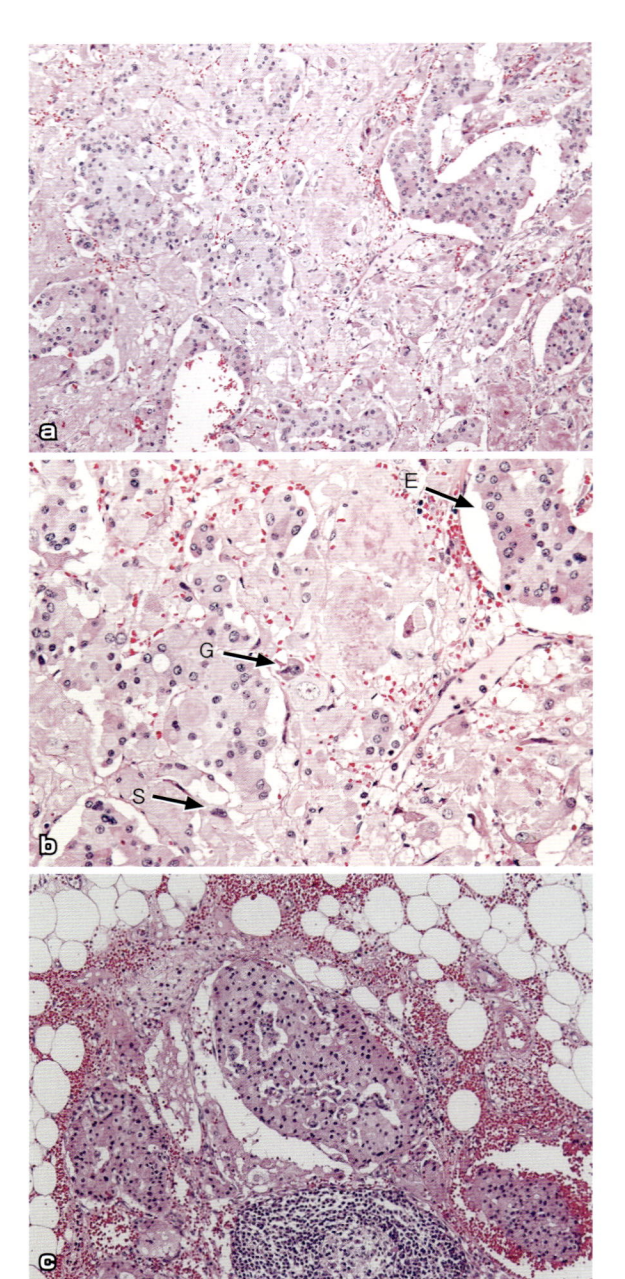

図9 | 神経節細胞傍神経節腫
図8と同一症例. a：弱拡大像. b：強拡大像. 上皮様細胞 epithelioid cell (E), 神経節様細胞 ganglion cell (G), 紡錘形細胞 spindle cell (S) が確認できる. c：epithelioid cell のリンパ節転移巣.

移, 局所再発を示す例も認められる（**図8～10**）．組織学的には, 上皮成分である epithelioid cell が転移をきたす症例がほとんどであり, 再発例でも epithelioid cell のみ認められる. 組織学的由来は明らかとなっていないが, 腹側膵原基の内胚葉由来の上皮と, 外胚葉由来の ganglion と schwann 細胞の過誤腫的

増生が由来とも考えられている[15].

おわりに

　胆道系における神経内分泌腫瘍はきわめて稀な腫瘍である．しかし，腺癌とともに，神経内分泌腫瘍成分が混在する症例は散見される．本文でも記載したが，神経内分泌腫瘍成分が患者の予後を規定することが多く，神経内分泌腫瘍の存在を検索し，たとえその存在割合が少量であっても，報告することが望ましい．典型的な神経内分泌腫瘍の組織像であるならば，診断は容易であるが，大細胞癌や小細胞癌の神経内分泌腫瘍は，HE染色のみでは低分化の腺癌と診断される可能性もある．したがって，免疫組織染色を積極的に併用し，確定診断することが望ましい．

（吉澤忠司，諸橋聡子，鬼島　宏）

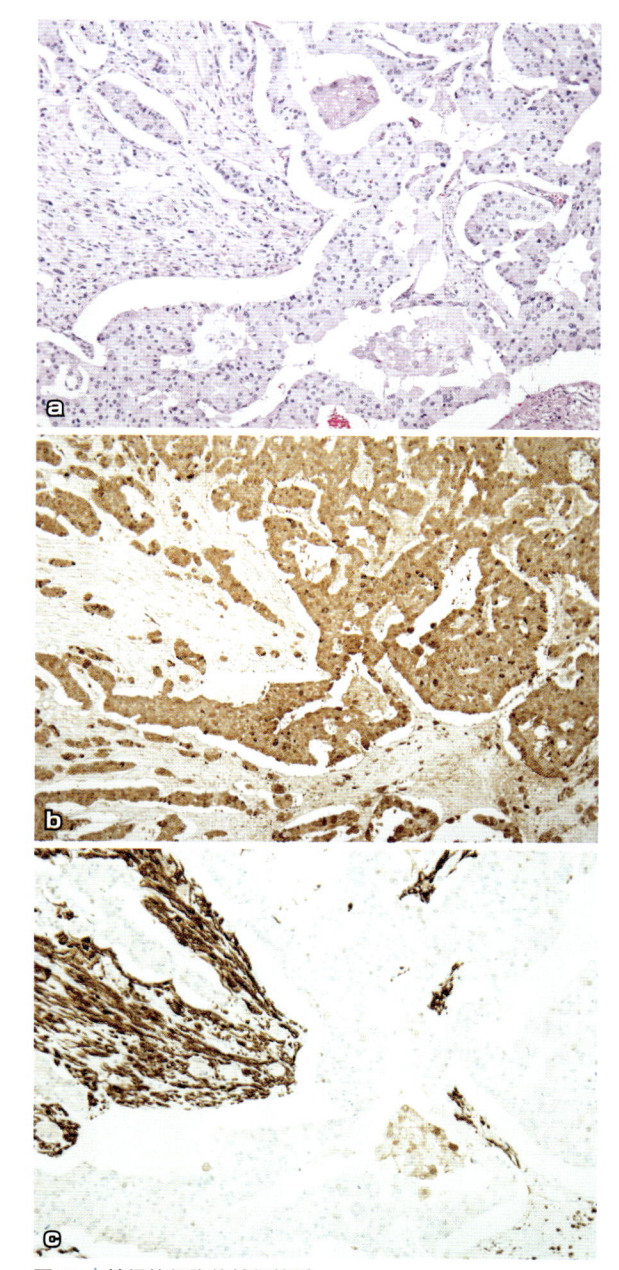

図10｜神経節細胞傍神経節腫
図8と同一症例．a：HE染色像．b：クロモグラニンA染色．c：S-100蛋白染色．epithelioid cell でクロモグラニンAが陽性を示し，紡錘型細胞成分にS-100蛋白陽性像を示す．

文　献

1) 日本胆道外科研究会編：外科・病理 胆道癌取扱い規約．第5版，金原出版，2003
2) Bosman FT, Carnerio F, Hruban RH (eds)：WHO Classification of Tumours of the Digestive System, Lyon, IRAC Press, 2003, pp13-14, pp274-276
3) 日本肝胆膵外科学会編：臨床・病理 胆道癌取扱い規約．第6版，金原出版，2014
4) El Rassi ZS, Mohsine RM, Berger F et al：Endocrine tumors of the extrahepatic bile ducts. Pathological and clinical aspects, surgical management and outcome. Hepatogastroenterology 59：1295-1300, 2004
5) Modlin IM, Shapiro MD, Kidd M：An analysis of rare carcinoid tumors：clarifying these clinical conundrums. World J Surg 29：92-101, 2004
6) 山本健太，磯谷正敏，岩田洋介他：粘膜下腫瘍様の形態を呈した胆嚢原発内分泌癌の1例．胆道 24：603-610, 2010
7) Nishigami T, Yamada M, Nakasho K et al：Carcinoid tumor of the gall bladder. Intern med 35：953-956, 1996
8) Nafidi O, Nguyen BN, Roy A：Carcinoid tumor of the common bile duct：a rare complication of von Hippel-Lindau syndrome. World J gastroenterol 14：1299-1301, 2008
9) Volante M, Brizzi MP, Faggiano A et al：Somatostatin receptor type 2A immunohistochemistry in neuroendocrine tumors：a proposal of scoring system correlated with somatostatin receptor scintigraphy. Mod Pathol 20：1172-1182, 2007
10) 岩淵三哉，佐野壽昭：消化管（肝・胆管を含む）の内分泌腫瘍．病理と臨床 17：1253-1262, 1999
11) Harada K, Sato Y, Ikeda H et al：Clinicopathologic study of mixed adenoneuroendocrine carcinomas of hepatobiliary organs. Virchows Arch 460：281-289, 2012
12) Albores-Saavedra J et al：Tumors of the Gallbladder, Extrahepatic bile ducts, and Ampulla of vater. Atlas of the tumor pathology, 3rd series fascicle 27, Armed Forces Institute of Pathology, Washington DC, 1998
13) Sarma DP, Rodriguez FH Jr, Hoffmann EO：Paraganglioma of the hepatic duct. South Med J 73：1677-1678, 1980
14) Okubo Y, Wakayama M, Nemoto T et al：Literature survey on epidemiology and pathology of gangliocytic paraganglioma. BMC cancer 11：187, 2011
15) Perrone T, Sibley RK, Rosai J：Duodenal gangliocytic paraganglioma. An immunohistochemical and ultrastructural study and a hypothesis concerning its origin. Am J Surg Pathol 9：31-41, 1985

第2部　組織型と診断の実際

I．胆道病変

5 稀な非上皮性腫瘍および腫瘍様病変

はじめに

　胆管，胆嚢，乳頭部に発生する腫瘍の多くは上皮性腫瘍であり，腫瘍様病変としては胆嚢のコレステロールポリープや過形成ポリープ，腺筋腫症などが多い．良性上皮性腫瘍では腺腫がみられ，悪性上皮性の中では圧倒的に腺癌が多い．一方で胆道における非上皮性腫瘍および腫瘍様病変の頻度は低く，まとまった報告がないのが現状である．ただし非上皮性腫瘍では悪性に限らず良性腫瘍においても胆管閉塞症状で発症することが多いため，たとえ良性腫瘍性病変であっても外科治療が選択されることが多い．ここでは胆道に発生することのある代表的な非上皮性腫瘍を中心に，臨床的意義や組織像について説明する．

1．良性非上皮性腫瘍

1）顆粒細胞腫 granular cell tumor

　胆道では肝門部付近の1cm前後の腫瘤として，また胆嚢では粘膜下結節性病変として底部や体部に発生しやすい．他臓器に発生する顆粒細胞腫と同様にPAS陽性の好酸性顆粒を豊富に含む細胞質と類円形でクロマチンに富む核を有し，シート状に増生する．S-100蛋白などの神経系マーカーが陽性であり，電子顕微鏡の所見からも神経由来，特にシュワン細胞由来と考えられているが，α-inhibin陽性細胞がみられるとの報告もある[1]．

2）神経鞘腫 schwannoma，神経線維腫 neurofibroma

　胆嚢から胆管においては，非上皮系良性腫瘍の中でも神経分化を示す腫瘍が多く発生する．神経鞘腫[2]や神経線維腫[3]は胆管壁に発生し，閉塞性黄疸をきたすことがある．神経鞘腫では核の柵状配列を示す細胞密度の高いAntoni A部分と疎な細胞成分から成るAntoni B部分が特徴的であるが，時に細胞密度が非常に高いcellular schwannoma，腫瘍細胞が蔓状に連なるplexiform type，小囊胞を形成するmicrocystic typeがみられ，核異型が高度な腫瘍細胞や核分裂像を認めることが稀ではない．泡沫組織球やヘモジデリン沈着も観察されやすい．S-100蛋白が核および細胞質に，Sox-10が核に陽性になりやすい．神経線維腫症 neurofibromatosisでは，多発性の神経線維腫とともに消化管間質腫瘍 gastrointestinal stromal tumor (GIST) が多発することが知られている[4]．神経節腫 ganglioma や傍神経節腫 paragangliomaは前述されているため割愛する．

3）その他

　平滑筋腫 leiomyoma，血管腫 hemangioma，リンパ管腫 lymphangiomaは消化管に発生しやすいため胆管よりも乳頭部領域に発生しやすいが，肝門部発生の報告もある．胆嚢原発の平滑筋腫はいくつかの報告があるが，稀であるため十分な平滑筋系マーカー（αSMA, desmin, HHF 35, caldesmon, calponin）の検索が必要である[5]（図1）．また血管腫とリンパ管腫も区別が難しいことがあり，血管系（CD 31, CD 34, Vactor VIIIRa），リンパ管系（podoplanin）の

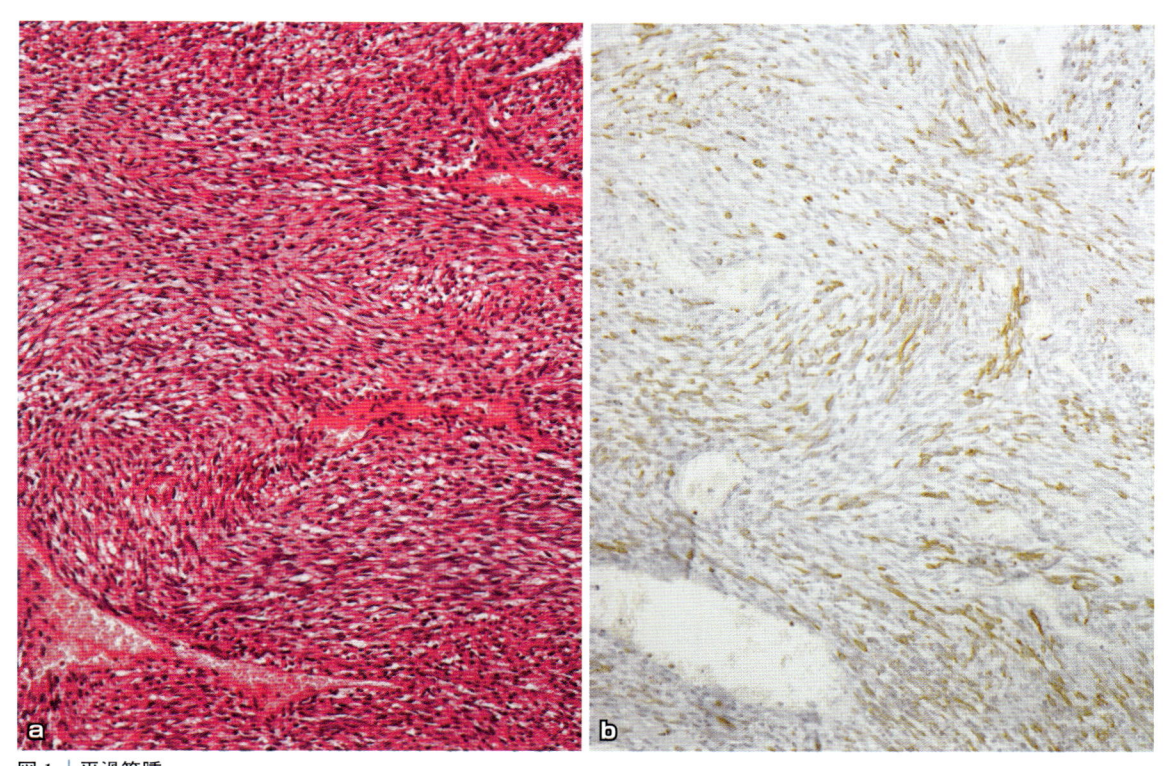

図1 | 平滑筋腫
a：好酸性の紡錘形細胞が束状に配列しながら増生する．b：紡錘形細胞はαSMAに陽性である．

マーカーを用いて分化方向を見極めていく．

2．腫瘍様病変

1）異所性組織 heterotopia

　胆道系に発生する異所性組織のほとんどは膵組織と胃粘膜である．胆道の異所性組織は，胆道狭窄による閉塞症状をきたしたり，悪性腫瘍と診断されることがしばしばあるため，手術されることがある．異所性膵組織は十二指腸（27.5％），胃（25～35％），空腸（15.9％），メッケル憩室（5.3％）の頻度で報告され，十二指腸では副乳頭部の粘膜下層にみられることが多い．総胆管発生は稀であるが7例報告されており，全例で胆管拡張を認め，大きさは3mm～1cmといわれている[6]．膵組織の構成要素は腺房，導管とランゲルハンス島であるが，3成分が揃うこともあれば，ランゲルハンス島を欠くこともある．一方で，胆管は膵と発生起源が共通であることから，胆管壁に分布する胆管付属腺内には膵腺房組織を認めることがある．最近の研究では胆管付属腺には肝細胞，胆管上皮細胞および膵組織へ分化可能なbili-

表1 | 代表的な胆道の非上皮性腫瘍と腫瘍様病変

A．良性非上皮性腫瘍
顆粒細胞腫 granular cell tumor
神経鞘腫 schwannoma
神経線維腫 neurofibroma
神経節腫 ganglioma
傍神経節腫 paraganglioma
神経節細胞神経節腫 gangliocytic paraganglioma
平滑筋腫 leiomyoma
血管腫 hemangioma
リンパ管腫 lymphangioma

B．腫瘍様病変
異所性組織 heterotopia ―胃，膵，肝，副腎など
黄色肉芽腫性胆嚢炎 xanthogranulomatous cholecystitis
断端神経腫 traumatic neuroma
IgG4関連胆管炎 IgG4 related cholangitis
炎症性偽腫瘍 inflammatory pseudotumor

C．悪性非上皮性腫瘍
横紋筋肉腫 rhabdomyosarcoma
平滑筋肉腫 leiomyosarcoma
カポジ肉腫 Kaposi's sarcoma
悪性黒色腫 malignant melanoma
悪性リンパ腫 malignant lymphoma
卵黄嚢腫瘍 yolk sac tumor
消化管間質腫瘍 gastrointestinal stromal tumor

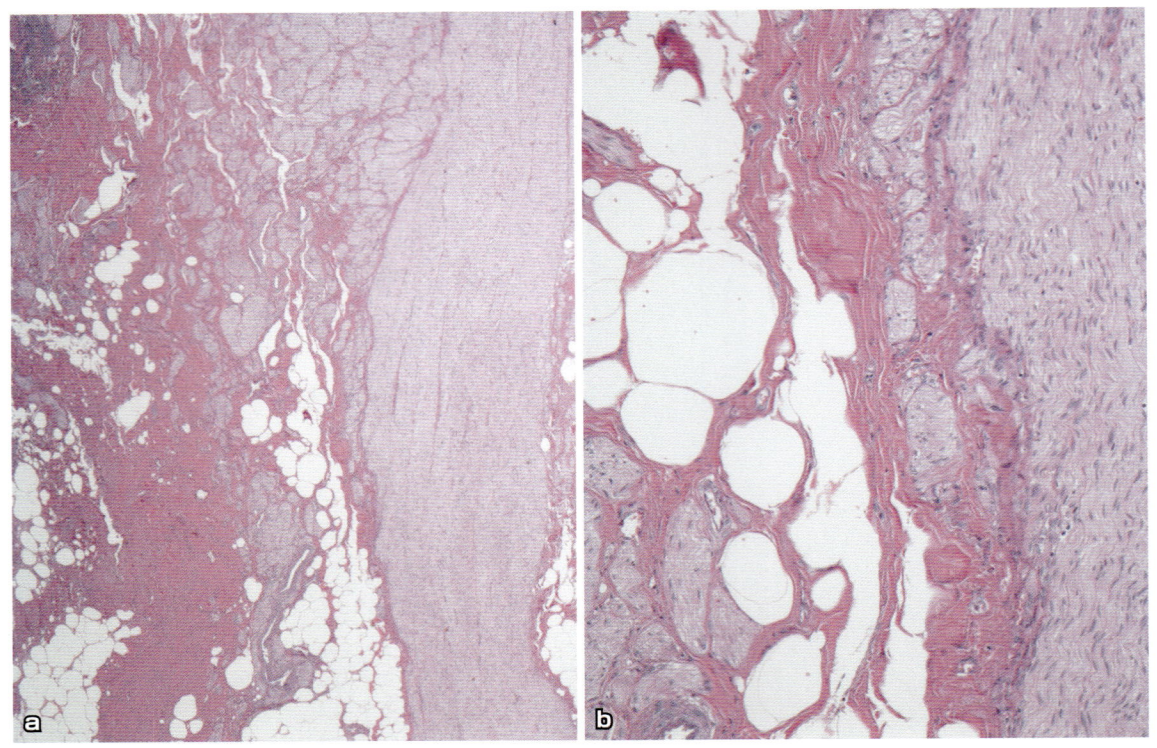

図2 胆嚢摘出後にみつかった断端神経腫
a：肝門部で胆管壁から周囲脂肪組織にかけて太い束状の神経組織を認める．b：神経線維とシュワン細胞が神経周膜に包まれながら増加している．

ary tree stem/progenitor cell が存在するといわれていることから，顕微鏡レベルではもっと胆管壁に膵組織が分布している可能性は否定できないと思われる．

胆道における異所性胃粘膜組織は9例が報告されており，6例が総胆管，1例が左肝管，1例が肝門部胆管，1例が乳頭部発生である[7]．3〜83歳までと幅広い年齢で発見されており，5〜25mmの大きさで，6例で黄疸を発症し，4例で胆管癌と診断されている．組織学的には壁細胞や主細胞から成る胃底腺組織を伴う腺上皮から構成され，ポリープ状に胆管内に突出することもあるといわれている．また胆嚢発生の異所性胃粘膜の報告は本邦で25例，2007年までに限定すると日本以外では51例が報告されている．特に異所性胃粘膜は胆嚢頸部に57％と多く，次いで体部と底部がそれぞれ19％，胆嚢管は4％ほどで，その8割近くがポリープ状の病変を形成するようである．

2）断端神経腫 amputation neuroma

外傷性神経腫 traumatic neuroma とも呼ばれる．切断された神経線維の断端から神経の再生が過剰に起こり，神経線維とともに線維性結合組織も増加した結果，腫瘤状の病変を形成する．胆道には腹腔神経叢から伸びる神経が豊富に分布しているために胆嚢切除後，上腹部臓器の切除後，肝移植などによる神経損傷がきっかけとなり断端神経腫が発生しやすい．組織学的には，シュワン細胞で覆われた神経線維束が神経周膜 perineurium によって包まれており，さまざまな大きさの神経束が，不規則に絡み合うように配列し，胆管壁の筋層内胆管壁周囲の脂肪組織に入り込むことがある（図2）．間質は線維性で時に粘液腫状変性を伴うこともある．通常の末梢神経と同様に，シュワン細胞はS-100蛋白に陽性で，神経周膜は上皮細胞膜抗原 epithelial membranous antigen（EMA），Claudin 1 や GLUT 1（glucose transporter 1）に陽性となる．臨床的には，胆嚢切除後，数年から数十年を経て発症し，閉塞性黄疸や閉塞性胆管炎などにより悪性腫瘍が疑われることがしばし

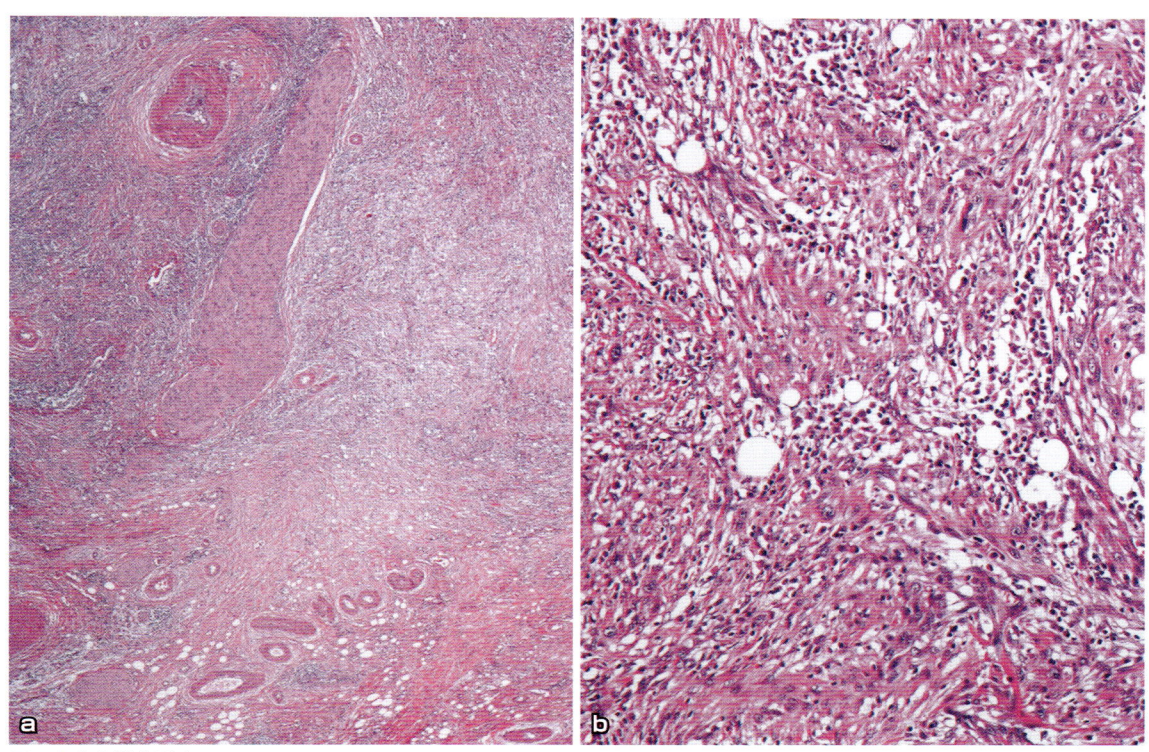

図3｜炎症性偽腫瘍
a：肝門部で神経, 血管を巻き込みながら腫瘤を形成する. b：線維芽細胞の密な増生とともにリンパ球, 形質細胞が浸潤する. ALK陰性であった.

3) IgG4関連胆管炎 IgG4 related cholangitis

　IgG4関連胆管炎は胆管壁のびまん性の肥厚や, 肝門部または肝内においては腫瘤を形成することがあり, IgG4陽性の形質細胞の浸潤, 閉塞性静脈炎, 花むしろ状の線維化が特徴的であるといわれている. リンパ濾胞形成もしばしばみられ, 胆管付属腺や神経線維に沿った形質細胞浸潤も観察されやすい. 悪性腫瘍や炎症性病変の一部ではIgG4陽性の形質細胞を認めることがあるので, 診断の際には必ず血清IgG4値を考慮する必要がある.

4) 炎症性偽腫瘍 inflammatory pseudotumor

　リンパ球, 形質細胞を主体とした慢性炎症細胞の浸潤と線維芽細胞の増生, 線維化による腫瘤形成がみられる (図3). IgG4関連の腫瘤形成性病変や後述する炎症性筋線維芽細胞腫瘍 inflammatory myofibroblastic tumor (IMT), 悪性リンパ腫などを除外したうえで, 特定の疾患に分類できない病変に対して用いられるカテゴリーである.

5) 黄色肉芽腫性胆嚢炎 xanthogranulomatous cholecystitis

　胆嚢癌との鑑別を要する胆嚢炎の代表が黄色肉芽腫性胆嚢炎である. 胆汁色素を含む泡沫組織球の浸潤, コレステリン結晶および異物型巨細胞を含む肉芽組織と線維芽細胞の増生を伴う線維化による著明な胆嚢壁の肥厚をきたす (図4). 結石と慢性炎症による胆汁のうっ滞に伴う胆嚢壁の壊死が発生し, 微小膿瘍が生じ組織球を主体とした肉芽組織, さらに線維化をきたし, 病変が漿膜面へ波及すると肝臓, 十二指腸, 横行結腸などと癒着する.

6) その他

　上記の腫瘍様病変ではその多くが胆道腫瘍と鑑別が困難である. その他にも腫瘍以外の原因による胆道狭窄は胆嚢切除後の状態, 硬化性胆嚢炎, Mirizzi's症候群, 胆管内結石症, 寄生虫や真菌感染症, 胆道拡張症, 慢性膵炎, 肝動脈瘤など多岐にわた

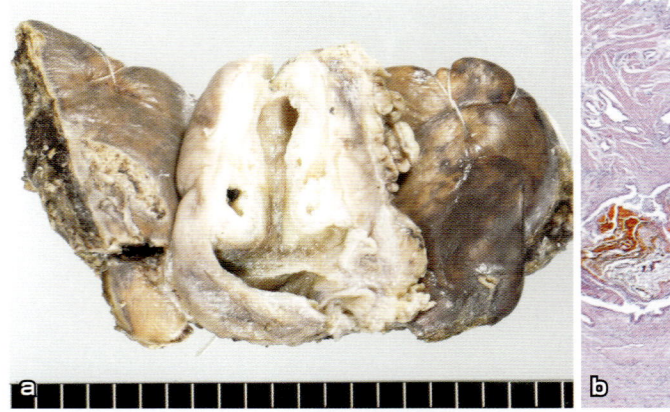

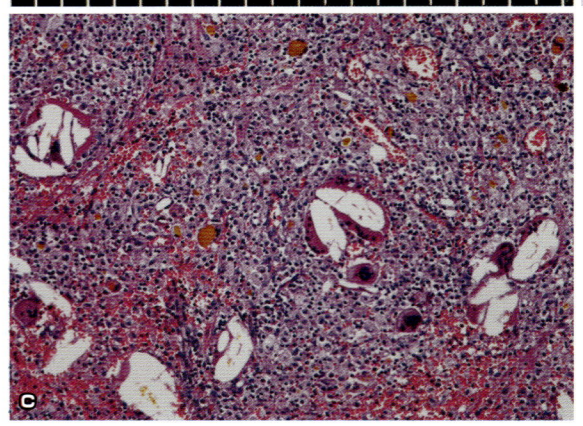

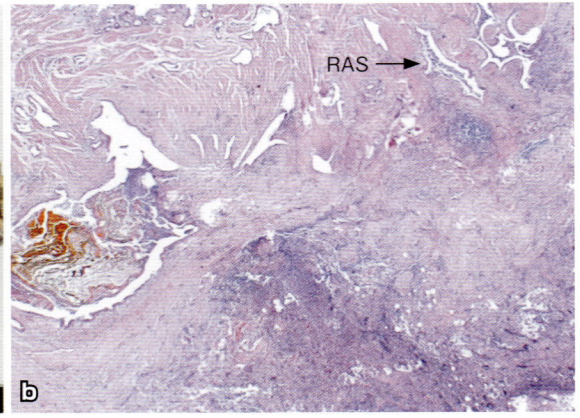

図4｜黄色肉芽腫性胆嚢炎
a：胆嚢壁は硬く肥厚している．b：胆嚢壁に高度の炎症細胞浸潤を認める．c：泡沫組織球を主体としてコレステリン結晶，異物型巨細胞，胆汁色素を認める．

る．したがって，胆道腫瘍が疑われる際には，年齢，性別，臨床症状，腫瘍マーカーや，生検または細胞診断などを総合的に考慮して慎重に診断することが重要である．

3．悪性非上皮性腫瘍

1）横紋筋肉腫 rhabdomyosarcoma

胆道に発生する悪性非上皮性腫瘍の中では横紋筋肉腫の発生頻度が高い．小児の後腹膜や膀胱に発生しやすい悪性腫瘍であり，胆道においても小児に発生しやすいため先天性の胆道拡張症 choledochal cyst と診断されることがある[8]．横紋筋肉腫は，腫瘍細胞に発現している蛋白が横紋筋と同様の性質を持つ腫瘍であり，好酸性で横紋を有する紡錘形細胞や多形性を示す異型細胞が増殖するが，横紋を有する異型細胞が少量で小円形細胞のびまん性の浸潤が主体となることもあるため，診断に苦慮することがある．組織学的に胎児型と胞巣型の2つに大別され，一般的に胎児型よりも胞巣型で悪性度が高く，胞巣型にみられる融合遺伝子（*PAX3-FKHR* など）を有する症例は予後不良である．骨格筋への分化を確認するためには myogenin，desmin，myoglobin，CD56 などの陽性所見が重要である（図5）．

2）平滑筋肉腫 leiomyosarcoma

横紋筋肉腫を除く胆嚢原発の肉腫では平滑筋肉腫が多いといわれているが，その他に粘液線維肉腫 myxofibrosarcoma，血管肉腫などの報告もある[9]．総胆管壁内に存在する胆管原発の平滑筋肉腫の報告もある[10,11]．好酸性細胞質が目立つ細長い紡錘形の異型細胞が束状に増殖し，細胞密度が高く核分裂像が多数みられ，既存の胆管壁内の筋層と移行しつつ腫瘍細胞が交錯しながら増殖する組織像が観察される．胆道原発は非常に稀であるため，子宮平滑筋肉腫の転移の可能性や紡錘形の形態をとり平滑筋マーカーが陽性となる胆嚢癌や癌肉腫との鑑別が必要である．

3）消化管間質腫瘍 gastrointestinal stromal tumor（GIST）

消化管に発生する消化管間質腫瘍が胆管周囲また

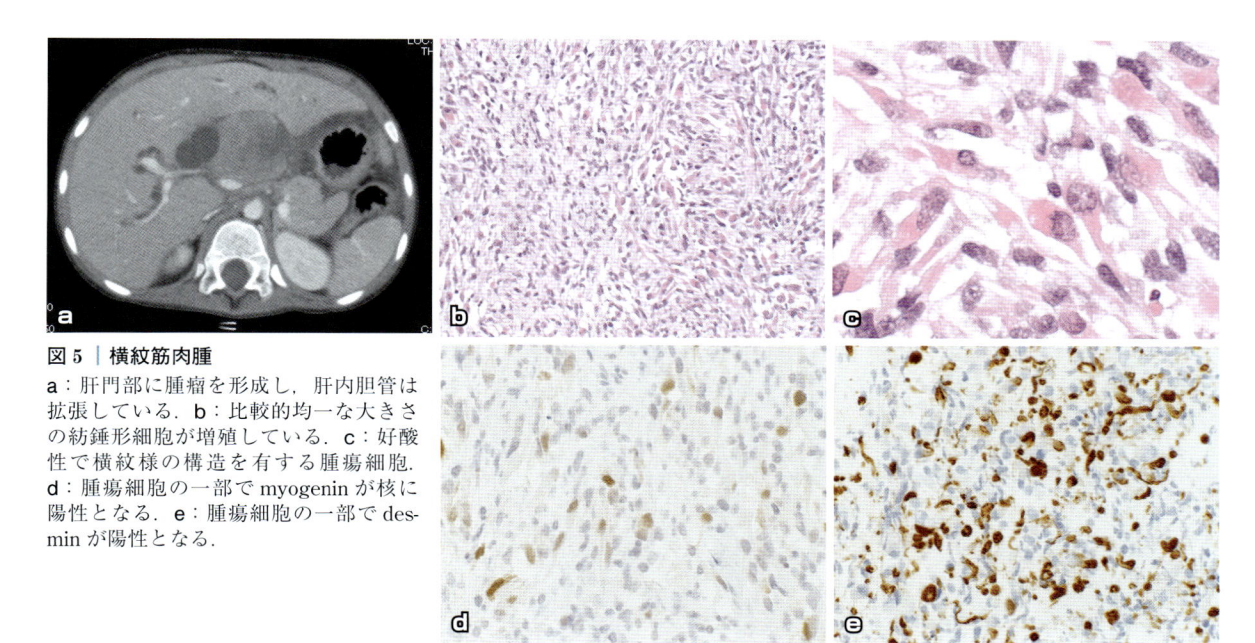

図5 | 横紋筋肉腫
a：肝門部に腫瘤を形成し，肝内胆管は拡張している．b：比較的均一な大きさの紡錘形細胞が増殖している．c：好酸性で横紋様の構造を有する腫瘍細胞．d：腫瘍細胞の一部でmyogeninが核に陽性となる．e：腫瘍細胞の一部でdesminが陽性となる．

はVater乳頭部付近[12]や胆嚢[13]に発生することがある．通常みられるGISTと同じくKIT，CD34が陽性であるが，KITの遺伝子変異がない症例もある[13]．消化管や後腹膜を原発としたGISTの転移の可能性を否定する必要がある．

4）炎症性筋線維芽細胞腫瘍 inflammatory myofibroblastic tumor（IMT）

胆道原発の炎症性筋線維芽細胞腫瘍は報告が少ない[14]．一般的にIMTはαSMA陽性の筋線維芽細胞が増殖し，リンパ球や形質細胞のびまん性浸潤がみられる．染色体2p23に位置する*ALK*遺伝子が複数の遺伝子と融合遺伝子を形成し，免疫染色でALK陽性が特徴であるが，ALK陰性の症例も存在する．

（相島慎一，孝橋賢一）

文　献

1) Murakata LA, Ishak KG：Expression of inhibin-alpha by granular cell tumors of the gallbladder and extrahepatic bile ducts. Am J Surg Pathol 25：1200-1203, 2001
2) Fenoglio L, Severini S, Cena P et al：Common bile duct schwannoma：a case report and review of literature. World J Gastroenterol 13：1275-1278, 2007
3) Ray S, Das K, Mridha AR et al：Neurofibroma of the common bile duct：a rare cause of obstructive jaundice. Am J Surg 202：e1-3, 2011
4) Sakorafas GH, Giannopoulos GA, Parasi A et al：Large somatostatin-producing endocrine carcinoma of the ampulla of vater in association with GIST in a patient with von Recklinghausen's disease, Case report and review of the literature. JOP 9：633-639, 2008
5) Wachter DL, Büttner MJ, Grimm K et al：Leiomyoma of the gallbladder：a case report with review of the literature and discussion of the differential diagnosis. J Clin Pathol 63：177-179, 2010
6) Sumiyoshi T, Shima Y, Okabayashi T et al：Heterotopic pancreas in the common bile duct, with a review of the literature. Intern Med 53：2679-2682, 2014
7) Fukuda S, Mukai S, Shimizu S et al：Heterotopic gastric mucosa in the hilar bile duct mimicking hilar cholangiocarcinoma：report of a case. Surg Today 43：91-95, 2013
8) Nemade B, Talapatra K, Shet T et al：Embryonal rhabdomyosarcoma of the biliary tree mimicking a choledochal cyst. J Cancer Res Ther 3：40-42, 2007
9) Al-Daraji WI, Makhlouf HR, Miettinen M et al：Primary gallbladder sarcoma：a clinicopathologic study of 15 cases, heterogeneous sarcomas with poor outcome, except pediatric botryoid rhabdomyosarcoma. Am J Surg Pathol 33：826-834, 2009
10) Park EY, Seo HI, Yun SP et al：Primary leiomyosarcoma of gallbladder. J Korean Surg Soc 83：403-407, 2012
11) 二上文夫, 小西孝司, 山本精一 他：総胆管平滑筋肉腫の1例. 胆道 8：458-462, 1994
12) Filippou DK, Pashalidis N, Skandalakis P et al：Malignant gastrointestinal stromal tumor of the ampulla of Vater presenting with obstructive jaundice. J Postgrad Med 52：204-206, 2006
13) Park JK, Choi SH, Lee S et al：Malignant gastrointestinal stromal tumor of the gallbladder. J Korean Med Sci 19：763-767, 2004（Review）
14) Martín Malagón A, López-Tomassetti Fernández E, Arteaga González I et al：Inflammatory myofibroblastic tumor of the distal bile duct associated with lymphoplasmacytic sclerosing pancreatitis. Case report and review of the literature. Pancreatology 6：145-154, 2006

第2部 組織型と診断の実際

I. 胆道病変

6 胆管の炎症性疾患：PSC，IgG4関連硬化性胆管炎

はじめに

　胆道の炎症性疾患は稀に腫瘍様の形態を呈し，臨床的に胆道癌との鑑別が問題となることがあり，その代表的な疾患は硬化性胆管炎である．硬化性胆管炎にはさまざまなものが含まれるが，原発性硬化性胆管炎 primary sclerosing cholangitis（PSC）と IgG4関連硬化性胆管炎 IgG4-related sclerosing cholangitis（IgG4-SC）が重要である．また，濾胞性胆管炎も腫瘤を形成することがあり，病理医が知っておくべき病態の一つである．本項では，これらの疾患に関して，病理組織像を中心に解説する．

1．PSC

1）臨床的特徴と胆道癌のリスク

　さまざまな病態が硬化性胆管炎を呈するが，原因が不明なものを PSC と呼ぶ．多くの症例は50歳以下で診断される．PSC は胆道癌を合併する慢性胆道疾患の一つであり，PSC に合併する胆道癌は肝門部に発生することが多い．また，胆嚢癌のリスクが高いことも知られており，特にポリープ状の腫瘤を形成する症例が多い．PSC 合併胆道癌は肝の線維化の程度に関係なく発生し，非肝硬変例や30～40歳代での発症をしばしば経験する（図1）．

　PSC と胆道癌の鑑別が問題となるのは，臨床的には2つの状況が想定される．一つは，初発時に数珠状の胆管狭細像が画像的にみられたときに，側方進展型の胆道癌と鑑別を要する．2つ目は，PSC の経過観察中などでフォローアップされていた患者に限局性の強い胆管狭窄や腫瘤形成がみられた際，胆道癌の合併か，炎症性腫瘤かが鑑別点になる．前者の鑑別はそれほど困難でなく，どちらかというと後者の方が臨床的に問題となることが多く，画像検査，胆管擦過細胞診，胆管生検などを用いて鑑別する必要がある．

2）病理学的特徴

　PSC は大型胆管と肝内小型胆管を侵すが，その程度は症例によって差がある．肝門部から肝外の大型胆管には壁肥厚と内面の広範なびらんがみられる．内腔には粘液や壊死物が貯留し，胆石を合併する症例もある．浸潤する炎症細胞はリンパ球と形質細胞が主体で，好酸球もよくみられる[1]．また，粘膜面には好中球もみられる．上皮は広範に剥離し，残存上皮は再生像を呈す．大型胆管の炎症は内腔側で強く，漿膜側は線維化が主体となり散在性に炎症細胞浸潤がみられる．また，胆管内上皮内腫瘍 biliary intraepithelial neoplasia（BilIN）を稀に合併し，PSC に発生した BilIN は約半数が腸型の形質を示す特徴がある[2]．

　肝門部の炎症が部分的に強くなり，腫瘤様にみえることがあり，臨床的に胆道癌合併と鑑別が必要となる．炎症性腫瘤部の組織像は症例により差があり，線維化が主体のものから，強い活動性の炎症を伴うものがある（図2）．後者の方が頻度が多く，黄色肉芽腫性変化を伴うこともある（図3）．IgG4-SC や IgG4関連の炎症性偽腫瘍との鑑別に関しては，好中球浸潤，粘膜のびらん性変化，内腔側中心の炎症，黄色肉芽腫性変化は PSC を示唆する所見である．静

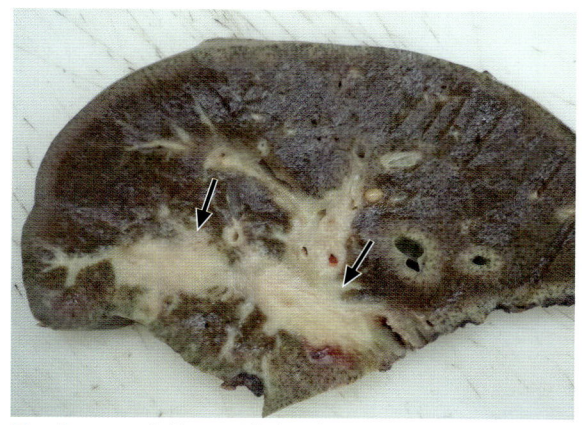

図1 PSCに合併した胆管癌の肉眼像
肝門部胆管に沿って腫瘍の形成をみる（矢印）．背景肝は非硬変肝である．

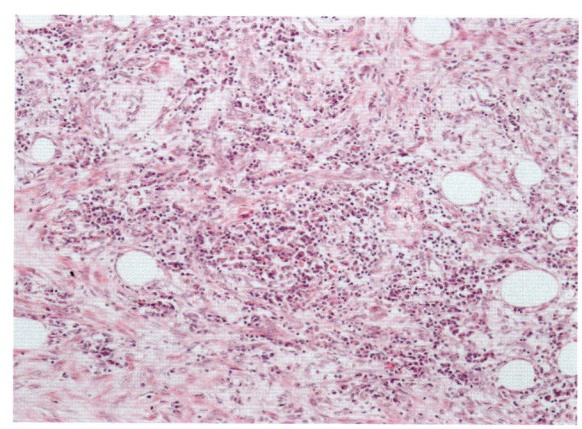

図2 PSCに合併した炎症性腫瘤
多彩な炎症細胞浸潤と線維化がみられる．

脈閉塞がみられることがあるが，炎症は伴わず，いわゆる閉塞性静脈炎とは異なる．IgG4陽性細胞はPSCでも散在性にみられることがあるが，びまん性に浸潤しIgG陽性細胞との比率が40％を超えることはまずない[3]．

一方，肝生検でみられる肝内胆管の変化として，胆管周囲の同心円状の線維化や胆管が線維性組織で置換されることがあり，これらの変化はfibroobliterative lesionと呼ばれ，PSCに特異性の高い変化である[4]．胆管周囲の同心円状の線維化を伴う胆管には，上皮細胞の配列不整や極性の乱れを伴う．それ以外の非特異的だがよくみられる所見として，門脈域の線維性拡大，細胆管反応，門脈域周囲の銅結合蛋白の沈着（オルセイン染色陽性）がある[4]．

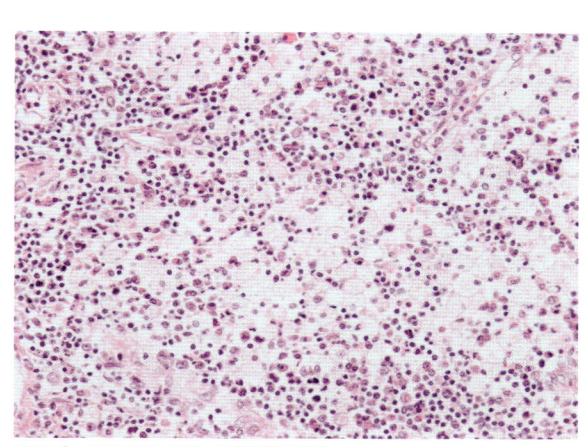

図3 PSCに合併した炎症性腫瘤
腫瘤部には多数の泡沫細胞を含む黄色肉芽腫性炎症をみる．

2．IgG4-SC

1）臨床的特徴

成人男性，特に50歳以上に好発する．92％の症例は1型自己免疫性膵炎に合併し，膵炎非合併例は8％と少ない[5]．また，同様の病態は胆嚢にも発生し，IgG4関連胆嚢炎と呼ばれる．IgG4関連胆嚢炎はIgG4-SCと共存することが多いが，IgG4-SC非合併例も報告されている．膵炎の既往のある患者に異時性にIgG4-SCが発生することもある．一方，胆管炎が膵炎に先行することは稀である．閉塞性黄疸が最もよくみられる初発症状である．膵炎以外に合併する頻度が多いIgG4関連疾患として，唾液腺炎，涙腺炎，間質性腎炎，大動脈周囲炎が知られている[5]．

自己免疫性膵炎合併例は膵内胆管の限局性の狭窄が最も高頻度にみられ，上流胆管の狭窄，特に肝門部狭窄を合併することがある．PSC類似のびまん性の硬化性胆管炎だけでなく，非連続性に狭窄があるようにみえる症例があり，特に後者で胆道癌との鑑別が問題となる．

2）血液検査成績

血清IgG4濃度の測定は診断に有用である．IgG4関連疾患では135mg/dLを基準値とすることが多く，約80％の患者が血清IgG4濃度の上昇を示し，約50％の症例が270mg/dL以上の上昇を示す．他の胆

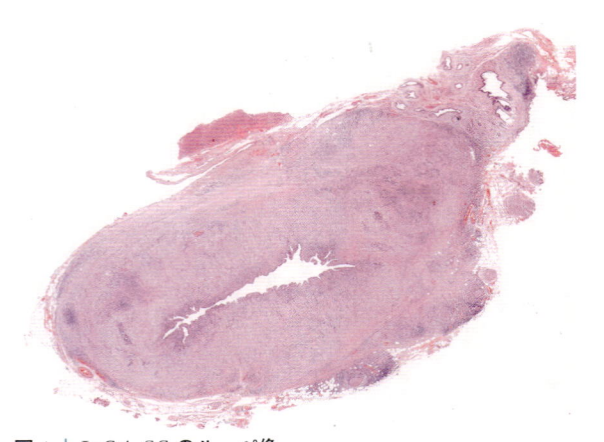

図4 | IgG4-SC のルーペ像
胆管壁はびまん性に肥厚し，壁の厚さは全周性に比較的均一である．炎症の分布も壁全層性に均一にみられる．

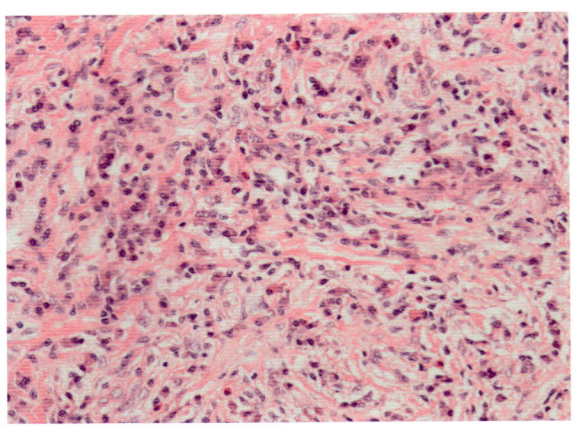

図5 | IgG4-SC の組織像
浸潤細胞は，リンパ球，形質細胞，好酸球を主体とする．

道系疾患，特に PSC や胆道癌の患者でも血清 IgG4 濃度が上昇することがあり，PSC や胆管癌症例の10～15％で135mg/dL 以上，2～3％で270mg/dL 以上の上昇がみられる[6]．つまり，135～270mg/dL の上昇の際は偽陽性の可能性もあり，慎重な判断が求められる．一方，270mg/dL 以上の上昇があれば，IgG4-SC が疑われる．

IgG4 の上昇が軽度の際，IgG や IgG1 との比率を測定すると，正診率を上げることができる．IgG4/IgG 比 10％ 以上，IgG4/IgG1 比 24％ 以上 なら，IgG4-SC がより疑われる[7]．

3) 病理学的特徴

肝外から肝門部の大型胆管が最も高頻度に障害され，しばしば炎症が肝内小型胆管にも波及する．逆に，大型胆管に炎症がなく，小型胆管のみに病変が存在することはない．また，下部胆管の IgG4-SC は必ず1型自己免疫性膵炎を合併する．

大型胆管病変はびまん性の壁肥厚を呈し，胆管壁の厚さが全周性に均一であるのが特徴である（図4）[1,5]．組織学的に，肥厚した胆管壁には，密な炎症細胞浸潤と線維化がみられる．炎症は壁全層性にみられ，炎症と線維化の程度は病変全体にわたって，比較的均一である[5]．浸潤細胞は，リンパ球と形質細胞を主体とし，散在性に好酸球が目立つ部位がある（図5）．ステントが留置されていない限り，好中球浸潤は通常みられない．また，黄色肉芽腫性の泡沫組織球の集簇はない．胆管上皮はよく保たれ，化生はみられず，BilIN の合併もない．胆管付属腺を取り囲む硬化性炎症がよくみられるが，付属腺上皮も剝離せず保たれる[1]．

線維化のパターンも特徴的で，花むしろ状の線維化と呼ばれる（図6）．ただし，典型的な花むしろ構造は，散在性にしかみられない．一方，硝子化した線維化は稀である．閉塞性静脈炎は，IgG4-SC だけでなく IgG4 関連疾患に共通の特徴で，中～小型の静脈が炎症を伴って閉塞する像がみられる（図7, 8）．IgG4-SC では胆管壁内に容易に認められる．また，神経束周囲の炎症細胞浸潤がみられることが多い．IgG4 関連胆囊炎の組織像も IgG4-SC の大型胆管病変と共通しており，壁全層性の炎症を特徴としている．

IgG4-SC が鑑別疾患に含まれる際，肝生検は有用な検査である[8]．肝生検で IgG4-SC と診断できるのは 20％ 程度であるが，逆に IgG4-SC ではみられない所見が確認できれば，それを否定する根拠になる．IgG4 関連疾患でみられる所見は多彩であるが，多くは非特異的なものである．門脈域の炎症細胞浸潤，胆管障害，細胆管反応，実質炎などが代表的なものである．IgG4-SC に特異的で診断的価値が高い所見として，IgG4 陽性細胞の浸潤（強拡大1視野10個以上），閉塞性静脈炎，花むしろ状（portal inflammatory nodule）があるが，後2者は肝生検では稀にしか確認できない[5]．一方，IgG4-SC ではみられない所見として，胆管消失，胆管周囲の線維化が挙げられる．これらの所見がみられた場合は，PSC をはじめとした他の胆道疾患が疑われる．

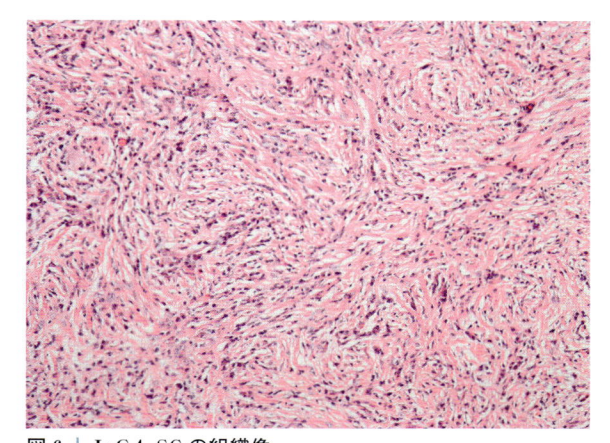

図6 | IgG4-SC の組織像
不規則な線維化がみられ，わずかに花むしろ状構造がうかがえる．

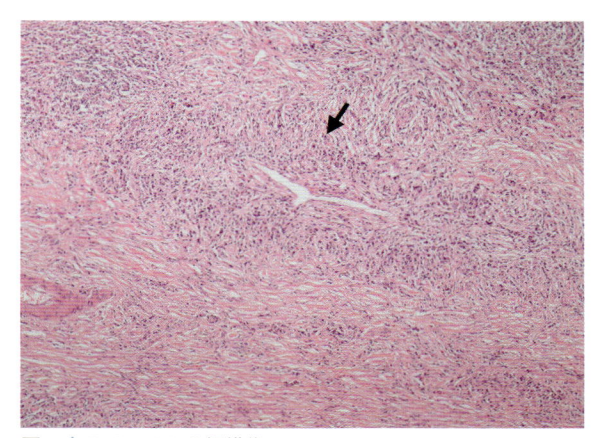

図7 | IgG4-SC の組織像
中型静脈は硬化性炎症に巻き込まれ，閉塞性静脈炎を呈す（矢印）．HE 染色では不明瞭なことがあるが，隣接する動脈が手がかりとなる．

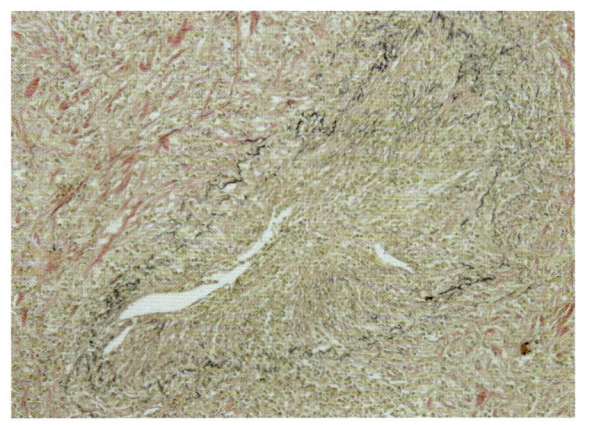

図8 | IgG4-SC の組織像
弾性線維染色で閉塞性静脈炎がより明瞭となる（EVG 染色）．

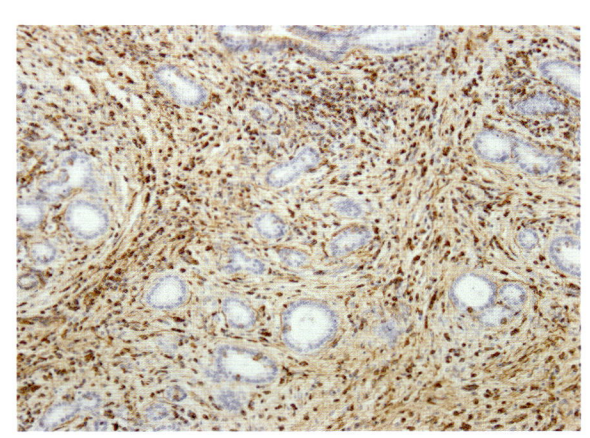

図9 | IgG4-SC の組織像
IgG4 の免疫染色で，多数の IgG4 陽性形質細胞の浸潤が確認できる．

4）IgG4 免疫染色

多数の IgG4 陽性形質細胞の浸潤は，IgG4-SC の診断に必須の組織所見である．IgG4 陽性細胞の浸潤は，陽性細胞の分布，陽性細胞数，IgG 陽性細胞に対する比率で評価する必要がある．IgG4-SC では，IgG4 陽性細胞はびまん性にみられる．限局性の集簇は，たとえ数の基準を満たしたとしても，IgG4-SC を示唆する所見ではない．IgG4 陽性細胞は外科的切除例では強拡大1視野に 50 個以上（典型例では 100 個以上）みられ，生検例では 10 個以上みられる（図9）．また，IgG4/IgG 陽性細胞比 40％以上が基準となる[5]．特に，他の胆道系疾患でも IgG4 陽性細胞の浸潤がみられることがあるが，これら3つの基準をすべて満たすことは稀である．

5）炎症性偽腫瘍との関係

IgG4-SC は肝門部で炎症性腫瘤を形成することがあり，IgG4 関連炎症性偽腫瘍と呼ばれる．病理組織像は IgG4-SC と同様であり，限局性の炎症の増強と理解できる．病態は肝門部の門脈域に限局し，肝実質には波及することは通常ない（図10）．

肝臓の炎症性偽腫瘍には，IgG4 関連の例と非関連の例があり，前者は lymphoplasmacytic type，後者は fibrohistiocytic type と呼ばれる[9]．IgG4 関連のものは，IgG4-SC と同様に男性優位で，肝門部発生を特徴とする．IgG4 非関連の例は，肝実質内に腫瘤を

図10 | IgG4-SC に合併した肝炎症性偽腫瘍
肝門部の胆管（BD）と連続して腫瘍の形成をみる．内部には胆管と血管がみられ，胆管に沿った病変であることがわかる．

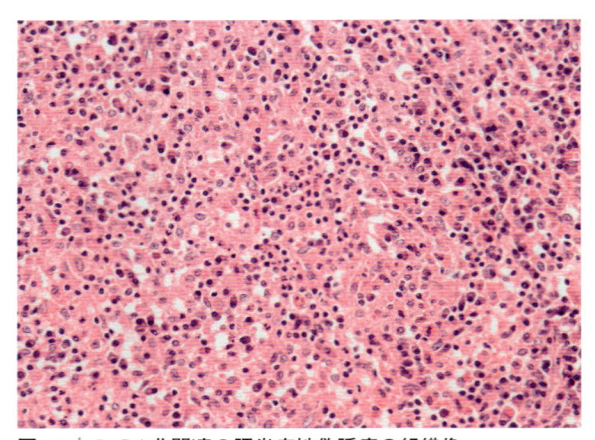

図11 | IgG4 非関連の肝炎症性偽腫瘍の組織像
多数の形質細胞に加えて，組織球と好中球がみられる．こういった細胞浸潤は IgG4 関連の炎症性偽腫瘍ではみられない．

表1 | 原発性硬化性胆管炎，IgG4 関連硬化性胆管炎，濾胞性胆管炎の特徴

	原発性硬化性胆管炎	IgG4 関連硬化性胆管炎	濾胞性胆管炎
年齢	成人，小児	成人（通常50歳以上）	成人
性別	男性＞女性	男性80％	男性＝女性
好発部位	胆道びまん性	肝門部，膵内胆管	肝門部胆管
血液検査	ANCA（70〜80％）	高IgG4（80％）	特徴なし
他臓器病変	炎症性腸疾患	IgG4 関連疾患 1型自己免疫性膵炎	濾胞性胆嚢炎？
組織学的特徴	びらん・潰瘍形成 リンパ球・形質細胞浸潤 好中球・組織球浸潤 黄色肉芽腫性炎症	胆管壁全層性の炎症 リンパ球・形質細胞浸潤 IgG4 陽性形質細胞の浸潤 花むしろ状の線維化 閉塞性静脈炎	高度のリンパ濾胞形成 上皮下の線維性間質
胆道癌リスク	あり	おそらくなし	おそらくなし
ステロイド治療	無効	有効	不明

形成することが多く，多数の泡沫組織球や好中球の浸潤を特徴とする（図11）．

3．濾胞性胆管炎

　肝門部の胆管周囲にリンパ濾胞を多数含む炎症がみられ，臨床的に腫瘍として認識される[10]．これまでの報告例は多くないが，おそらく正しく診断されていない症例があるものと想定される．特徴的な血清学的所見は知られておらず，自己免疫異常との関連性もない．また，炎症性腸疾患の合併例もなく，PSC とは異なる病態と思われる．

　臨床的に肝門部胆管癌を疑われて切除された例が多い．病理学的に，肝門部胆管が障害され，胆管周囲に多数のリンパ濾胞を含む，密なリンパ球浸潤がみられる（図12, 13）．形質細胞も散見される．密な炎症細胞浸潤に比して，上皮の障害は弱く，被覆上皮はよく保たれる．また，上皮と炎症性間質の間に，線維性間質が介在することが特徴である（図14）[10]．IgG4 陽性細胞の浸潤は，少数もしくは集簇性で，IgG4-SC とは区別される．興味深いことに，類似の導管周囲の濾胞性炎症は膵臓にも発生し，濾胞性膵炎として知られている．おそらく，膵の pseudolymphoma や reactive lymphoid hyperplasia と報告されていた病態もこれらに相当すると思われる[10]．

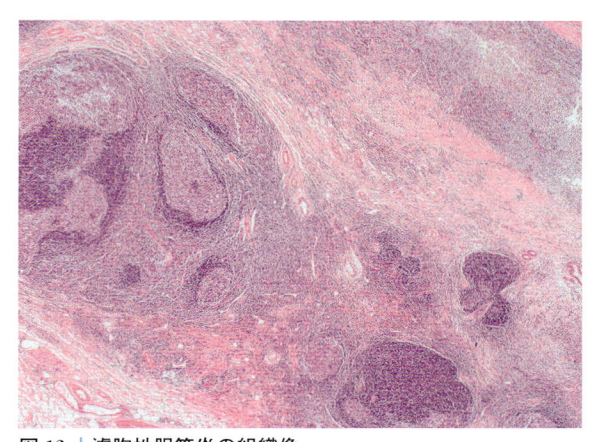

図 12 濾胞性胆管炎の組織像
肝門部の結合組織内に多数のリンパ濾胞の形成を伴うリンパ球浸潤がみられる．

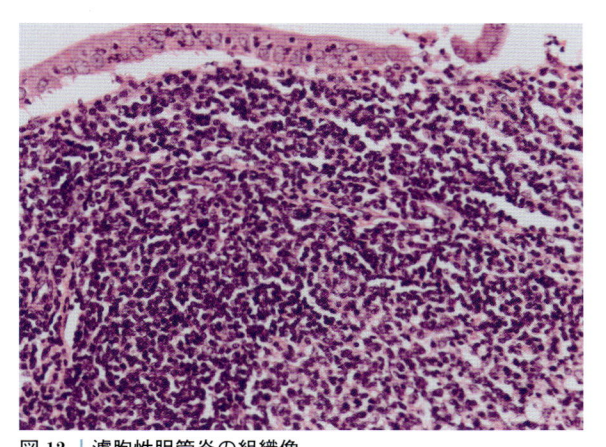

図 13 濾胞性胆管炎の組織像
浸潤細胞は成熟小型リンパ球が主体で，異型性には乏しい．

おわりに

胆道癌の診療や診断に際し，鑑別となる硬化性胆管病変を，病理像を中心に解説した．本項が，胆道病変の病理診断に役立てば幸いである．

（全　陽）

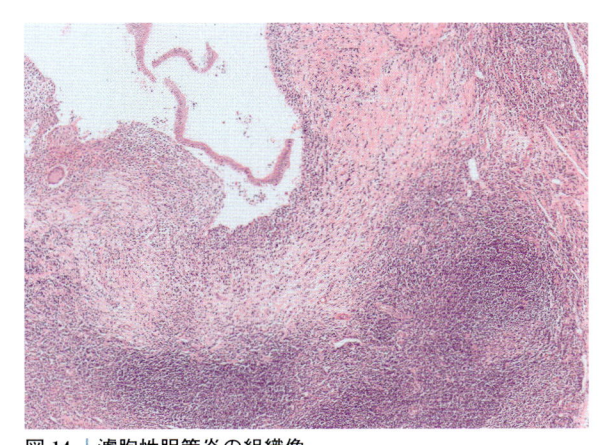

図 14 濾胞性胆管炎の組織像
胆管周囲を中心に炎症があり，胆管上皮とリンパ球浸潤部の間に線維性間質の介在をみる．

文　献

1) Zen Y, Harada K, Sasaki M et al：IgG4-related sclerosing cholangitis with and without hepatic inflammatory pseudotumor, and sclerosing pancreatitis-associated sclerosing cholangitis：do they belong to a spectrum of sclerosing pancreatitis? Am J Surg Pathol 28：1193-1203, 2004
2) Zen Y, Quaglia A, Heaton N et al：Two distinct pathways of carcinogenesis in primary sclerosing cholangitis. Histopathology 59：1100-1110, 2011
3) Zen Y, Quaglia A, Portmann B：Immunoglobulin G4-positive plasma cell infiltration in explanted livers for primary sclerosing cholangitis. Histopathology 58：414-422, 2011
4) Portmann B, Zen Y：Inflammatory disease of the bile ducts-cholangiopathies：liver biopsy challenge and clinicopathological correlation. Histopathology 60：236-248, 2012
5) Zen Y, Nakanuma Y, Portmann B：Immunoglobulin G4-related sclerosing cholangitis：pathologic features and histologic mimics. Semin Diagn Pathol 29：205-211, 2012
6) Oseini AM, Chaiteerakij R, Shire AM et al：Utility of serum immunoglobulin G4 in distinguishing immunoglobulin G4-associated cholangitis from cholangiocarcinoma. Hepatology 54：940-948, 2011
7) Boonstra K, Culver EL, de Buy Wenniger LM et al：Serum immunoglobulin G4 and immunoglobulin G1 for distinguishing immunoglobulin G4-associated cholangitis from primary sclerosing cholangitis. Hepatology 59：1954-1963, 2014
8) Umemura T, Zen Y, Hamano H et al：Immunoglobin G4-hepatopathy：association of immunoglobin G4-bearing plasma cells in liver with autoimmune pancreatitis. Hepatology 46：463-471, 2007
9) Zen Y, Fujii T, Sato Y et al：Pathological classification of hepatic inflammatory pseudotumor with respect to IgG4-related disease. Mod Pathol 20：884-894, 2007
10) Zen Y, Ishikawa A, Ogiso S et al：Follicular cholangitis and pancreatitis-clinicopathological features and differential diagnosis of an under-recognized entity. Histopathology 60：261-269, 2012

第2部 組織型と診断の実際

I. 胆道病変

7 胆嚢の炎症性疾患（黄色肉芽腫性胆嚢炎を含む）

はじめに

　胆嚢の外科材料は他臓器に比べて比較的多く，臨床診断として胆石・胆嚢炎が多くを占める一方で，胆嚢癌などの腫瘍性病変に遭遇することは少ない．それは近年，食事の欧米化により胆石・胆嚢炎が増加したことと，腹腔鏡の普及で比較的胆石症手術が容易になったことに起因している．胆嚢炎は日常病理業務の中では癌取扱い規約に縛られないため病理医は比較的容易に診断している．胆嚢炎とは一般的に胆嚢に炎症が生じた状態であり，時間的経過により急性と慢性に分けられるが，両者に厳密な識別はない．胆嚢炎の発生は，①胆汁中のコレステロール含有の増加，②細菌感染，③胆汁うっ滞などが複合的に関与するが，臨床的には発症患者は胆石を含有していることがほとんどである．胆石は，本邦の成人8％に観察され，主成分は主にコレステロール系結石（80％）と，ビリルビン系結石（20％）に大別される．発症因子は，女性，肥満，加齢，白人，欧米風の食事，家族歴などが挙げられる[1]．特に高脂肪食は胆汁中のコレステロール濃度を増加させ，結果，胆嚢粘膜内にコレステローシスの形成を促し（図1a, b），胆石形成の危険因子の指標として重要である．胆石形成の結果，胆嚢粘膜への持続的機械的刺激による障害や，胆汁のうっ滞，逆流を引き起こしやすくなる．無症状のものはsilent stoneと呼ばれる．しかし，胆石がいったん胆嚢管や胆管を閉塞すると胆汁の停滞が生じ，さらに腸管から大腸菌やクレブシエラなどの逆行性感染を合併すれば胆石疝痛等の症状が出現し，急性胆嚢炎を発症する．胆嚢結石と発癌には因果関係があるとされるが，胆嚢癌の50〜70％に胆石症の併存がみられる一方で，胆石症の1〜2％にしか胆嚢癌を発症しない（図2）．結石とそれに付随した胆嚢炎による慢性持続的な機械的・化学的刺激や炎症の結果，粘膜上皮の変化，すなわち病理学的に化生（幽門性化生ならびに杯細胞化生）が生じ，それらを発生母地（前癌病変）として発癌するとも考えられている[2,3]．

　本項では，改めて胆嚢の組織学的特徴を概説し，胆嚢炎の分類について臨床画像的に癌との鑑別が困難である黄色肉芽腫性胆嚢炎や発癌と関連性が示唆される陶器様胆嚢の位置づけを鑑みながら解説を加える．さらに胆石胆嚢炎の臨床診断のもと，切除された胆嚢内に癌が偶然発見されるincidental gallbladder cancerの臨床的意義について述べる．

1．胆嚢の組織学的特徴

　胆嚢壁の組織学的特徴は2つ挙げられ，①粘膜，固有筋層，漿膜下層の3層構造（漿膜も含めれば4層）で構成され，粘膜筋板と粘膜下層を欠いている（図3a）．胃や大腸等の5層構造を有する消化管壁と比較すると胆嚢壁は脆弱である．また，②Rokitansky-Aschoff sinus（RAS）が認められる（図3b）．RASとは胆嚢粘膜上皮が壁内へ陥入した憩室様形態で，主に胆嚢内圧上昇などの原因により，慢性胆嚢炎に高率に観察されるが，正常胆嚢でも認められる．RASの存在は胆嚢内に胆汁うっ滞を生じやすい解剖学的特徴を備えている．腺筋腫症adenomyomatosisとは，RASが平滑筋線維や膠原線維を伴い増生したも

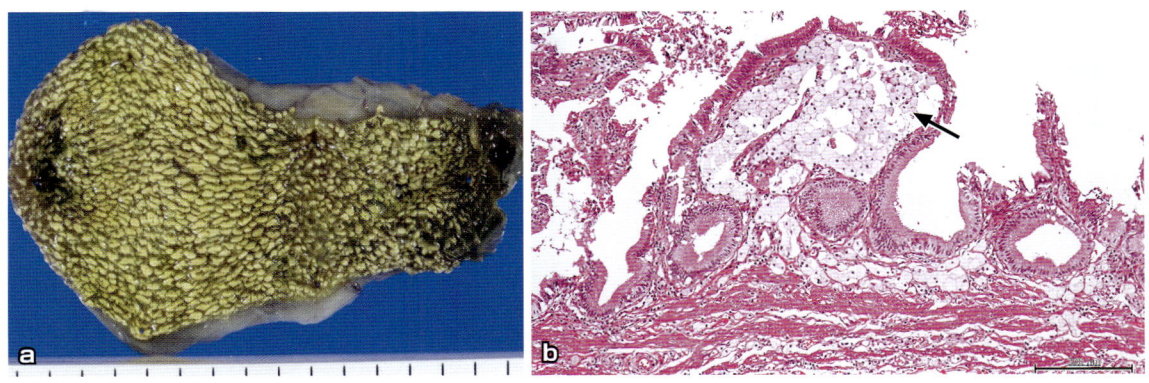

7．胆嚢の炎症性疾患（黄色肉芽腫性胆嚢炎を含む） 107

図1 胆嚢コレステロローシス（50代，女性）
a：黄色調の沈着物が胆嚢表面にびまん性に点在している．b：組織学的には，黄色調相当領域は粘膜直下の泡沫細胞の集積（矢印）に相当する．

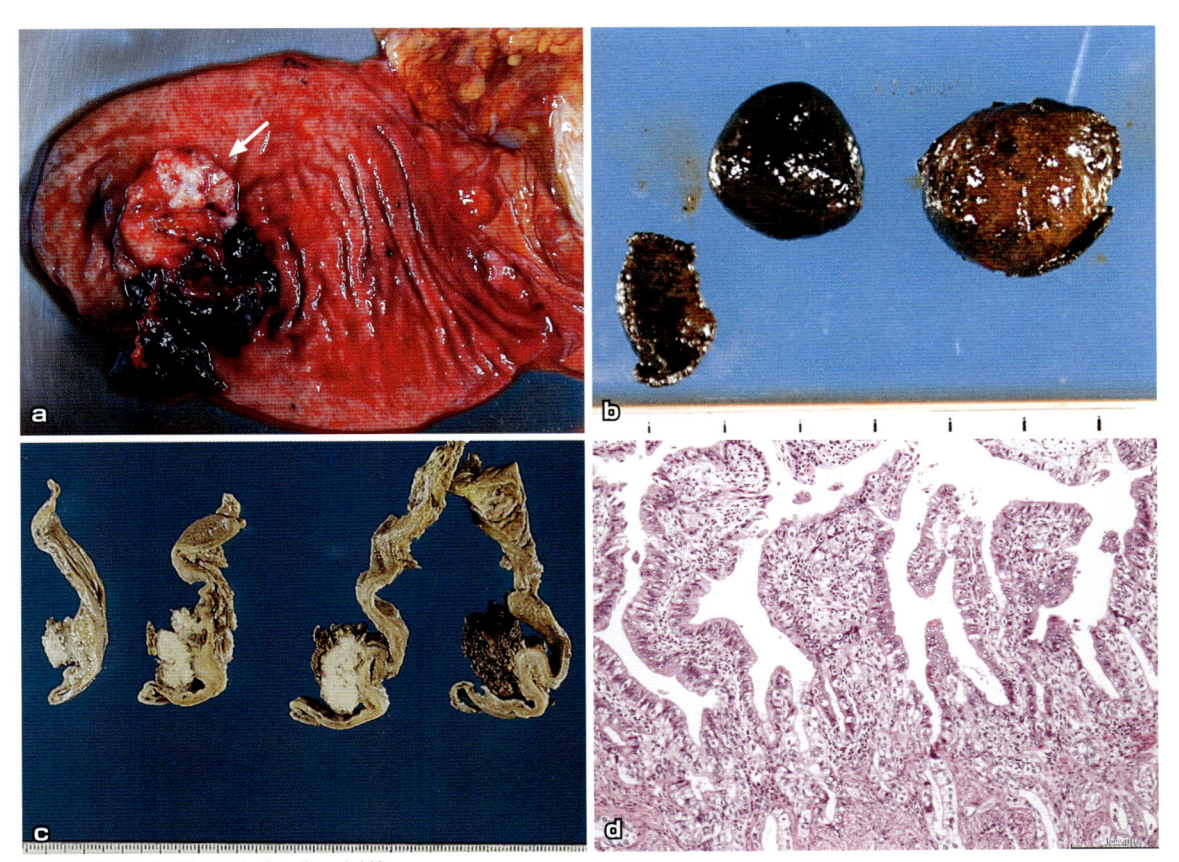

図2 胆嚢癌（剖検症例）（70代，女性）
a：胆嚢は浮腫性に肥厚し，体部に2×2.5cmの隆起性病変（矢印）が血餅に隣接して確認される．b：黒色胆石が血餅を伴い2，3個存在していた．c：胆嚢割面像．白色乳頭状の隆起性病変が局在している．d：組織像．異型腺管が乳頭状に増殖しており，乳頭状腺癌であった．間質には炎症細胞を伴っており，胆嚢炎も随伴している．

のである．RASは部位と広がりにより，①fundal type（底部の限局性結節状腫瘤を形成）（**図4a**），②segmental type（胆嚢短軸の輪状狭窄を伴う砂時計状形態）（**図5a**），③diffuse type（びまん性壁肥厚）に分けられるが，詳しくは他項に譲る．

以上，胆嚢は①，②の特殊な病理学的特徴を有す

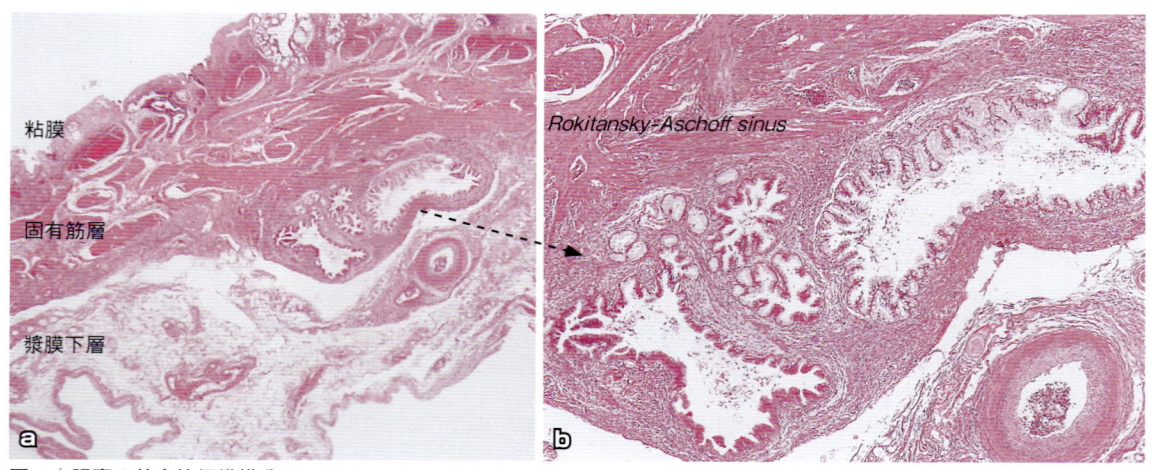

図3｜胆嚢の基本的組織構造
a：胆嚢は粘膜，固有筋層ならびに漿膜下層の3層構造で構成されている．b：胆嚢上皮が固有筋層を貫いて深部まで及ぶRokitansky-Aschoff sinus（点線矢印）が存在する．

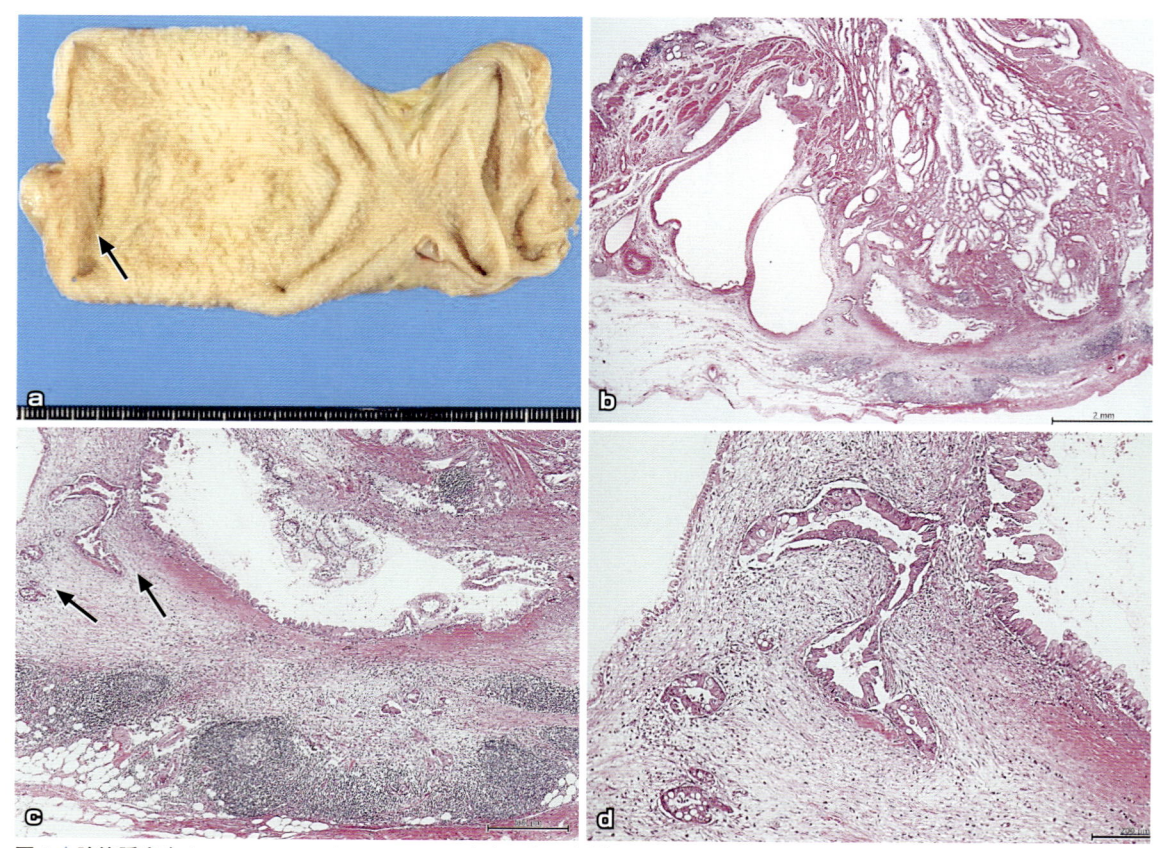

図4｜腺筋腫症（adenomyomatosis, fundal type）（70代，女性）
胆石胆嚢炎の臨床診断で切除された胆嚢．a：肉眼像．胆嚢底部に限局性の粘膜下腫瘤12×12mm（矢印）が観察された．b：組織像．弱拡大では，腺管上皮が筋線維を伴って一部囊胞状に拡張し，深部まで進入している．c：中拡大では，大小の異型腺管（矢印）が漿膜下層の壁深部に相当する腺筋症粘膜に近接して確認される．d：矢印部位の強拡大像．深部局在の腺筋症粘膜から発生した高分化型の浸潤性管状腺癌の像で，RASを介して漿膜下層に浸潤している．

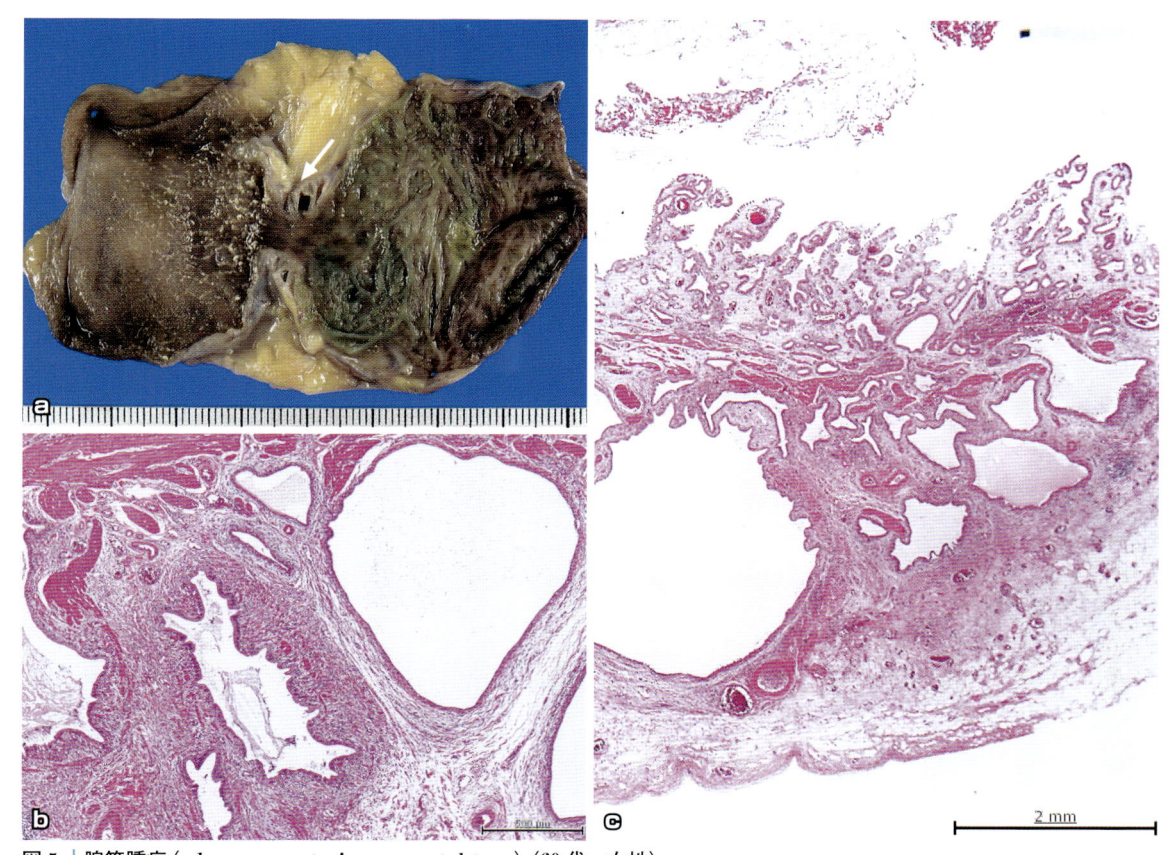

7．胆嚢の炎症性疾患（黄色肉芽腫性胆嚢炎を含む）　109

図5｜腺筋腫症（adenomyomatosis, segmental type）（60代，女性）
a：胆嚢体部に輪状狭窄がみられ，砂時計様形態（矢印）が確認される．b：組織像．固有筋層直下に腺管が線維性筋組織の増生を伴って局在している．c：組織像．大小の囊胞状に拡張した腺管が間質に線維性の増生を伴って局在している．

る結果，感染を生じると炎症が深部まで全層性に容易に波及しやすいことや，adenomyomatosis を含めた深部の RAS よりいったん癌が発症，浸潤すると，たとえ微小でも容易に播種しやすく，胆嚢癌の予後不良な一因と想定される（図 4b, c, d）[4]．その他，胆嚢床と肝床部の漿膜下層内にはルシュカ管がみられることがある．ルシュカ管は胆道発生途上に迷入した胆管と考えられており，一般的に肝実質から直接胆嚢壁に進入している微小胆管構造であり，Rokitansky-Aschoff sinus と類似しているが先は盲端になっており，胆嚢内腔との交通はない．しかし，①臨床的には，胆嚢摘出術において分断され胆汁瘻 bile leak を起こし得ること，②癌が臨床画像的に漿膜下層まで浸潤が示唆された場合，癌がルシュカ管を進展して肝組織へ進展していく可能性があるため，リンパ節郭清を含めた肝床部（S4, 5）を一部切除する臨床的対応がなされることや，病理学的に carcinoma の浸潤と見誤ることがあり，診断に注意を要する．

2．急性胆嚢炎

急性胆嚢炎 acute cholecystitis（図 6）の①90〜95％は胆石性であり，発生機序としては胆石の陥頓による胆嚢管閉塞などが挙げられ，②5〜10％の無石胆嚢炎は手術後や多発外傷，熱傷，敗血症，遷延分娩などを背景に発症することを特徴とする．症状は①，②とも右上腹部痛に持続する激痛（胆石疝痛）から始まり，吐き気や嘔吐，発熱が起こり，重症では高度の腹痛や高熱，黄疸が出現する．

急性胆嚢炎の起因菌は大腸菌やクレブシエラ，ブドウ球菌，クロストリジウムなどであり，大部分は十二指腸からの上行性感染により発症する．時に壊疽性胆嚢炎となり（図 7a），重篤な病態をきたすことがある．急性胆嚢炎の外科治療は重症度ガイドライ

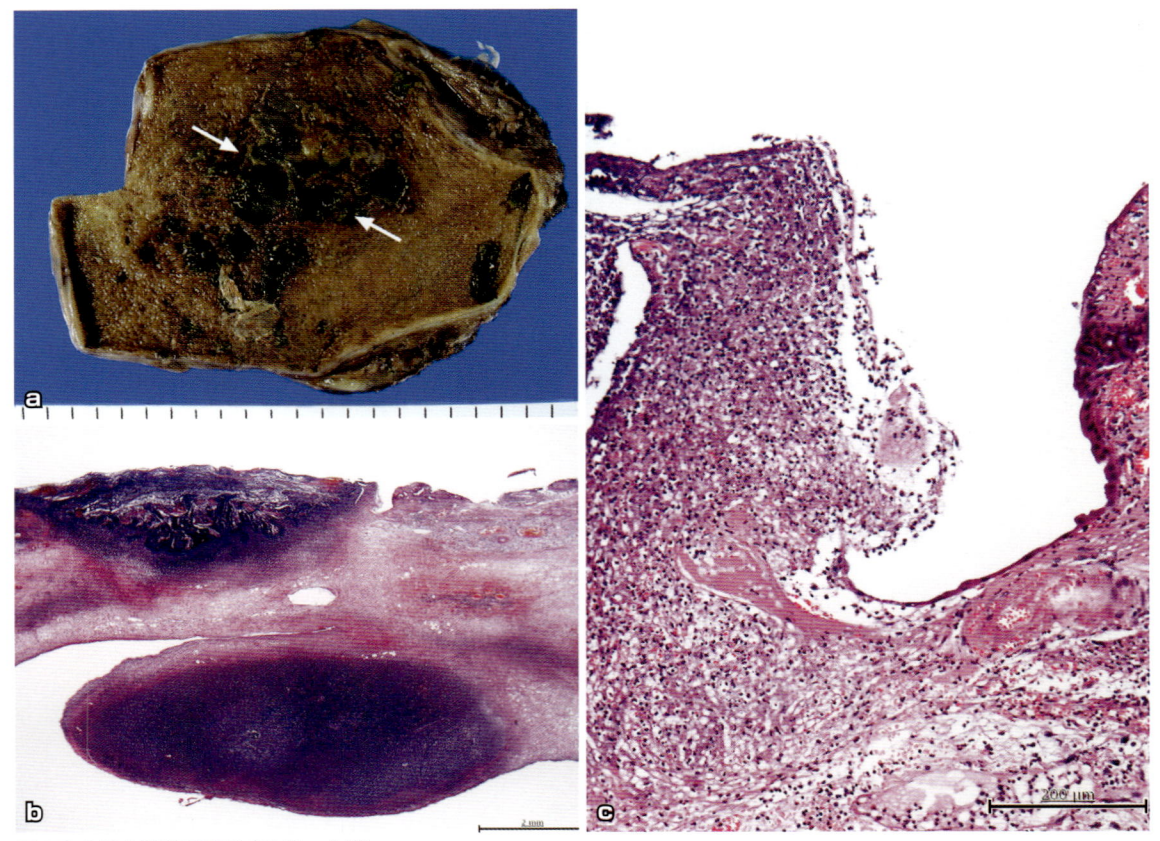

図6 | 急性化膿性胆嚢炎（80代，女性）
臨床診断は胆石性胆嚢炎．a：肉眼像．胆嚢はびらんによる粘膜の剝奪，出血塊が体部粘膜に処々散在している．b：組織像．弱拡大では，全体的に浮腫性で浅層と深層にそれぞれ2ヵ所膿瘍の局在を認める．c：組織像．強拡大では，粘膜上皮の剝離，好中球の浸潤がみられる．

ン[5]に従い，軽症であれば早期腹腔鏡下胆嚢摘出術，中等症の場合は早期の胆嚢摘出術が推奨されるが，局所の高度の炎症や菌血症に伴う敗血症等，手術困難な場合はいったん緊急胆嚢ドレナージを行い状態の改善を図った後に待機的に摘出を検討する．

肉眼所見としては胆嚢の浮腫や腫大がみられ（図6a），漿膜に膿の付着（図6b）を認める．粘膜はうっ血，浮腫，出血やびらん（図6a矢印），潰瘍形成を伴う．

組織学的には炎症の程度や性状により，①うっ血・浮腫型とされる比較的軽症のもの，②壊疽性（図7a），③化膿性胆嚢炎（図6a）に分けられる[6]．

①粘膜の出血，びらんを伴い，胆嚢壁は浮腫，うっ血により軽度肥厚する．
②循環障害による胆嚢壁の壊死を伴うもの（図7b）．びらんや潰瘍形成による上皮の剝離脱落，うっ血や出血を伴い，胆嚢壁は全層性または一部が壊死し，筋層などの壁構造は不明瞭となる（図7c）．ガス壊疽産生嫌気性菌の感染を伴うと，気腫性胆嚢炎を合併する．
③細菌感染を併発し，好中球や組織球を主体とする炎症細胞浸潤（図6c）や壁の肥厚を伴う．膿性胆汁が胆嚢内に充満した状態を胆嚢蓄膿症と呼ぶ．

多くの症例は慢性胆嚢炎の経過中に相乗して起こると考えられ，実際には，acute on chronic cholecystitis, chronic cholecystitis with acute exacerbation, chronic active cholecystitis 等と病理診断される．合併症としては穿孔やそれに伴う化膿性腹膜炎，気腫性胆嚢炎，膿瘍形成（横隔膜下膿瘍や肝膿瘍）などが挙げられる．

a）良性異型と上皮内癌との鑑別診断（図8，表1）

急性胆嚢炎では，時に結石による粘膜のびらん，出血により上皮に良性（再生）異型が出現することがあり，病理診断には注意を要する．軽度の核異型と

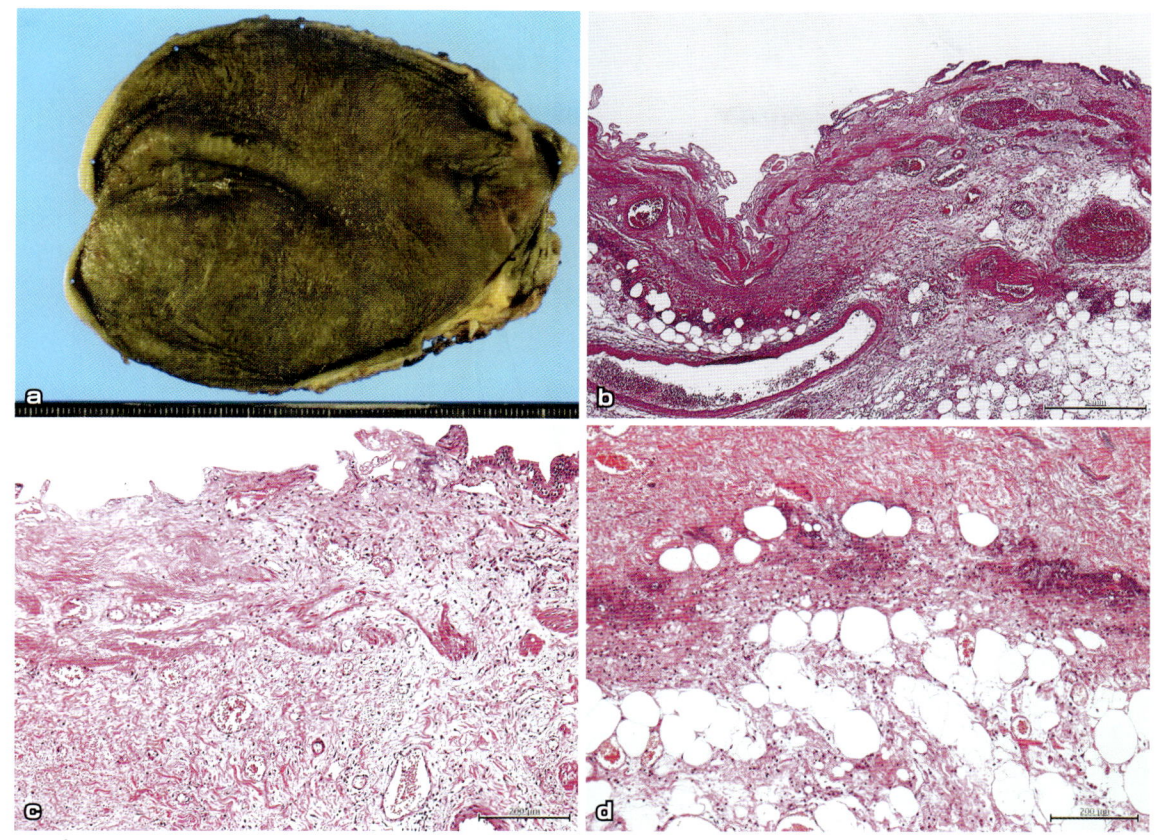

7．胆嚢の炎症性疾患（黄色肉芽腫性胆嚢炎を含む） 111

図7｜壊疽性胆嚢炎（70代，女性）
季肋部痛を主訴とし，胆嚢・総胆管結石にて切除された胆嚢．a：肉眼像．いわゆる急性胆嚢炎の重症型で壁は薄く脆弱化しており，粘膜固有のひだ状の構造は失われている．b：組織像．全体的に浮腫性，出血性で上皮は剥奪し，壁構造は不明瞭化している．c：強拡大では上皮の剥離，壁の壊死が認められる．d：強拡大像．漿膜下層では脂肪壊死，好中球の浸潤が認められる．

核クロマチン増量を示し，良性異型であるか腫瘍性異型であるか鑑別を要することがある．①病変の領域性があるか，②表層への分化の有無，③核の極性の有無，④免疫染色（p53）で病変部分の核に集団的な陽性発現の有無，などを総合的に考慮して癌と over diagnosis しないよう慎重に判断すべきである．さらに，胆汁細胞診では再生変化の他上皮の変性も加わり鑑別が困難となり，偽陽性と判定された症例が組織診では胆嚢炎と診断されることも稀ではない．細胞診の判定では，胆汁細胞診の判定基準を基盤に集塊最外層への核の接触や核の切れ込みなどの核形不整を詳細に観察等，診断精度の向上につなげることが大切である[7]．また，診断に苦慮する場合は無理をせず，臨床医と画像や血液生化学的データ等の臨床情報を詳細に聞くことで意志疎通を図り，総合的に判断することも重要である．

3. 慢性胆嚢炎 chronic cholecystitis（図9）

多くは胆石を伴い，胆石による胆嚢への持続的な刺激により発症すると考えられる．臨床症状は，軽度の右上腹部痛がほとんどで，圧痛も稀である．慢性胆嚢炎患者の25％以上で胆汁に細菌が確認される．また，慢性胆嚢炎は長期無症状のことがあるが，有症状の場合や癌が疑われる場合は胆嚢摘出の適応となる（図9a）．

組織学的には胆嚢壁の漿膜下層を主体とする"線維化"による壁の肥厚（図9b）と"リンパ球主体"の慢性炎症細胞浸潤の像を呈する（図9c）．慢性胆嚢炎では持続する粘膜上皮の障害，再生に伴い化生変化が生じる．結果，粘膜上部には杯細胞が出現（杯細胞化生）し，粘膜固有層下部に幽門腺が形成される（幽門腺化生）（図9d）．化生変化が胆嚢癌組織の背景病

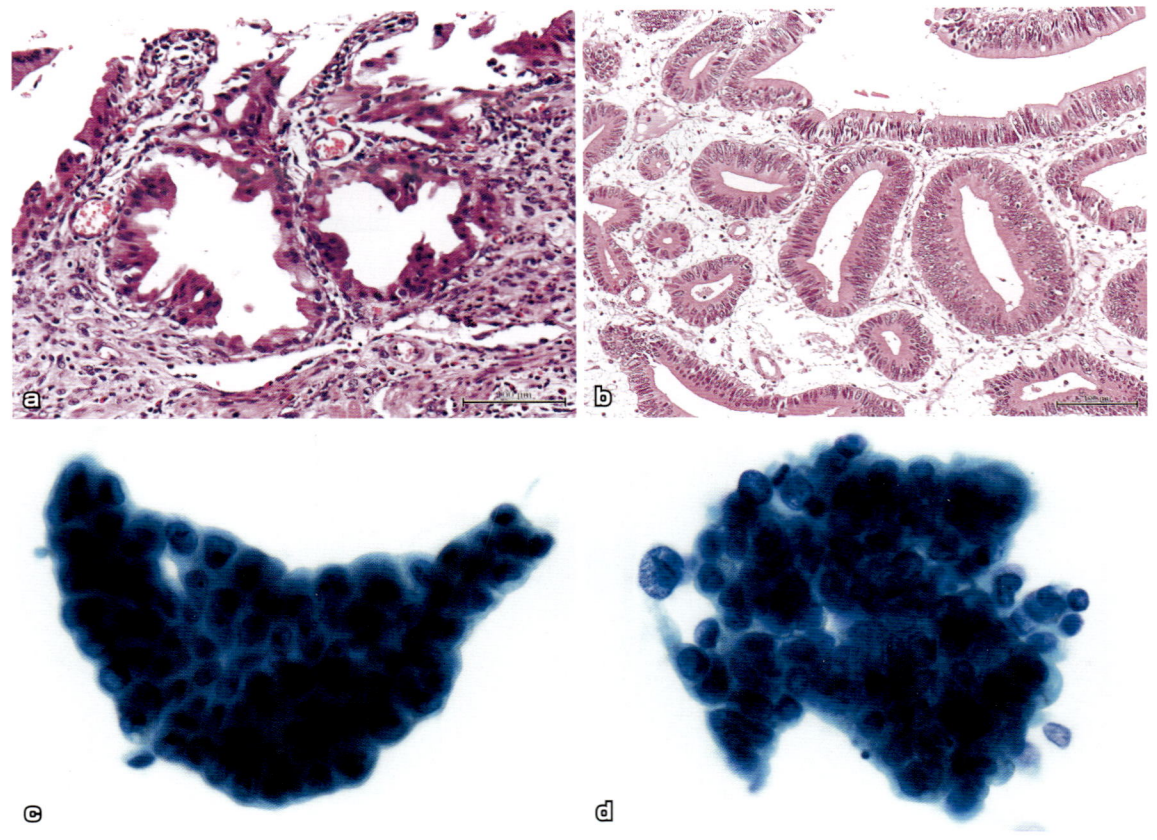

図 8 | 再生異型と腫瘍性異型の鑑別
a, b：組織診．a：良性異型．高度の炎症細胞浸潤を背景に上皮は不規則に配列するがフロント形成はみられず，核クロマチンは比較的均一である．b：高分化型管状腺癌．腺管の癒合などの構造異型がみられ，フロント形成がみられる．核/細胞質比（N/C 比）の高く，クロマチンの増量した異型細胞より構成される．c, d：胆汁細胞診．c：良性異型．N/C 比の低い上皮集塊で，核の不規則な重積はみられない．d：腫瘍性異型．N/C 比の高い上皮で，核の不規則な重積や飛び出し，圧排像が目立つ．

表 1 | 良性異型と（上皮内）癌の組織学的，細胞学的鑑別

	良性異型	（上皮内）癌
組織学的鑑別		
区域性/front 形成	乏しい	あり
表層への分化	あり	なし
核異型	軽度（核クロマチンは均一）	高度
p53	なし or 不定	核がびまん性に陽性しばしばあり
腺管内壊死	少ない	しばしばあり
背景	高度の炎症細胞浸潤	炎症像を伴うこともあり
細胞学的鑑別[7]		
細胞集塊		
不規則重積性	なし	あり
核密度	低い	高い
核の突出	なし	あり
個々の細胞		
核/細胞質比	低い	高い
核型不整	なし	あり（大小不同や切れ込み）
クロマチン	均一	増量，不均等分布
核小体	小型	大型

変に認められることから，前癌病変として発癌との関連性が示唆されている．

慢性胆囊炎の終末期では高度の線維化が進行し，壁の硝子変性や石灰化を伴い，上皮は菲薄化または剝離消失する（硝子石灰症）．陶器様胆囊 porcelain gallbladder は硝子石灰化の高度な症例で，いわゆる慢性胆囊炎のなれの果ての形態である（図 10a, b）．臨床的に腹部胸部単純 X 線図では，右上腹部にリング状の不整な石灰化がみられる．腹部 CT では胆囊壁に一致した石灰化が認識され，さらに US では胆囊内腔が描出されず，胆囊に一致して音響陰影がみられる．白く硬く肥厚した胆囊の肉眼形態を鑑み呼称されている（図 10a）．組織学的には高度の胆囊のびまん性硝子化ならびに石灰化を示すために筋線維が消失し無構造状（図 10b）となるのが特徴で，WHO では 8〜10％癌が潜在するため病理診断のピット

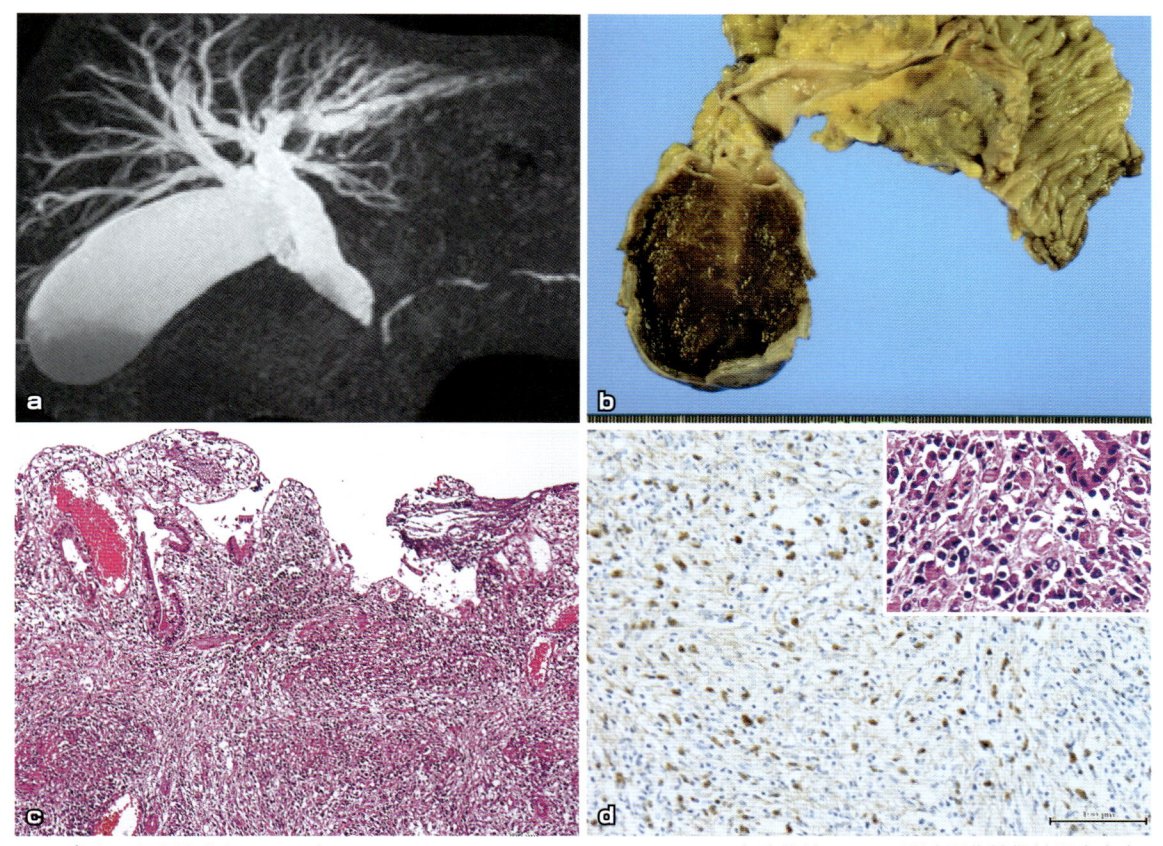

7．胆嚢の炎症性疾患（黄色肉芽腫性胆嚢炎を含む） 115

図12 自己免疫性膵炎 Type1 (lymphoplasmacytic sclerosing pancreatitis) 随伴性の IgG4 関連硬化性慢性胆嚢炎（70代，男性）
臨床画像的に胆管癌の可能性も完全に否定できず膵頭十二指腸切除施行．a：MRCP．下部胆管・膵管の狭窄，閉塞とそれに随伴した中枢胆管，胆嚢の拡大ならびに肥厚が確認される．b：肉眼像．肥厚，腫大した胆嚢（壁）と胆管（壁）が確認される．c：組織像．胆嚢上皮直下より炎症細胞浸潤が密に認められる．d：IgG4 免疫染色．IgG4 陽性細胞が多数確認される．インセット：炎症細胞の主体は形質細胞，リンパ球が確認される．

b) IgG4 関連硬化性胆嚢炎 IgG4 related cholecystitis（図12）

　IgG4 関連疾患は諸臓器に多数の IgG4 陽性形質細胞とリンパ球の浸潤，線維化，閉塞性静脈炎を生じる全身性自己免疫関連疾患である．IgG4 関連硬化性胆嚢炎は IgG4 関連硬化性胆管炎や膵炎に随伴して認められることが多い．臨床画像的にも肉眼的にも胆嚢壁の肥厚がみられるが（図12a, b），通常の胆嚢炎の臨床症状を呈することはなく，むしろ平坦型の胆嚢癌との鑑別が問題となる．組織学的にはリンパ球や形質細胞を主体とする慢性炎症細胞浸潤と線維化により胆嚢壁の肥厚を認める（図12c）．胆嚢粘膜直下には形質細胞主体の炎症細胞が密在し（図12d，インセット），免疫染色では IgG4 陽性細胞が多数確認される（図12d）[11]．

5．まとめ

　胆嚢炎の組織像の理解には，胆嚢の基本的な組織学的特徴（壁の脆弱性や RAS など）を念頭に置くことが重要である．また，胆汁うっ滞や炎症，胆石による持続的な生理的，機械的粘膜障害の延長として発癌が生じうることも鑑み，日常から再現性ある胆嚢の切り出しに心がけて病理診断をすることが重要である．

（杉山朋子，町田知久，平岩真一郎，田尻琢磨）

文　献

1) 福井次矢，黒川　清 監：ハリソン内科学，第3版，メディカルサイエンスインターナショナル，2009, pp2058-2063
2) 鬼島　宏：胆嚢・胆管，向井　清，真鍋俊明，深山正久

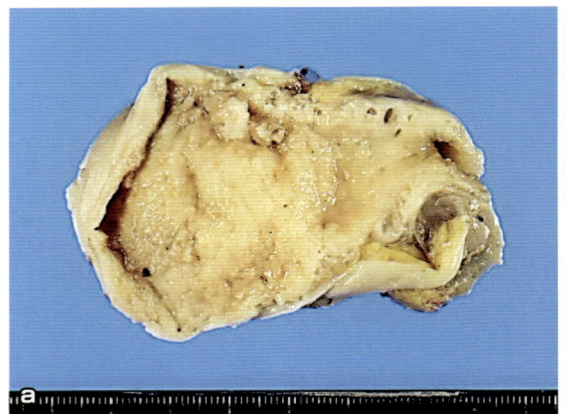

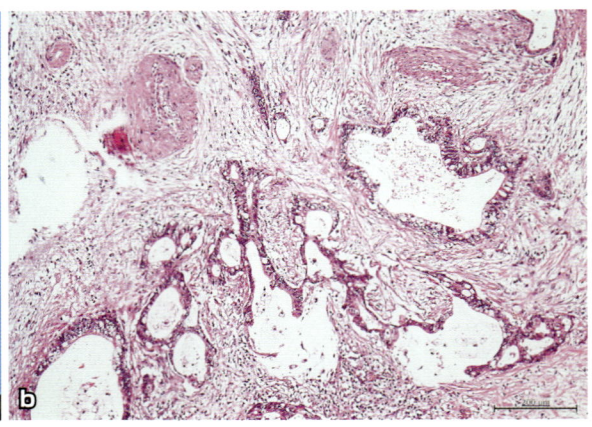

図 13 | incidental gallbladder cancer（70代女性）
胆石，胆囊腺筋症の臨床診断で切除された胆囊．**a**：肉眼像．切除材料では胆囊体部は硬化し肥厚している．表面は不規則粗造で胆囊癌が疑われるが，腫瘤の形成は不明瞭．**b**：組織像．平坦浸潤型の中分化型の腺癌が認められ，漿膜下層まで浸潤が確認される．

偶発胆囊癌

　昨今の臨床画像診断の発達により胆囊癌の隆起性病変は術前指摘可能になった一方で，平坦型病変に関しては胆石症や胆囊炎による胆囊壁肥厚に修飾され，術前胆囊癌と指摘されることはいまだ困難である．よって最近では臨床画像上，術前良性疾患と考えられる症例は腹腔鏡下胆囊切除術が標準的治療法として確立されている．その症例の中で術後病理学的検索にて初めて癌と発見される偶発癌 incidental gallbladder cancer（**図 13a, b**）も新たな臨床的問題点となってきた．腹腔鏡手術における偶発癌の割合はおよそ 0.2〜0.6％と報告されている[12]．病理医は，切り出し後の病理診断で incidental gallbladder cancer が判明しても対応可能な胆囊の切り出し方法が推奨される．具体的には，胆囊裏面の胆囊床（電気メスを入れた部分）や胆管断端などの位置関係を念頭に入れ，胆囊の切り出しを行うと，癌が判明して再切り出しを施行する場合にも憂える必要はなく，追加切除の有無など臨床的対応に方向性を与えることができる．

編：外科病理学．第4版，文光堂，2006, pp665-698
3) Duarte I, Llanos O, Domke H et al：Metaplasia and precursor lesions of gallbladder carcinoma. Frequency, distribution, and probability of detection in routine histologic samples. Cancer 72：1878-1884, 1993
4) 鬼島　宏：胆囊癌の壁内浸潤様式．胆道 22：207-216, 2008
5) 急性胆管炎・胆囊炎診療ガイドライン改訂出版委員会編：―TG13 新基準掲載―急性胆管炎・胆囊炎診療ガイドライン 2013．医学図書出版，2013
6) 糸井隆夫，渡辺英伸，武井和夫他：急性胆囊炎の病理―肉眼型の分類・移行と急性胆囊炎合併胆囊癌との鑑別―．腹部画像診断 14：143-156, 1994
7) 広岡保明，中泉明彦，岡　輝明他：胆汁細胞診の採取・判定方法に関する研究（第1報）―貯留胆汁細胞診の細胞判定基準―．日臨細胞会誌 49：7-14, 2010
8) Stephen AE, Berger DL：Carcinoma in the porcelain gallbladder：a relationship revisited. Surgery 129：699-703, 2001
9) Shimizu M, Miura J, Tanaka T et al：Porcelain gallbladder：relation between its type by ultrasound and incidence of cancer. J Clin Gastroenterol 11：471-476, 1989
10) 北川　晋，中川正昭，山田哲司他：黄色肉芽腫性胆囊炎の臨床病理学的検討．日外会誌 91：1001-1010, 1990
11) Abraham SC, Cruz-Correa M, Argani P et al：Lymphoplasmacytic chronic cholecystitis and biliary tract disease in patients with lymphoplasmacytic sclerosing pancreatitis. Am J Surg Pathol 27：441-451, 2003
12) 河野　博，中村雅史，永吉洋介他：腹腔鏡下胆囊摘出術における Incidental gallbladder cancer の頻度．胆と膵 32：373-377, 2011

第2部 組織型と診断の実際

Ⅱ. 膵病変

1 漿液性腫瘍

1. 定義・概念

漿液性腫瘍 serous neoplasm は，通常内溶液が漿液性の多房性嚢胞性病変で，豊富なグリコーゲンにより，胞体が淡明な立方状の上皮細胞から成る腫瘍である[1,2]．大部分は良性の経過を示すが，稀にリンパ節や肝臓など遠隔臓器へ転移する場合がある．

本腫瘍は，既に100年以上前から認識されていたが[3]，長い間粘液性嚢胞腫瘍と区別されずに単に嚢胞腺腫や嚢胞腺癌とされていた．その後，組織像と予後との検討から，次第に両者が臨床病理学的に異なる腫瘍とわかり，1978年にCompagnoら[4]やHodgkinsonら[5]により別個の腫瘍として報告された．さらに2010年第4版のWHO分類では，本腫瘍には充実性病変もあるため，漿液性腫瘍とされるようになった[2]．

2. 臨床的事項

全膵腫瘍の1〜2％程度と，稀な腫瘍である．平均年齢は60歳前後（自験例平均値60歳，中央値67歳[35〜80歳]）．女性に多く（71〜87％），部位別では体尾部に多くみられるが，頭・体・尾と3つに分けるとそれほど変わりはない（頭/体/尾：31〜39％/27〜35％/22〜25％，自験例25％/42％/33％）[6-10]．症状はおよそ20％程度の症例でみられ，腹痛，急性膵炎，腫瘤触知，などである[6]．悪性例は稀であるため，典型的画像所見である蜂の巣状所見を呈する場合には，手術をせず経過観察をとることが多い．その際，超音波内視鏡下穿刺吸引術 endoscopic ultrasound-guided fine-needle aspiration（EUS-FNA）で組織細胞学的に確認する施設が多くなってきた．手術適応としては，有症状例，悪性度のより高い他疾患との鑑別困難例，周囲臓器浸潤例，悪性疑い例，腫瘍径4cm以上例などとされている[6]．

3. 肉眼所見

通常境界明瞭で単発の多房性嚢胞性病変であるが，なかには多発の場合もあり，特に von Hippel-Lindau 病ではそのようなことが多い．腫瘍平均径は4〜6cm程度．割面上の特徴的な所見は，蜂の巣状所見 honeycomb appearance もしくはスポンジ状所見 sponge-like appearance と称される多数の微小嚢胞の集簇像である．個々の嚢胞のサイズは中心部よりも辺縁のほうが大きいことが多い．中心部に星芒状の線維化 central（stellate）scar を呈することが多く，硬化変性や場合によっては石灰化を伴うこともある．通常主膵管との交通はみられないが，なかには交通のある症例もある．また主膵管の狭窄や拡張に関しては後述する solid type を除くすべての type でみられる（35〜50％）[6]．

肉眼形態的には，以下の4つに亜分類される（図1）[6,11]．

1) macrocystic type（図2）

個々の嚢胞径が1cm以上の数個までの嚢胞から成る腫瘍．漿液性腫瘍全体の20％程度[6]．以前 serous oligocystic adenoma とされていたもの．中心瘢痕を欠く．画像的に粘液性嚢胞腫瘍 mucinous cystic neo-

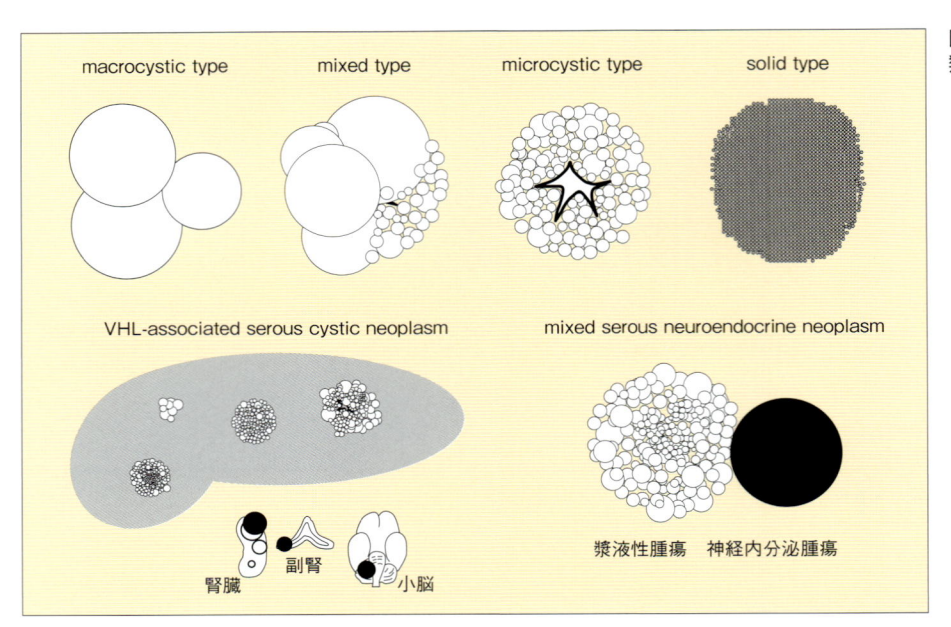

図1 | 漿液性腫瘍の亜分類（シェーマ）

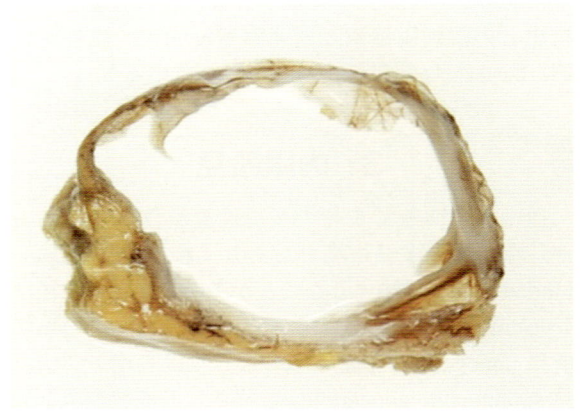

図2 | macrocystic type（肉眼像）

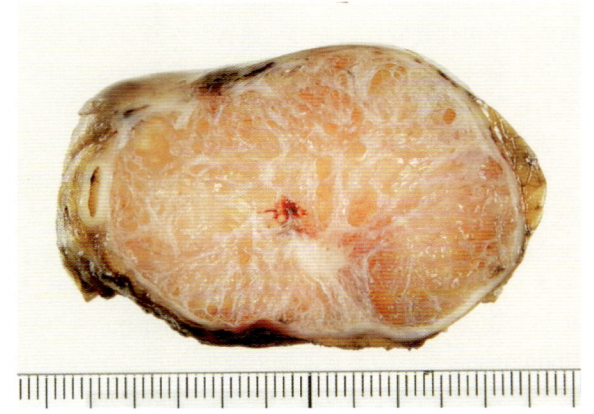

図3 | microcystic type（肉眼像）

plasm（MCN）や分枝型の膵管内乳頭粘液性腫瘍 intraductal papillary-mucinous neoplasm（IPMN）との鑑別が問題となることが多い．

2）microcystic type（図3）

個々の嚢胞径が1cm以下の多数の小型嚢胞の集蔟から成る腫瘍．漿液性腫瘍全体の60％程度と多くを占める[6]．中心瘢痕や石灰化がみられる．

3）mixed type

個々の嚢胞径が1cm以上と1cm以下の嚢胞の混在，すなわち上記 macrocystic type と microcystic type とが混在している腫瘍．粘液性嚢胞性腫瘍と漿液性腫瘍との混在を意味するものではない．漿液性腫瘍全体の16％程度[6]．

4）solid type（図4）

画像または肉眼上，嚢胞状構造を認識しがたい腫瘍．画像上は神経内分泌腫瘍をはじめとする種々の充実性腫瘍との鑑別が困難なことが多い．漿液性腫瘍全体の3％程度[6]．

4．組織学的所見

1）漿液性腺腫 serous adenoma

通常多房性の嚢胞状構造を呈している．単層の立

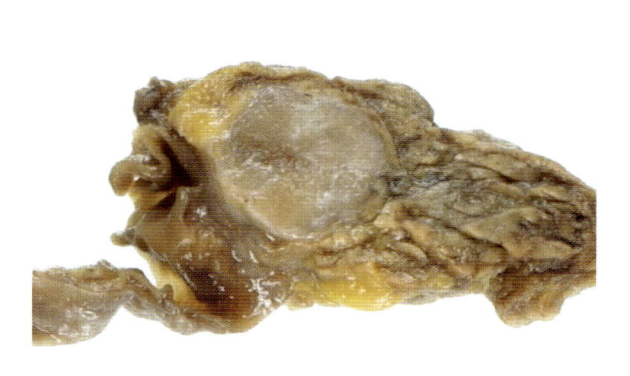

図4 | solid type（肉眼像）

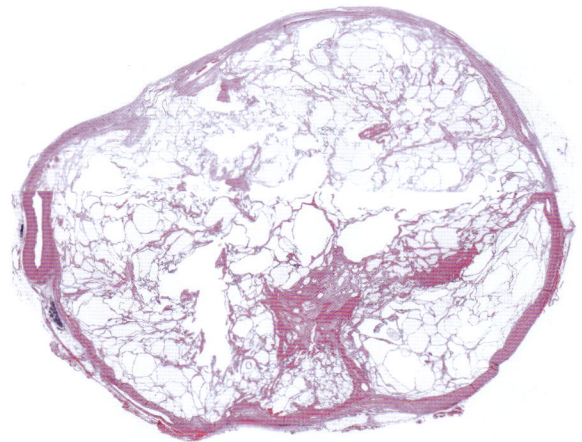

図5 | 組織像（microcystic type のルーペ像）

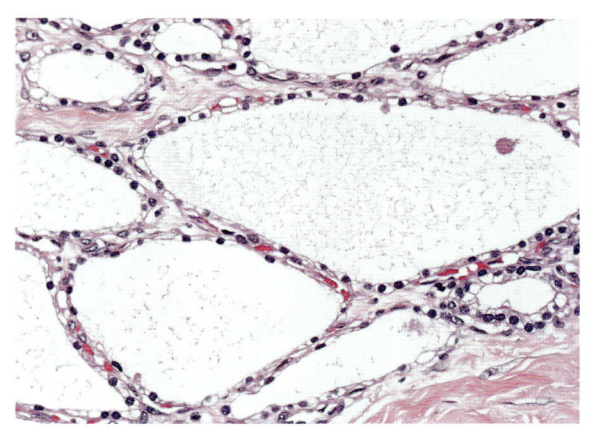

図6 | 組織像（強拡大像）

方状からやや扁平な上皮細胞で構成され，胞体は豊富なグリコーゲンにより淡明から，時には好酸性であり，なかにはやや顆粒状から泡沫状のことがある．核は類円形から卵円形で，異型は乏しい（図5，6）．内腔側表面には microvilli のような所見がみえることもある．乳頭状もしくは低乳頭状に上皮増生を示す場合もあるが，悪性との相関性はない．核分裂像は通常認められない．上皮直下には毛細血管が豊富にみられ，画像上の多血性を反映している所見といえる．腫瘍の中心部に線維化が比較的よく認められ，硬化変性や石灰化を伴うこともある．またうっ血とともに出血もみられ，これらによって内容物が出血性の場合もある．

本腫瘍はごく少数の他臓器での報告を除いてほぼ膵臓固有の腫瘍といえる．ただし，注意しなければいけないのは，卵巣にもほぼ同一名称の漿液性腫瘍があり，両者の異同についてである．これらは内容物が漿液性である点を除いて組織像および予後ともにまったく異なる．卵巣の漿液性腫瘍は，本膵腫瘍のようにグリコーゲン豊富な淡明細胞から成るのではなく，卵巣表層上皮や卵管上皮類似の細胞から成り，異型が強くなるに従って悪性度が高くなり，予後も悪く，両者はまったく異なる腫瘍といえる．

以前では手術材料を除くと，本腫瘍の組織標本をみることはほとんどなかったが，前述の通り，近年 EUS-FNA をされることがあり，組織生検をみる機会が多くなってきた．ただし，本腫瘍から採取される EUS-FNA 検体は量が少なく非常に小さいことが多いため，診断に苦慮することが多い．さらに FNA 検体では迅速な固定による影響のためか，N/C 比が高く細胞質が不明瞭となり，漿液性腫瘍に特徴的な淡明な胞体を認識し難くなる．リンパ球をはじめとする白血球やランゲルハンス細胞などとも誤認しないように心がけなくてはいけない（図7）．

WHO 分類では，多くを占める microcystic type のほか，以下の亜分類が提唱されている（図1）．

a) macrocystic serous cystadenoma
肉眼所見の項で前述した macrocystic type にほぼ相当する．

b) soid serous adenoma
同肉眼所見の項で前述した solid type にほぼ相当する．

c) VHL-associated serous cystic neoplasm
von Hippel-Lindau 病の 35～90％程度に膵病変が起こるといわれている．若年で（平均 42 歳），しば

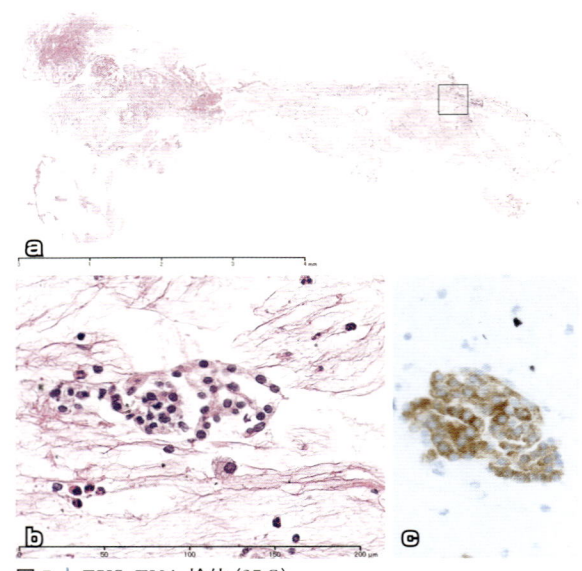

図7 | EUS-FNA 検体（25G）
a：HE 染色ルーペ像. b：HE 染色強拡大像. c：MUC6.

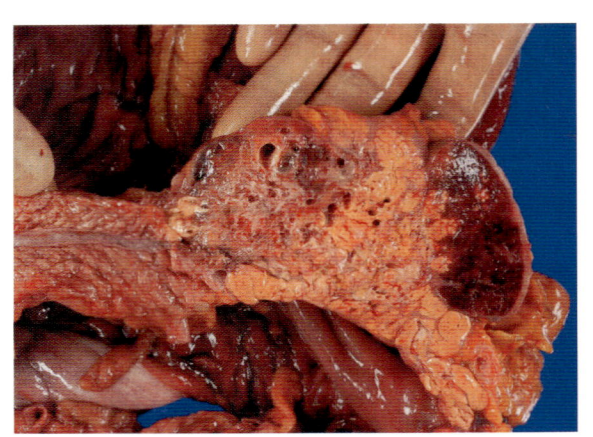

図8 | 漿液性囊胞腺癌の膵原発巣の肉眼像
（KKR 札幌医療センター 鈴木 昭先生のご厚意による）

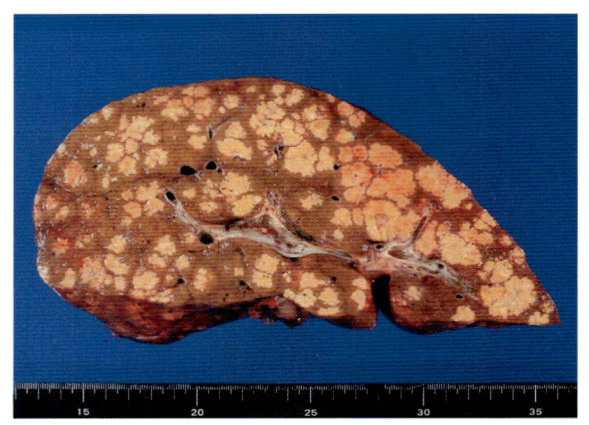

図9 | 漿液性囊胞腺癌の肝転移巣の肉眼像
（KKR 札幌医療センター 鈴木 昭先生のご厚意による）

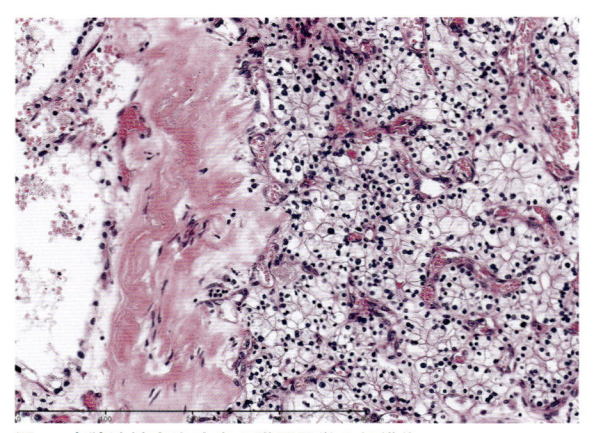

図10 | 漿液性囊胞腺癌の膵原発巣の組織像
solid な箇所が比較的目立つ．（KKR 札幌医療センター 鈴木 昭先生のご厚意による）

しば多発性であり，なかにはびまん性に膵全体に発生することもある[12]．逆に多発している場合には，VHL 病の可能性を考えるべきである．

d) mixed serous neuroendocrine neoplasm

漿液性腫瘍と内分泌腫瘍の両成分がみられる症例で，通常 von Hippel-Lindau 病に発生する．両者が混在する場合もあれば，近接のみの場合もある．

2) 漿液性囊胞腺癌 serous cystadenocarcinoma

今まで 20 例弱しか報告されていない非常に稀な腫瘍[10,13-27]．上記の漿液性腺腫に対応する悪性病変で，遠隔転移をきたした腫瘍をいう（図8〜13）．前版の WHO 分類（2000）では，周囲臓器へ浸潤した病変も漿液性囊胞腺癌とされていたことから，既往の報告を検討する際には注意が必要である．組織学的には原発巣および転移巣ともに軽度の異型はみられるがそれほど目立たず，漿液性腺腫とほとんど区別がつかない．核分裂像も通常みられない．免疫組織化学的にも漿液性腺腫と同様の発現を示す．

5．一般特殊染色

細胞質にグリコーゲンが豊富に含有されているため，PAS 染色陽性，ジアスターゼ消化 PAS 染色陰

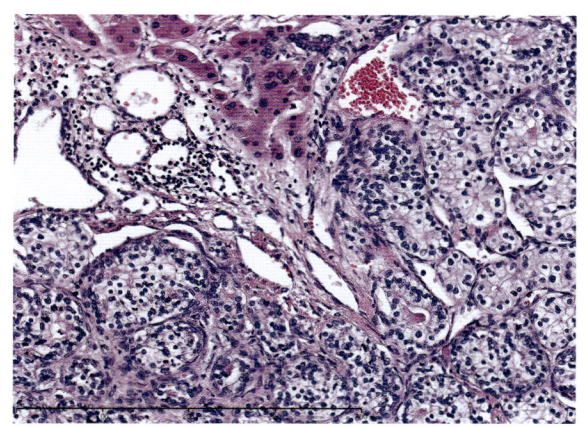

図11 | 漿液性嚢胞腺癌の肝転移巣の組織像
solid な箇所が比較的目立つ．（KKR 札幌医療センター 鈴木昭先生のご厚意による）

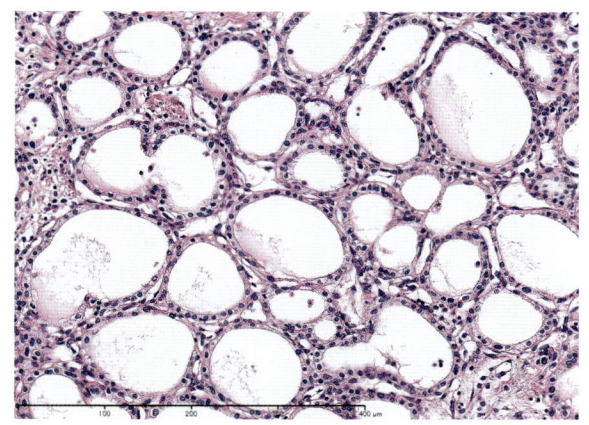

図12 | 別症例の漿液性嚢胞腺癌の膵原発巣の組織像
microcystic な箇所が主体．（久留米大学医学部病理学講座 内藤嘉紀先生のご厚意による）

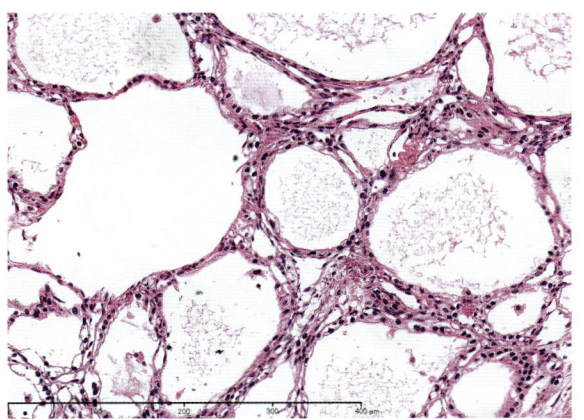

図13 | 別症例の漿液性嚢胞腺癌の肝転移巣の組織像
microcystic な箇所が主体．（久留米大学医学部病理学講座 内藤嘉紀先生のご厚意による）

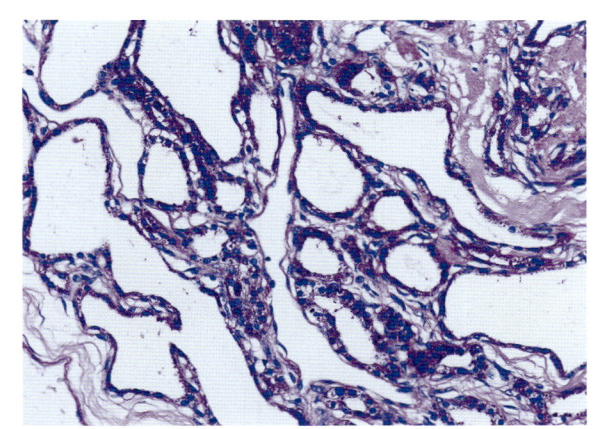

図14 | PAS 染色

性所見を示す（図14）．

6．免疫組織化学的特徴

MUC6，α-inhibin，calponin，CD56，NSE，EMA，cytokeratin7 や CA19-9 などが種々の程度に陽性となる（図15〜17）[28]．MUC1 が陽性となる場合もある．また EGFR，VEGF，VEGFR-2 や VEGFR-3 などが発現するとの報告がある[29,30]．D2-40 は陽性となる報告と陰性となる報告があるが，自験例でも大多数は陰性だが一部弱陽性を示す症例はみられた．上皮下には CD34 や CD31 陽性の血管が豊富にみられる．EUS-FNA 検体では，前述したように量が少なく非常に小さいことが多いため，前述した MUC6，α-inhibin，CD56 や calponin などを主体とした免疫組織化学が診断に有用な場合がある．ただし，この中で CD56 については注意しなくてはいけない．CD56 は神経内分泌腫瘍 neuroendocrine tumors（NET）や充実性偽乳頭状腫瘍 solid-pseudo-papillary neoplasm（SPN）で陽性となるが，漿液性腫瘍でも（部分的な場合が多いが）陽性となることがある．FNA 検体ではもともと検体が小さいことからごく少量の陽性像のときには慎重に判断すべきである．臨床画像的にも，NET や SPN はともに嚢胞状変化をきたすことがあり，特に NET では漿液性腫瘍と同様 hypervascularity を示し鑑別診断となり得ることから，臨床診断に引っ張られ誤った判断をしないようにしなければならない．

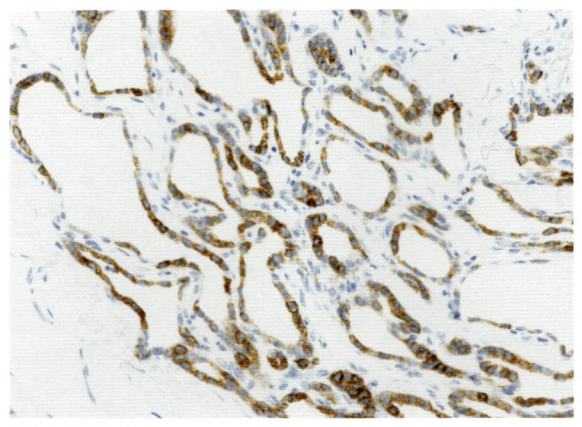

図15 | MUC6

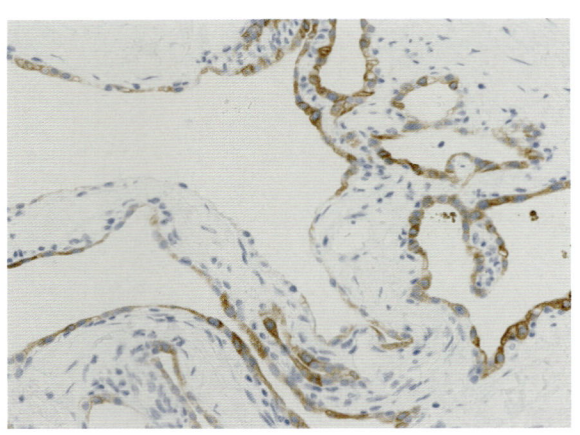

図16 | α-inhibin

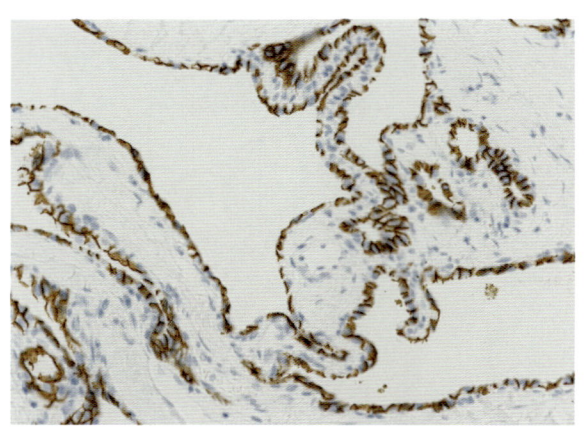

図17 | CD56

> **TOPICS 淡明細胞から成るその他の腫瘍との関係**
>
> 漿液性腫瘍のほか淡明細胞から成る腫瘍として、腎臓淡明細胞癌や血管芽腫が挙げられるが、これらに共通している点は血流が豊富で、さらにvon Hippel-Lindau病と関与していることである。von Hippel-Lindau gene (VHL gene) はvon Hippel-Lindau病だけでなくsporadicな漿液性腫瘍症例でも40～70％で変異しているといわれているが、この変異から低酸素状態を経て、VEGFが発現することでhypervascularな血管新生をきたし、さらにこのVEGFに加えCA IX、HIF1αやGLUT-1などによりグリコーゲンの産生蓄積を示す淡明細胞化した腫瘍を発生する、という報告がある[30]。免疫組織化学でもこれらは漿液性腫瘍だけでなく腎臓淡明細胞癌でも陽性になるとされており、組織像において類似性を示す腎臓淡明細胞癌と、腫瘍発生や血管新生などでも共通点があるのは非常に興味深い。

7. 鑑別診断

漿液性腫瘍の鑑別疾患を考えるうえで、特に問題となるのはmacrocystic typeの場合とsolid typeの場合とで、前者では以下の前半の3つ、後者では後半の3つが鑑別対象疾患となる。

1) MCN

中年女性の膵体尾部に好発する。共通の被膜を有する多房性の囊胞性病変で、囊胞を構成している上皮細胞は粘液性の高円柱上皮であり、上皮下には卵巣様間質がみられる。

2) IPMN

主膵管と交通のある腫瘍で、粘液貯留による膵管拡張を特徴とする膵管上皮系腫瘍。構成している上皮細胞は粘液性の高円柱上皮である。

3) リンパ管腫

大小に拡張したリンパ管の集簇から成る。免疫組織化学でD2-40陽性、cytokeratin陰性。

4) SPN

若年女性の膵体尾部に好発する。以下の2腫瘍と

ともに，囊胞性腫瘍というよりは囊胞状変化をきたす充実性腫瘍である．偽乳頭状構造を示す．免疫組織化学でvimentin，β-catenin（核）やCD56などがびまん性に多くの細胞に陽性．

5) NET

神経内分泌系の腫瘍で特徴的な構造を示すことが多い．免疫組織化学でchromograninA，synaptophysinやCD56などが陽性となる．

6) 腎臓淡明細胞癌の転移

淡明な細胞が胞巣状構造を示し増生する腫瘍．免疫組織化学でvimentinやCD10などが陽性となる．さらにVEGFR-2，VEGFR-3やGLUT-1などが鑑別に有用との報告がある[29]．

（安川　覚，柳澤昭夫）

文　献

1) 日本膵臓学会編：臨床・病理 膵癌取扱い規約．第6版補訂版．金原出版，2013
2) Terris B, Fukushima N, Hruban RH et al：Serous neoplasms of the pancreas. in Bosman FT, Carneiro F, Hruban RH et al (eds)："WHO Classification of Tumours of the Digestive System", 4th ed, IARC, Lyon, 2010, pp296-299
3) Sedivy R, Patzak B：Pancreatic diseases past and present：a historical examination of exhibition specimens from the Collectio Rokitansky in Vienna. Virchows Arch 441：12-18, 2002
4) Compagno J, Oertel JE：Microcystic adenomas of the pancreas (glycogen-rich cystadenomas)：a clinicopathologic study of 34 cases. Am J Clin Pathol 69：289-298, 1978
5) Hodgkinson DJ, ReMine WH, Weiland LH：Pancreatic cystadenoma. A clinicopathologic study of 45 cases. Arch Surg 113：512-519, 1978
6) Kimura W, Moriya T, Hirai I et al：Multicenter study of serous cystic neoplasm of the Japan pancreas society. Pancreas 41：380-387, 2012
7) Tseng J, Warshaw A, Sahani DV et al：Serous Cystadenoma of the pancreas：tumor growth rates and recommendations for treatment. Ann Surg 242：413-421, 2005
8) Le Borgne J, de Calan L, Partensky C et al：Cystadenomas and cystadenocarcinomas of the pancreas：a multiinstitutional retrospective study of 398 cases. French Surgical Association. Ann Surg 230：152-156, 1999
9) Bassi C, Salvia R, Molinari E et al：Management of 100 consecutive cases of pancreatic serous cystadenoma：wait for symptoms and see at imaging or vice versa? World J Surg 27：319-323, 2003
10) Galanis C, Zamani A, Cameron JL et al：Resected serous cystic neoplasms of the pancreas：a review of 158 patients with recommendations for treatment. J Gastrointest Surg 11：820-826, 2007
11) 一二三倫郎，西東龍一，竹熊与志 他：CT, MRI 所見からみたSCT-良，悪性の鑑別は可能か．胆と膵24：245-253, 2003
12) Kanno A, Satoh K, Hamada S et al：Serous cystic neoplasms of the whole pancreas in a patient with von Hippel-Lindau disease. Intern Med 50：1293-1298, 2011
13) 岡田恒良，野浪敏明，三輪高也 他：原発巣摘出4年後に肝転移巣摘除を行った膵漿液性囊胞腺癌の1例．日消誌88：2719-2723, 1991
14) Philips CA, Kalal CR, Bihari C et al：Unique presentation of giant metastatic microcystic serous adenocarcinoma of the pancreas. Case Rep Gastrointest Med 2014：913745, 5pages, 2014
15) Bramis K, Petrou A, Papalambros A et al：Serous cystadenocarcinoma of the pancreas：report of a case and management reflections. World J Surg Oncol 10：51, 2012
16) Zirinsky K, Abiri M, Baer JW：Computed tomography demonstration of pancreatic microcystic adenoma. Am J Gastroenterol 79：139-142, 1984
17) George DH, Murphy F, Michalski R et al：Serous cystadenocarcinoma of the pancreas：a new entity? Am J Surg Pathol 13：61-66, 1989
18) 箱崎幸也，白浜竜興，大庭健一 他：肝膿瘍が発見契機となった膵・肝漿液性囊胞腺腫の1例．胆と膵12：1017-1024, 1991
19) Yoshimi N, Sugie S, Tanaka T et al：A rare case of serous cystadenocarcinoma of the pancreas. Cancer 69：2449-2453, 1992
20) Eriguchi N, Aoyagi S, Nakayama T et al：Serous cystadenocarcinoma of the pancreas with liver metastases. J Hepatobiliary Pancreat Surg 5：467-470, 1998
21) Strobel O, Z'graggen K, Schmitz-Winnenthal FH et al：Risk of malignancy in serous cystic neoplasms of the pancreas. Digestion. 68：24-33, 2003
22) Franko J, Cole K, Pezzi CM et al：Serous cystadenocarcinoma of the pancreas with metachronous hepatic metastasis. Am J Clin Oncol 31：624-625, 2008
23) Widmaier U, Mattfeldt T, Siech M et al：Serous cystadenocarcinoma of the pancreas. Int J Pancreatol 20：135-139, 1996
24) 梅津　哉，内藤　眞，木村格平：膵臓に発生した漿液性囊胞腺癌の1例：新潟医学会雑誌110：72-77, 1996
25) Matsumoto T, Hirano S, Yada K et al：Malignant serous cystic neoplasm of the pancreas. J Clin Gastroenterol 39：253-256, 2005
26) 湯浅吉夫，角　重信，中光篤志：浸潤性増殖およびリンパ節転移を伴っていた漿液性囊胞腺癌の1例．日消外会誌42：1419-1423, 2009
27) Wasel BA, Keough V, Huang WY et al：Histological percutaneous diagnosis of stage IV microcystic serous cystadenocarcinoma of the pancreas. BMJ Case Rep. 2013 Jan 30；2013. pii：bcr2012007924. doi：10.1136/bcr-2012-007924
28) Kosmahl M, Wagner J, Peters K et al：Serous cystic neoplasms of the pancreas：an immunohistochemical analysis revealing alpha-inhibin, neuron-specific enolase, and MUC6 as new markers. Am J Surg Pathol 28：339-346, 2004
29) Liszka L, Pająk J, Gołka D：Serous neoplasms of the pancreas share many, but not all aspects of their microvascular and angiogenic profile with low-grade clear cell renal cell carcinomas. Pathol Res Pract 210：901-908, 2014
30) Thirabanjasak D, Basturk O, Altinel D et al：Is serous cystadenoma of the pancreas a model of clear-cell-associated angiogenesis and tumorigenesis? Pancreatology 9：182-188, 2009

第2部　組織型と診断の実際

II．膵病変

2　粘液性嚢胞腫瘍（MCN）

1．概　念

　膵の粘液性嚢胞性疾患の解析は，1978年にCompagnoらが膵嚢胞性腫瘍を粘液性と漿液性に分類したことに端を発する[1]．その後1982年，Ohashiらは十二指腸主乳頭から粘液が多量に流出する膵嚢胞性病変を"粘液産生膵腫瘍"として報告した[2]．次いで，膵嚢胞性病変が"粘液産生膵腫瘍"として臨床病理学的に，(a)粘液癌，(b)嚢胞腺腫/腺癌，(c)膵管内乳頭腺腫/腺癌」に分類された[3]．その結果，現在の主膵管型の膵管内乳頭粘液性腫瘍 intraductal papillary-mucinous neoplasms（IPMN）に相当する(c)が独立した概念ととらえられたと思われる．しかし，(b)に現在の粘液性嚢胞腫瘍 mucinous cystic neoplasms（MCN）と分枝型IPMNが含まれたことにより，両者があたかも同一疾患群の組織亜型としてとらえられ，加えてMCNに特徴とされる卵巣様間質への関心が低かったことが，主膵管型・分枝型を問わずにIPMNとMCNの鑑別，ひいてはMCNの定義に混乱を与えてしまった．
　現行のAFIP（2007）での記載[4]およびWHO分類（2010）[5]では，MCNは「円柱状・粘液産生性上皮から形成された嚢胞性腫瘍で，卵巣様間質を伴う」とされた．それぞれの「定義」の項目には，卵巣様間質 ovarian-like stroma（OLS）の他，性別・年齢・発生部位・膵管との交通性などの臨床病理学的事項が記載されており，これらがMCNの定義を曖昧にしてきたと思われる．現在ではMCNの定義に，卵巣様間質が必須であると考えられている．膵癌取扱い規約（第6版，2009）には明確な定義の記載はなく，臨床病理学的な事項のみが解説されている[6]．

表1｜MCNとIPMN（特に分枝型）の鑑別

	MCN	IPMN
好発年齢	中年 （20〜70代まで発生例あり）	高齢 （60歳以上に多い）
性別	ほとんど女性	男性＞女性
好発部位	ほとんどが膵体尾部・尾部	頭部＞体尾部
肉眼所見 　イメージ	球状　夏ミカン	ブドウ　外方へ突出するも膵の形態は保たれる
大きさ	大小あり 嚢胞壁内に小嚢胞（cyst in cyst）	比較的均一
壁の性状 膵管との交通 卵巣様間質	厚い　びらん・出血あり 多くの例で認めない あり	薄い　白色 ほとんどで認める なし

MCN：mucinous cystic neoplasm.
IPMN：intraductal papillary-mucinous neoplasm.

2．定　義

　MCNは卵巣様間質を有する上皮性・嚢胞形成性・粘液性腫瘍であり，臨床病理学的事項については原則的に解説と理解される（表1）．

3．臨床病理学的事項

　日本膵臓学会 Japan Pancreas Society（JPS）の156例の集計では，女性が98.1％（153例），年齢が19〜84（平均48.1）歳である[7]．病変の占拠部位は，

2．粘液性囊胞腫瘍（MCN）

図1 │ MCN と IPMN の肉眼的なイメージ
MCN：mucinous cystic neoplasm. IPMN：intraductal papillary-mucinous neoplasm.

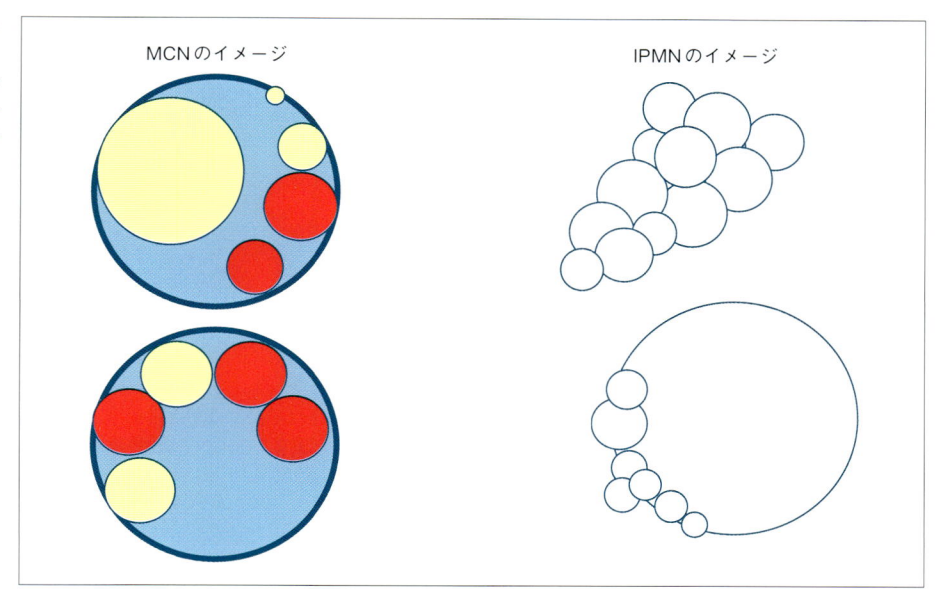

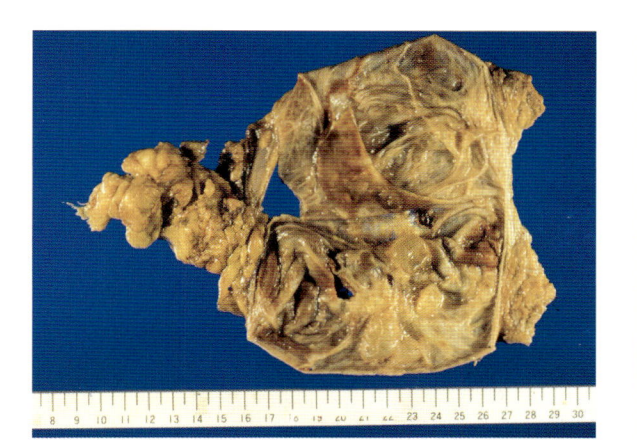

図2 │ MCN の肉眼像
大きな嚢胞を開いた状態で，内面は褐色調ないし茶色である．大きい嚢胞の壁内に小嚢胞を認める"cyst in cyst"の像を示す．

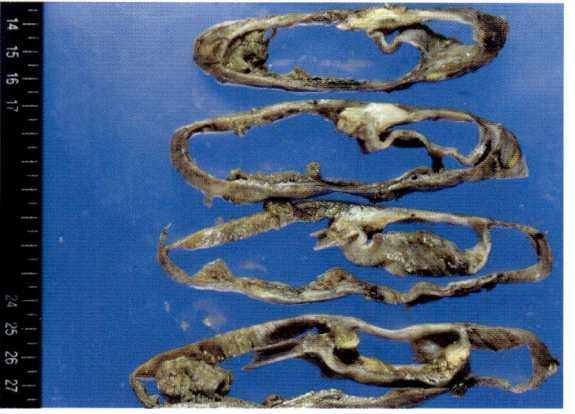

図3 │ MCN の肉眼像
腫瘍割面を連続的に並べてある．腫瘍は多房性の嚢胞から成り，各々の壁は種々の厚さである．

AFIP[4] および JPS[7] の記載では，各々90％，99.4％（155例）が body or tail とされ，これに対し WHO[5] では95％以上が body and tail と記載され，また膵癌取扱い規約[6] では尾部に多い，とされている．実際はほとんどが体尾部または尾部であり，"体部のみ"や"頭部"はきわめて稀である．

4．肉眼像

1）嚢胞の性状（図1～4[8]）

膵表面から外方に突出する緊満した球形の病変で，大小多数の閉鎖腔から成る多房性嚢胞であるが，大型もしくは小型の単房性嚢胞のこともある．一見，単房性嚢胞にみえても壁内に多数の嚢胞を認めることがあり，cyst in cyst と呼ばれる．症例ごとに嚢胞の大きさ，分布および数に variation がある．また多房性嚢胞であっても，線維性の共通の厚い被膜で覆われており，ミカンの房と皮の関係や卵巣粘液性腫瘍の各嚢胞あるいは閉鎖腔と卵巣被膜との関係を想定すると理解しやすい．個々の嚢胞には交通がないため，嚢胞内容が嚢胞ごとに異なり，粘液性または粘血性で，漿液性のこともある．悪性例では出血性・壊死性である．

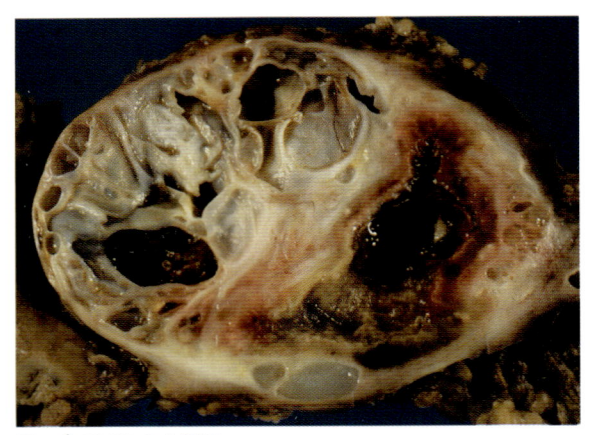

図4 | **MCN の肉眼像**
腫瘍は共通の被膜を有する多囊胞囊胞で，囊胞は種々の大きさである．（文献8より許諾を得て掲載）

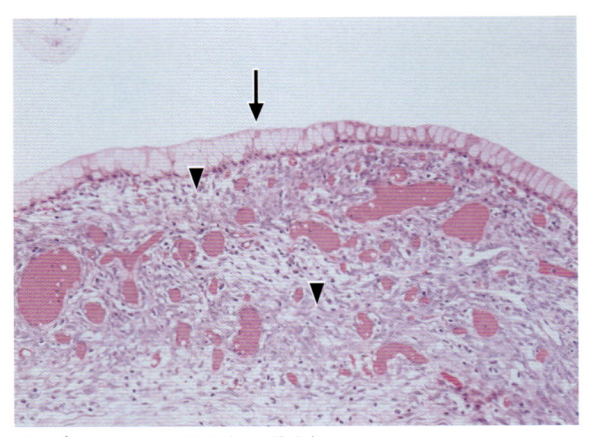

図5 | **MCN の組織像（HE 染色）**
軽度異型（欧米では mild dysplasia）を呈する円柱上皮（矢印）と上皮下の卵巣様間質（矢頭）．

2) 膵管との交通

欧米では認められないとされ，IPMN との重要な鑑別点とされた[9]が，AFIP（2007）[4]および WHO（2010）[5]の記載では，各々「大部分の症例では大膵管との交通がない」，「膵管系との交通は"通常ない"」と改められている．本邦では積極的に内視鏡的逆行性膵管造影や術後膵管造影が行われてきたため，以前から交通例が確認されている．筆者らの検討[10]では22例中7例に，また JPS[7]の集計では 18.1％ に膵管との交通を認めている．

5．組織学的所見

1) 上皮の性状

高円柱状，粘液（産生）性の上皮性細胞が平坦に，もしくは乳頭状に増殖し，卵巣様間質と呼ばれる「特徴的な間質」を有する（図5）．

JPS の集計では，82.7％（129/156）が腺腫，17.3％（27/156）が癌腫であった．癌腫のうち非浸潤癌は 13.4％（21/156），微小浸潤癌は 2.6％（4/156）および浸潤癌は 1.3％（2/156）である[7]．

非浸潤性病変での上皮の形態は，ほとんど異型のない minimal atypia 相当の細胞から明らかな腺癌まで多様である．異型度分類は，膵癌取扱い規約[6]では腺腫の異型性 atypia を軽度・中等度・高度とし，AFIP[4]および WHO[5]では，消化管などの他臓器の異型上皮の grading と同様に，mild, moderate および severe dysplasia に分類し，severe dysplasia は日本の癌腫（非浸潤癌・上皮内癌）を含んでいると解される．

2) 卵巣様間質

MCN の定義に含まれる紡錘形細胞の密な増生のことであり，本邦では卵巣様間質と呼ばれるが，AFIP[4]および WHO[5]の記載では各々，ovarian-type stroma, ovarian-like subepithelial stroma と記載されている．卵巣様間質は細胞質に乏しく，細長く，時に波打つような核を有している．細胞密度の低い場合は卵巣様間質と認識しにくいことがある．時に核腫大を認めるが，細胞分裂像は通常認めない．紡錘形細胞に混じて好酸性細胞質を有する類上皮細胞の集塊を認めることがあり，黄体化細胞 lutenized cell といわれる．

卵巣様間質の起源は，生殖腺左原基と背側膵原基が発生段階で接触し，原始卵巣細胞が膵内に組み込まれるとする説，あるいは内胚葉由来上皮の幼若な間質が女性ホルモンの刺激に反応して増殖する説があるが[4,11]，解明されていない．

3) 病変部の詳細

囊胞の被覆上皮と被膜の間には，卵巣様間質の他にしばしば既存の膵組織があり，卵巣様間質に巻き込まれた結果である（図6）．病変の辺縁部では既存の小膵管が卵巣様間質を貫いている像をみることがあり，それは MCN が膵管と交通していると組織学的に解釈されている．各々の囊胞を構成する壁にも上皮の被覆はもちろん卵巣様間質や既存の膵組織を認めることがある．個々の囊胞は多くの場合，上皮

2. 粘液性囊胞腫瘍（MCN）

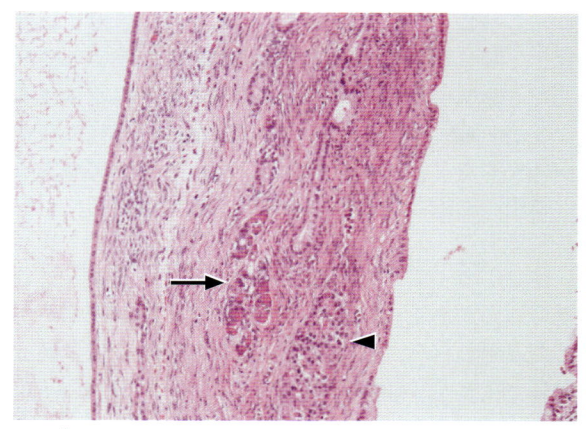

図6 MCN の組織像（HE 染色）
卵巣様間質（矢印）の両側に軽度異型（欧米では mild dysplasia）を示す腫瘍の被覆を認める．卵巣様間質内に巻き込まれた既存の膵組織（腺房と膵島，矢印と矢頭）を認める．

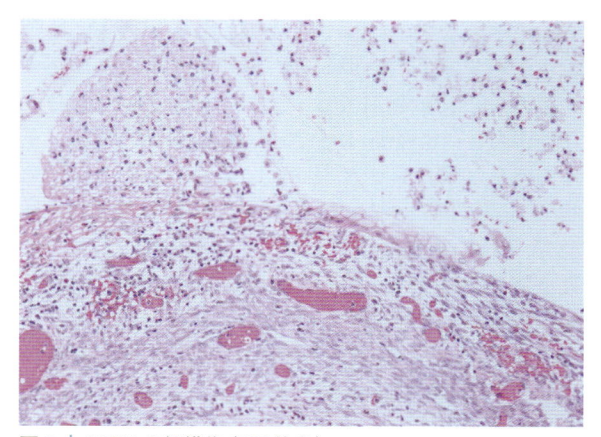

図7 MCN の組織像（HE 染色）
軽度異型（欧米では mild dysplasia）を呈する円柱上皮にびらんを認める．

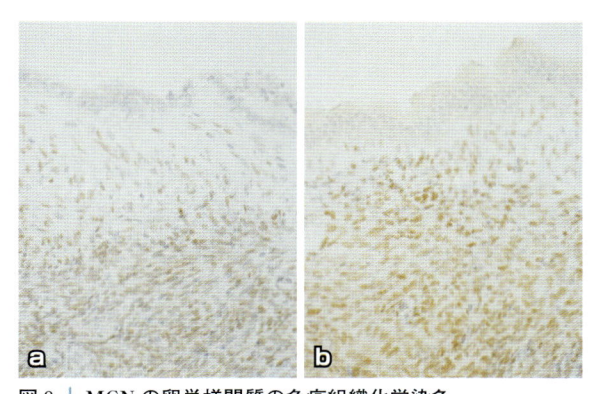

図8 MCN の卵巣様間質の免疫組織化学染色
a は progesterone receptor，b は estrogen receptor に対する染色で，いずれも核に陽性である．

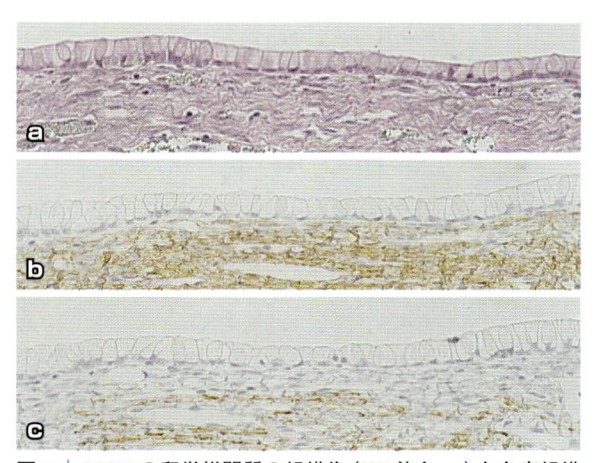

図9 MCN の卵巣様間質の組織像（HE 染色，a）と免疫組織化学染色（b, c）
b は α-smooth muscle actin，c は desmin に対する染色で，各々，びまん性に，一部が細胞質に陽性である．

の性状（円柱状の粘液上皮，びらん）や内容物の性状（粘液性，血性，粘調度），観察される細胞（組織球，白血球）などが異なっている（図7）．

4）悪性例

粘液性囊胞癌 mucinous cystic carcinoma（MCC）は，管状腺癌が最も多く[11]，他に破骨細胞型巨細胞癌を伴う管状腺癌[12]，腺扁平上皮癌などさまざまである．間質へ浸潤した肉腫様細胞，単核細胞と上皮性細胞が同一の clone であるとされている[13,14]．囊胞内腔に隆起を形成する病変では，肉腫様変化がみられることがある．それは卵巣原発の同名腫瘍である卵巣粘液性腫瘍の悪性化と同様の現象であり，MCN における卵巣様間質の意義を考えるうえで，興味深い．また異型の強い紡錘形細胞腫瘍で，免疫組織化学で keratin が陰性，vimentin と hormone receptor が陽性を示す．あたかも卵巣様間質発生と思われる肉腫例が報告されている[15]．

6．免疫組織化学 immunohistochemistry（IHC）

卵巣様間質の核は estrogen および progesterone receptor に陽性である（図8）．著者らの検討では，卵巣様間質は IHC では α-smooth muscle actin（α-SMA）と vimentin が細胞質にびまん性に陽性，desmin が細胞質に一部陽性である（図9）．膵MCNにおける卵巣様間質，卵巣MCNの間質，および正常卵巣間質の比較検討では，前二者はα-SMAがびまん性に陽性，desminが一部陽性であるのに対し，正常の卵巣間質はいずれも陰性である．このことから卵巣様間質はMCNの増大に伴って出現したα-SMA陽性の筋線維芽細胞であると考えられる[10]．卵巣様間質の黄体化細胞 lutenized cell は卵巣の hilar cell と同様に，α-inhibin, calretinin, tyrosine hydroxylase などに陽性である[4]．

MCNの上皮に対する検討は少なく，Silvermanらの12例では，CDX-2の陽性率は67％，PDX-1は100％，CK7は83％，CK20は100％で，CA-125では0％である[16]．粘液の染色では，MUC1に陰性，MUC2に陽性率が低いとの報告があり，MUC5とMUC6は，びまん性に陽性とはいえないものの，種々の程度に陽性である[17,18]．

7．診断および鑑別診断

1）診断

臨床病理学的事項がMCNに典型的であれば，経験的に切除材料で卵巣様間質は容易にみつかる．定義上，卵巣様間質が確認できる場合のみをMCNと診断する．

2）鑑別疾患

最も重要な鑑別はIPMNである．特に男性，膵頭部およびHE染色で卵巣様間質が容易にみつからない場合には，MCNよりIPMNから考えていく．経験的に非浸潤性のMCNではある程度大きな病変であれば，中央の一割面をすべて標本にすれば，卵巣様間質が容易にみつかるからである．ただし卵巣様間質の検索のために検体のどこをどの程度標本にすればよいかの議論はされていない．IPMNとMCNの鑑別困難例は，「IPMN/MCN国際診療ガイドライン」（初版2006年）では，"indeterminate mucin-producing cystic neoplasm"とすることが推奨されている[19]．

IPMNの成り立ちを理解すると，MCNとの違いが認識できる．IPMNは膵管上皮の腫瘍性変化，粘液の過剰産生が主たる原因となり，内容物の通過障害が生じる．その結果，膵管が拡張，囊胞状変化をきたし，上流の膵実質が閉塞性障害により脱落する．腺房細胞に比してランゲルハンス島は保たれる．すなわちIPMNは本来連続性のある拡張膵管が多数集簇し，接した病態なので，共通の被膜はない．標本上でも囊胞の一部から連続する小膵管が確認されることがある．イメージとしてはIPMNの囊胞は枝分かれをするブドウの房であり，房は外方へ突出するも膵臓の形態は保たれている．実質が萎縮しているからである．

IPMNの一部や限局性IPMNが膵管と交通していないことがある．何らかの炎症により閉塞機転が生じたと思われる．特に限局性IPMNの場合は単囊性囊胞となるので組織学的にMCNとの鑑別を要する．

3）鑑別疾患-単純性囊胞

単純性囊胞は漿液性内容を入れた閉鎖腔であり，組織学的に扁平化した細胞の被覆から成っている．通常，壁は薄く，線維増生は認めない．稀に単胞性囊胞の形態で，立方状で異型に乏しい一層の細胞で被覆された病変に，卵巣様間質を認めることがある．単胞性のMCNである．

4）卵巣様間質が消失する場合

悪性化した腫瘍細胞が卵巣様間質内へ浸潤し，卵巣様間質が消失し確認できなくなる場合が考えられる．MCNの悪性例では，囊胞内に隆起が形成されることがあり，囊胞内容は出血性・壊死性であることが多い．上述したように中央の一割面をすべて標本にすれば，経験的に卵巣様間質を容易に確認できる．したがって癌が囊胞壁内の卵巣様間質をすべて浸潤・置換しない限り，確認できなくなることはないと考える．

8．予 後

JPSの集計では，腺腫での原病死はなく，非浸潤癌では21例中1例が3年以内に囊胞内容の漏出と思われる腹膜播種により死亡している．微小浸潤4例は10年生存を得ている．微小浸潤を超えた浸潤癌は通常型の膵管癌同様2例とも5年以内に死亡し，その死因は腹膜播種および肝・肺転移である[7]．データが少ないが，浸潤部が特殊型癌の予後は，その組織型に依存すると考えてよいであろう．

（髙瀬 優，須田耕一，福村由紀，岡田 基，八尾隆史）

文　献

1) Compagno J, Oertel JE：Mucinous cystic neoplasms of the pancreas with overt and latent malignancy (cystadenocarcinoma and cystadenoma). A clinicopathologic study of 41 cases. Am J Clin Pathol 69：573-580, 1978
2) Ohashi K, Murakami Y, Maruyama M et al：Four cases of mucin-secreting pancreatic cancer. Prog Dig Endosc 20：348-351, 1982
3) 加藤　洋, 柳沢昭夫：粘液産生膵癌—概念と分類. 胆と膵 7：731-737, 1986
4) Hruban RH, Pitman MB, Klimstra：AFIP Atlas of Tumor Pathology, Tumors of the pancreas. Fouth Series, Fascicle 6, Armed Forces Institute of Pathology, Washington DC, 2007, pp51-74
5) Zamboni G, Fukushima N, RH Hruban et al：Mucinous cystic neoplasms of the pancreas. in T Bosman, Fatima Carneiro, RH Hruban, Neil D (eds)："World Health Organization Classification of Tumours of Digestive system", IARC Press, Lyon, 2010, pp300-303
6) 日本膵臓学会編：膵癌取扱い規約. 第6版. 金原出版, 2009
7) Yamao K, Yanagisawa A, Takahashi K et al：Clinicopathological features and prognosis of mucinous cystic neoplasm with ovarian-type stroma. A multi-institutional study of the Japan pancreas society. Pancreas 40：67-71, 2011
8) 須田耕一, 茂垣雅俊, 松本由朗：膵真性嚢胞の病理診断・分類の問題点. 病理の立場から. 胆と膵 11：9-15, 1990
9) Zamboni G, Kloppel G, Hruban RH et al：Mucinous cystic neoplasms of the pancreas. in Hamilton SR, Aaltonen LA (eds)："World Health Organization Classification of Tumors, Pathology and genetics of tumours of the digestive system", IARC Press, Lyon, 2000, pp234-236
10) Shiono S, Suda K, Nobukawa B et al：Pancreatic, hepatic, splenic and mesenteric mucinous cystic neoplasms (MCNs) are lumped together as extraovarian MCN. Pathol Int 56：71-77, 2006
11) Zamboni G, Scarpa A, Bogina G et al：Mucinous cystic tumor of the pancreas：Clinicopathological features, prognosis and relationship to other mucinous cystic tumors. Am J Surg Pathol 23：410-422, 1999
12) Suda K, Takase M, Oyama T et al：An osteoclast-like giant cell tumor pattern in a mucinous cystadenocarcinoma of the pancreas with lymph node metastasis in a patient surviving over 10 years. Virchows Arch 438：519-520, 2001
13) Westra WH, Styrm PJ, Drillenburg P et al：K-ras oncogene mutations in osteoclast-like giant cell tumors of the pancreas and liver：Genetic evidence to support origin from the duct epithelium. Am J Surg Pathol 22：1247-1254, 1998
14) van den Berg W, Tascilar M, Offerhaus GJ et al：Pancreatic mucinous cystic neoplasms with sarcomatous stroma. Molecular evidence for monoclonal origin with subsequent divergence of the epithelial and sarcomatous component. Mod Pathol 13：86-91, 2000
15) Wenig BM, Albores-Saavdra J, Buetow PC et al：Pancreatic mucinous cystic neoplasm with sarcomatous stroma：A report of three cases. Am J Surg Pathol 21：70-80, 1997
16) Silverman JF, Zhu B, Liu Y et al：Distinctive immunohistochemical profile of mucinous cystic neoplasms of pancreas, ovary and lung. Histol Histopathol 24：77-82, 2009
17) Lüttges J, Feyerabend B, Buchelt T et al：The mucin profile of noninvasive and invasive mucinous cystic neoplasm of the pancreas. Am J Surg Pathol 26：466-471, 2002
18) Tanaka M, Shibahara J, Fukushima N et al：Claudin-18 is an early-stage marker of pancreatic carcinogenesis. J Histochem Cytochem 59：942-952, 2011
19) Tanaka M, Chari S, Adsay V：International consensus Guidelines for management of intraductal papillary mucinous neoplasms and mucinous cystic neoplasms of the pancreas. Pancreatology 6：17-32, 2006

第2部　組織型と診断の実際

II．膵病変

3　膵管内腫瘍（IPMN，ITPN）

1．定義・概念

　広義の膵管内腫瘍には，原則的に顕微鏡的な病変で通常型膵癌の前駆病変として想定されている膵上皮内腫瘍性病変 pancreatic intraepithelial neoplasia（PanIN）も含まれてくるが，本項で取り扱う腫瘍は狭義の膵管内腫瘍，すなわち臨床的・肉眼的に同定可能な規模の膵管内病変である．狭義の膵管内腫瘍は，common type といえる膵管内乳頭粘液性腫瘍 intraductal papillary-mucinous neoplasm（IPMN）と，稀な腫瘍である膵管内管状乳頭腫瘍 intraductal tubulopapillary neoplasm（ITPN）に大別される[1]．IPMN は粘液の過剰産生とそれに起因する既存膵管システムの系統的な拡張を示す腫瘍で，組織学的には腺腫〜腺癌まで幅広い上皮異型を呈する．ITPN は粘液産生性に乏しい腫瘍で，腺癌相当の高度異型上皮のみから構成される病変である．いずれの病変も浸潤癌へと進展し得る．

　本邦の膵癌取扱い規約[2]と World Health Organization（WHO）類[1]では，膵管内腫瘍の分類基準が若干異なっている．膵癌取扱い規約では ITPN という用語自体が用いられていないため，本項では WHO 分類に沿った解説を中心に行うこととする．取扱い規約分類と WHO 分類の相互関係についてはトピックスを参照されたい．

2．臨床的事項

　IPMN は幅広い年齢層に発生するが，浸潤癌を伴うものは非浸潤性のものに比しやや高齢である．先行する上皮内病変が数年の時を経て浸潤癌へと進展していくことの一つの証左ともいえる．性差に関してはやや男性優位で，腹痛等の腹部不定愁訴を呈するが，検診の普及や画像診断の進歩により，無症状で偶然に発見されることも少なくない．浸潤をきたした IPMN では黄疸を発症することもある．IPMN は画像上は既存膵管系の系統的な拡張から成る囊胞状病変として描出される．本来の膵管系と交通しているため，膵管造影検査ではしばしば病変が描出される．過剰に産生された粘液が十二指腸主乳頭にまで及ぶと，乳頭の開大と粘液流出を示すようになる．この十二指腸主乳頭の内視鏡像は IPMN に特徴的で臨床上重要視される所見である．IPMN は病変の主座により，主膵管型・分枝膵管型，および混合型に分類される．分枝膵管型に比し主膵管型には悪性例が多く予後も不良であるため[3]，この分類は臨床的には手術適応の決定に際し重要な factor となる[4]．IPMN が浸潤癌を形成した場合も，通常型の膵癌と比較すると予後は良好である[5]．

　ITPN の臨床的事項に関しては症例の蓄積が IPMN に比べて不足しているため詳細はいまだ検討過程にあるが，筆者らのデータではその頻度は外分泌系膵腫瘍の約 0.9％，膵管内腫瘍の約 3％であった[6]．画像上は，鋳型様・コルク栓様に膵管内にはまり込んだ腫瘍として描出され，CT や MRI 検査では腫瘍部と周囲の拡張膵管部において density あるいは intensity に明瞭なコントラストが形成されることが多い[7]．粘液産生に乏しいため，IPMN のような十二指腸主乳頭所見は呈さない．膵長軸方向への進展傾向が強く，膵亜全摘・全摘になる症例がやや多い印象がある．

3. 肉眼所見

主膵管型 IPMN（図 1a）においては，主膵管に局在性あるいはびまん性の囊状・土管状拡張がみられる．多くの場合，分枝膵管にも種々の程度の拡張を伴っている．分枝膵管型 IPMN（図 1b）は，ある領域の分枝膵管の系統的・連続的な拡張（ブドウの房状などと表現される）から成る病変である．主膵管型においても分枝膵管型においても，拡張した膵管内には通常粘液が貯留している．囊胞壁には，肉眼的に同定可能な壁在結節が観察されることがある．壁在結節は，比較的限局した乳頭状のポリープ病変としてみられることもあれば（図 1b），大腸の LST のように丈の低い絨毛状隆起が広範に進展している場合もあり（図 1a），その表面はイクラ状とも呼ばれる顆粒状外観を示す．壁在結節の存在する IPMN には悪性例が多いため，術前に同定されれば手術適応となることが多い[4]．

ITPN（図 1c）の肉眼像は IPMN とは大きく異なり，粘液産生を伴わない充実状・結節状の腫瘍が，腫瘍自体の圧排性増殖により押し広げられた膵管内に充満する像を示す．長軸方向への進展が強い腫瘍では，主膵管内にソーセージ様の病変がはまり込んでいるような外観を呈する．腫瘍の閉塞機転に伴う末梢側膵管の囊状拡張を伴うこともあるが，IPMN と異なり粘液貯留はみられない．また，IPMN では腫瘍より十二指腸側の膵管も粘液貯留によりしばしば拡張するが，ITPN では腫瘍の十二指腸側の膵管径は多くの場合正常範囲内である．

4. 組織学的所見

1) IPMN

IPMN は 2 つの側面から組織学的分類をする必要がある．一つは異型度分類，すなわち grading で，もう一つが亜型分類，subtyping である．2 つの分類は完全に独立している訳ではなく，相互に密接に関連している．

IPMN はその構造異型および細胞異型により 2 段階あるいは 3 段階に grading される．本邦取扱い規約は，腺腫 intraductal papillary mucinous adenoma と腺癌 intraductal papillary mucinous carcinoma に分類している．WHO 分類では，low-grade dysplasia, intermediate-grade dysplasia, high-grade dysplasia に分けられる．呼称が多少異なるものの，IPMN

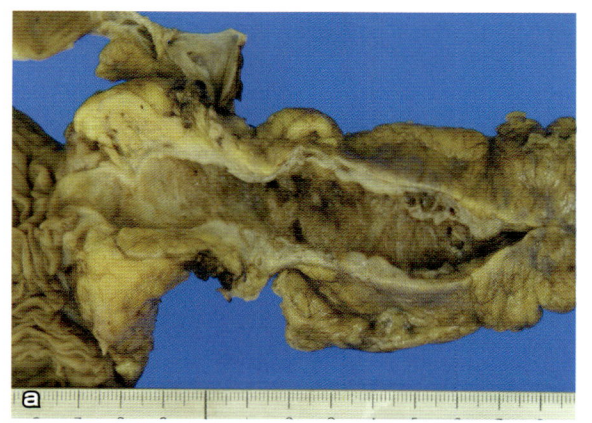

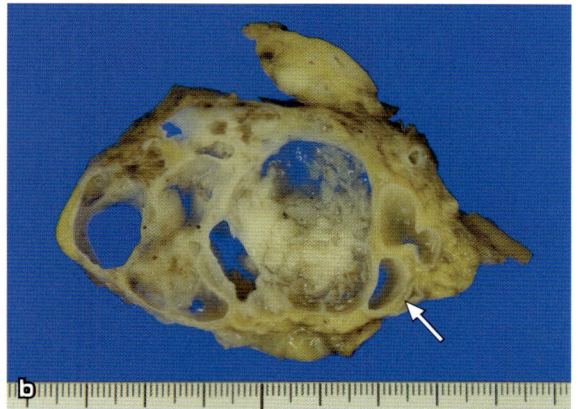

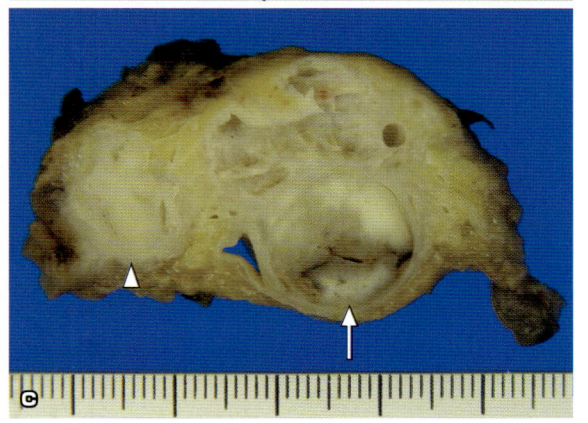

図 1 | 膵管内腫瘍の肉眼像
a：主膵管型 IPMN．主膵管（腹側より切開されている）に土管状のびまん性拡張がみられ，その内腔には広範に進展する丈の低い絨毛状壁在結節が認められる．b：分枝膵管型 IPMN．分枝膵管が連続性に拡張し，一部に乳頭状の壁在結節が観察される．主膵管（矢印）も軽度に拡張している．c：ITPN．主膵管（矢印）および副膵管（矢頭）に結節状の腫瘍が充満している．周囲の分枝膵管にも軽度の拡張がみられる．

とは低異型度の病変から次第に高異型度の病変に進展していく腫瘍概念であるというとらえ方は双方の分類で共通している．同一症例においても，病変内

図2 | 膵管内腫瘍の組織像

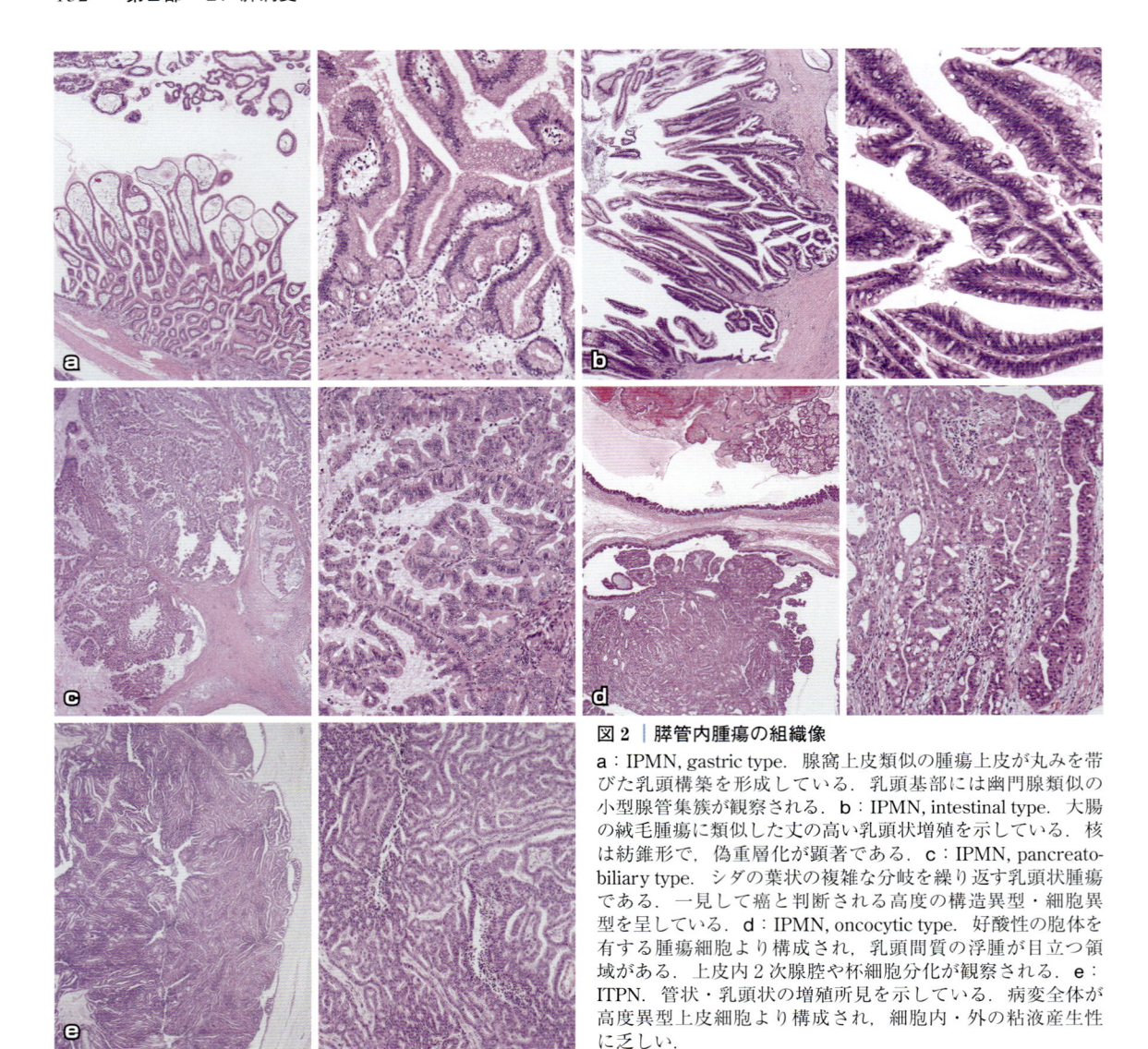

a：IPMN, gastric type. 腺窩上皮類似の腫瘍上皮が丸みを帯びた乳頭構築を形成している. 乳頭基部には幽門腺類似の小型腺管集簇が観察される. b：IPMN, intestinal type. 大腸の絨毛腫瘍に類似した丈の高い乳頭状増殖を示している. 核は紡錘形で, 偽重層化が顕著である. c：IPMN, pancreato-biliary type. シダの葉状の複雑な分岐を繰り返す乳頭状腫瘍である. 一見して癌と判断される高度の構造異型・細胞異型を呈している. d：IPMN, oncocytic type. 好酸性の胞体を有する腫瘍細胞より構成され, 乳頭間質の浮腫が目立つ領域がある. 上皮内2次腺腔や杯細胞分化が観察される. e：ITPN. 管状・乳頭状の増殖所見を示している. 病変全体が高度異型上皮細胞より構成され, 細胞内・外の粘液産生性に乏しい.

で軽度異型領域と高度異型領域が混在・移行していることが多く, この異型度の多彩性は, IPMNの組織学的特徴の一つともいえる.

IPMNは乳頭構築と細胞の形態像により以下の4型に細分類される[8]. この亜型分類は, 主膵管型・分枝膵管型の分類や, 上皮異型度, 予後等と相関を示すことが知られている[8,9]. 上記のGradingと並行して, 可能な限り亜型を決定する必要がある. 亜型決定の際に, ムチンコア蛋白（MUC1, MUC2, MUC5AC）の免疫染色態度は有用な補助・確認要素となる.

a) gastric type（図2a）

分枝膵管型IPMNの多くはこの亜型である. 切除が行われず経過観察がなされている潜在症例も含めると, かなりのIPMNがgastric typeに属すると想定される. 本亜型は, 胃の腺窩上皮に類似した粘液性腫瘍細胞の増殖から成る. 乳頭は比較的厚い間質を有し全体的に丸みを帯びており, 分岐はそれほど複雑ではない. 乳頭状増殖を示さず, 平坦状の増生パターンをしばしば示すのも本亜型の特徴である. 核は基底側に配列し, 異型性は目立たない. 深部側（乳頭構築の基底側）には, しばしば胃の幽門腺に類似した小腺管構造の集簇を伴う[10]. なお, この幽門腺類似の腺管を主たる構成要素とする膵管内病変については取扱い規約とWHO分類で若干扱いが異なっている（トピックス参照）. gastric typeは, その

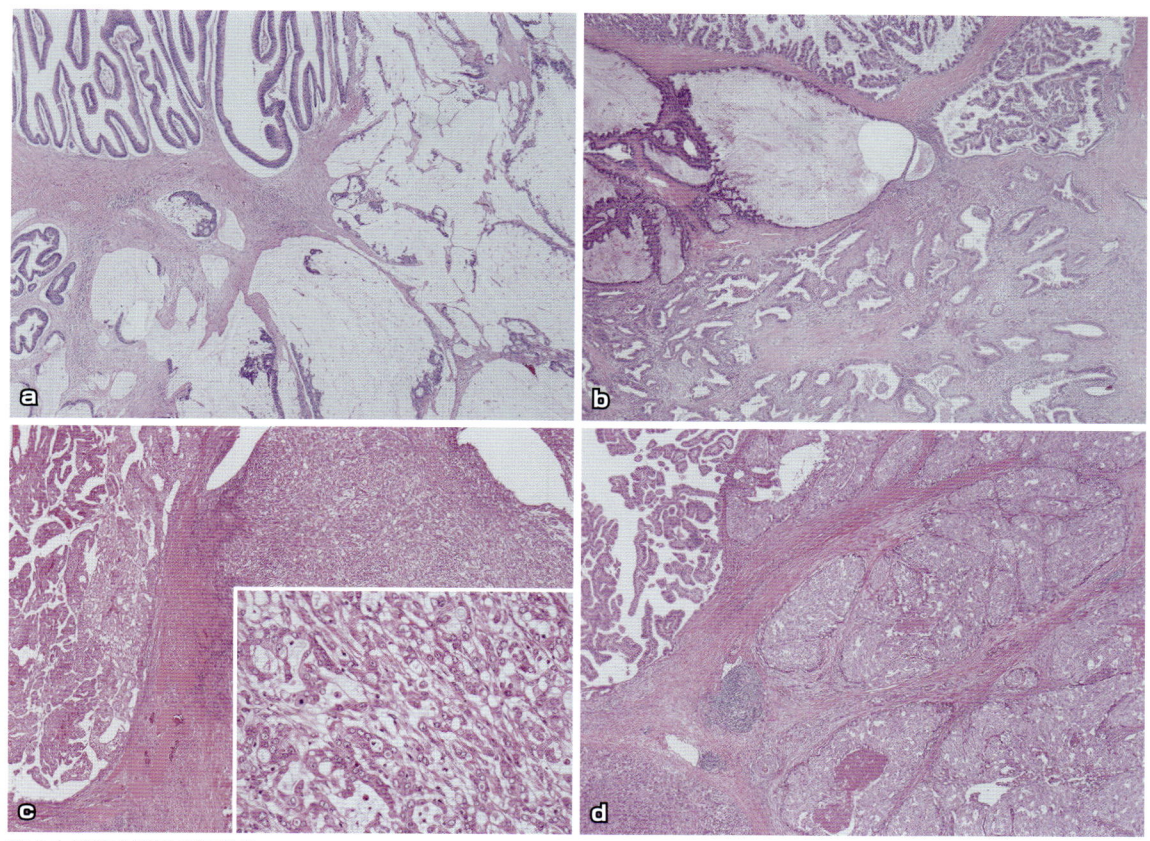

図3 | 膵管内腫瘍の浸潤像

a：intestinal-type IPMN 由来の浸潤癌．左上に膵管内成分がみられる．粘液癌の形態で浸潤している．b：pancreatobiliary-type IPMN 由来の浸潤癌．上部に膵管内成分がみられる．通常型膵癌類似の管状腺癌の形態で浸潤している．c：oncocytic-type IPMN 由来の浸潤癌．左側に膵管内成分がみられる．胞体の好酸性を維持したまま，レース状の形態で浸潤している（インセットは浸潤部の拡大）．d：ITPN 由来の浸潤癌．左上に膵管内成分がみられる．篩状・充実状の粗大結節を形成しながら浸潤している．

表1 | 膵管内腫瘍の免疫組織化学的 MUC 発現パターン

		MUC1	MUC2	MUC5AC
IPMN	gastric type	−	−	+
	intestinal type	−	+	+
	pancreatobiliary type	+	−	+
	oncocytic type	−/+	−/+	+
ITPN		+	−	−

ほとんどが腺腫相当の軽度異型の病変にとどまる．免疫染色態度は MUC1(−)，MUC2(−)，MUC5AC(+) である（表1）．

b) intestinal type（図2b）

intestinal type も頻度が高く，主膵管型 IPMN の多くが本亜型になる．組織学的には，乳頭構造，細胞所見ともに大腸の絨毛腫瘍に類似しており，核の紡錘形化・偽重層化を伴う異型円柱上皮が丈の高い乳頭状病変を形成している．乳頭の先端部が尖った形態を示すことも多い．intestinal type の IPMN はほとんどの症例で中等度～高度異型を示す．浸潤例も少なくなく，間質に粘液貯留が見出される場合，病理医は腫瘍上皮を含んだ粘液湖（浸潤巣）を慎重に検索する必要がある．浸潤をきたした場合，多くが粘液癌のパターンを示す（図3a）[8,9,11]．免疫染色態度は MUC1(−)，MUC2(+)，MUC5AC(+) である

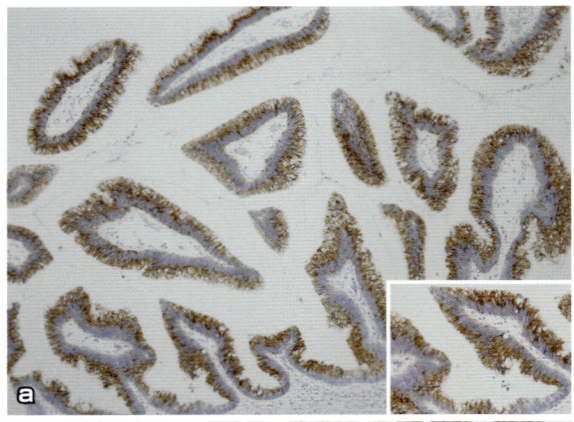

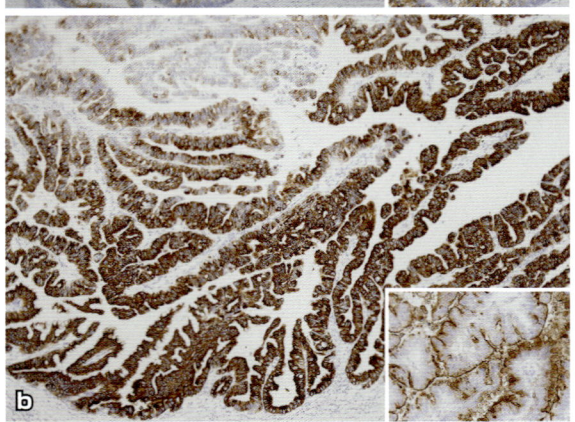

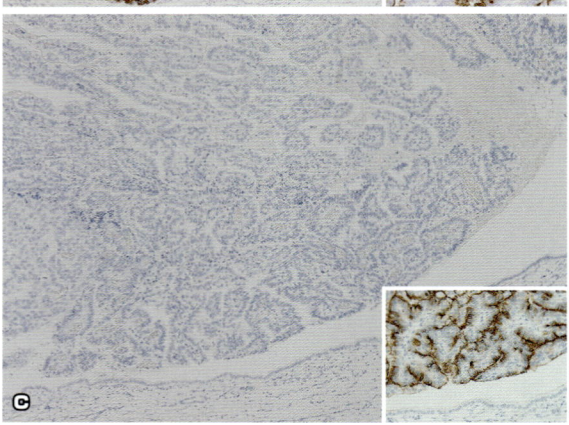

図4 | 膵管内腫瘍の免疫組織化学的所見
a：IPMN, intestinal type の MUC5AC 陽性所見（インセットは MUC2 染色）．b：IPMN, pancreatobiliary type の MUC5AC 陽性所見（インセットは MUC1 染色）．c：ITPN の MUC5AC 陰性所見（インセットは MUC1 染色）．

（図4a, 表1）．MUC2 の陽性像が IPMN の診断に有用である，ということはよく見聞きする内容だが，この陽性所見は本 intestinal type，そして下記の oncocytic type の一部に留まることを銘記する必要がある．PanIN や通常型膵癌との鑑別が問題となる IPMN は通常 intestinal type（あるいは oncocytic type）ではなく，そのような場面では MUC2 染色は残念ながらあまり意味をなさない．

c) pancreatobiliary type（図2c）

上記2亜型と比べると頻度が低い腫瘍である．繊細な線維血管性間質を有し，2次分岐，3次分岐を繰り返すシダの葉状の複雑な乳頭状構築を示す．細胞異型も高度で，基本的に癌（high-grade dysplasia）と診断される亜型である．背景病変として，軽度異型の gastric type の領域を伴うことが多い．浸潤をきたした場合は，多くは通常型膵癌類似の管状腺癌のパターンを示す（図3b）[8, 9, 11]．免疫染色態度は MUC1（+），MUC2（−），MUC5AC（+）である（図4b, 表1）．MUC1 の陽性所見が部分的に留まる例もあり，サンプリングの場所によっては明らかな陽性所見がみられないことも時に経験する．臨床像，組織形態像そして免疫染色態度等，通常型膵癌との類似性が高く相互の鑑別が問題となる場面が非常に多いのが，この pancreatobiliary-type IPMN 由来の浸潤性膵管癌である．

d) oncocytic type（図2d）

pancreatobiliary type と同様，頻度の低い亜型である．強い好酸性細胞質を持つ腫瘍細胞の樹枝状の乳頭状増殖からなる（時に乳頭間質の浮腫性変化が目立つ症例がある）．上皮内での小型2次腺腔 intraepithelial lumina をしばしば形成し，杯細胞が豊富な症例もある．腫瘍細胞内・外に好酸性の小球体形成がみられることがある[12]．本亜型も pancreatobiliary type 同様，基本的に癌に相当する病変だが，構造異型に比し核異型はさほど目立たない症例もある．背景病変として，gastric type 様の領域を伴うことがある．浸潤例の経験は少ないが，細胞質の好酸性を維持したまま浸潤している症例の写真を提示する（図3c）．免疫染色態度は MUC1（−/+，陰性症例と陽性症例あり），MUC2（−/+，陰性症例と陽性症例あり），MUC5AC（+）である（表1）．

2）ITPN（図2e）

ITPN は組織学的には，管状・乳頭状の増殖形態を示す．乳頭状増殖が目立たず，管状増殖のみから成るような病変もある（トピックス参照）．腫瘍細胞は，IPMN では細胞内粘液の豊富な高円柱状であるのに対し，ITPN では丈が低い立方状であることが多く，細胞内外の粘液産生に乏しい．病変全体が一様に高度異型上皮のみから構成されており，これは

表2 | IPMNとITPNの相違点

	IPMN	ITPN
肉眼的粘液	高産生性	非産生性
肉眼形態	嚢胞状・乳頭状 膵管内粘液貯留	充実結節状 膵管内を充満
細胞形態	主として円柱状（粘液性）	主として立方状（非粘液性）
組織学的異型度	軽度～中等度～高度（sequential）	一様に高度（*de novo*-like）
MUC2	一部亜型で陽性	陰性
MUC5AC	全亜型で陽性	陰性
遺伝子変異	*KRAS, GNAS*	*PIK3CA*

同一病変内において低異型度領域と高異型度領域の混在・移行がみられることが多いIPMNとは際立った相違点である．IPMNがadenoma-carcinoma sequenceを示す腫瘍であるのに対して，ITPNは *de novo*-likeな腫瘍発生が想定される腫瘍であるといえる．その他よくみられる組織学的特徴として，微小な壊死巣が多発することが挙げられる．浸潤例では，篩状・充実状増殖を示す腫瘍が，粗大な結節を形成しながら浸潤するものが多い（**図3d**）．この篩状・充実状浸潤部の組織形態像は非浸潤部（膵管内成分）との類似性が高く，浸潤の有無や浸潤範囲の評価に関して正確な判定が困難な場合もある．一見膵管内腫瘍が連続しているようにみえながら，追跡していくと総胆管内腔にまで達していた症例や，著明な脾静脈腫瘍塞栓を形成していた症例なども経験しており，慎重に浸潤を評価する必要がある．通常型膵癌類似の管状腺管を形成しながら浸潤している例もあるが，IPMN由来浸潤癌で高頻度にみられる粘液癌はITPN関連の浸潤癌では認められない．免疫染色態度はMUC1（＋），MUC2（－），MUC5AC（－）である（**図4c，表1**）．IPMNの全亜型で発現がみられるMUC5ACが陰性である点はITPNの診断に重要な補助所見であるが，ごく少数散在性にMUC5AC陽性細胞がみられるITPNも経験している．その他の特徴との組み合わせによる総合的判断が必要であろう．

5．鑑別診断

IPMNとITPNの相互間の鑑別が最も問題となる（**表2**）．両者の特徴や相違点はすでに述べてきたので，各々の項を参考にしていただきたい．その他，IPMNはPanINや通常型膵癌が鑑別の対象となる．PanINとの鑑別は原則的には病変の規模で行う（多くのPanINは5mm以下）が，これはあくまでも目安にすぎず絶対的な指標ではない．特にgastric typeのIPMNとPanINの境界はあいまいといわざるを得ず，下記の発生機序にも示すように両者の根幹は共通なのかもしれない．通常型膵癌は，浸潤癌自体の閉塞機転により末梢側の膵管が拡張して，臨床画像的にも組織学的にもIPMNに似ることがあるため，嚢状拡張が粘液貯留によるものか閉塞機転によるものかを考慮に入れながら両者を鑑別する必要がある[13]．ITPNは膵管内発育を示す腺房細胞癌[14,15]との鑑別が難しいことがあり，trypsinやBcl-10の免

TOPICS 取扱い規約とWHO分類基準の相互関係

歴史的に，膵癌取扱い規約では膵管内腫瘍は組織学的増殖形態に基づき，IPMNと，管状増殖を示す腫瘍であるintraductal tubular neoplasm (ITN)に二分されてきた．ITNは異型性によりintraductal tubular adenoma (ITA) と intraductal tubular carcinoma (ITC)に細分類される．前者のITAは，胃の幽門腺類似の小型粘液腺管の密な集簇より形成される（pyloric gland adenomaの呼称も用いられる）病変で，WHO分類ではgastric-type IPMNの一つの表現型として解釈されている．後者のITCは粘液産生に乏しい高度異型上皮の密な管状・篩状増殖により構成される病変で，WHO分類ではITPNに分類される．さらには，乳頭状増殖が主体であるため本邦規約ではIPMN（carcinoma）に分類されてきた腫瘍のうち，その他の特徴が完全にITCと合致するものも，WHO分類ではITPNに含まれることとなる．

疫染色を併用して腺房細胞分化を否定しなければならない.

6. 発生機序

　IPMNの分子異常は通常型膵癌との共通点が多いが，加えて多くの腫瘍で GNAS 変異がみられる点が通常型膵癌と大きく異なる[16,17]．GNAS 変異は IPMN に類似した他臓器腫瘍でも報告がなされており，腫瘍上皮の粘液過剰産生に関わっている可能性がある．通常型膵癌では GNAS の変異がみられないにもかかわらず，low-grade PanIN ではごく少数ながら GNAS 変異がみられることも報告されている[18]．この事実は，腫瘍発生の初期の段階で GNAS 変異をきたした PanIN が通常型膵癌への進展経路から逸脱して IPMN 形成に向かっていくことを示唆しているのかもしれず，IPMN と PanIN の関連性を考察するうえでも非常に興味深い．

　ITPN では，その一部に PIK3CA の変異がみられる[19]が，腫瘍発生・進展に関わる分子生物学的異常については未知の領域が広く，今後の検討課題である．通常型膵癌や IPMN で高頻度に変異がみられる KRAS が ITPN のほとんどで野生型である点は，本腫瘍が腫瘍進展の初期の段階から独立した経路を進んでいる可能性を示唆している．

〔山口　浩〕

文　献

1) Adsay NV, Fukushima N, Furukawa T et al：Intraductal neoplasms of the pancreas. in Bosman FT, Carneiro F, Hruban RH et al (eds)："WHO Classification of Tumours of the Digestive System", International Agency for Research on Cancer, Lyon, 2010, pp304-313
2) 日本膵臓学会編：膵癌取扱い規約．第6版，金原出版，2009
3) Furukawa T, Hatori T, Fujita I et al：Prognostic relevance of morphological types of intraductal papillary mucinous neoplasms of the pancreas. Gut 60：509-516, 2011
4) Tanaka M, Fernandez-del Castillo C, Adsay V et al：International consensus guidelines 2012 for the management of IPMN and MCN of the pancreas. Pancreatology 12：183-197, 2012
5) Yamaguchi K, Kanemitsu S, Hatori T et al：Pancreatic ductal adenocarcinoma derived from IPMN and pancreatic ductal adenocarcinoma concomitant with IPMN. Pancreas 40：571-580, 2011
6) Yamaguchi H, Shimizu M, Ban S et al：Intraductal tubulopapillary neoplasms of the pancreas distinct from pancreatic intraepithelial neoplasia and intraductal papillary mucinous neoplasms. Am J Surg Pathol 33：1164-1172, 2009
7) Motosugi U, Yamaguchi H, Furukawa T et al：Imaging studies of intraductal tubulopapillary neoplasms of the pancreas：2-tone duct sign and cork-of-wine-bottle sign as indicators of intraductal tumor growth. J Comput Assist Tomogr 36：710-717, 2012
8) Furukawa T, Kloppel G, Volkan Adsay N et al：Classification of types of intraductal papillary-mucinous neoplasm of the pancreas：a consensus study. Virchows Arch 447：794-799, 2005
9) Yamaguchi H, Inoue T, Eguchi T et al：Fascin overexpression in intraductal papillary mucinous neoplasms (adenomas, borderline neoplasms, and carcinomas) of the pancreas, correlated with increased histological grade. Mod Pathol 20：552-561, 2007
10) Ban S, Naitoh Y, Mino-Kenudson M et al：Intraductal papillary mucinous neoplasm (IPMN) of the pancreas：its histopathologic difference between 2 major types. Am J Surg Pathol 30：1561-1569, 2006
11) Adsay NV, Merati K, Basturk O et al：Pathologically and biologically distinct types of epithelium in intraductal papillary mucinous neoplasms：delineation of an "intestinal" pathway of carcinogenesis in the pancreas. Am J Surg Pathol 28：839-848, 2004
12) Tajiri T, Inagaki T, Ohike N et al：Intraductal oncocytic papillary carcinoma of the pancreas showing numerous hyaline globules in the lumen. Pathol Int 60：48-54, 2010
13) 山口　浩，永田耕治，清水道生：膵粘液産生性腫瘍の病理診断．病理と臨床 27：539-545, 2009
14) Ban D, Shimada K, Sekine S et al：Pancreatic ducts as an important route of tumor extension for acinar cell carcinoma of the pancreas. Am J Surg Pathol 34：1025-1036, 2010
15) Basturk O, Zamboni G, Klimstra DS et al：Intraductal and papillary variants of acinar cell carcinomas：a new addition to the challenging differential diagnosis of intraductal neoplasms. Am J Surg Pathol 31：363-370, 2007
16) Furukawa T, Kuboki Y, Tanji E et al：Whole-exome sequencing uncovers frequent GNAS mutations in intraductal papillary mucinous neoplasms of the pancreas. Sci Rep 1：161, 2011
17) Wu J, Matthaei H, Maitra A et al：Recurrent GNAS mutations define an unexpected pathway for pancreatic cyst development. Sci Transl Med 3：92ra66, 2011
18) Kanda M, Matthaei H, Wu J et al：Presence of somatic mutations in most early-stage pancreatic intraepithelial neoplasia. Gastroenterology 142：730-733 e9, 2012
19) Yamaguchi H, Kuboki Y, Hatori T et al：Somatic mutations in PIK3CA and activation of AKT in intraductal tubulopapillary neoplasms of the pancreas. Am J Surg Pathol 35：1812-1817, 2011

第2部　組織型と診断の実際

II．膵病変

4　浸潤性膵管癌（亜型，前駆病変を含む）

はじめに

　膵臓を構成する上皮細胞のほとんどは腺房細胞であり，腺房分泌物を膵臓から十二指腸へ運ぶ役割を果たす膵管は，膵臓の上皮成分の中では少数派である．しかし，原発性膵腫瘍の90％以上は膵管由来であり，その80〜90％は浸潤性膵管癌で，その予後は不良である[1]．この項では通常型膵管癌のうち浸潤性膵管癌の前駆病変と組織亜型について概説する．

1．定義・概念

　浸潤性膵管癌は，多くの場合明らかな進行膵癌で，膵管類似の管腔形成や膵管上皮への分化がみられ，線維性間質が特徴的である．多彩な組織形態をとるが，本邦では腺扁平上皮癌を除いて優勢な組織像をもって分類する．

2．臨床所見

　浸潤性膵管癌は，膵腫瘍の中で最も頻度が高く，すべての癌の中で最も予後不良なものの一つである．本邦における膵癌の年間罹患数は約24,000人で，年間死亡数は約26,000人である．男女差はほとんど差がないか，もしくは若干男性に多く，好発年齢は60〜70歳代である．危険因子は家族歴，遺伝性疾患，糖尿病，慢性膵炎，喫煙，高脂肪食が挙げられるが，後天性慢性膵炎と真性糖尿病が危険因子かどうかは定まっていない．症状は，胆管への腫瘍浸潤と閉塞に起因する黄疸，または背部痛や体重減少など，非特異的なものである[2]．

　血液検査では，血中膵酵素としてアミラーゼ，リパーゼ，エラスターゼ1，腫瘍マーカーとしてCEA，CA19-9，SPan-1，DUPAN-2などが用いられるが，膵癌に特異的とはいえない．

　画像所見のうち超音波検査では，膵癌は内部低エコーないし不均一な斑状エコーを呈する腫瘤として描出される．腫瘍より上流の胆管や膵管の拡張所見も有用な所見である．CTでは低吸収域として描出され，ERCPでは膵管の限局性狭窄，あるいは完全閉塞がみられる．

　膵管癌のほとんどは散発性で，約10％の症例は家族性であるが，家族性症例の大部分（80％）で原因遺伝子は確定されていない．ただし，膵癌のリスクを増す遺伝的症候群は知られており，たとえば遺伝性乳癌症候群（主に*BRCA2*突然変異から生じ，稀に*BRCA1*で生じる），familial atypical multiple mole-melanoma（FAMMM）症候群（*p16*突然変異から生じる），Peutz-Jeghers症候群（*STK11/LKB1*突然変異から生じる），家族性膵炎（*PRSS1*突然変異から生じる），hereditary nonpolyposis colorectal cancer（HNPCC）症候群（DNAミスマッチ修復遺伝子における変異から生じる），さらにFanconi貧血（*FANC-C*と*FANC-G*突然変異から生じる）などがある[3]．

　膵管癌の多く（＞75％）は充実性腫瘍で，60〜70％は膵頭部に生じる．膵臓には被膜がなく，腫瘍が比較的小さい場合でも周囲の胆管や十二指腸などの臓器へ浸潤する．尾部に生じると脾臓，腎臓，胃，結腸などに浸潤する．多くの場合，浸潤に伴う腸間膜血管の不整狭窄や肝臓，腹膜または遠隔部位への転

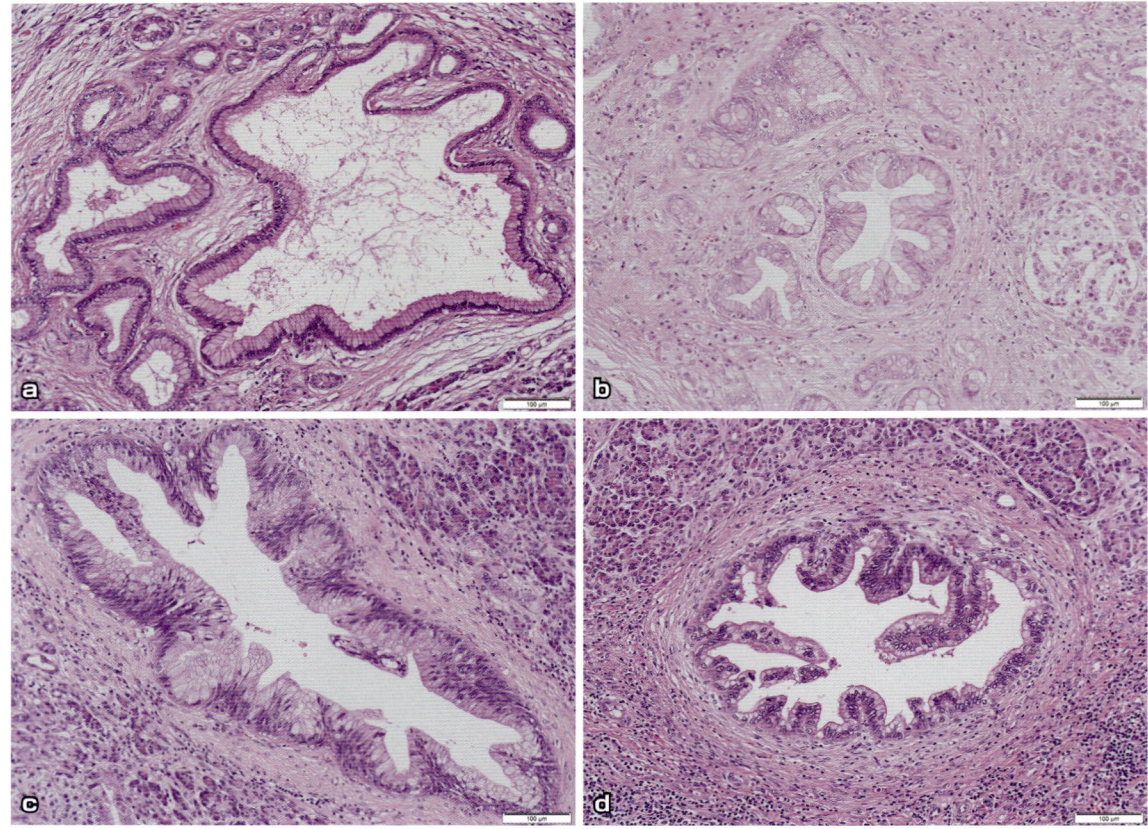

図1 | PanIN

a：PanIN-1A. 膵管は異型のない粘液性円柱上皮で覆われており，平坦な内腔を示す．b：PanIN-1B. 異型のない過形成様の膵管で，内腔に乳頭状に増殖する．c：PanIN-2. 紡錘形の核が偽重層状を呈する円柱上皮がみられ，主に線維性間質を有する乳頭状構造をとり増殖する．乳頭底部の一部では，豊富な細胞質と基底側に位置する核から成り，幽門腺への分化を示す．d：PanIN-3. 核腫大，大小不同，粗造なクロマチンなどを示す円柱上皮が乳頭状に増殖する．線維性間質を欠く乳頭状増殖がみられる．

移がみられ，約80％の症例は診断時に切除不能である．膵管癌は非常に初期の段階で播種を生じることから，5cmより大きい充実性膵腫瘍で切除可能な場合，膵管癌である可能性は低い．

3．前駆病変

浸潤性膵管癌の前駆病変は，膵上皮内腫瘍性病変 pancreatic intraepithelial neoplasia（PanIN）（図1），膵管内乳頭粘液性腫瘍 intraductal papillary-mucinous neoplasm（IPMN），膵管内管状腫瘍，粘液性囊胞性腫瘍とされている．そして，膵管癌の多くはPanIN由来，次いでIPMN由来とされ，膵管内管状腫瘍，粘液性囊胞性腫瘍由来のものは稀とされる．PanINは，細径分枝膵管から太い分枝膵管，主膵管における顕微鏡的サイズ（5mm未満）の膵管内上皮性病変で，細胞異型，構造異型の程度で3段階に分けられる．*KRAS*遺伝子変異が過形成様のPanIN-1で認められ，次いで*CDKN2A*，さらに*TP53*，*SMAD4*などの変異が高異型度PanINで認められることから膵管癌の前駆病変と考えられている[4]．

IPMN由来膵管癌にはこれまで明確な定義がなく，IPMN由来膵癌とIPMN併存膵癌の検討が困難であったが，最近日本膵臓学会から以下の定義が出され，今後はこれをもとに症例の解析が進むものと考えられる[5]．

1）IPMN由来浸潤癌

IPMNが画像所見，肉眼所見，組織学的所見で明らかで，IPMNと通常型膵癌との間に組織学的移行

像があるもの．

2）IPMN併存膵癌

IPMNが画像所見，肉眼所見，組織学的所見で明らかで，IPMNと通常型膵癌が組織学的に離れているもの．

3）IPMN由来浸潤癌かIPMN併存膵癌か確定しえない例

IPMNが画像所見，肉眼所見，組織学的所見で明らかで，IPMNと通常型膵癌が近接しているが，両者間に組織学的移行像が見出せないもの．

3つ目の組織学的移行像が見出せない場合に関しては，①連続切片の作製がなされていない，②膵癌の広範囲もしくは塊状発育のため組織学的移行像が消失，③IPMNと膵癌が衝突したため，などの原因が想定されている．

4．病理学的特徴

1）肉眼所見

肉眼的には，大部分の膵管癌は，充実性で硬い浸潤性の腫瘍である．基本的には，潜在型，結節型，浸潤型，嚢胞型，膵管拡張型に分けられるが，嚢胞型と膵管拡張型は粘液性嚢胞性腫瘍や膵管内乳頭粘液性腫瘍に関連する病変の肉眼型である．割面は粗造ないし粘調である．低分化腺癌や退形成癌などでは高頻度で壊死がみられる．肉眼的には，癌と隣接する線維化の目立つ慢性膵炎との境界を同定することは困難な場合が多い．膵頭部腫瘍では，総胆管や十二指腸への直接浸潤がしばしばみられる．腫瘍部を通過する主膵管は狭窄するか，完全に閉塞する．腫瘍の主座が膵頭部内に存在する所見は，膵管癌と胆管癌，十二指腸癌または乳頭部癌との鑑別に有用である．膵管癌の中には，膵管閉塞に伴う壊死による嚢胞変性や，腫瘍腺管の嚢胞状拡張によって，嚢胞状の形態を示す場合がある．また，貯留嚢胞などの良性嚢胞や粘液産生性嚢胞性腫瘍や膵管内乳頭粘液性腫瘍などの腫瘍を合併している場合もある．

2）組織所見

浸潤性膵管癌の亜型分類は，膵癌取扱い規約では乳頭腺癌，管状腺癌（高分化型，中分化型），低分化腺癌，腺扁平上皮癌，粘液癌，退形成癌（巨細胞型，破骨細胞様巨細胞型，多形細胞型，紡錘細胞型）とその他に分類される．WHO分類との相違点は，WHO分類では乳頭腺癌はなく，hepatoid carcinoma，medullary carcinoma，signet ring cell carcinomaが規定され，退形成癌はundifferentiated carcinomaとundifferentiated carcinoma with osteoclast-like giant cellsに分類されている．

通常型の浸潤性膵管癌は，粘液産生性の立方ないし円柱上皮から成る腺管が，豊富な線維性間質中を浸潤性に増殖する管状腺癌である．管状腺癌は分化度によって，3段階に分けられる．高分化型管状腺癌の腫瘍腺管の増殖パターンと細胞形態は，慢性膵炎に特徴的な非腫瘍腺管に類似しており，良性腺管様の像をとる．腫瘍腺管は正常の小葉構造を，規則性のない構造に置き換える．一般的に，腫瘍腺管は一層の細胞で覆われるが，偽重層化や不整な乳頭状構造が目立つ場合もある．腫瘍細胞は豊富な細胞質を有し，一般的に粘液を入れている．明細胞化もしばしばみられる．核は基底側に位置するが，核の大小不同や核形不整，極性の喪失が認められる．もちろん，神経周囲浸潤（図2）や脈管浸潤は癌の診断に役立つが，これらの所見は針生検でみられる頻度はきわめて低い．腫瘍細胞が，近接する正常のランゲルハンス島に浸潤する場合もある．また，膵周囲脂肪織への浸潤もよくみられる所見である．実際，脂肪細胞と腺管が間質組織なしに接する所見は悪性を示唆し，「naked glands in fat sign」と呼ばれる（図3）[3]．正常の膵組織では，大型の血管と膵管の間に膵腺房組織が存在することから，筋性血管と膵管が隣接する所見も癌を示唆する（図4）．

中分化型管状腺癌は高分化型と比較して腺管は小型で，腺腔も不規則となり，腺管の癒合や篩状構造もみられる．細胞異型もより強く，粘液産生が低下する．核の大きさや形もより不均一となり，核分裂像もより多くみられるようになる．

低分化腺癌は，管腔形成の不明瞭な小型胞巣，多形核，多数の核分裂像を示す．ただし，膵管癌では，分化のよい腺管と個細胞性ないし胞巣状の低分化な腺管が混在することは稀ではない．膵管癌の辺縁は不明瞭で，しばしば腫瘍腺管は肉眼的な範囲を越えて存在する．間質の線維化と萎縮，炎症など閉塞性膵炎の像は，浸潤性膵管癌に隣接する膵組織にもみられ，膵管固有上皮はPanIN様の増殖性変化を示すことがある．非腫瘍腺管では，扁平上皮や腸上皮などへの化生や，稀にoncocytic changeも生じる．

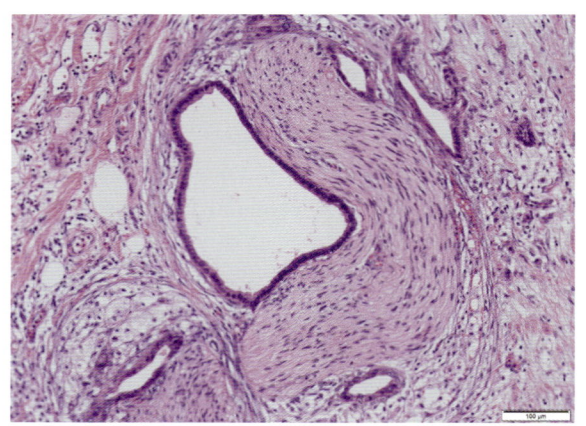

図2｜神経周囲浸潤
腺管の異型は軽度であるが，神経線維内に浸潤しており，癌と確診できる像．

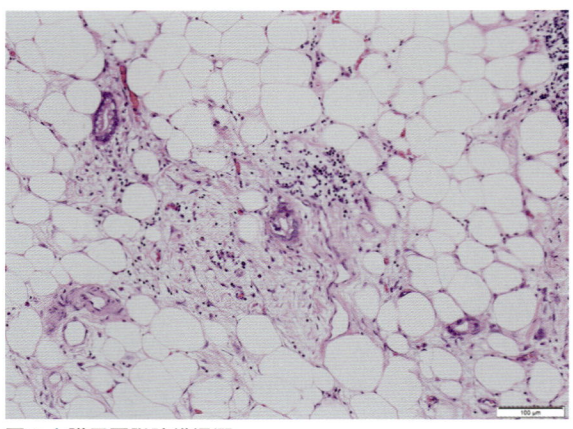

図3｜膵周囲脂肪織浸潤
異型腺管が膵周囲脂肪織にみられ，一部の腺管は脂肪細胞に直接接している．

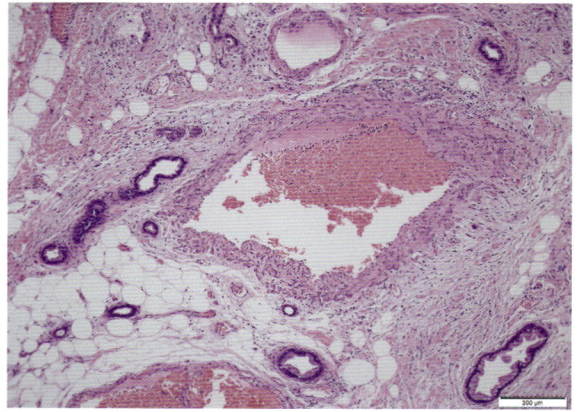

図4｜浸潤癌
筋性血管に低異型度の腺管が近接しており，浸潤癌を疑う所見．

表1｜膵管癌の組織学的異型度分類

Tumor grade	腺管分化度	粘液産生	核分裂像高倍率10視野中	核所見
Grade 1	高分化	高度	5	わずかな多形性，極性を保つ
Grade 2	中分化	不揃い	6〜10	中等度の多形性
Grade 3	低分化，不完全な粘表皮型や多形型	不全	>10	高度の多形性

グレードは最も高いもので規定される

　WHO分類では，tumor gradeを腺管の分化度，ムチン産生，核分裂像，核所見により，Grade 1からGrade 3の3段階に分けている（**表1**）．この場合，腫瘍内でGradeの異なる領域がみられれば，最も高いGradeをもって評価する．このGradeは予後との相関がみられるとされている[6]．

3）管状腺癌のバリエーション

　膵管癌でみられる管状腺癌には，いくつかの形態学的バリエーションが報告されている．これらの所見は特徴的ではあるが，微小乳頭型を除き，臨床病理学的な差はみられない．ただし，これらのバリエーションを知っておくことは良悪性を含む鑑別診断に有用であり，そのいくつかのパターンを紹介する．

a）泡沫状腺管パターン foamy gland pattern（図5）

　このパターンは，低異型度PanINとの鑑別が問題となる高分化型腺癌である．浸潤腺管はよく分化し，豊富な淡染性の細胞質を有する円柱上皮細胞によって形成される．核は，ある程度極性が保たれるが，細胞質の陥入による皺がみられる．この泡沫状腺管パターンと低異型度PanINとの鑑別に有用な所見は，非常に微細かつ均一な顆粒から成る泡沫状，明調な細胞質と，内腔表面が刷子縁様で，明瞭な好酸性の帯状所見 brush border-like zone である．内腔表面はPAS染色などの粘液マーカーに強陽性を示す．PanINも内腔表面がPAS陽性を示すが，泡沫状腺管型腺癌では細胞質が陰性なのに対し，PanINの細胞質は陽性である．非粘液性小葉内膵管も類似した組織像を示すが，小葉内膵管の細胞質は管腔表面

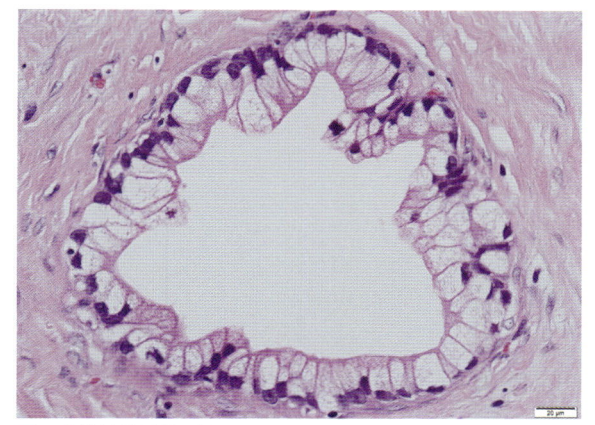

図5 泡沫状腺管パターン
明調な胞体と管腔表面に好酸性の帯状所見 brush border-like zone がみられる．核は不整で，核小体がみられるものもある．

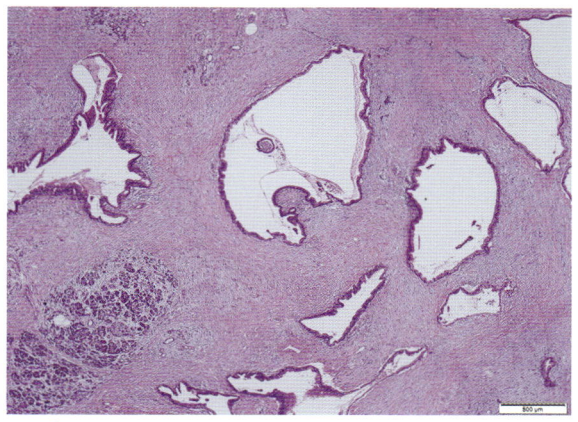

図6 大型腺管パターン
増殖する腺管は不整で，著明な線維形成性間質を認める．腫瘍腺管の一部は上皮を欠き，間質が腺腔に露出したり，管腔内にわずかに壊死性破砕物を認める．

に向かって漸次的に PAS 陽性を示す．腫瘍細胞は，p53 の過剰発現がしばしばみられる[7]．

b）大型腺管パターン large duct pattern（図6）

浸潤性膵管癌は，時に浸潤性の腫瘍腺管拡張のため，小囊胞状の形態を示す．この所見は，十二指腸固有筋層に浸潤した領域でしばしばみられる．小囊胞状の腺管は，肉眼的に認められるが，画像診断では指摘できない．腫瘍細胞の異型は軽度である．このパターンを示す症例は，通常型膵管癌と比較して，わずかに予後がよいとされる．浸潤癌の囊胞状拡張と，粘液性囊胞性腫瘍や膵管内腫瘍の非浸潤性腺管とを区別することは重要で，粘液性囊胞性腫瘍や膵管内腫瘍は良好な予後を示す．大型腺管パターンの浸潤癌を示唆する所見は，腺管の集簇と不整な腺管，線維形成性間質の存在である．腺管の上皮の一部が脱落して間質が内腔に露出したり，管腔内に好中球を含む壊死性破砕物 glandular necrotic debris がみられるなどの所見も癌腺管を示唆する[8]．

c）空胞細胞パターン vacuolated cell pattern（図7）

このパターンは，壊死物質や粘液を入れた複数の大小の囊胞によって篩状胞巣を形成し，腺管内腺管構造 gland in gland architecture を示す．これらの空胞は，複数の細胞質内空胞が癒合することによって形成される．部分的には，空胞形成細胞は脂肪細胞や印環細胞様の形態学的特徴を示す．このパターンは他臓器の腺癌では稀にしかみられず，原発不明の転移性腫瘍の鑑別診断で膵原発を示唆する有用な所見とされる[9]．

d）充実胞巣パターン solid nest pattern（図8）

低分化腺癌は明瞭な腺管形成を示さないが，症例によって胞巣状構造をとり浸潤性増殖を示す場合がある．神経内分泌腫瘍または扁平上皮癌に類似するが，ほとんどの症例は典型的な管状腺癌の像を示す．腫瘍細胞は豊富な好酸性の細胞質と，1個の明瞭な核小体を有する．肝細胞癌ないし肝様癌，または好酸性細胞腫瘍様の像を示すが，免疫組織化学的に肝細胞癌とは異なる．胞巣状パターンの腫瘍細胞の細胞質が明調化し，腎細胞癌様の像をとる場合は，clear cell carcinoma の名称で報告されている[10]．

e）微小乳頭パターン micropapillary pattern（図9）

低分化腺癌では，腫瘍細胞が小胞巣状をとり，線維性間質の間隙に浮遊するように浸潤性増殖する所見がみられる．乳癌など他臓器の浸潤性微小乳頭癌と同様，膵癌でも高悪性度を示すとされる[11]．

5．免疫組織化学

粘液組織化学と，腺への分化を示す糖蛋白などの免疫組織化学的マーカーは，膵管癌では少なくとも部分的には陽性を示す．加えて，サイトケラチン（CK）7，8，18，19と，epithelial membrane antigen（EMA）は通常陽性を示す．CK20 は約25％で陽性を示すが，部分的である．ただし，粘液癌では CK20 がびまん性に強陽性を示す．

膵管癌でしばしば陽性を示す糖蛋白の免疫組織化学的マーカーは，CA19-9，CEA，TAG72，CA125，

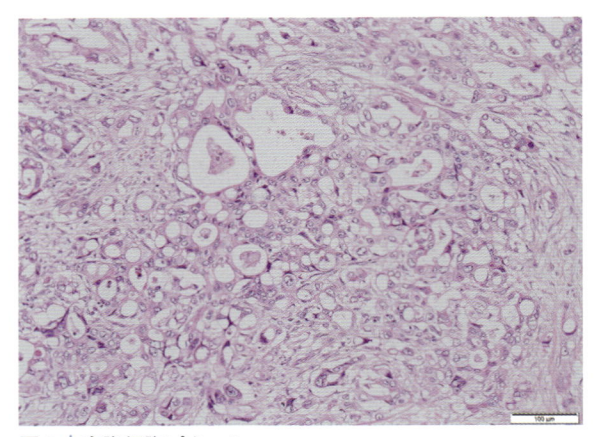

図7│空胞細胞パターン
篩状構造や腺管内腺管構造がみられる．印環細胞様の形態を示す細胞も散見される．

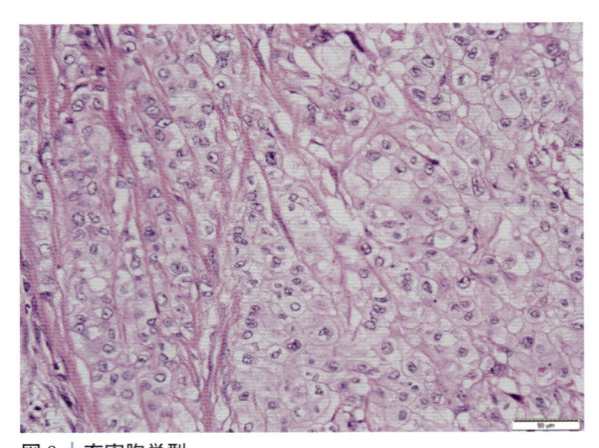

図8│充実胞巣型
好酸性ないし明調な細胞質を有し，1個の明瞭な核小体を認める腫瘍細胞が胞巣状に増殖する．扁平上皮細胞癌や肝様癌が鑑別に挙げられる．

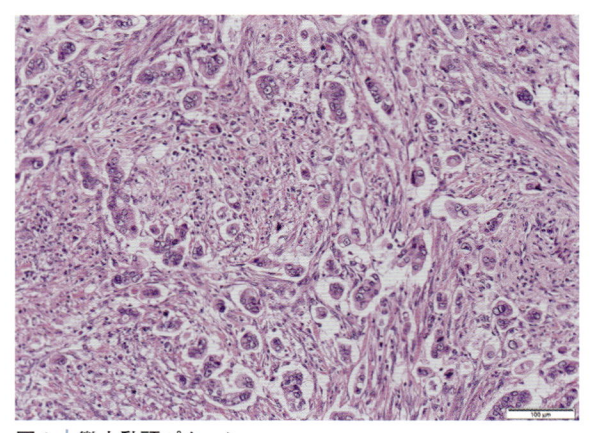

図9│微小乳頭パターン
小胞巣状の腫瘍細胞が，線維性間質の間隙に浮遊するように浸潤性増殖する．

DUPAN2などである．これらのうち，CEA，TAG72，CA125は腫瘍関連の糖蛋白と考えられ，正常膵管は陰性で，低異型度PanINでわずかに陽性を示す．また，MUC蛋白に関しては，大部分の通常型膵管癌は，MUC1，MUC3，MUC4，MUC5ACが陽性を示す．対照的に，MUC2は粘液癌のように腸型分化を示す腫瘍を除き，通常型膵管癌では発現がみられない．MUC1は，末梢の正常膵管に陽性を示すので注意が必要である．幽門腺分化のマーカーであるMUC6は，膵管癌の35％で陽性を示す．クロモグラニンAやシナプトフィジンは，腫瘍に含まれる少数の神経内分泌細胞への分化を示す細胞で陽性を示す．一方，膵管癌はランゲルハンス島へ浸潤する傾向があり，膵管癌に取り込まれた非腫瘍性の神経内分泌細胞が陽性を示すため，HE所見を加味して総合的に判断することが大切である．

6．分子生物学的特徴

これまで行われた網羅的ゲノム解析では，ほとんどの膵管癌で平均60を越える遺伝子で点突然変異を有することが明らかにされた[12]．12の主要なシグナル伝達系路の2/3を超える経路において変化が認められる．最も一般的な遺伝子変異は*KRAS*，*CDKN2A*（*p16*，*INK4A*，*CDKN*），*TP53*，*SMAD4*である．*KRAS*癌遺伝子のコドン12の変異は膵管癌の90％以上にみられ，*TP53*変異は50％で認められる．ほとんどの膵管癌は点突然変異やDNAプロモーター領域の過剰メチル化で*CDKN2A*に異常を有している．*SMAD4*発現の欠失は膵管癌の55％にみられる．他の多くの遺伝子異常が膵管癌で生じるにもかかわらず，これらの変化は特徴的で，膵管癌と他の細胞由来の膵腫瘍と区別される．

他に影響を受ける経路には，アポトーシス，G1/S期移行調節，ヘッジホックシグナリング，DNA損傷コントロール，細胞接着，インテグリンシグナリング，MAPK8（JNK）シグナリング，浸潤コントロール，GTPaseシグナリング，TGF-I2シグナリング，NOTCHシグナリングがある．ミスマッチ修復遺伝子，*BRCA2*，*STK11*，*BRAF*，*TGFBR2*，*MAP2K4*

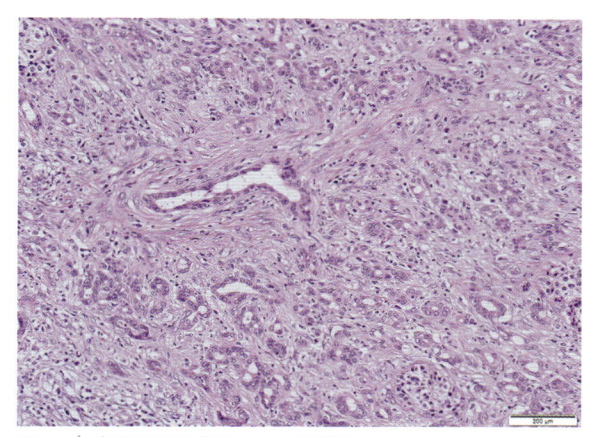

4．浸潤性膵管癌（亜型，前駆病変を含む）　　143

図 10 ｜ 腺房細胞の萎縮した小葉構造
中心にやや拡張した膵管がみられ，周囲には小葉内膵管が増生している．

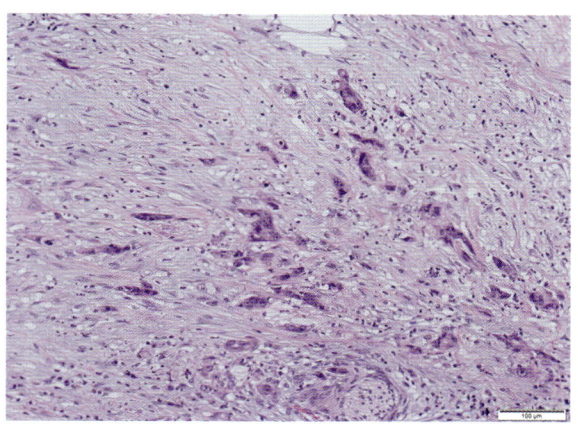

図 11 ｜ 癌の間質浸潤
膵癌では間質の desmoplastic reaction は稀で，線維性間質に好酸性の異型細胞が孤在性にみられる場合は浸潤癌を考える．

の変異は稀であるが，一部は遺伝性膵管癌の原因となる．また，膵管癌では fascin，mesothelin，claudin 4，S100AP，S100A6，S100P などの過剰発現が認められ，反応性/非腫瘍性の腺管と腫瘍腺管の鑑別に補助的に用いられる．*TP53* の過剰発現または *SMAD4* 発現の欠失は癌の診断確定に有用であるが，その感度はいずれも高くはない[13]．

7．鑑別診断

　通常型膵管癌で診断上問題となるのは，高分化型腺癌と，萎縮性慢性膵炎の良性・非腫瘍性腺管との鑑別である．すなわち，膵管癌の腺管が良性腺管様にみえる場合や，慢性膵炎でみられる膵管が浸潤腺管様にみえる場合がある．膵炎領域の非腫瘍性腺管は，炎症に伴う萎縮で腺房細胞が脱落した後に遺残した小葉内膵管であり，弱拡大では各小葉の中心において，やや拡張した腺管が，小さく丸い小膵管で囲まれるという正常膵の小葉形態を基本的に保っている（図 10）．一方，浸潤性膵管癌の腺管は小葉パターンを欠き，不規則に分布し，個々の腺管も不整形で角張っている．

　細胞学的には，核形不整，核腫大，不均等な核間距離，極性の消失が癌の診断の重要な手がかりといえる．さらに，高い N/C 比を示したり，隣接細胞の核と比較して 4 倍以上の大きさの核所見は癌を示唆する．また，好酸性の細胞質は，癌でより一般的にみられる．他臓器の間質とは異なり，膵癌では，良性の間質反応で核異型，多形性などの異型を示す細胞がみられることは稀であり，膵間質に個細胞性の異型細胞がみられ，好酸性の細胞質を示す場合は癌細胞が疑われる（図 11）．また，解剖学的に通常腺管が存在しない部位に異型腺管が存在する所見は癌を示唆する．特に，前述した神経周囲浸潤，脈管侵襲，十二指腸固有筋層浸潤，筋性血管に近接する間質への浸潤，さらに脂肪細胞に隣接する腺管の存在は，いずれもほぼ 100％癌と診断できる特徴的所見である[14,15]．また，線維性間質と腺管構造の不整は浸潤癌の特徴である．

　一方，膵管には基底細胞や筋上皮細胞が存在せず，高異型度 PanIN が浸潤癌と同様の細胞学的異型を示すことから，両者の鑑別が困難なことがある．その場合，腺管の数や分布，小葉構造に基づく腺管構築の評価などが鑑別に有用である．ただし，現時点では特定の異型腺管が浸潤性膵管癌の腺管か否かを確定できる免疫組織化学的マーカーはない．

　また，浸潤癌が存在しない場合に高異型度 PanIN が単独で存在する頻度はきわめて低く，膵腫瘍の針生検におけるこのような所見は診断の一助となることがある．さらに膵管癌の鑑別診断で注意が必要な所見は，萎縮性慢性膵炎でみられるランゲルハンス島の集簇像である．集簇したランゲルハンス島は，小型胞巣や柵状配列を示すことがあり，一見すると浸潤癌との鑑別が問題となる場合がある（図 12）．また，ランゲルハンス島細胞は小さい神経線維周辺に位置し，癌の神経周囲浸潤様にみえることもある[16]．しかし，均一な細胞，円形核，腺腔形成の欠如，神経内分泌細胞を想起させる核クロマチンは，良性を

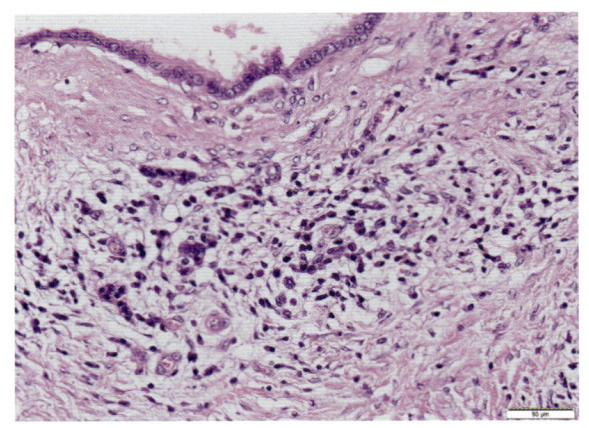

図12 │ 萎縮膵組織中のランゲルハンス島
孤在性や柵状配列を示し，浸潤癌様であるが，核の所見は良性（ランゲルハンス島）を示唆する．

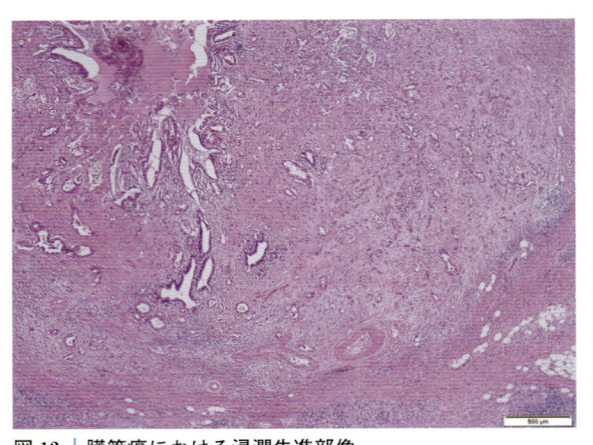

図13 │ 膵管癌における浸潤先進部像
腫瘍の中心は高分化型腺癌であるが，辺縁に近づくに従って，腫瘍腺管は小型になり，中分化型や低分化腺癌が目立つようになる．

示唆する所見である．神経内分泌マーカーによる免疫組織化学は，膵管癌とランゲルハンス島細胞の鑑別が困難な場合に有用である．

　胆道系や上部消化管などの腺癌も膵管癌に類似する．前述したように，解剖学的に腫瘍の存在する位置や病変の広がり，膵内腫瘤の有無，胆管や膵管の上皮内病変や前駆病変の有無・広がり（膵管癌や胆道系腫瘍は，浸潤先進部に行くに伴って低分化になる傾向がみられる）などで総合的に判断することが大切である（図13）．現時点では，免疫組織化学的に膵管癌と胆管癌を鑑別できるマーカーは存在しない．

　肺，乳腺，婦人科系の腫瘍からの膵臓への転移は，原発性膵癌と鑑別を要することがある．その場合，腹膜や肝臓，その他の臓器への転移がみられる場合には原発性膵癌の可能性が高い．膵管癌の免疫組織化学形質と分子プロファイルは特徴的であるが，膵癌とその他の部位の腺癌を完全に区別することは困難である．CK7，CK19，CEA，CA19-9，TAG72，CA125の発現は多くの臓器の原発性腺癌でもみられる．また，TTF-1，napsin Aなどの肺マーカー，ホルモンレセプターの発現の欠如は肺，乳腺または婦人科臓器由来を完全には否定できない．したがって，臨床所見および画像所見を十分勘案し，総合的な判断のもとに原発部位を確定する必要がある．

8．その他の膵管由来癌

1）乳頭腺癌 papillary adenocarcinoma

　大腸の乳頭腺癌と同様，ほとんど乳頭状増殖のみから成る病変とされるが，WHO分類では記載されていない．その理由として，乳頭腺癌と診断されていた症例は，今日ではほとんどがIPMN由来膵管癌と考えられ，膵癌取扱い規約の次期改訂では「乳頭腺癌」という名称は削除される可能性が高い．

2）腺扁平上皮癌 adenosquamous carcinoma（図14）

　腺扁平上皮癌は，1個の腫瘍内に腺癌と扁平上皮癌の両者の成分がみられるもので，扁平上皮癌成分が30％以上みられるものをいい，それに満たない場合は扁平上皮癌成分を伴う腺癌とする．本邦では，扁平上皮癌のみから成る腫瘍も腺扁平上皮癌に分類される．膵癌中の約2％を占め，膵尾部でよりみられる傾向がある．膨張性発育を示し，腫瘍中に嚢胞ないし空洞を形成する．一部の症例は腺棘細胞腫adenoacanthomaの形態（腺癌成分と良性扁平上皮成分による腺癌）を示すが，ほとんどは角化を伴う高分化型扁平上皮癌，角化の目立たない低分化型扁平上皮癌，類基底細胞扁平上皮癌と腺癌の組合せから成る．腺癌成分のみられない純粋な扁平上皮癌はきわめて稀である．多くの場合，慎重な組織学的検索により腺癌成分を確認できる．予後は，通常型膵管癌より若干悪い[17]．

3）粘液癌（膠様癌）mucinous carcinoma (colloid carcinoma/mucinous noncystic carcinoma in WHO)（図15）

　粘液癌は，小片状や放射状，篩状胞巣，小型管状，個細胞性，印環細胞型などの腫瘍細胞を入れた

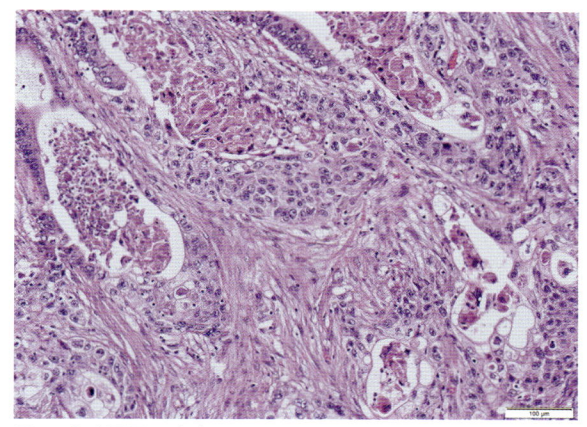

図 14 ｜腺扁平上皮癌
角化は目立たないが，細胞間橋のみられる低分化型扁平上皮癌と腺癌の組合せから成る．

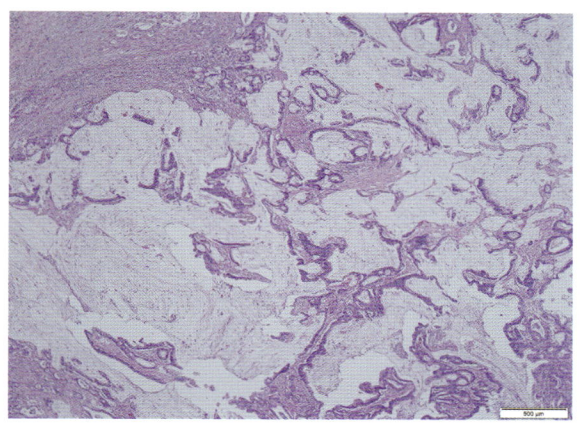

図 15 ｜粘液癌
管状，乳頭状構造を示す腫瘍腺管が，著明な細胞外粘液産生によって粘液結節を形成している．

粘液結節が，間質で増殖する像を特徴とし，粘液結節が病変の 50％（膵癌取扱い規約）ないし 80％（WHO 分類）を超えるものをいう[18]．粘液癌は膵管癌の一種で，臨床的，生物学的に他の亜型とは異なることが以前から報告されている．膵癌取扱い規約では予後不良な印環細胞癌が粘液癌に含まれるが，WHO 分類では独立して分類されている．粘液癌は，IPMN や粘液性嚢胞腫瘍 mucinous cystic neoplasm（MCN）としばしば関連して認められる．最近のデータでは，粘液癌は通常型膵管癌より良好な臨床経過をとることが示唆されている．外科的治療が行われた症例で，通常型膵管癌の 5 年生存率が 12～15％であるのに対して，粘液癌の 5 年生存率は 55％と予後は若干良好である[19]．粘液癌は，IPMN と同様腸型形質を示し，CK20，MUC2，CDX2 が陽性で，通常型膵管癌同様 *KRAS* と *p53* 遺伝子変異など，類似の分子異常がみられるが，その頻度は高くない．なお，*DPC4* の欠失は粘液癌ではみられない．

4）髄様癌 medullary carcinoma

膵臓の髄様癌は，乳腺や大腸の病変と同様，分化度の低い上皮性腫瘍細胞が合胞体性に膨張性発育を示し，多くの場合線維形成性反応を欠き，しばしばリンパ球主体の炎症細胞浸潤を伴う．膵癌取扱い規約では規定されていない．この腫瘍の頻度は低く，予後は明らかではないが，通常型膵管癌より若干良好か，変わらないと考えられている．膵髄様癌の一部は，大腸髄様癌同様マイクロサテライト不安定性などの遺伝子変化と関連し，*KRAS* 突然変異の率は非常に低い[20]．ミスマッチ修復蛋白（MLH1，MSH2，MSH6，PMS2）の欠失がみられる．一部の症例では大腸癌の既往や家族歴があり，それらの症例は遺伝性癌症候群の可能性が高い[21]．

5）肝様癌 hepatoid carcinoma

ごく稀に膵癌が肝細胞への分化を示すことがある．組織学的には，充実性，胞巣状，索状構造をとり，腫瘍細胞は多角形で，好酸性顆粒状の細胞質，中心性の核と明瞭な核小体を有する．胆汁色素が存在することもある．通常，HepPAR-1，CEA（ポリクローナル），CD10 など肝細胞分化のマーカーは陽性である[22]．また，AFP 陽性を示す場合がある．鑑別診断は，腺房細胞癌と膵芽腫で，いずれも AFP を発現することがある．また，IPMN の oncocytic type は，膵管内好酸性顆粒細胞性乳頭状腫瘍 intraductal oncocytic papillary neoplasm of pancreas とも呼ばれ，HepPAR-1 に陽性を示すが，肝細胞への分化を有するとは考えられていない．

6）印環細胞癌 signet ring cell carcinoma

非常に稀な組織型で，乳腺小葉癌と類似の増殖パターンを示す場合がある．腫瘍細胞が索状配列ないし一列に並んで配列する．個細胞性浸潤を示す targetoid pattern もみられ，腫瘍細胞は印環細胞型を示す．この増殖形態はびまん型胃癌と類似し，管状腺癌成分を伴う[23]．

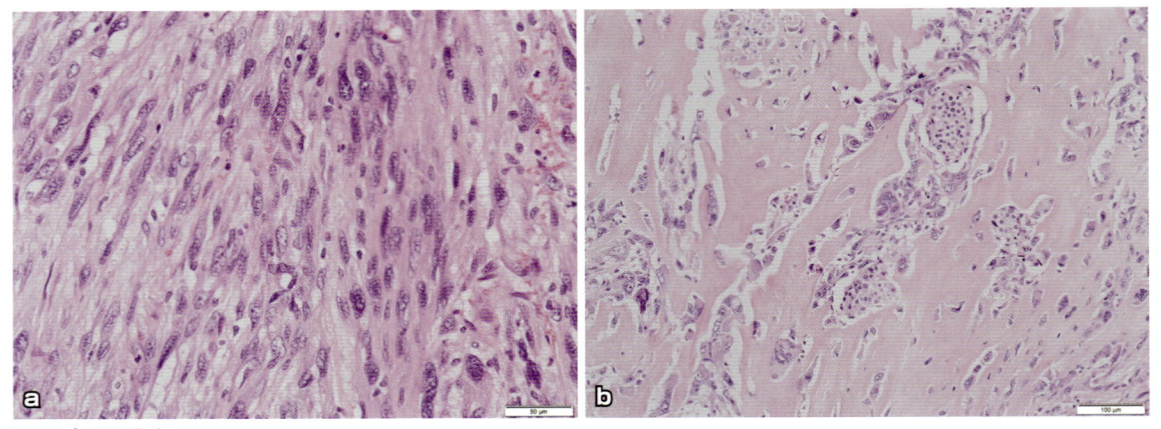

図 16 │ 退形成癌
a：紡錘細胞型．主に紡錘形の細胞が増殖している．b：多形細胞型．多形性や多核を示す腫瘍細胞が増殖する中，類骨の形成を認める．

7) 退形成癌 anaplastic carcinoma；undifferentiated carcinoma in WHO

上皮への分化をほとんど示さない腫瘍で，従来未分化癌と呼ばれていた．理論的には，退形成癌は膵の上皮細胞のいずれからも発生する可能性があるが，ほとんどの退形成癌は膵管由来の腫瘍と考えられている．膵管由来とされる根拠は，退形成癌中に腺癌成分が存在する症例がみられることである．また，膵管癌で典型的な KRAS のような癌遺伝子の突然変異が，退形成癌の症例でも認められることがある．退形成癌には，巨細胞型，多形細胞型，紡錘細胞型，破骨細胞様巨細胞型の組織亜型がみられる[24]．

a) 巨細胞型 giant cell type，多形細胞型 pleomorphic type，紡錘細胞型 spindle cell type（図 16）

これら 3 型の組織学的特徴は部分的に重なっており，2～3 型が混在することも多く，WHO 分類では undifferentiated carcinoma としてまとめられている．腫瘍性の退形成性巨細胞や紡錘形細胞などの肉腫様の組織像を示し，時に骨，軟骨，骨格筋などの異所性の間質分化を含む．症例によっては，退形成（未分化）成分が免疫組織化学的に，ケラチンや EMA などの上皮マーカーに陽性を示す場合がある．しかしながら，退形成成分は免疫組織化学的および電子顕微鏡的に上皮への分化が認められない場合が多く，腫瘍に腺癌成分がなければ未分化肉腫など，悪性間葉系腫瘍と基本的に区別がつかない．したがって，上皮由来の細胞から生じたとしても，間葉系に限定して分化した場合には，膵臓原発の肉腫と分類されることになる．以下に示す破骨細胞様巨細胞型を除いて，退形成癌の予後は，通常型膵管癌よりきわめて劣っている．

b) 破骨細胞様巨細胞型 osteoclast-like giant cell type/giant cell carcinoma of osteoclastoid type；undifferentiated carcinoma with osteoclast-like giant cells in WHO（図 17）

破骨細胞様巨細胞型は，他臓器の低分化癌，肉腫，さらに悪性黒色腫と同様の組織学的特徴を有する．すなわち，腫瘍性の腫大した核を持つ紡錘形細胞と，非腫瘍性の破骨細胞様巨細胞から成る．破骨細胞様巨細胞を伴う退形成癌の多くは，腫瘍内に腺癌成分を含むか，MCN や PanIN などの上皮内腫瘍がみられる．腫瘍細胞は通常中等度から高度異型を示し，結合性が弱く，類上皮様の形態を示す．複数の核を有し，軽度異型を示す破骨細胞様巨細胞は，さまざまな頻度で腫瘍中にみられる．通常，単核の組織球も腫瘍中に存在する．また，一部の症例では破骨細胞様巨細胞に加えて巨大な退形成性腫瘍細胞を伴う．破骨細胞様細胞には貪食能があり，細胞質内に取り込まれた腫瘍細胞を含む像がみられることがある．巨細胞は組織球由来で免疫組織化学的に CD 68 や他の組織球マーカーで陽性を示すが，通常退形成巨細胞と単核の腫瘍細胞は，免疫組織化学的に陰性である．腺癌成分の一部にケラチンが陽性を示す場合がある．破骨細胞様巨細胞型は KRAS 遺伝子変異を認める．他の退形成癌より若干臨床経過はよいが，診断後 2 年未満で死亡する症例が大部分を占める．

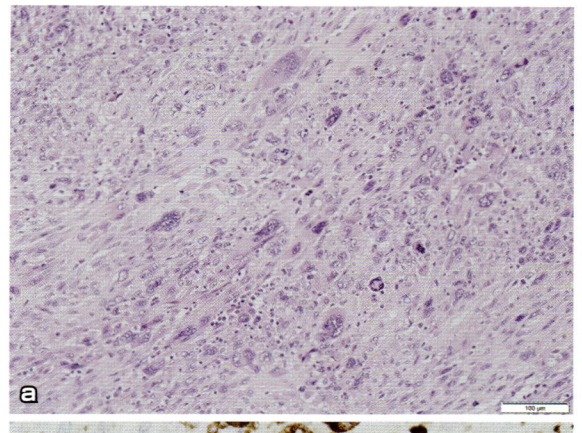

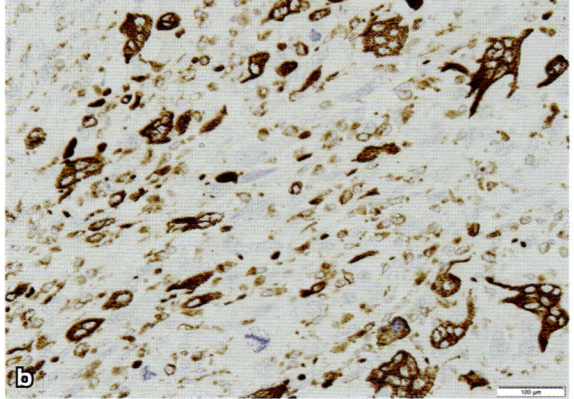

4．浸潤性膵管癌（亜型，前駆病変を含む）　147

図17｜退形成癌
a：破骨細胞様巨細胞型．多形性を示す細胞と破骨細胞様巨細胞が増殖する．b：破骨細胞様巨細胞型．破骨細胞様巨細胞はCD68陽性を示す．

8）併存腫瘍 combined neoplasm；carcinoma with mixed differentiation in WHO（図18）

　外分泌腫瘍と内分泌腫瘍が同一腫瘍内に混在あるいは併存してみられるもので，WHO分類の複合型腺神経内分泌癌 mixed adenoneuroendocrine carcinoma（MANEC）に相当する．膵癌取扱い規約では膵管癌と島細胞癌 duct-islet cell carcinoma，膵管癌と島細胞癌と腺房細胞癌 duct-islet-acinar cell carcinomaが挙げられている．WHO分類ではMANECは，各々30％を越える外分泌腺成分と神経内分泌成分を有する腫瘍と定義され，ductal adenocarcinoma variantsの項でcarcinoma with mixed differentiationとして，またacinar adenocarcinomaの項にも記載されている．mixed acinar-ductal carcinoma, mixed acinar-neuroendocrine carcinoma, mixed acinar-neuroendocrine-ductal carcinoma, mixed ductal-neuroendocrine carcinomaが挙げられている[2]．

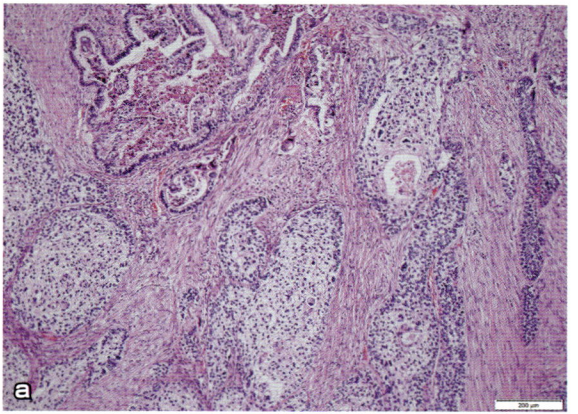

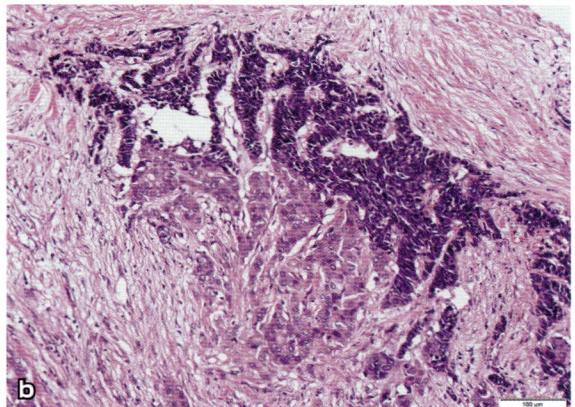

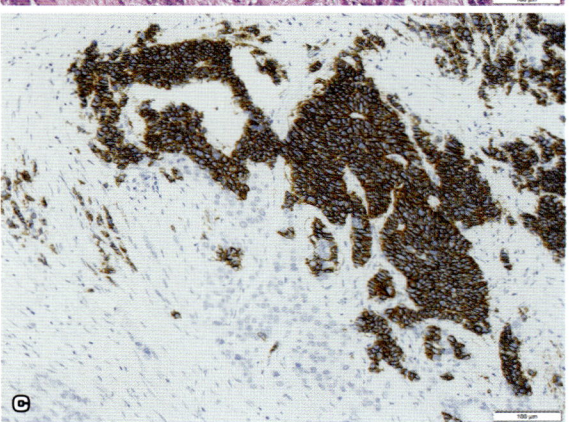

図18｜併存腫瘍 mixed adenoneuroendocrine carcinoma（MANEC）
a：腺癌と神経内分泌細胞癌が併存している．一部移行像がみられる．b：腺癌と神経内分泌細胞癌が併存している．c：神経内分泌細胞癌がchromogranin A陽性を示す．

9．予　後

　膵管癌患者の予後は不良で，5年生存率は5％未満，生存期間の中央値は約9ヵ月である．長期生存のためには外科的切除が最善の治療と考えられる．

しかし，診断時に切除可能な膵管癌はわずか20％にすぎず，遠隔転移のない切除不能局所進行例が20〜30％（大部分は隣接した腸間膜の脈管を侵す），遠隔転移例が約50％（通常は肝臓または腹膜）である．高解像度CTでも転移巣が見落とされる場合があり，転移巣の確認に術前腹腔鏡検査が有用とされる．切除後の生存率は，過去数十年間改善されておらず，その中央値は12〜18ヵ月で，5年生存率は20％であるが，その後も原病死が生じ，8年を越える生存率は約3％である[25]．

10. 化学療法

治癒切除例でも高率に再発を認めるため，通常，手術後に術後補助療法（化学療法と放射線療法）が行われる．切除不能例では，通常化学療法が行われる．現在の化学療法はゲムシタビン単独またはS-1単独が標準治療として推奨されている[26]．

（永田耕治，清水道生）

文献

1) Kilimstra D, Klöppel G : Tumors of the exocrine pancreas. in Fletcher C (ed) : "Diagnostic Histopathology of Tumors", 4th ed, Saunders, Philadelphia, 2013, pp 531-588
2) Bosman FT, Carneiro F, Hruban RH et al : WHO Classification of Tumours of the Digestive System, IARC, Lyon, 2010, pp279-337
3) Hruban RH, Pitman MB, Klimstra DS : Tumors of the Pancreas. AFIP Atlas of Tumor Pathology, Vol. 6, 4th ed, ARP Press, Washington, 2007, pp 111-164
4) Hruban RH, Takaori K, Klimstra DS et al : An illustrated consensus on the classification of pancreatic intraepithelial neoplasia and intraductal papillary mucinous neoplasms. Am J Surg Pathol 28 : 977-987, 2004
5) Yamaguchi K, Kanemitsu S, Hatori T et al : Pancreatic ductal adenocarcinoma derived from IPMN and pancreatic ductal adenocarcinoma concomitant with IPMN. Pancreas 40 : 571-580, 2011
6) Luttges J, Schemm S, Vogel I et al : The grade of pancreatic ductal carcinoma is an independent prognostic factor and is superior to the immunohistochemical assessment of proliferation. J Pathol 191 : 154-161, 2000
7) Adsay V, Logani S, Sarkar F et al : Foamy gland pattern of pancreatic ductal adenocarcinoma : a deceptively benign-appearing variant. Am J Surg Pathol 24 : 493-504, 2000
8) Bagci P, Andea AA, Basturk O et al : Large duct type invasive adenocarcinoma of the pancreas with microcystic and papillary patterns : a potential microscopic mimic of non-invasive ductal neoplasia. Mod Pathol 25 : 439-448, 2012
9) Dursun N, Feng J, Basturk O et al : Vacuolated cell pattern of pancreatobiliary adenocarcinoma : a clinicopathological analysis of 24 cases of a poorly recognized distinctive morphologic variant important in the differential diagnosis. Virchows Arch 457 : 643-649, 2010
10) Luttges J, Vogel I, Menke M et al : Clear cell carcinoma of the pancreas : an adenocarcinoma with ductal phenotype. Histopathology 32 : 444-448, 1998
11) Reid MD, Basturk O, Thirabanjasak D et al : Tumor-infiltrating neutrophils in pancreatic neoplasia. Mod Pathol 24 : 1612-1619, 2011
12) Jones S, Zhang X, Parsons DW et al : Core signaling pathways in human pancreatic cancers revealed by global genomic analyses. Science 321 : 1801-1806, 2008
13) Wilentz RE, Su GH, Dai JL et al : Immunohistochemical labeling for dpc4 mirrors genetic status in pancreatic adenocarcinomas : a new marker of DPC4 inactivation. Am J Pathol 156 : 37-43, 2000
14) Bandyopadhyay S, Basturk O, Coban I et al : Isolated solitary ducts (naked ducts) in adipose tissue : a specific but underappreciated finding of pancreatic adenocarcinoma and one of the potential reasons of understaging and high recurrence rate. Am J Surg Pathol 33 : 425-429, 2009
15) Sharma S, Green KB : The pancreatic duct and its arterio-venous relationship : an underutilized aid in the diagnosis and distinction of pancreatic adenocarcinoma from pancreatic intraepithelial neoplasia. A study of 126 pancreatectomy specimens. Am J Surg Pathol 28 : 613-620, 2004
16) Bartow SA, Mukai K, Rosai J : Pseudoneoplastic proliferation of endocrine cells in pancreatic fibrosis. Cancer 47 : 2627-2633, 1981
17) Voong KR, Davison J, Pawlik TM et al : Resected pancreatic adenosquamous carcinoma : clinicopathologic review and evaluation of adjuvant chemotherapy and radiation in 38 patients. Hum Pathol 41 : 113-122, 2010
18) Adsay NV, Pierson C, Sarkar F et al : Colloid (mucinous noncystic) carcinoma of the pancreas. Am J Surg Pathol 25 : 26-42, 2001
19) Poultsides GA, Reddy S, Cameron JL et al : Histopathologic basis for the favorable survival after resection of intraductal papillary mucinous neoplasm-associated invasive adenocarcinoma of the pancreas. Ann Surg 251 : 470-476, 2010
20) Wilentz RE, Goggins M, Redston M et al : Genetic, immunohistochemical, and clinical features of medullary carcinoma of the pancreas : A newly described and characterized entity. Am J Pathol 156 : 1641-1651, 2000
21) Banville N, Geraghty R, Fox E et al : Medullary carcinoma of the pancreas in a man with hereditary nonpolyposis colorectal cancer due to a mutation of the MSH2 mismatch repair gene. Hum Pathol 37 : 1498-1502, 2006
22) Paner GP, Thompson KS, Reyes CV : Hepatoid carcinoma of the pancreas. Cancer 88 : 1582-1589, 2000
23) Chow LT, Chow WH : Signet-ring mucinous adenocarcinoma of the pancreas. Chin Med Sci J 9 : 176-178, 1994
24) Paal E, Thompson LD, Frommelt RA et al : A clinicopathologic and immunohistochemical study of 35 anaplastic carcinomas of the pancreas with a review of the literature. Ann Diagn Pathol 5 : 129-140, 2001
25) Conlon KC, Klimstra DS, Brennan MF : Long-term survival after curative resection for pancreatic ductal adenocarcinoma. Clinicopathologic analysis of 5-year survivors. Ann Surg 223 : 273-279, 1996
26) Ueno H, Ioka T, Ikeda M et al : Randomized phase III study of gemcitabine plus S-1, S-1 alone, or gemcitabine alone in patients with locally advanced and metastatic pancreatic cancer in Japan and Taiwan : GEST study. J Clin Oncol 31 : 1640-1648, 2013

第2部　組織型と診断の実際

II. 膵病変

5　腺房細胞癌

1. 定義・概念

　腺房細胞癌は腺房の形態に類似した膵外分泌酵素を分泌する腫瘍である．その多くは充実性の腫瘍であるが，一部囊胞を形成するものもある．また，神経内分泌腫瘍成分が混在することもある．その組織像も多彩であり，かつての膵腺房細胞癌の報告におけるその頻度が，数％～10％と非常に大きいことは，形態からの同定が困難であったことを示していると思われる[1]．よって腺房細胞癌の診断に際しては，免疫染色による膵外分泌酵素発現を含めた総合的な診断が望ましい．

　腺房細胞癌は上皮性腫瘍の1～2％程度，小児膵腫瘍の15％を占める稀な腫瘍であり，比較的予後良好と報告されている．男性に多く，膵頭部発生が多いが，どの部位からも発生しうる[2,3]．

2. 臨床的事項

　腺房細胞癌は通常型膵管癌と比較して予後良好である．

　臨床症状として古典的には高リパーゼ血症により皮下脂肪壊死や関節痛を生じる lipase hypersecretion syndrome が有名であるが，頻度としては10～15％と低く，背部痛や体重減少など非特異的な症状がより一般的と考えられる．通常型の膵管癌と比較して大型で発見されることが多いが，予後は比較的良好と報告されている[2,3]．近年，腺房細胞癌に対して通常型膵管癌と異なる治療が有効であったとする報告も散見される[4,5]．

3. 肉眼的所見

　腺房細胞癌は境界明瞭で圧排性の発育を呈する．

　肉眼的に腫瘍は充実性，結節性で比較的境界明瞭で圧排性の発育を呈することが多い．通常型膵管癌より大型で発見される症例が多く，大型病変では壊死や出血をしばしば伴う．腫瘍は圧排性，分葉状の灰白色充実性病変として観察されることが多い．最近腺房細胞癌の多くの症例(54％)において膵管内に沿ったポリープ状の発育形式を伴うことが明らかになった(図1～2)[6]．図2のごとく，膵管内を充満して発育する像を認めることがある．

4. 組織学的所見

　腺房細胞癌はさまざまな組織構造パターンを呈する．

　組織学的に，典型例においては好酸性胞体を有する細胞が小型で腺房に類似した管状構造を呈する(acinar pattern)．核は円形から卵円形で細胞辺縁部に極性を保って存在する(図3)．通常の腺癌と比較して核型不整や大小不同に乏しく，明瞭な一つの核小体を有する．組織構造は典型的な acinar pattern のみならず，拡張した腺管構造を呈したり(図4)，充実性の配列(solid pattern, 図5)，索状や回旋型構造(trabecular pattern, 図6)を呈するなど多彩である．同一腫瘍内でもこれらの組織構造パターンは混在してみられるし，腫瘍によってその割合も多彩である．間質には乏しく，腫瘍辺縁部では厚い間質が腫瘍胞巣を隔て，分葉状構造を形成する．腺房細

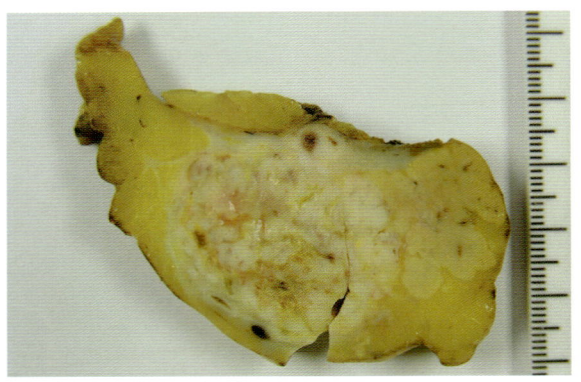

図1｜腺房細胞癌の肉眼像
分葉状で一部に壊死を伴う．本症例は膵管との関連は明らかでない．

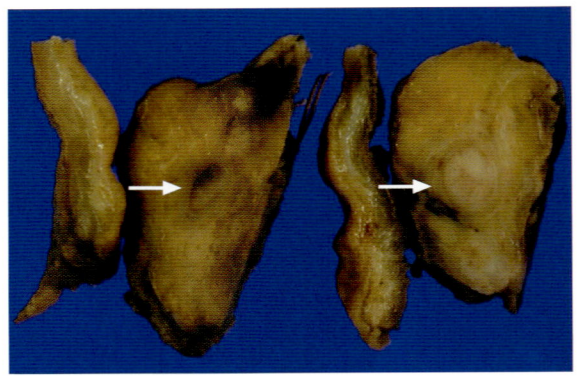

図2｜腺房細胞癌の肉眼像
矢印の主膵管内を充満するように腫瘍が発育している．

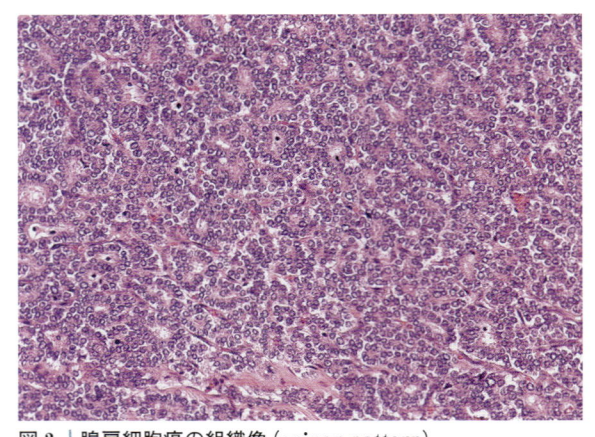

図3｜腺房細胞癌の組織像（acinar pattern）
好酸性や紫色の胞体を有する卵円形の細胞が小型で腺房に類似した管状構造を呈してみられる（acinar pattern）．核は円形から卵円形で細胞辺縁部に極性を保って存在する．通常型の腺癌ほどの核型不整，大小不同は認めない．

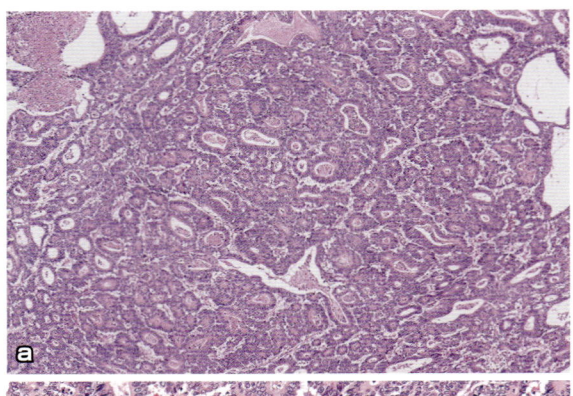

図4｜腺房細胞癌の組織像
腺房細胞癌の一部では腺管が拡張してみられることがあり，そのような場合は通常型の腺癌との鑑別が必要となる．

癌の組織亜型としては囊胞様構造を呈する acinar cell cyst adenoma, adenocarcinoma が知られているが，頻度は稀である．また，その他の亜型として腺房細胞癌に通常型膵癌もしくは神経内分泌細胞癌が混在する症例（mixed acinar-neuroendocrine-ductal carcinoma）も知られている．WHO においては各々の成分が30％以上を mixed carcinoma と定義している．

腺房細胞癌は消化 PAS 陽性のチモーゲン顆粒を有する．外分泌酵素の免疫染色としてさまざまな酵素が報告されているが，trypsin や chymotrypsin が有用である（図7）．BCL-10 モノクロナール抗体（clone 331.3）は膵腺房細胞に発現する carboxyl ester lipase の-COOH 基を認識し，trypsin 同様に腺房細胞癌の診断に有用である．一方で通常の腺房における発現が認められる amylase や lipase の腺房細胞癌の診断における有用性は低い[7]．また，ケラチンによる鑑別も報告が多く，膵腺房細胞癌は CK8/18 が陽性で CK7/19 が陰性であると報告されているが，膵腺房細胞癌でも通常型と同様に CK7/19 の発現が多く

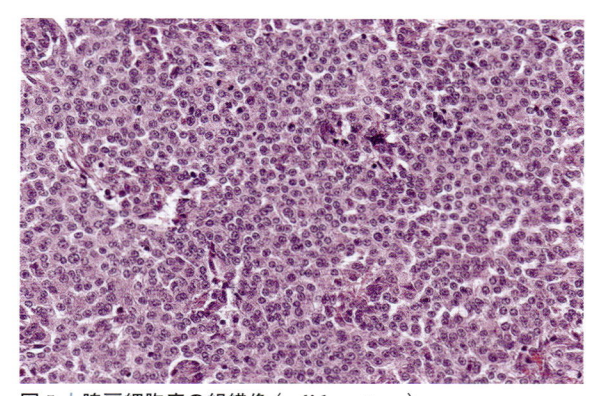

図5 | 腺房細胞癌の組織像（solid pattern）
腺房細胞癌は充実性の増殖を呈することがある．そのような場合は内分泌細胞癌などとの鑑別が必要になる．

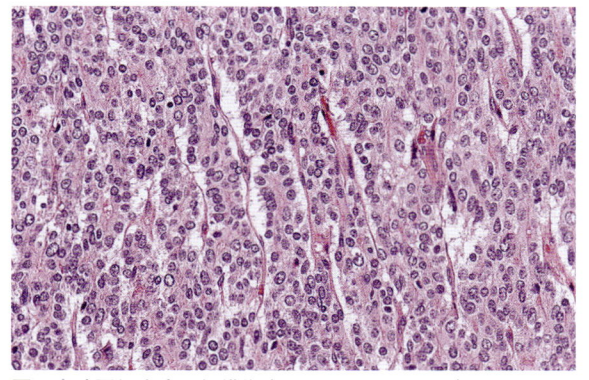

図6 | 腺房細胞癌の組織像（trabecular pattern）
腺房細胞癌は索状や回旋型に配列することがある．そのような場合は内分泌細胞癌などとの鑑別が必要になる．

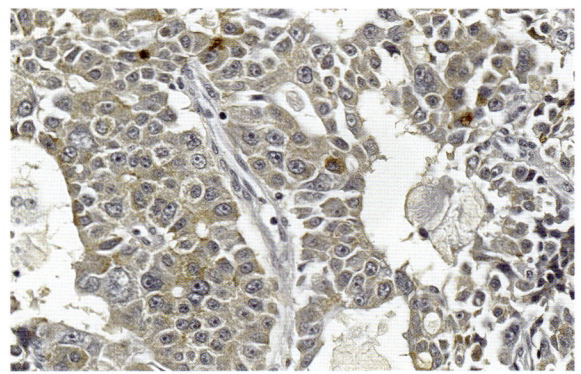

図7 | 腺房細胞癌のtrypsin免疫染色像

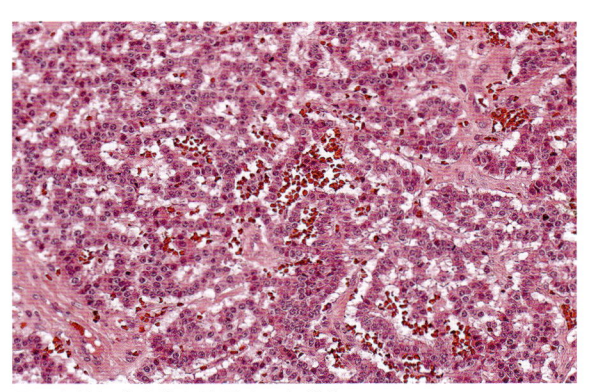

図8 | 神経内分泌細胞腫瘍の組織像
索状リボン状構造のほかに，管状構造を呈することもあり，腺房細胞癌との鑑別が必要なことがある．

の症例で認められるとする報告もある．その他，pancreatic stone protein, phospholipase A2 や BCL-10 等が膵腺房細胞癌のマーカーとして報告されている．CEA や CA19-9 の発現頻度は通常型膵管癌と比較すると低い[8,9]．

5．鑑別疾患と有用な特殊染色・免疫染色

膵腺房細胞癌の診断の際には複数の鑑別疾患を除外する必要性がある．

1）通常型膵癌

腺房細胞癌では，しばしば一部の管腔は拡張を伴う．拡張した腺管が多いと通常型膵癌との鑑別が難しいことがある．また，充実性の増殖を呈した場合には低分化型腺癌との鑑別が必要なことがある．両者は trypsin をはじめとする免疫染色を施行すると鑑別可能なことが多いため，HE 標本観察の際に腺房細胞癌を鑑別疾患として念頭に置く必要がある．外科材料においては，通常型と異なる発育形式を認めた際は鑑別疾患として考慮するべきである．穿刺吸引術 fine-needle aspiration（FNA）をはじめとする生検組織診断においては，なるべく臨床像や画像所見の情報を入手するように努めるべきである．また，好酸性から紫色で顆粒状細胞質を有している場合や核異型，特に核型不整に乏しい腫瘍細胞で構成されるなど，腺房細胞癌が疑われる所見があった場合には積極的に免疫染色等の情報を得るべきである．

2）膵神経内分泌腫瘍（図8）

膵腺房細胞癌は充実性，索状や回旋型に配列する

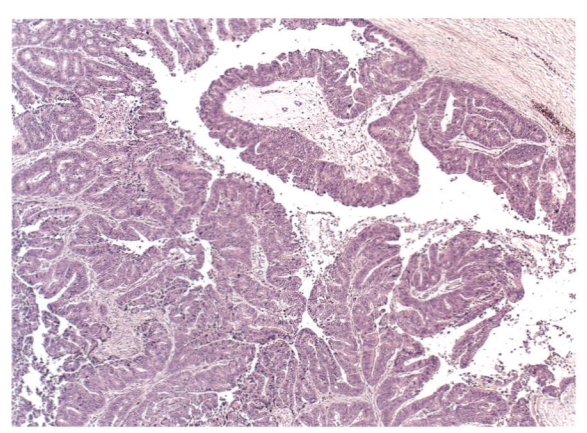

図 9 ｜ intraductal tubulopapillary neoplasm の組織像
乳頭状構造が主体の症例における組織鑑別は比較的容易であるが，管状構造が主体を占める症例では腺房細胞癌との鑑別が必要なことがある．

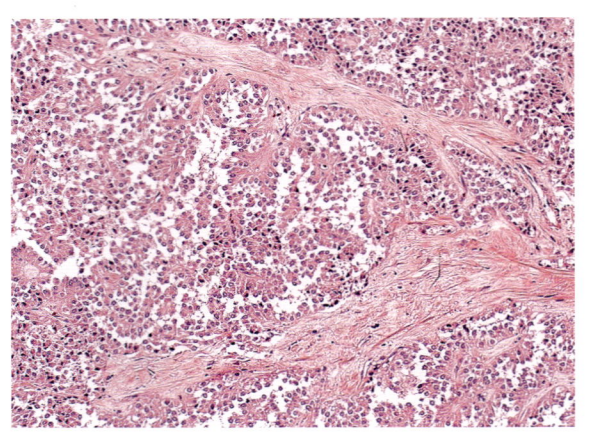

図 10 ｜ solid pseudopapillary neoplasm の組織像
偽乳頭状構造が組織像の基本であるが，鑑別に考えておく必要がある．

表 1 ｜ 膵腺房細胞癌と鑑別が必要な腫瘍

鑑別が必要な腫瘍	腺房細胞癌との鑑別に有用な臨床所見	腺房細胞癌との鑑別に有用な形態所見	腺房細胞癌との鑑別に有用なマーカー	trypsin 等，膵外酵素発現
通常型膵管癌	画像的浸潤性増殖像	浸潤性発育，粘液産生，核型不整	CK7, CK19	陰性
膵神経内分泌腫瘍	内分泌症状	特異的な所見に乏しい	chromogranin, synaptophysin, CD 56	陰性
intraductal tubulopapillary neoplasm	不明	乳頭状構造	CK7, CK19	陰性
solid pseudopapillary neoplasm	若年女性発症が多い	偽乳頭状構造，出血，壊死	nuclear β catenin, CD 10	陰性
膵芽腫	10 歳未満発症が多い	squamoid nests	AFP	陽性

こともある．そのような部分は細胞質に乏しいことが多く，神経内分泌細胞癌との鑑別が必要な場合がある．膵腺房細胞癌は時として部分的に内分泌マーカー陽性となり，各々が 30％以上を占める場合には WHO においては mixed-acinar-neuroendocrine tumor に分類されることを念頭に置く必要がある．生検検体における診断においては，無理に確定診断しない方が妥当な場合もあると思われる．

3）膵管内管状乳頭腫瘍 intraductal tubulopapillary neoplasm（ITPN，図 9）

膵管内腫瘍の 3％を占める稀な腫瘍であり，膵管内に充実性の腫瘍を形成し，粘液産生が少なく back-to-back を呈する密な管状構造がみられる[10, 11]．症例によりさまざまな割合の乳頭状構造を呈する成分を含み，乳頭状構造を呈する成分の少ない膵管内管状腫瘍 intraductal tubular neoplasm（現行の WHO では ITPN に含む）の報告がある．膵腺房細胞癌も膵管に沿ってポリープ状の発育形態を示すため，乳頭状構造を呈する成分の少ない ITPN と腺房細胞癌は HE 染色のみでは鑑別が困難なことがある．そのため，膵腺房細胞癌で膵管内発育を有意に認める症例においては常に ITPN を鑑別疾患として念頭に置く必要がある．trypsin など免疫組織学的検討を加えると両者の鑑別は可能である．

4）充実性偽乳頭状腫瘍 solid pseudopapillary neoplasm（SPN，図 10）

若年女性に好発する腫瘍で壊死や出血を伴う場合が多いが，特に小型病変では充実性増殖を呈するため，腺房細胞癌との鑑別が必要となる可能性がある．腺房細胞癌は充実性配列が優位な症例であっても，

部分的には腺房構造を呈することが多く，外科材料で鑑別が必要なことは比較的少ないと思われる．SPN は充実性構造や偽乳頭状構造を呈するが，腺房構造は認めない．hyaline globule を細胞内に認めることが多く，周囲には出血，壊死，組織球浸潤がみられる．また SPN は CD10 の発現が陽性となることが多く，核の β-catenin 発現がみられることはその診断に有用である[12]．また，腺房細胞癌でみられる trypsin 等の発現は認めない．

5）膵芽腫 pancreatoblastoma

腺房への分化と squamoid nests を認める腫瘍である．腺房への分化を有する点で両者は類似している．膵芽腫は成人発症も知られているが，ほとんどが 10 歳未満で発症することが多い．組織学的な鑑別にはやはり膵芽腫の特徴である squamoid nests を検出することが最も重要である．約 20％の症例において AFP 発現がみられる．本腫瘍は腺房への分化のみならず，内分泌細胞への分化を伴うことが多く，それらに使用されるマーカー発現も認められるため，膵外分泌酵素や神経内分泌腫瘍マーカー発現のみで鑑別することは困難である．

6．生物学的背景

腺房細胞癌は遺伝子変異の種類や頻度が通常型膵管癌と異なり，KRAS 遺伝子変異がほとんど認められず，p53 遺伝子変異や発現亢進が少なく，p16 や SMAD4 遺伝子異常が少ない．一方で，11 番染色体短腕の LOH が約半数にみられることや，β-catenin，APC 等の遺伝子変異が高頻度にみられる[13-16]．

謝辞：原稿作成における写真の提供をいただいた国立がん研究センター中央病院，平岡伸介先生に深く御礼申し上げます．

（小嶋基寛）

文 献

1) Cruickshank AH：Pathology of the pancreas, Springer, 1995
2) Wisnoski NC, Townsend CM, Jr. Nealon WH et al：672 patients with acinar cell carcinoma of the pancreas：a population-based comparison to pancreatic adenocarcinoma. Surgery 144：141-148, 2008
3) Schmidt CM, Matos JM, Bentrem DJ et al：Acinar cell carcinoma of the pancreas in the United States：prognostic factors and comparison to ductal adenocarcinoma. J Gastrointest Surg 12：2078-2086, 2008
4) Ang C, Herran LA, Lagunes DR et al：A case report of a patient with advanced acinar cell carcinoma of the pancreas：long-term survival with regional, systemic and targeted therapy. Tumori 99：e61-64, 2013
5) Schempf U, Sipos B, Konig C et al：FOLFIRINOX as first-line treatment for unresectable acinar cell carcinoma of the pancreas：a case report. Z Gastroenterol 52：200-203, 2014
6) Ban D, Shimada K, Sekine S et al：Pancreatic ducts as an important route of tumor extension for acinar cell carcinoma of the pancreas. Am J Surg Pathol 34：1025-1036, 2010
7) La Rosa S, Adsay V, Alberello L et al：Clinicopathologic study of 62 Acinar cell carcinomas of the pancreas. Am J Surg Pathol 36：1782-1795, 2012
8) Ordonez NG：Pancreatic acinar cell carcinoma. Adv Anat Pathol 8：144-159, 2001
9) La Rosa S, Franzi F, Marchet S et al：The monoclonal anti-BCL10 antibody (clone 331.1) is a sensitive and specific marker of pancreatic acinar cell carcinoma and pancreatic metaplasia. Virchows Arch 454：133-142, 2009
10) Tajiri T, Tate G, Inagaki T et al：Intraductal tubular neoplasms of the pancreas：histogenesis and differentiation. Pancreas 30：115-121, 2005
11) Yamaguchi H, Shimizu M, Ban S et al：Intraductal tubulopapillary neoplasms of the pancreas distinct from pancreatic intraepithelial neoplasia and intraductal papillary mucinous neoplasms. Am J Surg Pathol 33：1164-1172, 2009
12) El-Bahrawy MA, Rowan A, Horncastle D et al：Stamp, G. E-cadherin/catenin complex status in solid pseudopapillary tumor of the pancreas. Am J Surg Pathol 32：1-7, 2008
13) Abraham SC, Wu TT, Hruban RH et al：Genetic and immunohistochemical analysis of pancreatic acinar cell carcinoma：frequent allelic loss on chromosome 11p and alterations in the APC/beta-catenin pathway. Am J Pathol 160：953-962, 2002
14) Moore PS, Orlandini S, Zamboni G et al：Pancreatic tumours：molecular pathways implicated in ductal cancer are involved in ampullary but not in exocrine nonductal or endocrine tumorigenesis. Br J Cancer 84：253-262, 2001
15) Terhune PG, Memoli VA, Longnecker DS：Evaluation of p53 mutation in pancreatic acinar cell carcinomas of humans and transgenic mice. Pancreas 16：6-12, 1998
16) Hoorens A, Lemoine NR, McLellan E et al：Pancreatic acinar cell carcinoma. An analysis of cell lineage markers, p53 expression, and Ki-ras mutation. Am J Pathol 143：685-698, 1993

第2部 組織型と診断の実際

II．膵病変

6　神経内分泌腫瘍

1．定義・概念

　膵神経内分泌腫瘍 pancreatic neuroendocrine tumor/neoplasm（pancreatic NET/NEN）は，内分泌分化を有する上皮性腫瘍の総称である．pancreatic NET は，最も標準的な記載方法であるが，Armed Forces Institute of Pathology（AFIP）など，米国を中心に pancreatic endocrine neoplasm（PEN）とする表記も使用される．かつては islet cell tumor と表記されたが，現在は一般的でない．

　形態的に，内分泌分化が明確に観察可能な高分化型神経内分泌腫瘍 well-differentiated neuroendocrine tumor（高分化型 NET）と，形態的に内分泌分化が不明瞭で強い細胞異型を伴う低分化型神経内分泌癌 poorly differentiated neuroendocrine carcinoma（低分化型 NEC）に分類される．

　腫瘍細胞の異常ホルモン産生を伴う機能性神経内分泌腫瘍 functioning NET と，異常ホルモン産生を伴わない非機能性神経内分泌腫瘍 non-functioning NET がある．

　0.5mm 未満で異常ホルモン産生を伴わない microadenoma を除き，原則的にすべての pancreatic NET は転移のリスクを有する悪性腫瘍とみなすべきである．

2．臨床的事項

　pancreatic NET は，全膵腫瘍の 1～2％ を占める[1]．本邦では 1：1.6 で女性にやや多い．初診時の平均 60 歳代であるが，10 代から 80 歳代まで幅広い年齢

表1｜本邦における P-NET の内訳（2010年）

	Percentage %
functioning P-NET[a]	34.5
insulinoma	20.9
gastrinoma	8.2
glucagonoma	3.2
VIPoma[b]	0.6
somatostatinoma	0.3
others	1.3
non-functioning P-NET	65.5

a）P-NET：pancreatic neuroendocrine tumor.
b）VIP：vasoactive intestinal polypeptide.
（文献3より）

に発生する[2]．臨床症状を示しにくい non-functioning NET の診断機会が増加し，pancreatic NET の罹患数は近年，急速に増加している[3]．本邦における pancreatic NET の罹患数は欧米に比して 3 倍程高い[3,4]．本邦では，non-functioning NET が functioning NET よりも圧倒的に多い点で欧米と異なっている[3]．functioning NET では，インスリノーマ，ガストリノーマ，グルカゴノーマの順に多く，その他にも稀なホルモン産生腫瘍が存在する（表1）[3]．これらの異常ホルモン産生は免疫組織学的に確認することが可能である．特に多発性内分泌腺腫 multiple endocrine neoplasm（MEN）1 などに伴う多発性 NET では，異常ホルモン産生の責任病巣を確認する目的で免疫組織化学法を行う必要がある．non-functioning NET では，特異的な症状が現れにくく，functioning NET に比べ，初診時の進行症例が多い[2]．

　pancreatic NET の治療は原則的に手術による病変の全摘である．functioning NET では，ソマトスタチ

ンアナログの投与が異常ホルモン産生に伴う症状の改善に効果がある．近年では，転移・進行症例などで手術が困難な場合に，高分化型NETでは，ソマトスタチンアナログや分子標的治療薬の投与が考慮される場合がある．

3．肉眼的所見

　pancreatic NETの肉眼的所見は多彩である．多くは境界明瞭な腫瘍を形成し，被膜の有無は症例によってさまざまである．割面は灰白色調である場合が多いが，褐色調や黄白色調の領域が種々の程度に混在し，色調は症例によって多彩である（図1, 2）．充実性の病変が多いものの，内部が空洞化し臨床的に嚢胞性腫瘍や偽嚢胞が疑われる場合もある（図2）[5]．内部が空洞化する症例は全pancreatic NET中17％を占め，膵嚢胞状病変の5.4％を占めるとする報告もあり，稀ではない[5]．腫瘍が膵実質から腹腔に突出する場合も稀ではなく，臨床的に腫瘍の局在が膵内か膵外か区別がつきにくい症例も存在する．壊死が認められる場合には悪性度の高い神経内分泌癌 neuroendocrine carcinoma（NEC）の可能性を疑う．

4．組織学的所見

　腫瘍細胞は，索状胞巣や充実胞巣状，腺管状などの多彩な配列を示して増殖し，これらの構築は同一腫瘍内で種々の程度に混在する（図3, 4）．胞巣間には細血管や細血管性間質が編み目状に多数介在する．腫瘍細胞は細胞質に内分泌顆粒を有するため，淡好酸性細顆粒状にみられる（図5）．核は類円形〜楕円形で核縁は平滑で，核膜が明瞭に観察される．"salt-and-pepper pattern"と呼ばれる，粗い核クロマチンが核内に均等に分布する特徴的な核所見を呈する（図6）．核には大小不同，軽度〜中等度の核形不整が認められる．このような細胞所見は，他臓器の内分泌腫瘍と同様，pancreatic NETでは特徴的であるため，超音波内視鏡下穿刺吸引術（EUS-FNA）検体における細胞診の診断的意義は大きい．血管間質の量は腫瘍の増殖速度やホルモン産生の有無によって異なる．functioning NET，特にインスリノーマの場合には，好酸性で無構造な硝子様物質が腫瘍胞巣間に広く観察される場合がある（図7）．同心円状の石灰化小体 psammoma bodyもfunctioning NETに多く，特に

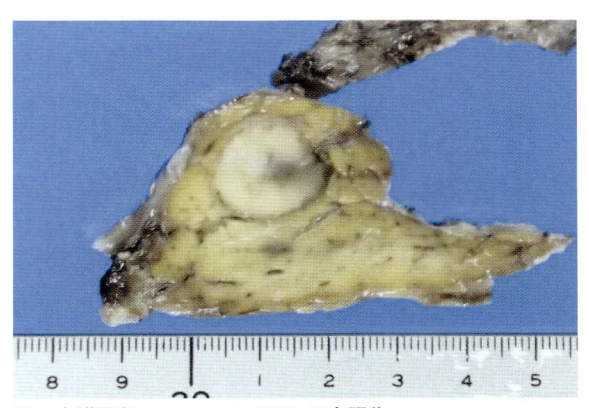

図1 ｜ 膵頭部 pancreatic NET の肉眼像
白色充実性で境界明瞭な腫瘍．わずかに褐色調の領域が混在する．薄い被膜形成が認められる．

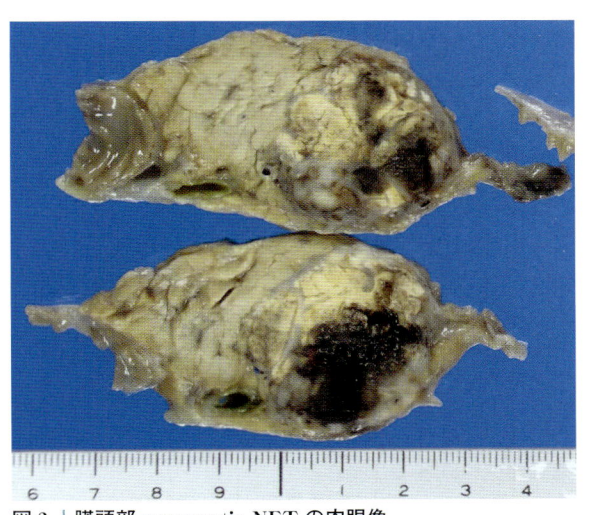

図2 ｜ 膵頭部 pancreatic NET の肉眼像
黄色調の領域が主体で，褐色調の領域が混在する．褐色調の領域は一部で空洞化している．厚い被膜と隔壁の形成がみられる．

ソマトスタチノーマに多く認められる頻度が高い（図8）．

1）WHO分類

　pancreatic NETは2010年に出版されたWHO分類に基づき，mitotic indexとKi-67 indexを算出し，NET G1, NET G2, NECの3つのグレードに分類する（表2）[1]．Mitotic indexとKi-67 indexは，いずれも最も多い視野；hot spotで計測する．核分裂像は強視野（400倍）で10視野，Ki-67 indexは2,000個以上の腫瘍細胞を観察する．WHO分類は，NETと診断された症例を，組織形態や脈管侵襲，転移

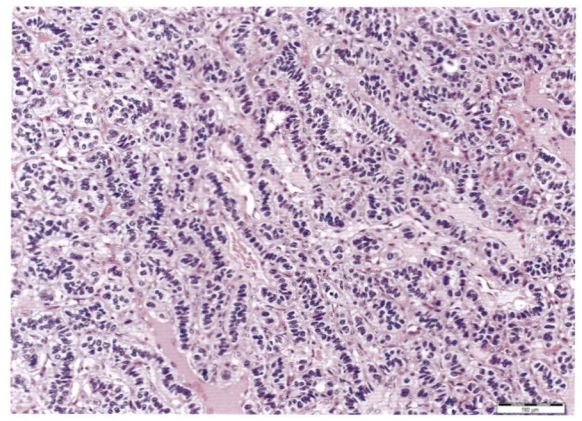

図3 | pancreatic NET の組織像（HE 染色）
腫瘍細胞の多くはリボン状に配列する．一部では小型充実胞巣を形成する．胞巣の間には毛細血管が編み目状に介在する．G1 NET, non-functioning NET.

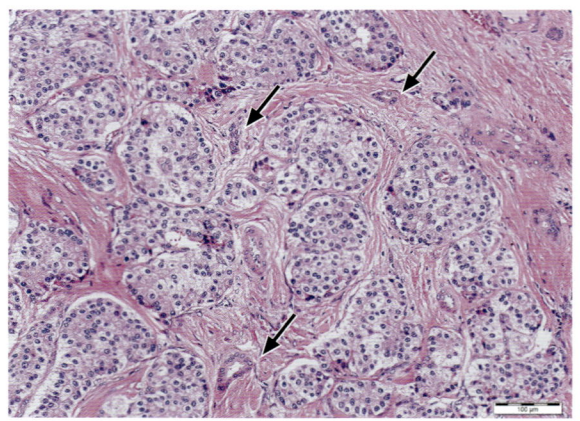

図4 | pancreatic NET の組織像（HE 染色）
腫瘍細胞が小型から中型の充実胞巣を形成する．胞巣の間に細血管を含む線維性間質が認められる．一部には腫瘍内に取り込まれた非腫瘍性の膵管が認められる（矢印）．G2 NET, non-functioning NET.

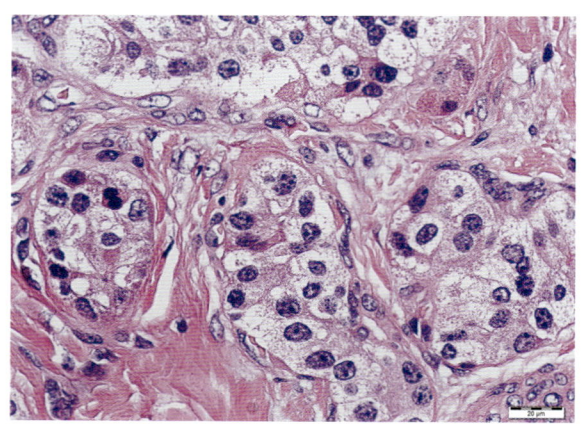

図5 | pancreatic NET の組織像（HE 染色）
腫瘍細胞の細胞質には好酸性の微細な顆粒が認められる．G2 NET, non-functioning.

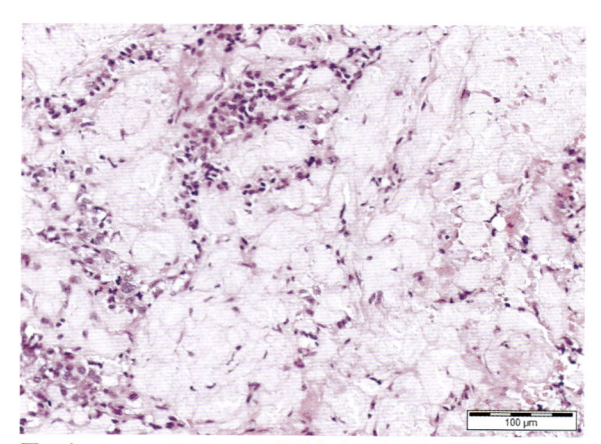

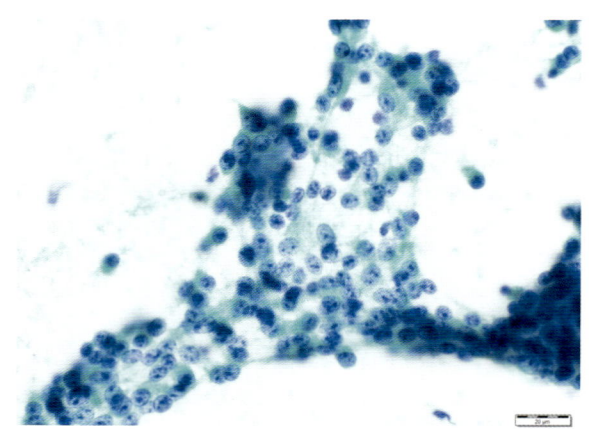

図6 | EUS-FNA による pancreatic NET の細胞像（papanicolaou 染色）
腫瘍細胞は緩い結合性を示し，単離性に観察される細胞もみられる．核は類円形〜楕円形で核縁は厚い．核小体が目立たず，核クロマチンが粗造に分布する．

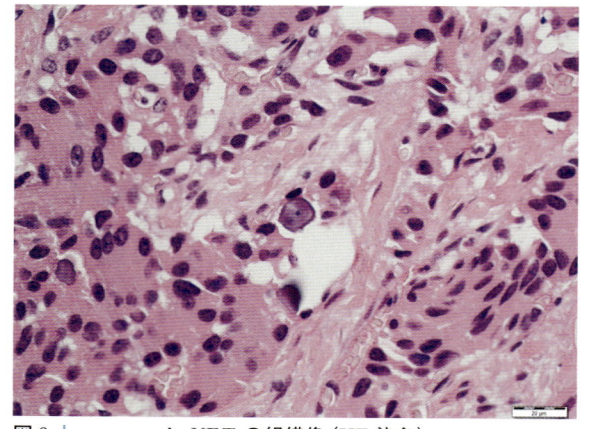

図7 | pancreatic NET の組織像（HE 染色）
細胞間に好酸性無構造のアミロイドが広く沈着している．G2 NET, insulinoma.

図8 | pancreatic NET の組織像（HE 染色）
細胞間に同心円状の小石灰沈着 psamomma body が観察される．G2 NET, insulinoma.

6．神経内分泌腫瘍　　157

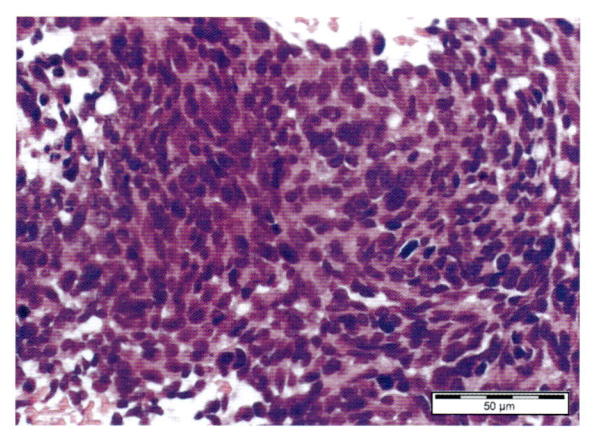

図9 ｜ small cell neuroendocrine carcinoma の EUS-FNA 検体の組織像（HE 染色）
N/C 比の高い小型細胞が高い細胞密度で増生する．

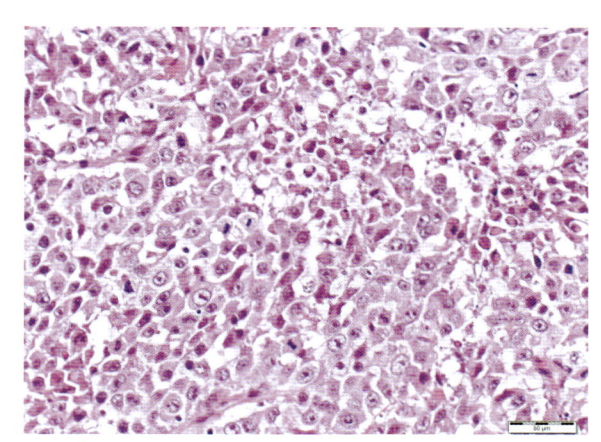

図10 ｜ large cell neuroendocrine carcinoma の組織像（HE 染色）
異型の強い大型細胞がびまん性に増殖する．神経内分泌腫瘍としての形態的特徴が不明瞭である．壊死を伴うことが多い．

の有無などに関わらず，専ら mitotic index と Ki-67 index によって分類する簡便な分類方法である．通常は NET G1 と NET G2 は，組織形態的にも内分泌分化が明瞭であり，高分化型 NET に相当する組織像を呈する．Mitotic index が 20/10 HPF 以上，Ki-67 index が 20％以上の両方または一方を満たす増殖能が高い腫瘍は，WHO 分類で NEC と診断される．NEC のうち，内分泌腫瘍に特徴的な組織学的所見が不明瞭で，強い核異型や多形性，びまん性増殖，壊死などを伴うものを，低分化型 NEC とし，small cell NEC または large cell NEC に分類される（図9，10）．形態的に高分化型 NET と同様であるものの，mitotic index が 20/10 HPF 以上，Ki-67 index が 20％以上の両方または一方を満たす腫瘍については，現行の WHO 分類では分類方法が明記されていない．近年では，このような腫瘍を G3-well differentiated NET として，低分化型 NEC と区別することが提唱されている[6]．

2）混合型神経内分泌癌

内分泌成分と外分泌腫瘍が混在し，両者とも 30％以上の領域で認められる場合，混合型神経内分泌癌 mixed neuroendocrine carcinoma とする．膵臓では，消化管と異なり NET と腺癌または腺腫の成分が混在する混合型腺神経内分泌癌 mixed ductal-neuroendocrine carcinoma はきわめて稀である．pancreatic NET において，非腫瘍性の膵管が腫瘍内に entrap する場合があり，このような場合 mixed ductal-neu-

表2 ｜ P-NET の WHO classification 分類（2010 年）

Grade	Mitotic index (10 HPF[b])	Ki-67 index（％）
G1	<2	=<2
G2	2〜20	3〜20
NEC[a]	>20	>20

a) NEC：neuroendocrine carcinoma.
b) HPF：high power fields.
（文献 1 より）

roendocrine carcinoma とは区別する（図4）．また，形態的に pancreatic NET ではない腫瘍が，免疫染色で部分的に神経内分泌マーカーを発現している場合においても混合型神経内分泌癌と診断すべきではない．混合型腺房内分泌癌 mixed acinar-neuroendocrine carcinoma は，腺房細胞癌において領域性をもって内分泌発現を伴う腫瘍であり，原則的に腺房細胞癌と解釈すべきである[7]．

5．P-NET の組織亜型

1）clear cell/lipid rich variant

腫瘍細胞に脂質を含有し，細胞質が淡明にみられる．後述のように von Hippel-Lindau syndrome（vHL）症例によくみられることから，淡明な細胞から成る他の膵腫瘍との鑑別に注意が必要である．細胞質が明るく抜けてみられる症例を clear cell variant，きめ細かい泡沫状の脂質が観察される症例を lipid

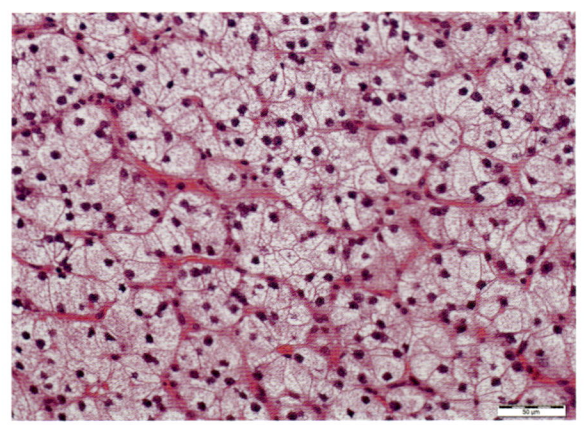

図 11 | pancreatic NET, lipid-rich variant の組織像（HE 染色）
細胞質内に脂質を含有し，泡沫状にみられる．胞巣間に血管が走行する．

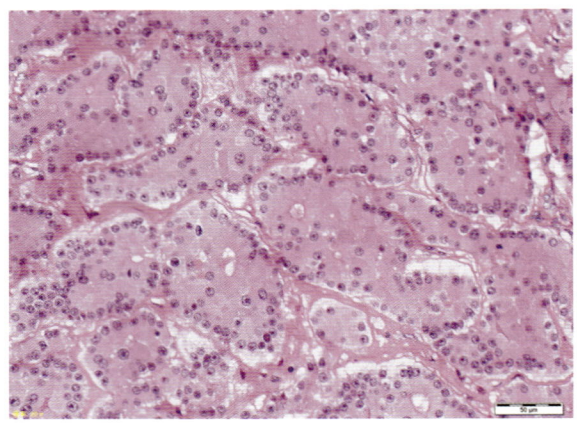

図 12 | pancreatic NET, oncocytic variant の組織像（HE 染色）
細胞はミトコンドリアに富み，大型で広く好酸性の細胞質を有する．

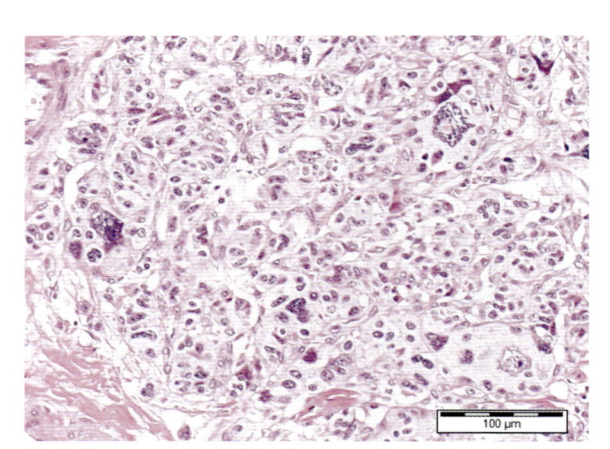

図 13 | pancreatic NET, pleomorphic variant の組織像（HE 染色）
腫瘍細胞の多形性が目立つ．小型で比較的異型の弱い細胞も混在する．

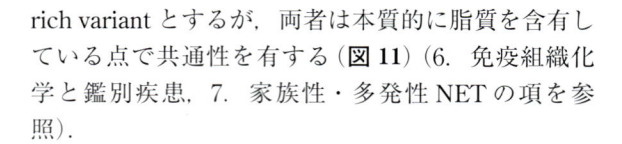

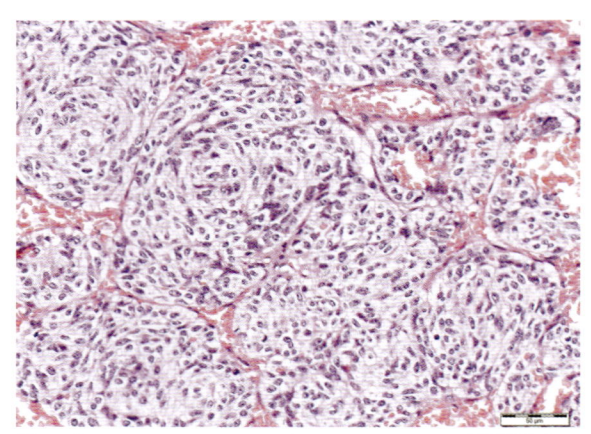

図 14 | pancreatic NET, spindle cell variant の組織像（HE 染色）
細胞は紡錘形であるが上皮様の胞巣を形成する．

rich variant とするが，両者は本質的に脂質を含有している点で共通性を有する（**図 11**）（6. 免疫組織化学と鑑別疾患，7. 家族性・多発性 NET の項を参照）．

2） oncocytic variant

ミトコンドリアの代謝障害により細胞質にミトコンドリアが過剰に蓄積され，細胞質が強く好酸性を示す（**図 12**）．細胞結合性が強く，核腫大や核小体の明瞭化が目立つ傾向があり，EUS-FNA で腺癌や腺房細胞癌と誤診される可能性があるため注意を要する．oncocytic variant の pancreatic NET は女性にやや多く，転移や脈管侵襲を有することが多いと報告

されている[8]．細胞質の好酸性が強いことから，腺房細胞癌 acinar cell carcinoma（ACC）や mixed acinar endocrine carcinoma とも組織像が類似する（6. 免疫組織化学と鑑別疾患を参照）．

3） pleomorphic variant

pancreatic NET の悪性度は，細胞異型の程度によって規定されない．細胞異型が強い症例や多形性を有する症例でも，WHO 分類で G1 NET, G2 NET に相当する症例はこの亜型に分類され，低分化 NEC とは区別されなければならない（**図 13**）．退形成性癌や低分化腺癌との鑑別を要する（6. 免疫組織化学と鑑別疾患を参照）．

表3 | NETと鑑別を要する疾患の免疫組織化学的所見

	PNET	SPN	ACC	MAEC	SCN	Metastatic clear cell RCC
cytokeratin	+	+	+	+	+	+
chromogranin A	Weak ~ +	−	scattered, less than 25%	more than 25%	−	−
synaptophysin	+	Variable			− ~ +	−
vimentin	Variable	+	−	−	−	+
others	PAX8, Ilet 1	β-catenin (nuclear), Loss of E-cadherin, CD 10, LEF 1 (nuclear)	trypsin, chymotrypsin, lipase, BCL10	trypsin, chymotrypsin, lipase, BCL10	inhibin, MUC 6, EMAi	CD 10, EMA, MUC 1

PNET：pancreatic neuroendocrine tumor. SPN：solid-pseudopapillary neoplasm. ACC：acinar cell carcinoma. MAEC：mixed acinar endocrine carcinoma. SCN：serous cystic neoplasm. RCC：renal cell carcinoma. PAX8：Paired-Box-Protein. LEF1：lymphoid enhancer-binding factor 1. EMA：epithelial membrane antigen.
（文献17より一部改変）

4）spindle cell variant

腫瘍細胞は短紡錘形であるが，通常上皮性の結合性を有する（図14）．paragangliomaのほか，gastrointestinal stromal tumor, solitary fibrous tumorなどの間葉系腫瘍との鑑別を要する．特にparagangliomaでは内分泌マーカーが陽性となるため注意する（6．免疫組織化学と鑑別疾患を参照）．

5）rhabdoid variant

中間型フィラメントを含有し，核が偏在する．細胞質が好酸性を示し，いわゆる"rhabdoid"にみえる症例と，染色性に乏しく一見して"signet ring cell"のようにみえる症例が存在する．虫垂でよく知られている signet ring cell carcinoidは，膵臓で稀に報告があるが，signet ring cell carcinoidは内分泌腫瘍と外分泌腫瘍の混合腫瘍であり，本亜型とは別個の疾患である．

6．免疫組織化学と鑑別疾患

pancreatic NETは上皮性腫瘍であるため，上皮性マーカーが陽性となる．形態的に神経内分泌腫瘍が疑われた場合，免疫組織化学的に内分泌分化を確認する必要がある．特異性と感度の両者が高い内分泌マーカーとして chromogranin A（ChA）と synaptophysin（SYN）があり，多くの症例は両者が陽性となる．neural cell adhesion molecule（NCAM，CD56）や neuron specific enolase（NSE）はChA，SYNに比して特異性が劣るため評価の解釈に注意を要する．ChAは特異性がきわめて高いが，感度はやや低く，特に低分化型NETでは陰性症例も認められる．SYNは感度が高いが特異性は低く，SYNのみが陽性である場合には，他の膵腫瘍の可能性を除外する必要がある．上皮性マーカーでは，AE1/AE3，CAM5.2，CK8，CK18は通常陽性を示す．非腫瘍性のラ氏島と同様に，progesterone receptor（PR）やCD99を発現する症例が多い．NETと鑑別を要する疾患の免疫組織化学的所見を表3に示す．

膵腫瘍の中でNETと組織学的特徴の類似する疾患としては，充実性偽乳頭状腫瘍 solid-pseudopapillary neoplasm（SPN）や腺房細胞癌 acinar cell carcinoma（ACC）が挙げられる．特に，SPNは小型で類円形の核を有し多数の細血管が観察される点でNETと組織学的な共通性が強い．加えて，SPNは免疫組織化学的にChAを除く内分泌マーカーが陽性となる点やPRを発現する点などの共通性があり，注意を要する[1,9]．SPNにおいては，血管に対して細胞が垂直な配列を示す偽乳頭状構造や，介在血管壁の硝子化，コレステリン結晶，石灰化，壊死などの多彩な変性像が特徴とされる．pancreatic NETとSPNの鑑別に最も有用な所見はSPNにおけるβ-catenin，lymhpoid enhancer-binding factor 1（LEF1）およびCTNNB1の核内発現である[1,9,10]．また，SPNにはclear cell variantや pleomorphic variantが存在するが，pancreatic NETにおいてもclear cell variantやpleomorphic variantが存在するため，鑑別に注意を要する．

漿液性嚢胞腫瘍 serous cystic neoplasm（SCN）のうち，腺管構造が不明瞭で小型充実胞巣を形成するsolid variantにおいては，clear cell variantのpancreatic NETに組織形態が類似する．加えて，後述のように，vHLではSCNとpancreatic NETがいずれも

好発し，時に同時に発生することがある．SCN は NCAM を 92%，SYN を 75% と高頻度に内分泌マーカーを発現することが報告されており，pancreatic NET との鑑別を要する[11]．両者とも細胞質が淡明で類似するが，SCN は細胞質内に糖原を有し，pancreatic NET では脂質を有する点で異なる．また，SCN は通常 ChA は陰性，α-inhibin, MUC6, CK7 を発現する点で鑑別は可能である[12]．

ACC は髄様で境界明瞭な腫瘤を形成し，しばしば壊死や出血を伴う．pancreatic-NET に比して核異型は強く明瞭な核小体を有し，小管腔構造が密在し腺房に似た細胞配列を特徴とする．細胞が好酸性顆粒状にみられるため，oncocytic NET では組織像が類似する．ACC では，細胞質内に diastase 抵抗性の zymogen 顆粒が観察される．また ACC では，腺房マーカーの BCL-10, chymotrypsin, trypsin, lipase が種々の程度に発現する[13]．前述のように，ACC には，部分的に内分泌マーカーの発現を伴う場合があり，この場合，内分泌マーカーを発現する領域が腫瘍全体の 25% 以上である場合には mixed acinar endocrine carcinoma と診断される[7]．pancreatic NET においても，部分的に腺房マーカーが陽性になる場合があるが，通常は 5～10% 程度の小範囲に留まる．

膵芽腫 pancreatoblastoma はきわめて稀な上皮性悪性腫瘍であり，多くは小児に発生するが，成人発生例の報告もみられる．形態的には胎児膵組織に類似し，腺房に分化する異型上皮増殖を主体とし，部分的に扁平上皮や腺上皮成分を混在する．腫瘍細胞が明瞭な腺房マーカーを発現する点や，扁平上皮分化 squamoid nest を伴う点で pancreatic NET と鑑別される．

pleomorphic variant の pancreatic NET は，強い核異型や多形性を示し，large cell NEC や退形成癌 anaplastic carcinoma, 低分化型腺癌 poorly differentiated adenocarcinoma などの悪性度の高い腫瘍との鑑別を有する．large cell carcinoma とは，前述のように mitotic index や Ki-67 index で区別される．退形成癌や低分化型腺癌の場合は，通常，内分泌マーカーは陰性となる．

7. 家族性・多発性 pancreatic NET

多発性内分泌腺腫症 1 型 multiple endocrine neoplasia type 1（MEN1）は，副甲状腺腺腫，膵消化管神経内分泌腫瘍，下垂体腺腫，副腎皮質腫瘍など多発性の内分泌腫瘍を発生する．第 11 染色体長腕（11q13）に位置する腫瘍抑制遺伝子である MEN1 遺伝子の germline mutation による場合が多いが，MEN1 遺伝子変異を認めない家系や散発症例も存在する．MEN1 の 60～70% に pancreatic NET が発生する．MEN1 に発生する pancreatic NET では，複数の pancreatic NET に加えて，多数の microadenoma がびまん性に観察される，いわゆる microadenomatosis を観察する場合がある（図 15）．MEN1 の多発性 pancreatic NET は non-functioning NET と functioning NET が混在し，また functioning NET には複数の異常ホルモン産生腫瘍が認められる場合があることから，摘出された病変が臨床的症候の責任病変であることを免疫組織化学的に確認する必要がある．また MEN1 の functining NET では，ガストリノーマの頻度が高いが，ガストリノーマは十二指腸にも微小な病変を形成することが多い．このため，臨床的にガストリノーマと診断され，膵頭十二指腸検体においては膵臓だけでなく，十二指腸の切り出しを十分に行って微小な病変がないか検索する必要がある．

vHL は，第 3 染色体短腕（3p25）に位置する腫瘍抑制遺伝子である VHL 遺伝子の germline mutation により，中枢神経の血管芽細胞腫（60～80%），網膜血管芽細胞腫（50%），腎細胞癌（30～70%），褐色細胞腫（5～10%），膵漿液性嚢胞腺腫 serous cystic neoplasm（SCN）（15%）とともに，5～10% で pancreatic NET を発生する[14]．vHL に伴う pancreatic NET の多くの症例で，細胞質に脂質含有が目立ち，clear cell variant の pancreatic NET（clear cell NET）となる．clear cell NET は，形態的に solid variant の SCN や腎淡明細胞癌の膵転移と類似するため，免疫染色による鑑別を要する．また，これらの pancreatic NET と SCN が同時に発生する場合もある．vHL では，pancreatic NET が MEN1 と同様に多発する症例や microadenomatosis を伴う場合がある．

MEN1 や vHL のような遺伝性疾患は必ずしも臨床的に診断がなされているとは限らない．遺伝性疾患を早期に診断することは，他臓器の内分泌腫瘍を早期に発見することや，患者の家系の早期発見・治療につながる．多発性 pancreatic NET や microadenomatosis に遭遇した場合には，遺伝性疾患の可能性がないか臨床医に報告し，臨床的な検索の必要性を伝える必要がある．

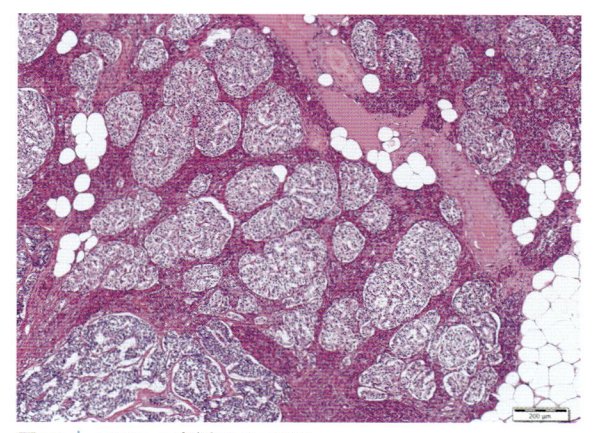

図15 | MEN-1症例のP-NET
腫瘍を形成しない膵実質においてmicroadenomatosisを認める.

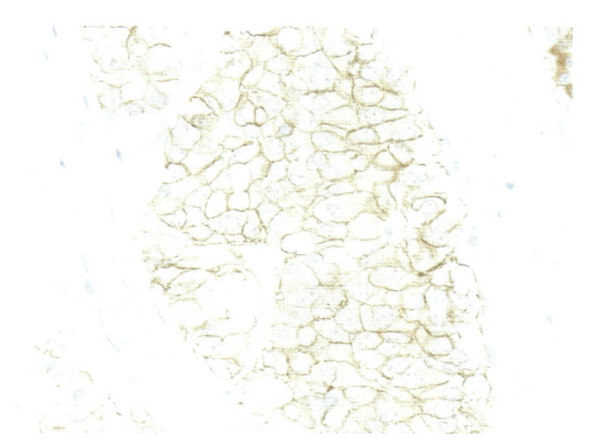

図16 | SSTR2Aの免疫染色
腫瘍細胞に膜状,全周性の陽性を示す.

8. 発癌メカニズムと治療標的因子

　原因遺伝子が明らかにされているMEN1やvHL症例を除き,散在性に発生するpancreatic NETの腫瘍化のメカニズムは不明な点が多い.通常型膵管癌でみられる*KRAS, p16/CDKN2A, SMAD3*などの変異はpancreatic NETでは認められず,*TP53*変異もきわめて稀であったのに対し,pancreatic NETでは通常型膵管癌と異なり,*MEN1*遺伝子や*DAXX/ATRX*遺伝子,またはその両遺伝子の変異やmTOR経路の活性化が確認され,pancreatic NETは通常型膵管癌と全く異なる機序が腫瘍化に関与していることが示されている[15].

　mTOR阻害剤は切除不能なNET G1, NET G2の予後を改善することが確認され,新たな分子標的薬として認可され,現在,臨床応用されている.また,チロシンキナーゼ阻害剤も,進行性高分化型pancreatic NETの予後を改善することが示され,mTOR阻害剤とほぼ同時期に臨床応用が開始されている.

　somatostatinは内分泌細胞にsomatostatin receptor(SSTR)を介して作用し,さまざまなホルモン分泌を抑制する.somatostatin analog(SA)製剤は,somatostatinと同様に,SSTRに結合することでNET細胞におけるホルモン分泌を抑制し,機能性NETの症状を改善する.また,SA製剤はホルモン分泌抑制作用に加え,細胞増殖抑制効果を示し,高分化型NETにおける腫瘍の進行を抑制する.SA製剤はSSTRに結合することで効果を発揮するため,治療方針を決定するためにSSTRの発現状況の検索が必要となる.SSTRの発現状況は,欧米では一般的にsomatostatin receptor scintigraphy(SRS)によって評価されるが,本邦では現在までにSRSが未承認であるため,SSTRの発現状況は免疫組織化学的に検索する.Volanteらは,免疫組織化学法とSRSにおけるSSTR検出の再現性を検討したところ,免疫染色の評価を細胞膜の染色性で評価すると,SRSとの結果に相関すると報告しており,SSTRの評価には細胞膜発現を重視すべきである(図16)[16].染色性のないものをscore 0, 細胞質のみに染色されるものをscore 1, 一部の細胞で細胞膜に染色されるものをscore 2, 半数以上の細胞で細胞膜に全周性に染色されるものをscore 3とし,このうちscore 0, 1を陰性,score 2, 3を陽性とする.

〈笠島敦子,笹野公伸〉

文　献

1) Bosman F, Camerio F, Hruban R et al : WHO classification of tumours of the digestive system, IARC Press, Lyon, 2010
2) Ito T, Sasano H, Tanaka M et al : Epidemiological study of gastroenteropancreatic neuroendocrine tumors in Japan. J Gastroenterol 45 : 234-243, 2010
3) Ito T, Igarashi H, Nakamura K et al : Epidemiological trends of pancreatic and gastrointestinal neuroendocrine tumors in Japan : a nationwide survey analysis. J Gastroenterol 2014 Feb 6.[Epub ahead of print]
4) Yao JC, Hassan M, Phan A et al : One hundred years after "carcinoid" : epidemiology of and prognostic factors for neuroendocrine tumors in 35,825 cases in the United States. J Clin Oncol 26 : 3063-3072, 2010
5) Bordeianou L, Vagefi PA, Sahani D et al : Cystic pancreatic endocrine neoplasms : a distinct tumor type? J Am Coll Surg 206 : 1154-1158, 2008

6) Velayoudom-Cephise FL, Duvillard P, Foucan L et al：Are G3 ENETS neuroendocrine neoplasms heterogeneous? Endocr Relat Cancer 20：649-657, 2013
7) Ohike N, Kosmahl M, Kloppel G：Mixed acinar-endocrine carcinoma of the pancreas. A clinicopathological study and comparison with acinar-cell carcinoma. Virchoes Arch 445：231-235, 2004
8) Volante M, La Rosa S, Castellano I et al：Clinico-pathological features of a series of 11 oncocytic endocrine tumours of the pancreas. Virchows Arch 448：545-551, 2008
9) Kim MJ, Jang SJ, Yu E：Loss of E-cadherin and cytoplasmic-nuclear expression of beta-catenin are the most useful immunoprofiles in the diagnosis of solid-pseudopapillary neoplasm of the pancreas. Hum Pathol 39：251-258, 2008
10) Singhi AD, Lilo M, Hruban RH et al：Overexpression of Lymphoid Enhancer-Binding Factor 1 (LEF1) in solid-pseudopapillary neoplasms of the pancreas. Mod Pathol 27：1355-1363, 2014
11) Kanehira K, Khoury T：Neuroendocrine markers expression in pancreatic serous cystadenoma. Appl Immunohistochem Mol Morphol 19：141-146, 2011
12) Kosmahl M, Wagner J, Peters K et al：Serous cystic neoplasms of the pancreas：an immunohistochemical analysis revealing alpha-inhibin, neuron-specific enolase, and MUC6 as new markers. Am J Surg Pathol 28：339-346, 2004
13) Hosoda W, Sasaki E, Murakami Y et al：BCL10 as a useful marker for pancreatic acinar cell carcinoma, especially using endoscopic ultrasound cytology specimens. Pathol Int 63：176-182, 2013
14) Hammel PR, Vilgrain V, Terris B et al：Pancreatic involvement in von Hippel-Lindau disease. The Groupe Francophone d'Etude de la Maladie de von Hippel-Lindau. Gastroenterol 119：1087-1095, 2013
15) Jiao Y, Shi C, Edil BH et al：DAXX/ATRX, MEN1, and mTOR pathway genes are frequently altered in pancreatic neuroendocrine tumors. Science 331：1199-1203, 2011
16) Volante M, Brizzi MP, Faggiano A et al：Somatostatin receptor type 2A immunohistochemistry in neuroendocrine tumors：a proposal of scoring system correlated with somatostatin receptor scintigraphy. Mod Pathol 20：1172-1182, 2007
17) Kasajima A, Yazdani S, Sasano H：Pathology diagnosis of pancreatic neuroendocrine tumors. J Hepatobiliary Pancreat Sci. 2015 Feb 2. doi：10.1002/jhbp.208. [Epub ahead of print]

第2部 組織型と診断の実際

II. 膵病変

7 solid pseudopapillary neoplasm (SPN)

1. 疾患概念

solid pseudopapillary neoplasm（以下，SPN）はこれまで種々の名称で報告されてきたが，1996年のWHO分類よりsolid pseudopapillary tumorと統一され，2010年のWHO分類では，低悪性度腫瘍としてsolid pseudopapillary neoplasmと定義された[1]．SPNの発生頻度はすべての膵外分泌腫瘍の0.9～2.7％で，膵囊胞性腫瘍の5％に発生する稀な疾患群である[1]．若年女性に好発する疾患として知られ，発症平均年齢は28歳（7～79歳）といわれている[1]．SPNはprogesteroneなどの女性ホルモンとの関係性が示唆される腫瘍であるが，男性例や高齢者にもみられる．発生母地は膵腺房細胞由来やintercalated duct，stem cellなどさまざまな報告があるが，依然として明確ではない．

2. 臨床的事項

SPNの多くは偶発的に発見されるが，近年の画像診断の発達に伴い増加傾向にある．多くの症例は無症状であるが，腫瘍圧排による腹痛や吐き気，膨満感などの腹部症状が生じる場合もある[1]．特異的な腫瘍マーカーはなく，画像による診断が有用とされている．多くのSPNの画像所見は，球形の境界明瞭な腫瘤形成を示し，30％程度で石灰化を生じる[1,2]．充実性変化と出血性変化，囊胞性変化が多彩に混在するheterogeneousな像を呈する[1]．腫瘍進展は，SPNの多くは転移や局所進展は生じないが，5～15％程度で腹膜播種や肝転移，リンパ節転移を生じることがある[1,3]．

3. 肉眼所見

一般的にSPNは大型の孤立性球状腫瘍である[1]．腫瘍径は8～10cm程度であり，明瞭な線維性被膜形成または隔壁様構築，囊胞化，出血壊死を伴うことが多いとされている（図1, 2）[1]．一方で，充実成分が主体を占める腫瘍では白色から黄褐色調の色調を示し，非腫瘍部との境界が明瞭となる（図3）．肉眼的には膵内分泌腫瘍neuroendocrine tumor（以下NET）や膵腺房細胞癌acinar cell carcinoma（以下ACC）との鑑別が問題となることが多い．

4. 組織学的所見

1) 形態病理学的所見

単相型の結合性の乏しい腫瘍細胞より構成され，類円形の小型核を有している．しばしば核溝が散見される（図4）[1]．近年では淡明な細胞質を有する腫瘍細胞が増殖しているclear cell variantが報告されている[4]．組織構造は種々の成分が混在し，囊胞変性もしくは出血を生じる．SPNは被膜形成を伴うことが多いが，時に正常膵組織内への腫瘍の侵入像がみられる（図5）．これは他の膵腫瘍ではみられない所見である．この侵入像は周囲組織に間質反応がないため，浸潤ではないとされている．その他の特徴的所見として，偽乳頭状形態pseudopapillary patternや偽ロゼット構造pseudorosette patternが挙げられる（図6）[1]．完全な管状構造がみられることは

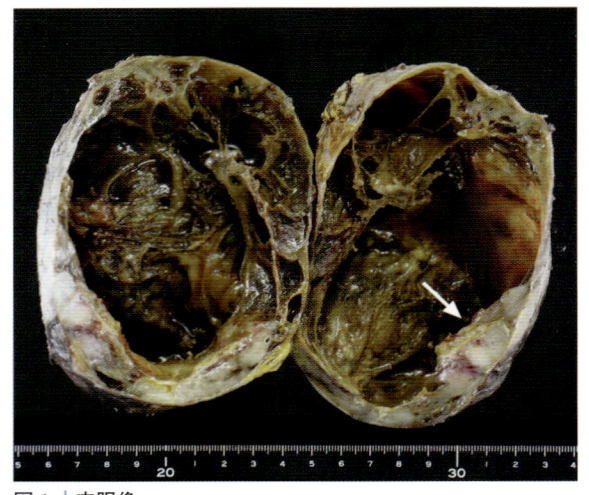

図1│肉眼像
腫瘍内部壊死による囊胞化がみられる．壁の一部に充実成分（矢印）がみられる．

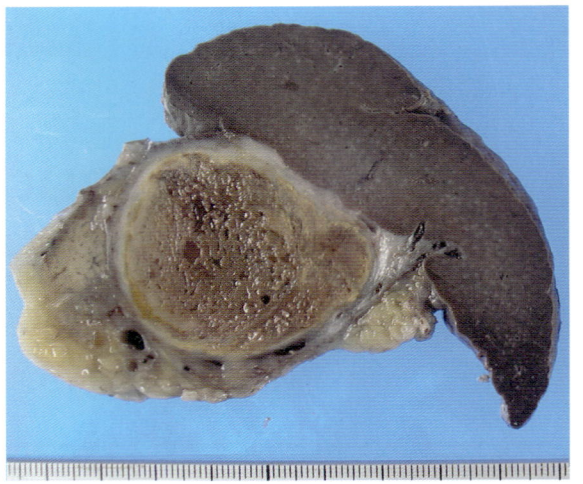

図2│肉眼像
腫瘍内部は壊死性変化を示し，充実性成分がみられない．

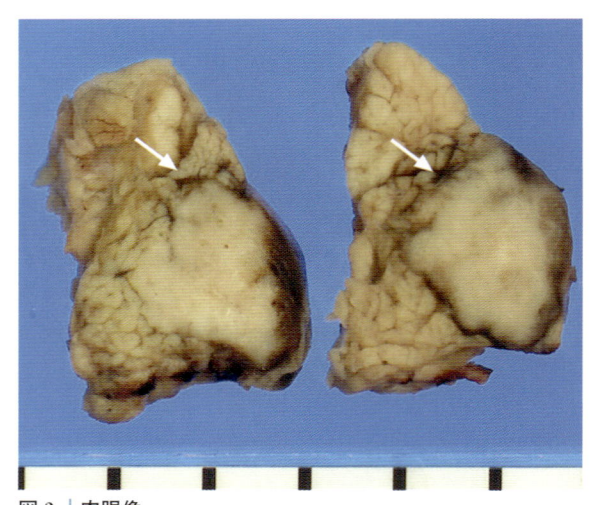

図3│肉眼像
腫瘤結節状の充実性腫瘍であり，非腫瘍部との境界は明瞭である．

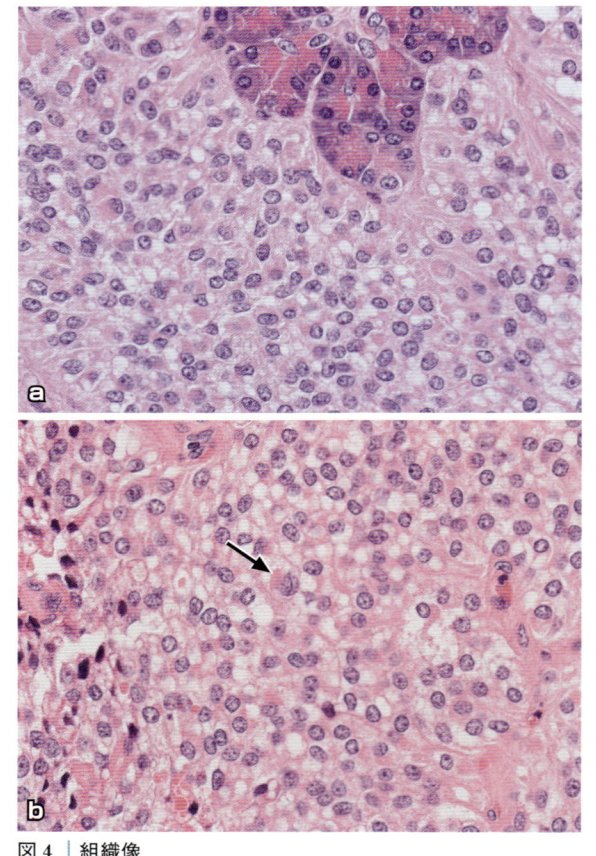

図4│組織像
腫瘍細胞は小型類円形の核を有している（a）．核溝を伴う腫瘍細胞（矢印）も散見される（b）．

ほとんどない．偽乳頭状形態は，腫瘍細胞が微細な血管を軸として配列する所見である．これは，血管間質からの栄養供給が乏しい部位が脱落・変性することにより生じる所見である．充実部分では，しばしば泡沫細胞の集簇や cholesterol crystal に対する多核巨細胞の反応性出現，硝子球（hyaline globules）出現が認められる（図7）[1]．また，石灰沈着の所見もみられる．SPN の中には転移を生じている症例（図8）や高度悪性転化 high-grade malignant transformation を生じている症例も報告されている．悪性の指標として，①びまん性充実性増殖，②高度細胞異

7. solid pseudopapillary neoplasm (SPN)

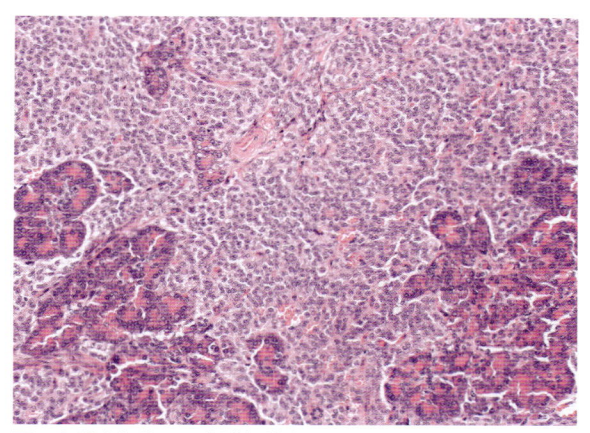

図5 | 腫瘍細胞の正常膵組織内への侵入像

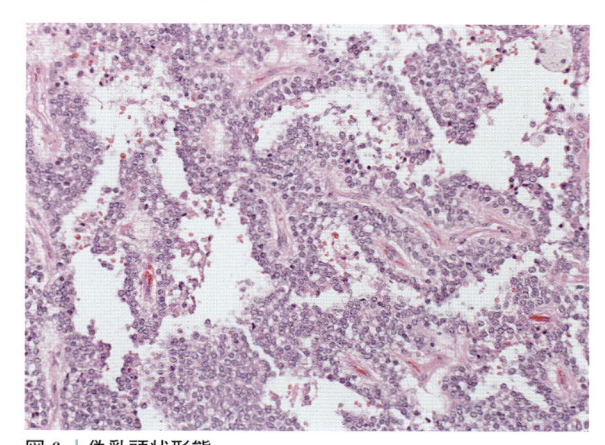

図6 | 偽乳頭状形態
血管間質を軸として腫瘍細胞が認められる．

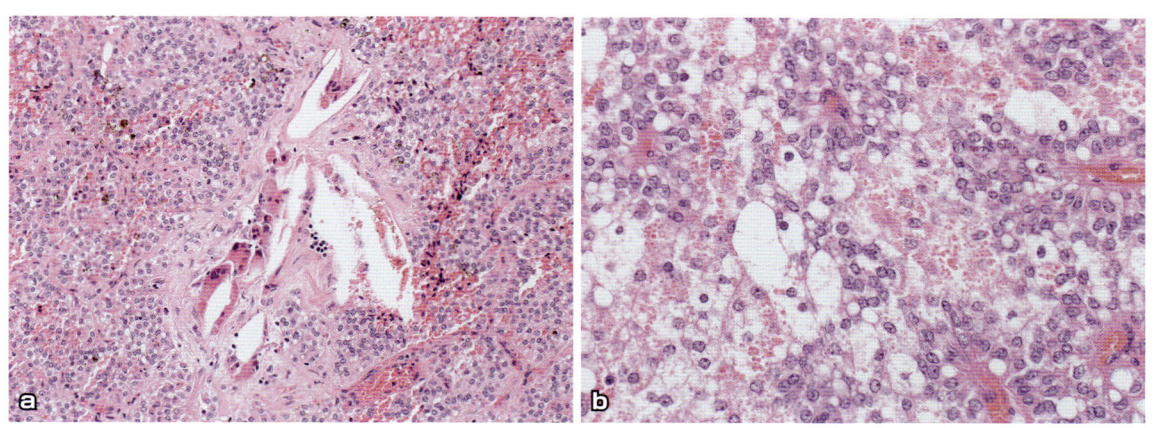

図7 | 組織像
cholesterol crystal，および多核巨細胞の反応性出現（a）．泡沫細胞の集簇と hyaline globules（中央）が散見される（b）．

表1 | 膵腫瘍の免疫組織化学染色

	SPN	NET	ACC	pancreatoblastoma	IDC
β-catenin*	+	−	+/−	+/−	−
CD10	+	−	−	−	+/−
vimentin	+	−	−	−	−
synaptophysin	+/−	+	+/−	+/−	+/−
chromogranin A	−	+	+/−	+/−	+/−
trypsin	−	−	+	+	−
keratin 19	−	+/−	−	+/−	+

SPN：solid pseudopapillary neoplasm．NET：neuroendocrine tumor．ACC：acinar cell carcinoma．IDC：invasive ductal carcinoma．
＊β-catenin は核発現．

型，③核分裂像の増加，④肉腫様変化が挙げられている[1]．

2）免疫組織化学的所見（表1）

SPN を診断する際に最も特異性の高い免疫組織化学染色として知られているのが β-catenin の核内発現である（図9）．また，比較的有用なマーカーとして CD10 や vimentin が挙げられているが，trypsin や神経内分泌マーカーを併せることで膵腺房細胞癌や膵内分泌腫瘍との鑑別が比較的容易となる．しかしながら，SPN では CD56 陽性，synaptophysin が一部で陽性を示すため，膵内分泌腫瘍との鑑別には注

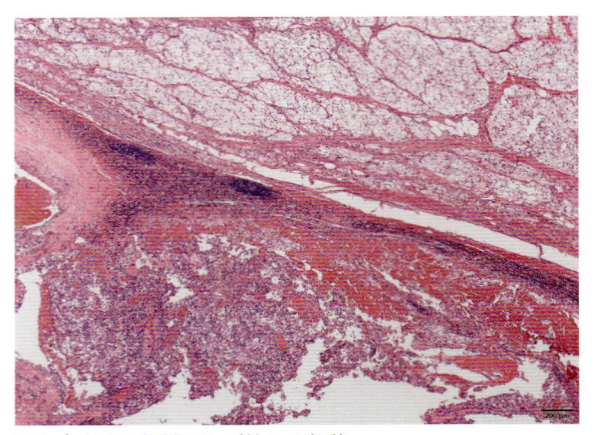

図8 | LN13領域リンパ節への転移
(京都府立医科大学病理学教室人体病理学部門 柳澤昭夫先生，安川　覚先生のご厚意による)

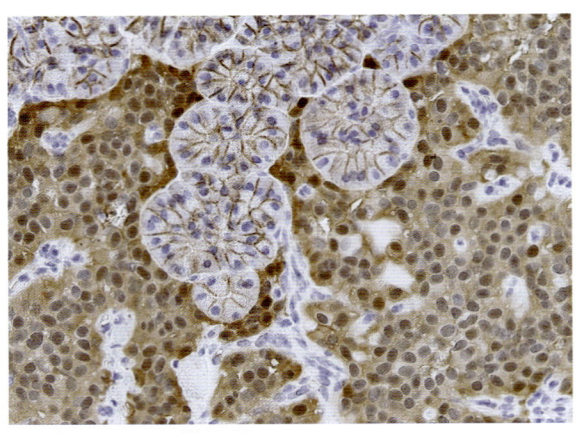

図9 | β-catenin（核発現）

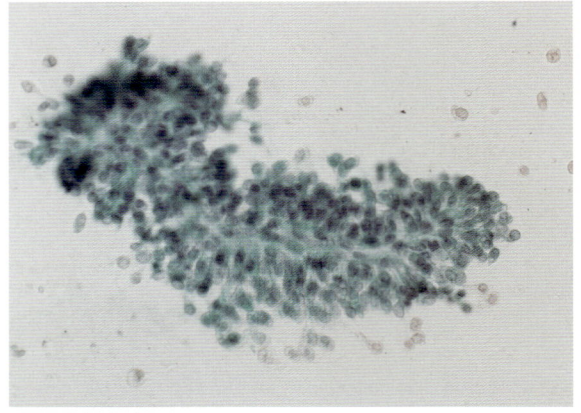

図10 | 細胞診
血管間質を軸とする偽乳頭状構築がみられる．個々の細胞は類円形の核を有し，細胞結合性は乏しい．

意が必要である．CEA や CA19-9 などの腫瘍マーカーについては，一定の見解が得られていない[1,5]．

3）分子生物学的所見

SPN には CTNNB1 exon 3 の somatic point mutation が存在する[5,6]．*CTNNB1* は Wnt signaling pathway の一部である β-catenin をコードしている遺伝子で，SPN では β-catenin と転写因子 TCL/LEF の複合体が核内に移行し，MYC や cyclin D1 などのいくつかの oncogenic gene の転写を活性化している．一方で，通常型膵管癌でよく知られている4つの遺伝子異常である *KRAS*, *CDKN2A/p16*, *TP53*, *SMAD4/DPC4* については，SPN では報告されていない．

5．細胞診

SPN で膵管と連続している症例はほとんどないため，経膵管的細胞採取では腫瘍へのアプローチができないが，fine needle aspiration cytology は腫瘍から直接的に細胞採取ができるため，診断が可能となる．SPN は，①出血性壊死性背景，②孤立散在性あるいは毛細血管性間質を軸に乳頭状配列，③ライトグリーン淡染色性の細胞質，④類円形で均一な核，を特徴的細胞所見としている[7]．個々の細胞形態は NET や ACC と類似するが，偽乳頭状構築や免疫細胞化学染色を行うことで鑑別が可能となる（図10）．

6．診断のポイント

SPN は年齢や性別，画像所見から通常型膵管癌との鑑別は比較的容易であるものの，境界明瞭な腫瘍性病変として同定されることから，NET と ACC が術前鑑別診断として問題になる．若年発症の場合は，膵芽腫との鑑別も念頭に入れる必要がある．

1）NET との鑑別

充実成分が主成分となっている SPN では，肉眼所見に大きな差異はみられない．組織所見でも，偽ロゼット構造が前景に立つ症例では，HE のみでは鑑別が難しくなる．しかしながら，腫瘍細胞の正常膵組織への侵入像や偽乳頭状形態の有無，β-catenin

を含めた免疫染色を行うことで，比較的容易に診断することができる．

2）ACCとの鑑別

出血壊死を伴うACCとの鑑別が困難となる場合があるが，NETの場合と同様に，腫瘍細胞の正常膵組織への侵入像や偽乳頭状形態に着目することが必要である．免疫染色ではSPNはtrypsinが陰性で，β-catenin（核内）やvimentinが陽性であることから，ACCとの鑑別は比較的容易である．

（内藤嘉紀，中山正道，草野弘宣，
秋葉　純，矢野博久）

文　献

1) Kloppel G, Hruban R, Klimstra D et al：Solid-pseudopapillary neoplasm of the pancreas. in Bosman F, Carneiro F, Hruban R et al (eds)："WHO Classification of the Digestive System", World Health Organization Classification of the Tumors, IARC Press, Lyon, 2010, pp327-330
2) Buetow PC, Buck JL, Pantongrag-Brown L et al：Solid and papillary epithelial neoplasm of the pancreas：imaging-pathologic correlation on 56 cases. Radiology 199：707-711, 1996
3) Nishihara K, Nagoshi M, Tsuneyoshi M et al：Papillary cystic tumors of the pancreas. Assessment of their malignant potential. Cancer 71：82-92, 1993
4) Albores-Saavedra J, Simpson KW, Bilello SJ：The clear cell variant of solid pseudopapillary tumor of the pancreas：a previously unrecognized pancreatic neoplasm. Am J Surg Pathol 30：1237-1242, 2006
5) Tanaka Y, Kato K, Notohara K et al：Frequent beta-catenin mutation and cytoplasmic/nuclear accumulation in pancreatic solid-pseudopapillary neoplasm. Cancer Res 61：8401-8404, 2001
6) Abraham SC, Klimstra DS, Wilentz RE et al：Solid-pseudopapillary tumors of the pancreas are genetically distinct from pancreatic ductal adenocarcinomas and almost always harbor beta-catenin mutations. Am J Pathol 160：1361-1369, 2002
7) 稲川朋子，荒川昭子，国村利明 他：膵 solid cystic tumor 4例の細胞像．日臨細胞会誌 40：378-382, 2001

第2部 組織型と診断の実際

II. 膵病変

8 稀な膵腫瘍-非上皮性腫瘍，腫瘍様病変

1. 膵非上皮性腫瘍

1) はじめに

本来は膵に主座を置き，膵に発生したと考えられる非上皮性腫瘍を対象とすべきであるが，実際には膵外（後腹膜，大網，腸間膜，十二指腸壁，胃壁など）に発生したものが膵を巻き込み，むしろ膵腫瘍としての様相を呈するようになったものも含まれる．多くは充実性腫瘍であるが，しばしば嚢胞変性を伴い，充実性および嚢胞性双方の膵疾患が鑑別疾患となる．また，肉腫様病変では，膵退形成癌（未分化癌，癌肉腫）や肺癌，悪性黒色腫などの膵転移との鑑別が問題となる[1]．

以下に，膵病変として報告のある主な非上皮性腫瘍を良悪性度別に挙げ（表1），膵病変としての特徴を若干加えながら，臨床病理像を概説した．免疫染色やキメラ遺伝子などの補助診断を含めた詳細は軟部腫瘍の専門書[2-4]を参照してもらいたい．

2) 良性腫瘍

a) リンパ管腫 lymphangioma

海綿状リンパ管腫や嚢胞状リンパ管腫がみられる（図1）．膵尾部に多く，大型多房性嚢胞性病変を形成する．周囲組織に浸潤様に発育する．比較的女性に多い．免疫組織化学的にD2-40陽性を示す．

b) 血管腫 hemangioma

毛細血管腫や海綿状血管腫がみられる．比較的膵頭部に多い．免疫組織化学的にCD34陽性を示す．

c) 血管芽腫 hemangioblastoma

豊富な毛細血管と淡明な間質細胞の増殖から成る．

表1 | 主な膵非上皮性腫瘍

良性	リンパ管腫，血管腫，血管芽腫，平滑筋腫，脂肪腫，神経鞘腫，神経線維腫
良悪判定困難	血管周囲類上皮細胞性腫瘍，顆粒細胞腫，胃腸管外間葉系腫瘍
良悪性中間	カポジ肉腫様血管内皮腫，孤在性線維性腫瘍，炎症性筋線維芽細胞性腫瘍，デスモイド型線維腫症
悪性	平滑筋肉腫，悪性末梢神経鞘腫瘍，線維肉腫，脂肪肉腫，血管肉腫，未熟神経外胚葉性腫瘍，線維形成性小円形細胞性腫瘍，硬化性類上皮線維肉腫，類上皮肉腫，未分化型多形肉腫，悪性リンパ腫，濾胞樹状細胞肉腫

von Hippel-Lindau（VHL）病患者に稀にみられ，VHL病に合併する他の膵病変（漿液性嚢胞腺腫や神経内分泌腫瘍）や腎癌の膵転移との鑑別を要する．

d) 平滑筋腫 leiomyoma

平滑筋線維の増殖から成る．膵では孤発例はきわめて稀で，平滑筋肉腫やEpstein-Barr virus（EBV）関連平滑筋腫瘍の可能性を考慮する．

e) 脂肪腫 lipoma

薄い被膜に覆われた成熟脂肪細胞の増殖から成る．血管脂肪腫もみられる．鑑別病変として，限局的脂肪置換，lipomatous pseudohypertrophy，脂肪肉腫が挙げられる．

f) 神経鞘腫 neurilemmoma，シュワン腫 schwannoma

Schwann細胞の増殖から成る．被膜を有し，核の柵状配列が特徴的である．大きいものほど嚢胞変性をきたしやすい．

図1 | 膵尾部リンパ管腫の組織像
膵実質内に拡張したリンパ管の増殖がみられる(a). 囊胞は内皮細胞に裏打ちされ, 囊胞壁は線維性で, 少数のリンパ球浸潤を伴っている(b).

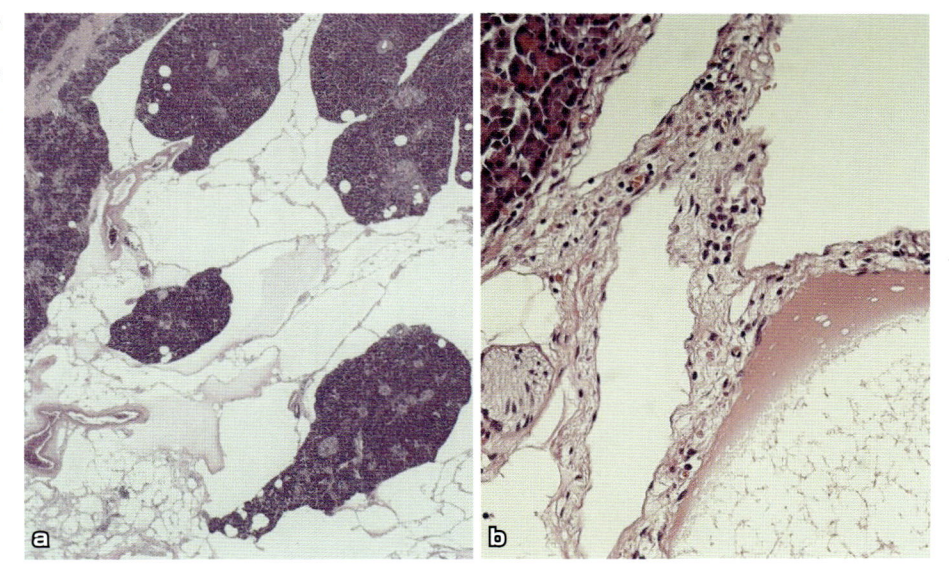

図2 | 血管周囲類上皮細胞性腫瘍(PEComa)の組織像および免疫染色像
好酸性顆粒状の胞体を有する類上皮様細胞の増殖がみられ(a), 免疫組織化学的にHMB-45陽性がみられる(b).

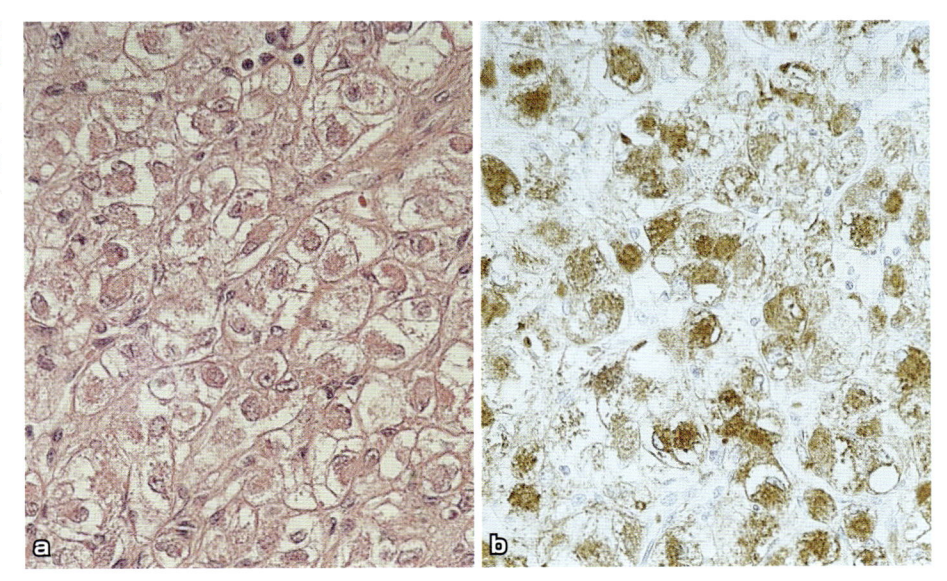

g) 神経線維腫 neurofibroma

Schwann細胞, 神経周膜細胞や線維芽細胞の増殖から成る. 神経線維腫症1型 neurofibromatosis type 1 (NF1；von Recklinghausen病) 患者にみられるが, 孤発例もある.

3) 良悪判定困難な腫瘍

a) 血管周囲類上皮細胞性腫瘍 perivascular epithelioid cell tumor (PEComa)

好酸性顆粒状～淡明の豊かな胞体を持つ類上皮様から紡錘形細胞の増殖から成る(**図2a**). 免疫組織化学的にHMB-45陽性(**図2b**), Melan A陽性を示す.女性に多い. 多くは良性の経過を示すが, 転移例もみられる. 良悪性判定に関して特有の基準はない.

b) 顆粒細胞腫 granular cell tumor

好酸性顆粒状の豊富な胞体を有する組織球様細胞の胞巣状の増殖から成る. 免疫組織化学的にS-100蛋白陽性を示す. 比較的女性例が多い. 多くは良性の経過を示すが, 良悪性判定に特有の基準はない.

c) 胃腸管外間葉系腫瘍 extra-gastrointestinal stromal tumor (EGIST)

主に紡錘形細胞の増殖から成るKIT陽性の間葉系腫瘍で, 壊死や囊胞変性がみられることもある. 免疫組織化学的にCD177(c-kit)やCD34陽性を示す.

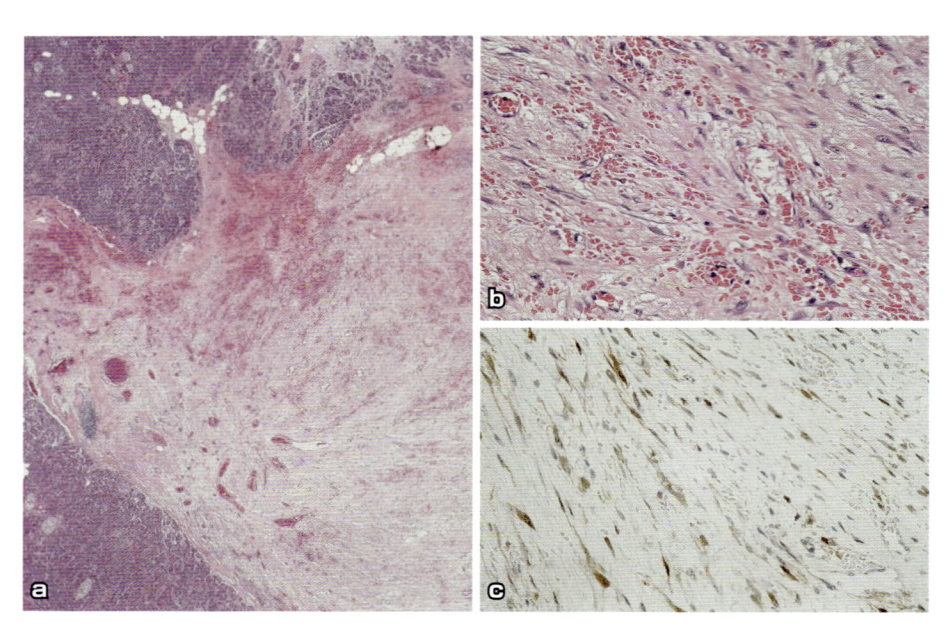

図3 | 膵デスモイド腫瘍の組織像および免疫染色像
線維性腫瘍が膵組織内に発育している（a）．被膜を欠く．小血管に富み，線維芽細胞/筋線維芽細胞様の紡錘形細胞の束状の増殖がみられる（b）．免疫組織化学的に紡錘形細胞にβ-cateninの核陽性像がみられる（c）．

膵EGISTは比較的aggressiveで遠隔転移や腫瘍死もみられる．良悪性判定に関して特有の基準はない．

4）良悪性中間腫瘍

a）カポジ肉腫様血管内皮腫 Kaposiform hemangioendothelioma

スリット状の血管腔を含む紡錘形細胞の増殖（カポジ肉腫様）と毛細血管の増生病変が混在し，境界不明瞭な斑状病変を形成する．小児の後腹膜に好発し，膵病変に関連する．しばしばKasaback-Merritt症候群を呈するほか，浸潤性増殖や圧迫により閉塞性黄疸や腸管狭窄を伴いやすい．

b）孤在性線維性腫瘍 solitary fibrous tumor

線維芽細胞への分化を示す紡錘形細胞腫瘍で，鹿角様の特徴的な分枝血管を含む．比較的女性例が多い．通常型のほか，富細胞型，粘液型，富巨細胞型，脂肪形成型，脱分化型があるが，このうち膵では富細胞型（血管周皮腫）の報告もある．免疫組織化学的にCD34，CD99，bcl-2が陽性を示す．

c）炎症性筋線維芽細胞性腫瘍 inflammatory myofibroblastic tumor

線維芽細胞や筋線維芽細胞の増殖と，リンパ球，形質細胞，好酸球などの炎症性細胞浸潤を特徴とする．小児や若年成人の腹部，特に腸間膜に多く，膵病変に関連する．免疫組織化学的にSMA，HHF35が陽性を示す．また，ALK陽性の診断学的価値は高いが，膵病変でのALK陽性頻度は不明である．多数のIgG4陽性細胞がみられる場合には自己免疫性膵炎の可能性を考慮する必要がある．

d）デスモイド型線維腫症 desmoid-type fibromatosis

線維芽細胞の増殖より成る腫瘍である（図3a, b）．腹壁外，腹壁，腹腔内に分類され，膵病変は腸間膜や後腹膜に発生する腹腔内デスモイドに関連する．若年成人に多い．Gardner症候群に合併することがある．局所浸潤性で，遠隔転移はみられない．免疫組織化学的にSMA，HHF35が陽性，時にdesminが陽性を示す．また，β-cateninの核陽性所見は診断に有用である（図3c）．

5）悪性腫瘍

a）平滑筋肉腫 leiomyosarcoma

平滑筋への分化を示す紡錘形細胞の増殖から成る悪性腫瘍である．後腹膜発生や膵病変は比較的女性に多い．大型なものでは出血・壊死や囊胞変性がみられる．免疫組織化学的に筋原性マーカー（SMA，desmin，HHF35，h-caldesmon）陽性を示す．免疫不全患者発症例ではEBV感染が証明される（EBV関連平滑筋腫瘍）．

b）悪性末梢神経鞘腫瘍 malignant peripheral nerve sheath tumor

末梢神経から発生した，あるいは神経鞘への分化を示す悪性腫瘍で，紡錘形細胞の増殖から成る（図4a）．しばしばvon Recklinghausen病（NF1）に合併してみられる．免疫組織化学的にS-100蛋白陽性を示す（図4b）．しばしばp53過剰発現がみられ，良

図4 | 神経線維腫症1型（von Recklinghausen病）患者にみられた膵悪性末梢神経鞘腫瘍の組織像と免疫染色像

異型紡錘形細胞の束状・錯綜する密な増殖がみられる（a）．核分裂像も散見される．左上に取り込まれた小膵管がみられる．免疫組織化学的にS-100蛋白陽性がみられる（b）．

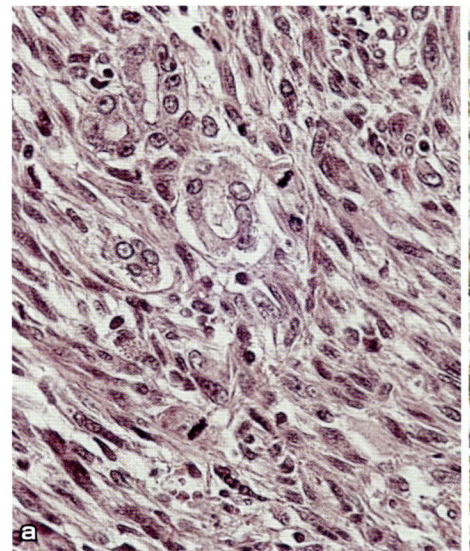

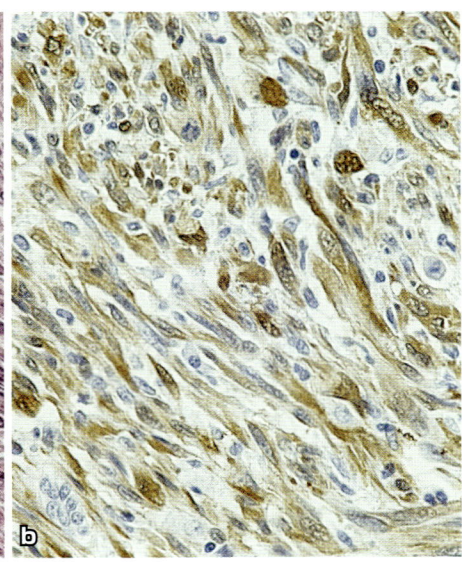

性腫瘍との鑑別に有用である．

c）線維肉腫 fibrosarcoma
線維芽細胞の増殖から成る悪性腫瘍で，魚骨様構造 herringbone pattern が特徴的である．後腹膜の発生は稀で，膵病変の報告もごくわずかである．

d）脂肪肉腫 liposarcoma
脂肪芽細胞を含む脂肪細胞の増殖から成る悪性腫瘍で，高分化型，脱分化型，粘液型，多形型に分類される．比較的予後良好な高分化型でも後腹膜発生は再発率や脱分化率が高く，同様に膵病変でも注意を要する．免疫組織化学的に MDM2 と CDK4 の両者が陽性の場合，診断特異性が高い．

e）血管肉腫 angiosarcoma
血管内皮細胞への分化を示す悪性腫瘍．きわめて稀で，膵退形成癌（癌肉腫）の一成分としてみられることがあるので注意を要する．

f）未熟神経外胚葉性腫瘍 primitive neuroectodermal tumor（PNET）
小型円形細胞の増殖から成り，神経外胚葉組織への分化を示す悪性腫瘍で，若年者に好発する．膵頭部発生が多い．典型例にみられる Homer-Wright rosettes を欠くことが多い（図5a）．免疫組織化学的に CD99（MIC2），NSE，FLI1 が陽性を示す（図5b）．しばしば cytokeratin の陽性反応もみられるため，鑑別疾患には神経内分泌癌などの癌腫も挙げられる．

g）線維形成性小円形細胞性腫瘍 desmoplastic small round cell tumor（DSRCT）
組織起源不明な小型円形細胞の増殖から成る．豊富な線維性間質を伴い，腫瘍細胞は上皮性，神経性，筋性など多方向への分化を示す．若年成人の腹腔内に好発し，稀に膵にも病変を形成する．免疫組織化学的に vimentin のほか，cytokeratin，EMA，desmin，NSE が陽性で，特に desmin は細胞質にドット状の陽性像を呈することが特徴的である．また，腫瘍細胞の核に WT1 蛋白質がびまん性に強陽性になる．

h）硬化性類上皮線維肉腫 sclerosing epithelioid fibrosarcoma
硝子化した膠原線維様間質を背景に，類円形上皮様腫瘍細胞の巣状増殖病変が散在性にみられる（図6）．免疫組織化学的に MUC4 や EMA（部分的）陽性を示す．

i）類上皮肉腫（近位型）epithelioid sarcoma（proximal-type）
近位型は体幹深部に好発し，ラブドイド細胞を混じた類上皮細胞や紡錘形細胞の増殖から成る（図7a）．免疫組織化学的に vimentin とともに，cytokeratin や EMA の上皮系マーカーが陽性を示し，退形成癌，滑膜肉腫や悪性中皮腫などと鑑別を要するが，CD34 陽性や INI1 陰性を示す点が比較的特異的といえる（図7b，c）．

j）悪性線維性組織球腫/未分化型多形肉腫 malignant fibrous histiocytoma/undifferentiated pleomorphic sarcoma（MFH/UPS）
多形性の目立つ高度異型細胞の増殖から成る．特異的なマーカーはなく，基本的に除外診断である．

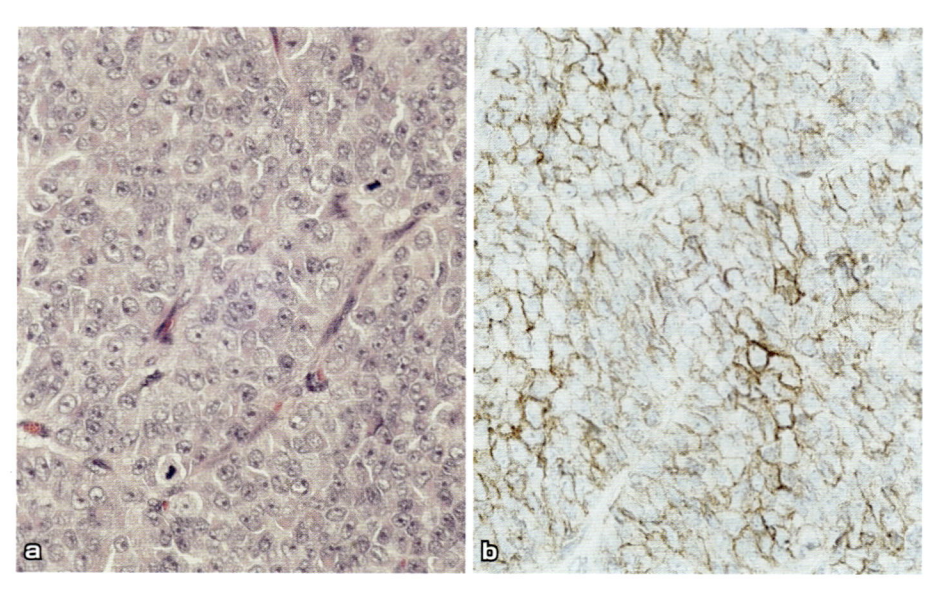

図5 | 膵未熟神経外胚葉性腫瘍（PNET）の組織像および免疫染色像

PNETとしてはやや非典型的で，腫瘍細胞はやや大型で，核小体が目立ち，ロゼット形成もみられない（**a**）．免疫組織化学的に腫瘍細胞の膜にCD99陽性所見がみられる（**b**）．（千葉大学病理　岸本　充先生のご厚意による）

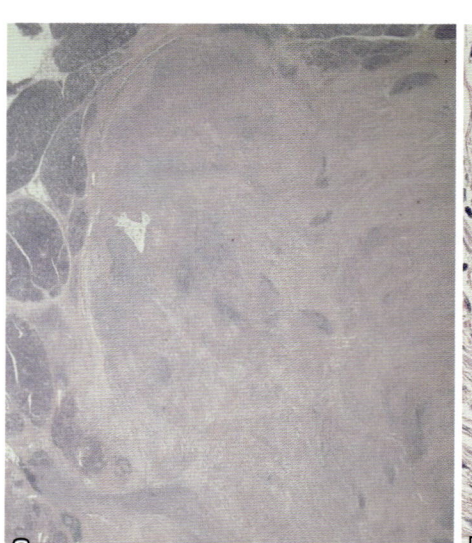

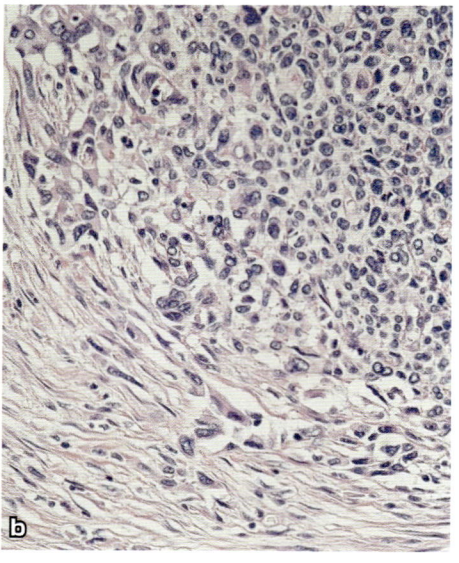

図6 | 膵硬化性類上皮線維肉腫の組織像

硝子化線維性間質に，暗調な富細胞成分の島状分布がみられる（**a**）．富細胞成分は類円形均一な上皮様腫瘍細胞の増殖から成る（**b**）．

特に膵退形成癌との鑑別が問題となる．

k）悪性リンパ腫 malignant lymphoma

異型リンパ球の結節状やびまん性の浸潤から成る．病変が膵を中心に広がっている場合，膵悪性リンパ腫と呼ぶ（**図8a**）．比較的頭部に多い．組織型の多くはびまん性大細胞型B細胞性リンパ腫（**図8b, c**）であるが，未分化大細胞型リンパ腫，粘膜関連リンパ組織（MALT）リンパ腫やT細胞リンパ腫の報告もある．

l）濾胞樹状細胞肉腫 follicular dendritic cell sarcoma

豊富な胞体を有する類上皮細胞や紡錘形細胞の束状〜花むしろ状の増殖から成り，種々の程度に炎症性細胞浸潤を伴う．免疫組織化学的にCD21やCD23，CD35陽性を示す．

2．腫瘍様病変

1）はじめに

膵には腫瘍性病変と鑑別を要する多種多様な腫瘍様病変が存在する（**表2**）．そのほとんどが外科的切除は不要な病変であり，超音波内視鏡下穿刺吸引術 endoscopic ultrasound guided fine-needle aspiration

図7 | 膵近位型類上皮肉腫の組織像および免疫染色像

ラブドイド細胞を混じた接合性の乏しい異型腫瘍細胞の増殖がみられる（a）．免疫組織化学的に CD34 陽性（b）や INI1 陰性（c）がみられる．

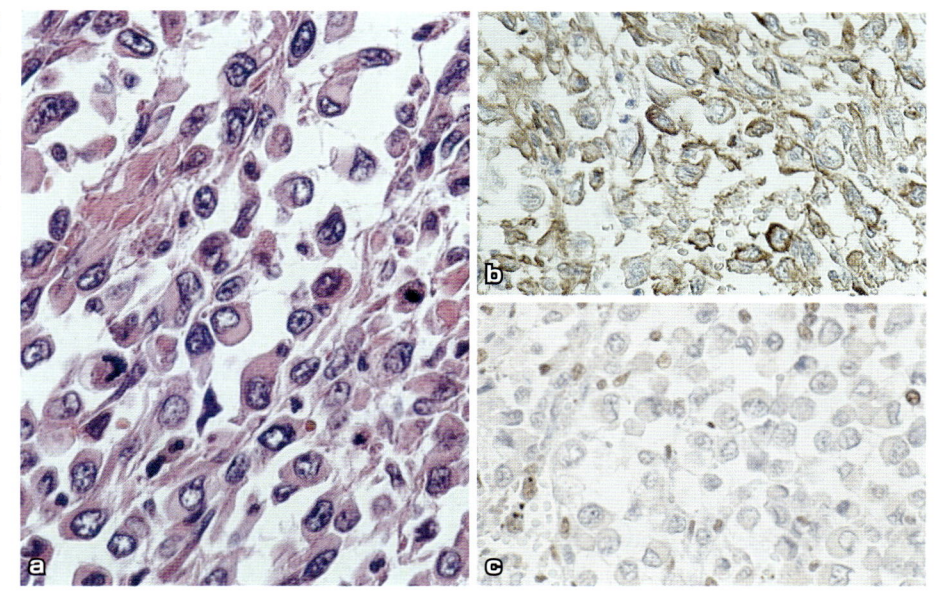

図8 | 膵悪性リンパ腫の組織像と免疫染色像

膵を主座に周囲組織に広がる病変（a）で，膵腺房やラ氏島を巻き込みながら，大型異型リンパ球のびまん性浸潤がみられる（b）．免疫組織化学的に L26 陽性（c）で，びまん性大細胞型 B 細胞性リンパ腫と診断された．

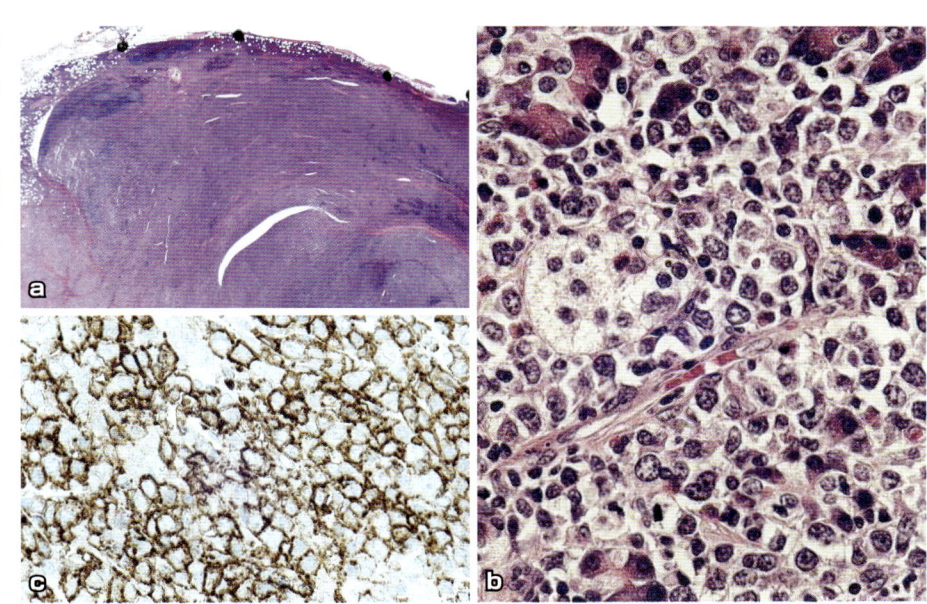

(EUS-FNA) などの生検診断の際に十分に考慮する必要がある．一方で，切除された場合には，次の診断に活かすべく，臨床画像との対比や病態の検討を丁寧に行い，腫瘍性病変との鑑別のほか，前腫瘍性病変の可能性や腫瘍性病変の合併などを検索することを心がけたい．また，切り出しの際には主膵管と病変の位置関係を確認し，特に囊胞性病変では主膵管との交通の有無を検索しておくことが大切である．

2）充実性（＋囊胞変性）病変

a）腫瘤形成性膵炎 tumor (mass) forming pancreatitis

小葉間線維化を主とする慢性膵炎像を基本とし，蛋白栓，コレステリンやヘモジデリンの沈着，肉芽組織，壊死，囊胞化，石灰化，線維瘢痕化など，急性（再発性）および慢性の膵炎の所見が種々の程度に混在した像を呈する．炎症性細胞浸潤は軽度であることが多い．多くはアルコール性である．

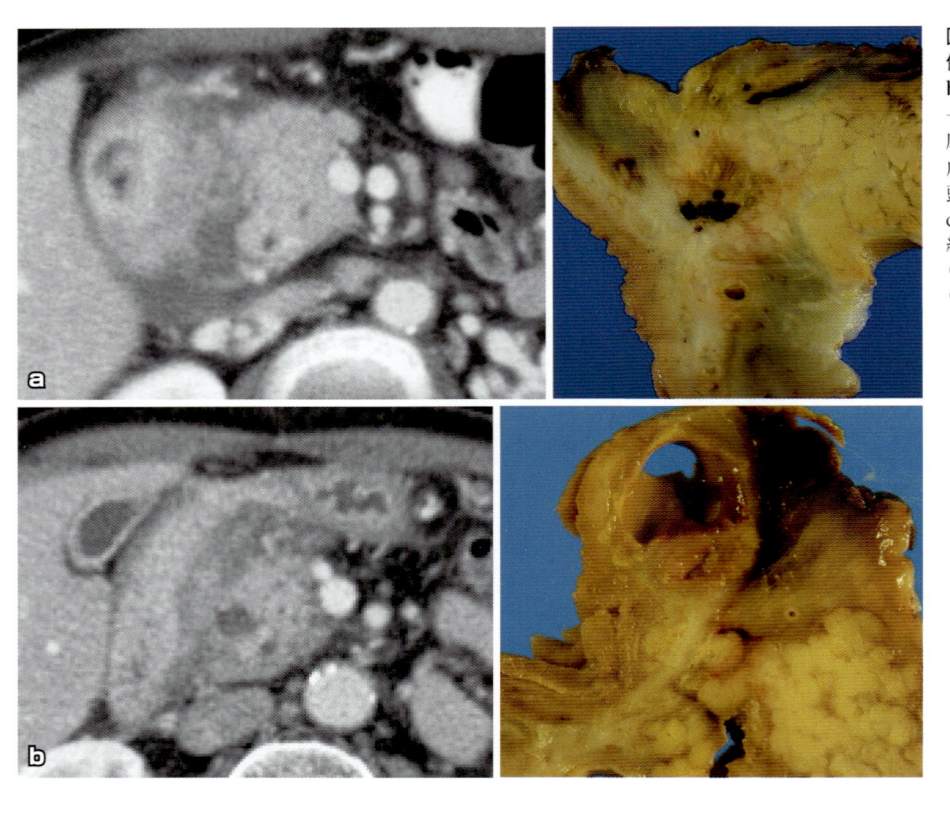

図9 | groove 膵炎のCT像とマクロ像（2切除例 a, b）
十二指腸壁と膵頭部の間に厚い板状の線維化病変が形成されている（a, b）. 副乳頭付近の粘膜下には病変の core の様相を呈する強い線維化や debris がみられる（a）. 嚢胞形成もみられる（b）.

表2 | 主な膵腫瘍様病変

充実性病変	腫瘍形成性膵炎, groove 膵炎, 自己免疫性膵炎, 結節性（限局性）リンパ組織過形成, 肉芽腫性膵炎, 過誤腫, 副脾, 異所性副腎皮質結節, 膵島細胞症
嚢胞性病変	仮性嚢胞, 貯留性嚢胞, 粘液性非腫瘍性嚢胞, 十二指腸壁周囲嚢胞, acinar cystic transformation, 先天性嚢胞, 腸性嚢胞, 中皮嚢胞, リンパ上皮性嚢胞, 膵内副脾発生類表皮嚢胞, 類皮嚢胞, 扁平上皮性嚢胞, 内膜症性嚢胞, 寄生虫性嚢胞, 動静脈奇形

b）groove 膵炎 groove pancreatitis

膵頭部, 十二指腸および総胆管に囲まれた領域（groove）を主座とする限局的な膵炎を指す[5]. 十二指腸壁と膵頭部の間に厚い板状の線維化病変が形成され, 副乳頭付近の粘膜下には病変の core の様相を呈する強い線維化や膵炎の所見がみられる（図9a）. 種々の性状からなる大小の嚢胞性病変を含む（paraduodenal wall cyst）（図9b）. しばしば十二指腸狭窄やブルンネル腺過形成を伴う.

c）自己免疫性膵炎 autoimmune pancreatitis/リンパ形質細胞性硬化性膵炎 lymphoplasmacytic sclerosing pancreatitis

リンパ球や形質細胞を主体とした著明な炎症性細胞浸潤と線維芽細胞様/組織球様の紡錘形細胞の旺盛な増生病変がみられ, さらに, 小葉の破壊や再生, 新旧の線維化を伴い, しばしば腫瘍状を呈する. たいてい膵管周囲炎, 花むしろ状線維化, 閉塞性静脈炎, 膵周囲脂肪織炎がみられ, 診断的価値が高い. 免疫組織化学的に IgG4 陽性形質細胞が多数認められる.

d）結節性（限局性）リンパ組織過形成 nodular (localized) lymphoid hyperplasia, リンパ濾胞性膵炎 follicular pancreatitis

多数のリンパ濾胞形成と線維化間質から成る結節性病変（図10）で, 原因は不明である. 自己免疫性膵炎, 濾胞性リンパ腫, キャッスルマン病との鑑別を要する.

e）肉芽腫性膵炎 granulomatous pancreatits

結核（図11）, リウマチ結節, サルコイドーシス, ランゲルハンス細胞組織球症, 原因不明（図12）などが挙げられる. 結核は壊死による空洞形成を伴いや

図10 膵結節性（限局性）リンパ組織過形成の組織像
腫瘤は多数のリンパ濾胞と線維性間質から成る（a, b）．所々にラ氏島がみられ，膵過誤腫とは異なる（b）．

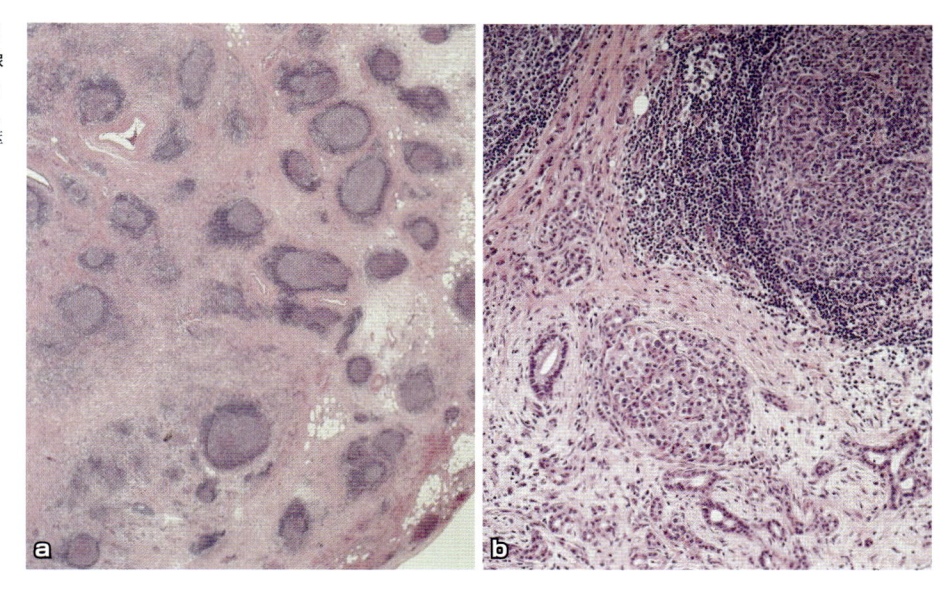

図11 肉芽腫性膵炎（結核性）の組織像
膵実質内に空洞を形成する肉芽腫病変がみられる（a）．肉芽腫は壊死（nec）を囲む類上皮細胞の増生から成り，リンパ球浸潤や一部に多核巨細胞を含む（b）．

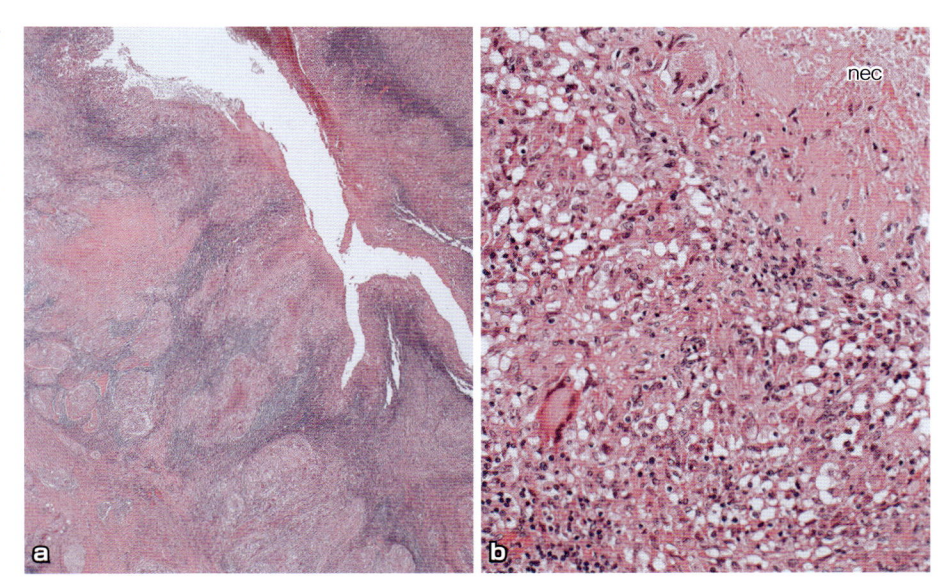

すく（図11a），囊胞性腫瘍との鑑別を要する．

f）過誤腫 hamartoma

浮腫状〜硝子瘢痕性の線維性間質から成る境界明瞭な腫瘤で，膵腺房や小型膵管を種々の程度に含む（図13）．腺管は大小の囊状拡張を示す（solid and cystic hamartoma）．明瞭なラ氏島がみられない．

g）副脾 accessory spleen

膵尾部に好発し，多くは3cm未満と小型である．

h）異所性副腎皮質結節 ectopic adrenal cortical nodule

淡明細胞型の膵神経内分泌腫瘍や転移性腎癌との鑑別を要する．副腎皮質は免疫組織化学的にchromogranin A陰性である．

i）膵島細胞症 nesidioblastosis

持続性高インスリン性低血糖症 persistent hyperinsulinemia hypoglycemia（PHH）をきたす膵神経内分泌細胞の種々の形態的変化全般（インスリノーマを除く）を指す[6]．神経内分泌細胞の島状増生やびまん性・腺腫様の増生（図14a）や，膵管上皮からの神経内分泌細胞の新生像（ductulo-insular complex）（図14b）がみられる．これらの所見は慢性膵炎などでもみられ，特異的なものではないが，免疫組織化学的にβ細胞の増生が主体であることが証明されれば，PHHに対応した病変と理解される．そのほか，β細

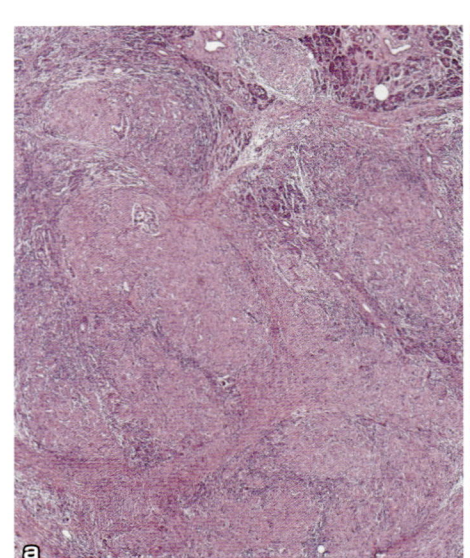

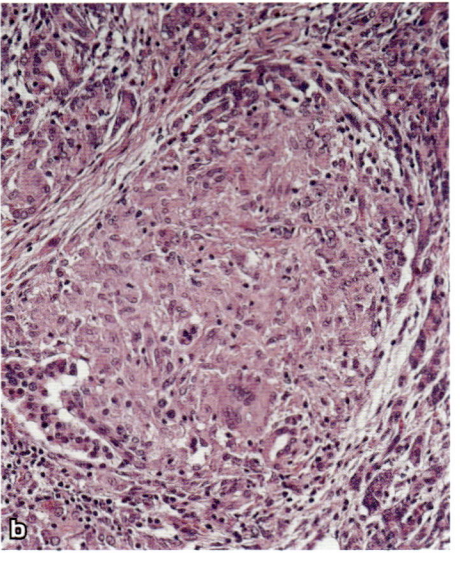

図12 | 肉芽腫性膵炎（原因不明）の組織像
膵実質内に肉芽腫病変が多結節状にみられる（a）．肉芽腫は類上皮細胞から成り，多核巨細胞もみられる（b）．壊死はみられない．

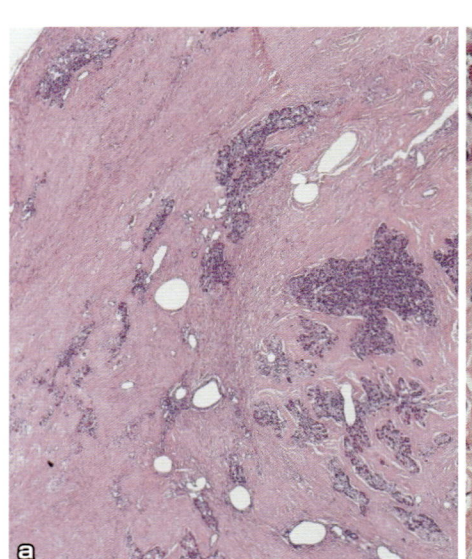

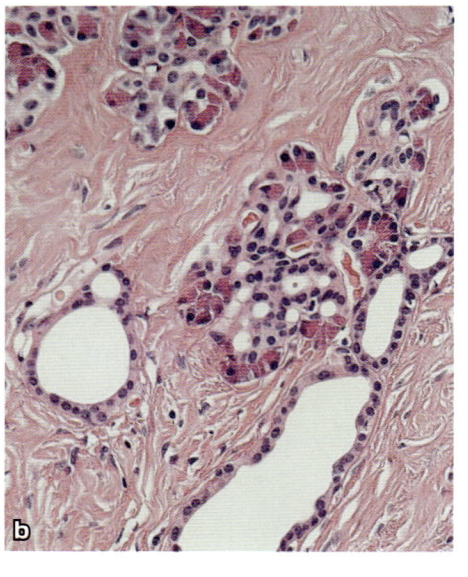

図13 | 膵過誤腫の組織像
硝子化線維性間質から成る境界明瞭な腫瘤（a）で，膵腺房，腺房中心細胞や嚢状拡張を示す小型膵管が散見される（b）．ラ氏島はみられない．

胞の核腫大，核クロマチン量の増加がみられる．

3）嚢胞性病変

a）仮性嚢胞 pseudocyst

炎症性肉芽組織や線維性結合織の壁で被包された嚢胞性病変で，膵内あるいは膵周囲に形成される．裏打ち上皮成分を欠き，内腔には膵液，粘液，血液などを入れる．多くは急性膵炎，慢性再発性膵炎や腹部外傷などに随伴してみられる．

b）貯留性嚢胞 retention cyst

何らかの閉塞機転により膵管が嚢胞状に拡張した病態で，嚢胞内面の上皮は異型の乏しい扁平な上皮に覆われている．大きさは1cm前後までが多い．閉塞機転が上皮内癌や微小癌のこともあるので注意を要する．閉塞機転が不明な場合は単純性嚢胞 simple cyst と呼び，区別される．

c）粘液性非腫瘍性嚢胞 mucinous non-neoplastic cyst

単房性もしくは多房性で，単層の立方～高円柱状上皮に裏打ちされ，粘液性胞体を含む．定義は曖昧であるが，貯留性嚢胞，膵管内乳頭粘液性腫瘍 intraductal papillary-mucinous neoplasm（IPMN），粘液性嚢胞腫瘍 mucinous cystic neoplasm（MCN）のどれにも該当しない病変に対し考慮される[7]．大きさ

図14 膵島細胞症の組織像
a. 小葉の大部分が腺腫様に増生した神経内分泌細胞で占められ，辺縁に腺房細胞の残存が少量みられる．
b. 膵管上皮からの神経内分泌細胞の新生像（ductulo-insular complex）がみられる．

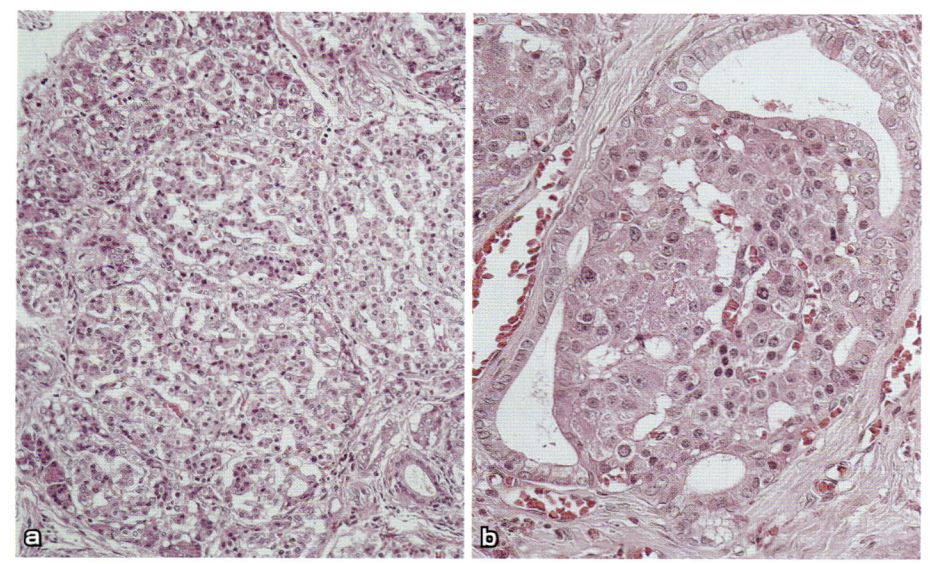

は3cmを超え，主膵管との交通を欠き，卵巣型間質はみられない．しばしば近傍にacinar-ductal mucinous metaplasiaを伴っている．免疫組織化学的にMUC1やMUC5AC陽性を示すが，MUC2は陰性である．

d）十二指腸壁周囲囊胞 paraduodenal wall cysts（cystic dystrophy）

groove膵炎（図9）などのparaduodenal pancreatitisにみられる囊胞性病変で，遺残様ないし迷入様のブルンネル腺導管や膵管が線維筋性組織に取り込まれながら囊胞化したもの（真性囊胞）や，壊死や膿瘍後あるいは真性囊胞の破綻に伴い生じた仮性囊胞など，さまざまな性状の囊胞がみられる[5,8]．

e）acinar cystic transformation

異型の乏しい腺房細胞に裏打ちされた囊胞性病変である（図15）．単房性と多房性がある．acinar cell cystadenomaとも呼ばれ，腫瘍性病変にも分類される[9]．主膵管との交通は稀である．

f）先天性囊胞 congenital cyst

小児例や先天的要素が濃厚と思われる囊胞線維症，多囊胞性疾患（図16），VHL病などにみられる囊胞性病変が該当する．多発性で，単層の立方上皮や円柱上皮，淡明細胞（VHL病）に覆われ，主膵管との交通を欠く．

g）腸性囊胞 enterogenous cyst

一層または数層の平滑筋層に包まれ，内面が消化管上皮や多列線毛円柱上皮（前腸囊胞 foregut cyst）に覆われる．

h）中皮囊胞 mesothelial cyst

扁平〜立方状の中皮細胞に覆われ，免疫組織化学的にvimentin，cytokeratin 5/6，calretinin陽性を示す．

i）リンパ上皮性囊胞 lymphoepithelial cyst

単房性または多房性で，裏打ち上皮の角化の程度によって漿液性〜おから状ケラチン様物質を含む．組織学的に囊胞は重層扁平上皮に裏打ちされ，外側に発達したリンパ組織を伴う．上皮には立方上皮や移行上皮が混在し，稀に杯細胞や脂腺がみられることもあるが，脂腺以外の皮膚付属器や毛髪はみられない．

j）膵内副脾発生類表皮囊胞 epidermoid cyst in intrapancreatic accessory spleen

膵内副脾より発生する囊胞で，膵尾部に好発する．単房性または多房性（図17a）で，囊胞内容は漿液性，粘稠混濁，ゼラチン状，コレステリン状など，さまざまである．組織学的に囊胞は異型の乏しい重層扁平上皮に覆われるが，粘液細胞がみられることもある（図17b）．囊胞周囲に脾組織が種々の程度に認められる．リンパ組織との鑑別にはCD8陽性類洞内皮細胞の確認が役に立つ．

k）類皮囊胞 dermoid cyst

皮脂腺などの皮膚付属器を含む表皮成分に被覆され，脂漏性内容，毛髪，歯牙などを有する．

l）扁平上皮性囊胞 squamoid cyst of pancreatic duct

囊胞は平坦な非角化型の重層扁平上皮や移行上皮

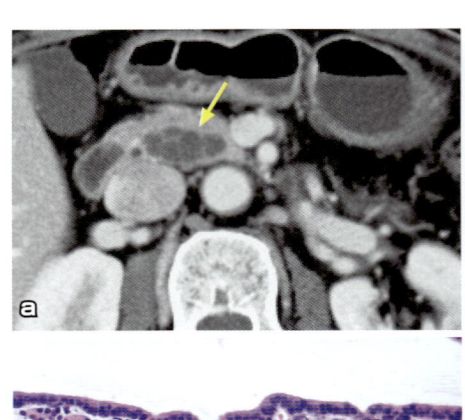

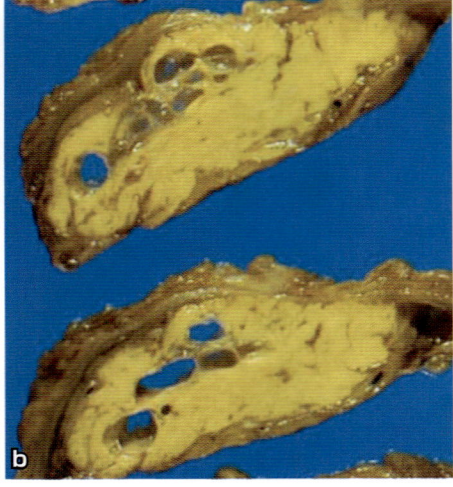

図15 | acinar cystic transformation の CT 像および病理像

膵頭部に多房性囊胞性病変（a（矢印），b）で，囊胞は異型の乏しい腺房細胞に裏打ちされている（c）．acinar cell cystadenoma とも呼ばれる．

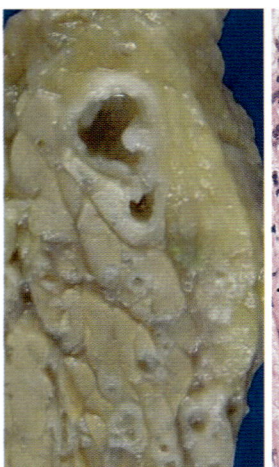

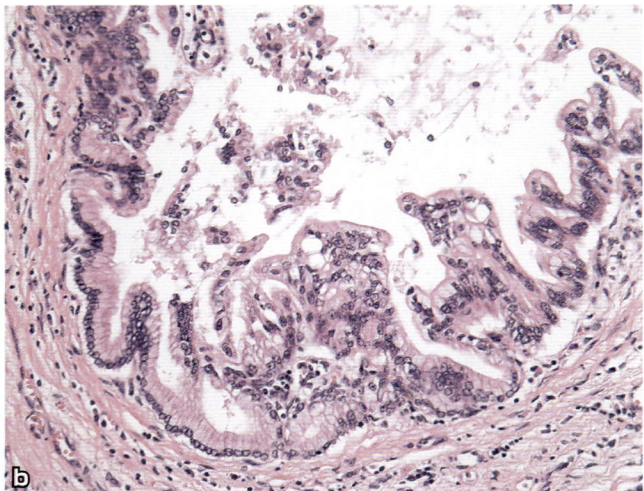

図16 | 多囊胞性疾患（腎，肝）患者にみられた膵囊胞のマクロ像と組織像

数 mm〜1cm 大の囊胞が多数みられる（a）．囊胞は単層円柱上皮に裏打ちされ，本症例では一部に異型乳頭状病変（high grade PanIN）がみられた（b）．

に覆われる（図18）．囊胞周囲にリンパ組織や脾組織はみられない．

m）内膜症性囊胞 endometriotic cyst

囊胞は内膜間質を伴った内膜上皮に裏打ちされ，しばしば出血を伴っている．卵巣型間質を有するMCN との鑑別に注意する．

n）寄生虫性囊胞 parasitic cyst

エキノコッカスによるものが広く知られている．

o）動静脈奇形 anteriovenous malformation

大小の動静脈の蛇行・拡張から成る腫瘤状病変で，囊胞性病変や多血性腫瘍との鑑別を要する．

（大池信之）

文　献

1) 大池信之：非膵管上皮系腫瘍の鑑別診断．病理と臨床 31：285-296, 2013
2) Fletcher CDM, Bridge JA, Hogendoorn PCW et al：WHO Classification of Tumours of Soft Tissue & Bone, 4th ed, 2013
3) Miettnen M, Fetsch JF, Antonescu CR et al：AFIP Atlas of Tumor Pathology, 4th Series, Fascicle 20-Tumors of the Soft Tissues, 2014
4) 長谷川匡，小田義直編：腫瘍病理鑑別診断アトラス 軟部腫瘍．文光堂，2011
5) 大池信之，磯崎正典，杉山朋子 他：Groove pancreatitis の病理像．胆と膵 34：271-277, 2013
6) 佐野壽昭，大池信之：各論 第9章 内分泌器，F. 膵島，笠原正典，石倉 浩，佐藤昇志編：器官病理学，第14版，南山堂，2013, pp614-615
7) Cao W, Adley BP, Liao J et al：Mucinous nonneoplastic cyst of the pancreas：apomucin phenotype distinguishes this entity from intraductal papillary mucinous neoplasm. Hum Pathol 41：513-521, 2010
8) Adsay NV, Zamboni G：Paraduodenal pancreatitis：a clinicopathologically distinct entity unifying "cystic dystrophy of heterotopic pancreas", "para-duodenal wall cyst", and

8．稀な膵腫瘍-非上皮性腫瘍，腫瘍様病変　179

図17 | 膵内副脾に発生した類表皮嚢胞の組織像
膵尾部に多嚢胞性病変がみられ，嚢胞間や嚢胞周囲に脾組織がみられる（a）．嚢胞の大部分は重層扁平上皮に覆われているが，一部に粘液細胞がみられる（b）．

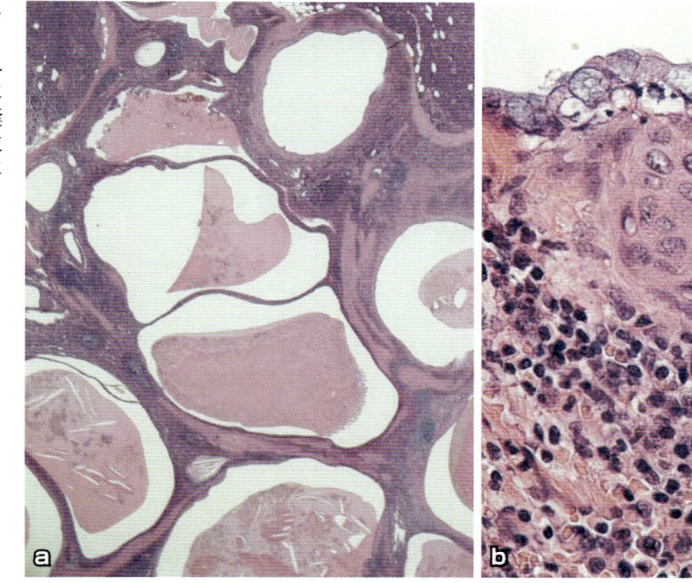

図18 | 扁平上皮性嚢胞の組織像
膵内に単房性嚢胞性病変がみられる（a）．嚢胞は非角化型重層扁平上皮に覆われ，上皮下には線維性結合織がみられる（b）．リンパ組織や脾組織はみられない．

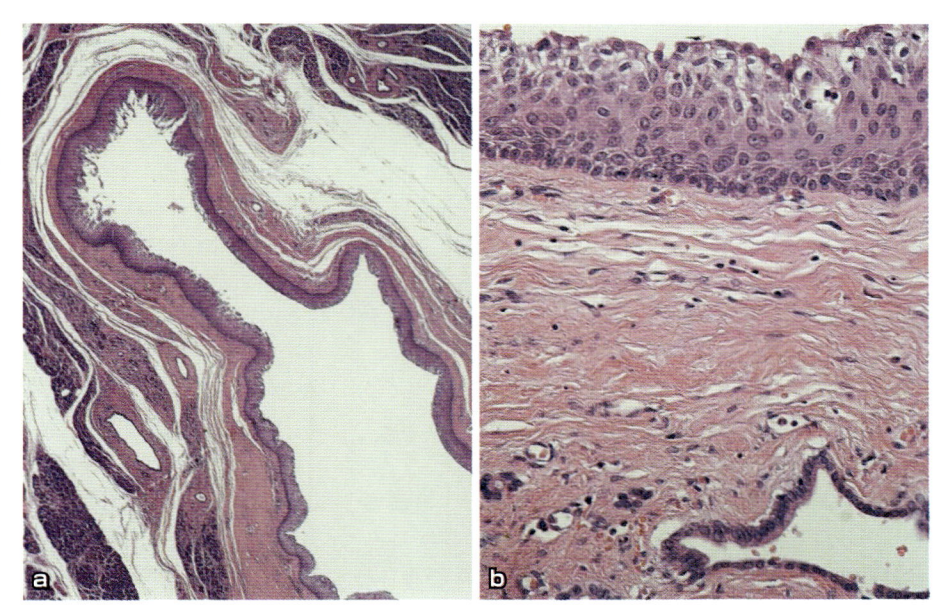

"groove pancreatitis". Semin Diagn Pathol 21：247-254, 2004
9）Klimstra DS, Hruban RH, Kloppel G et al：Acinar cell neoplasms of the pancreas. in Bosman FT, Carneiro F, Hruban RH et al (eds)："WHO Classification of Tumours of the Digestive System", 4th ed, International Agency for Research on Cancer, Lyon, 2010, pp314-318

第2部 組織型と診断の実際

II. 膵病変

9 転移性膵癌

はじめに

膵臓は膵臓外臓器原発の腫瘍の直接浸潤や転移（血行性・リンパ行性・神経行性）により二次的にまき込まれることがあり、しばしば原発性膵腫瘍との鑑別に難渋することがある。近年では超音波内視鏡下穿刺吸引術 endoscopic ultrasound-guided fine-needle aspiration（EUS-FNA）が広く施行されるようになり、少量の検体から転移性腫瘍を同定することが求められている。本項では臨床的、病理組織学的、免疫組織化学的観点から転移性膵癌について概説する。

1. 頻度と原発部位

転移性膵腫瘍は原発性膵腫瘍よりも稀で、剖検例の1.6～11％程度[1-3]、膵切除例の2～4％程度にみられる[1,2,4,5]。膵転移の機序は血行性、リンパ行性、神経行性があり、結腸や腎臓からの転移にはリンパ行性もみられる[1]。癌腫・悪性黒色腫が肉腫・造血系腫瘍（白血病・リンパ腫）よりも多い[2]。手術症例では腎細胞癌が最多で（62％）、非小細胞肺癌、大腸癌、悪性黒色腫、尿路上皮癌、卵巣癌、乳癌、肉腫などがある[4,6,7]。自施設では膵腫瘍を対象として切除された527例（1999年～2014年11月現在）中31例（5.9％）が転移性膵腫瘍であり、いずれも単発で、原発巣は淡明細胞型腎細胞癌が最多で（19例、61％）、大腸癌4例（13％）、胃癌3例（10％）、肺腺癌・十二指腸内分泌細胞腫瘍・肝細胞癌・顆粒球性肉腫・びまん性大細胞B細胞性リンパ腫は各1例（3％）であった（図1a）。

剖検例の検討では他臓器腫瘍の膵浸潤様式は、直接浸潤5％、血行性転移75％、悪性リンパ腫・白血病などの全身性疾患の部分症19％であった。原発部位は腎臓、肺、消化管（胃・結腸直腸）、乳腺が多く、悪性黒色腫、卵巣などが続く[1,8]。本邦からは胃20％、肺18％、肝外胆管13％と報告がある[9]。自施設剖検例（2000年～2013年）の悪性腫瘍880例中膵転移を認めた症例は76例（8.6％）であり、原発の内訳は肺癌13例（17.1％）（腺癌5例、扁平上皮癌2例、小細胞癌3例、多形癌2例、大細胞癌1例）、胃癌9例（11.8％）、腎癌4例（5.3％、淡明細胞型腎細胞癌2例、肉腫様変化を伴った乳頭型腎細胞癌1例、Bellini管癌1例）、結腸癌3例（3.9％）、食道癌（扁平上皮癌）・前立腺癌・卵巣癌は各2例（2.6％）、乳癌・乳房外Paget病・悪性黒色腫・傍神経節腫・胆嚢癌・膀胱癌・鰓原性癌・多形腺腫由来癌・肉腫は各1例（1.3％）、白血病・悪性リンパ腫30例（39.5％）、多発性骨髄腫2例（2.6％）であった（図1b）。腫瘤形成は21例（26.6％）でみられ、平均3.1cm大（3mm～14cm）であった。3例（3.9％）で膵全体にびまん性に浸潤がみられ、4例（5.3％）で膵周囲組織からの直接浸潤が目立った。脈管内病変や顕微鏡的転移のみを認めた症例は40例（52.6％）であった。

2. 臨床的特徴

転移性膵腫瘍の臨床的特徴は原発性膵腫瘍と類似しており、平均年齢は60～70代、有症状の場合、

9．転移性膵癌　181

a．転移性膵腫瘍手術症例における原発巣の内訳（自験例）

- 淡明細胞型腎細胞癌 61%
- 大腸癌 13%
- 胃癌 10%
- 肺腺癌 3%
- 十二指腸内分泌細胞癌 3%
- 肝細胞癌 3%
- 顆粒球性肉腫 3%
- びまん性大細胞B細胞性リンパ腫 3%

b．転移性膵腫瘍剖検例における原発巣の内訳（自験例）

- 白血病・悪性リンパ腫 39.5%
- 肺癌 17.1%
- 胃癌 11.8%
- 腎癌 5.3%
- 結腸癌 3.9%
- 食道癌 2.6%
- 前立腺癌 2.6%
- 卵巣癌 2.6%
- 多発性骨髄腫 2.6%
- 乳癌 1.3%
- 乳房外Paget病 1.3%
- 悪性黒色腫 1.3%
- 傍神経節腫 1.3%
- 胆嚢癌 1.3%
- 膀胱癌 1.3%
- 鰓原性癌 1.3%
- 多形腺腫由来癌 1.3%
- 肉腫 1.3%

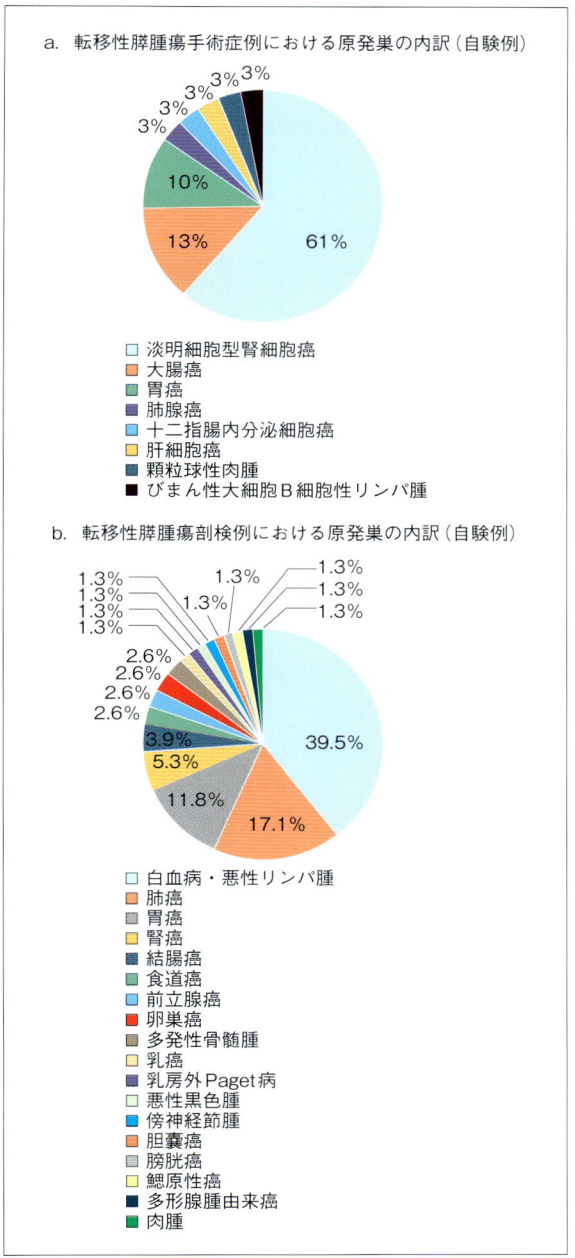

図1 | 転移性膵腫瘍における原発巣の内訳（自験例）

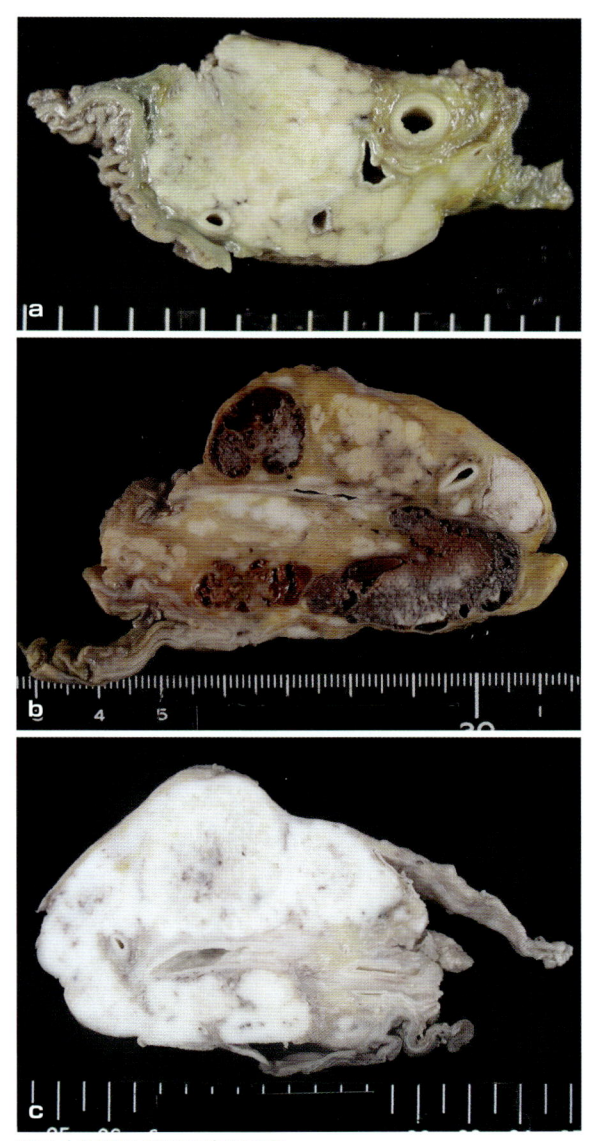

図2 | 転移性膵癌の肉眼所見
a：肺癌（扁平上皮癌）の膵転移：白色充実性腫瘍がみられる．境界は比較的明瞭で周囲の膵実質は保たれている．b：腎癌（Bellini管癌）の膵転移：多発性で，出血が散見される．c：肺癌（腺癌）の膵転移：膵全体を置換するように白色充実性腫瘍が増殖している．

体重減少，早期満腹感，腹痛，黄疸等を示す[2]．腎細胞癌の膵転移は他臓器原発よりも症状の乏しいことが多く[10]，また十二指腸潰瘍による上部消化管出血をきたすことがある．膵転移は異時性のことが多いが，同時性の報告もみられる．CTでは腎細胞癌は富血管性腫瘍であり，膵内分泌細胞腫瘍との鑑別が問題となる．悪性黒色腫は乏血管性であり，大腸癌は壊死を反映し中心が低吸収域としてみられる．近年ではFDG-PET/CTにより原発巣を指摘できる可能性も出てきた．このように転移性膵腫瘍は臨床的特徴に乏しく，約1/3は原発性膵腫瘍と臨床的に診断されており[3]，細胞・組織診なくして術前・生前の診断は非常に困難である．初発から膵転移発見までの期間は腎細胞癌では平均14.6年，大腸癌では24ヵ月程度と原発巣により差がみられる[11]．治療は対症療法とされることが多いが，近年では単発の転

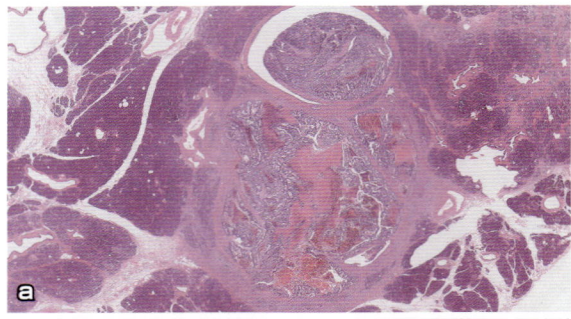

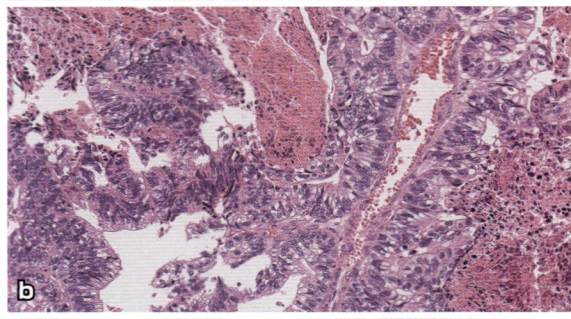

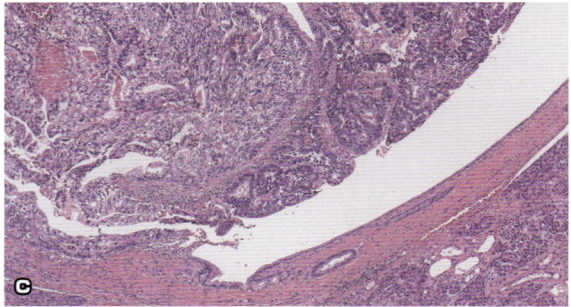

図3 | 直腸癌の膵転移
a：広範な壊死を伴う管状腺癌がみられる。周囲の膵実質は保たれている。b：大腸癌形質がみられる。c：非腫瘍性膵管上皮との abrupt な境界形成がみられる。

移性膵腫瘍に対して時に手術療法が選択され，腎細胞癌などでは良好な予後と生活の質 quality of life（QOL）に貢献することもある[8]．

3．肉眼的所見

転移性膵腫瘍の肉眼像は浸潤性膵管癌よりも比較的よく境界されており，大型のものであっても腫瘍辺縁の膵実質は保たれていることが多い（図2a）．割面では著明な出血や囊胞状変化がみられることもある（図2b）．転移個数については多発例，単発例が半々程度報告されているが，発生部位に偏りはみられず，剖検例などでは膵全体が置換されることもある（図2c）．

4．組織学的所見

転移性膵腫瘍は非腫瘍性の腺房組織を置換し，小葉隔壁に進展する．腫瘍と周囲の膵実質は境界が比較的明瞭で連続性が乏しい．膵管内の上皮内病変や膵管上皮内の pagetoid な進展がみられることがあり[12]，原発性膵腫瘍との鑑別が問題となるが，腫瘍性上皮と非腫瘍性膵管上皮との abrupt な境界形成や pagetoid な進展形式は原発性膵腫瘍ではみられることが少ない（図3）．ラ氏島は保存されていることが多く，腫瘍辺縁では腫大がみられることもある[2]．閉塞性膵炎の所見は乏しいことが多い．組織型では本邦の報告によると腺癌が最多で，大細胞癌，小細胞癌，神経内分泌癌が続き，非上皮性腫瘍では白血病，悪性リンパ腫の順である[9]．

5．EUS-FNA および迅速診断

1992年に導入されて以来，EUS-FNA は膵腫瘍の術前診断に貢献してきた．66例の膵転移 EUS-FNA 施行症例に関する報告では，98％が単発，半数近くが膵頭部に位置し，原発部位は腎臓（41％），肺（14％），皮膚（9％），乳腺（9％），大腸（7％）であり，比較的稀な腫瘍の転移（甲状腺髄様癌，メルケル細胞癌，adenoid cystic carcinoma など）も免疫染色の併用により EUS-FNA で診断可能であった[13]．また別の転移性膵腫瘍 EUS-FNA 検体42例の検討では，転移性膵腫瘍は全 EUS-FNA 検体の0.8％，悪性腫瘍 EUS-FNA 検体の1.8％を占めており，組織型では腎細胞癌が最も多く，悪性黒色腫，肺の非小細胞癌が残りの大半を占めた[14]．

また，手術方針決定のため術中にリンパ節，肝腫瘍，膵切除断端等の迅速標本を診断する際に，病歴や術中所見など臨床側の情報に注意を払いつつ，転移性膵腫瘍の可能性を常に念頭に置いておかねばならない．

6．鑑別診断

臨床情報や既往標本との対比が重要だが，組織像だけでは転移と原発の鑑別が難しいこともあり，免疫組織化学的検討をしばしば併用する．本項では比較的頻度の高い腎細胞癌，肺癌，消化器癌を主体に概説する．また，主たる免疫組織化学的プロファイルについては表1に記す[2]．

表1 | 原発性および転移性膵腫瘍の主な免疫組織化学的プロファイル

	浸潤性膵管癌	膵内分泌細胞腫瘍	腎細胞癌	肺腺癌	小細胞癌	大腸結腸癌(腺癌)	乳癌(腺癌)	悪性黒色腫	悪性リンパ腫
CK7	(++)	(+)	(−/+)淡明細胞型, oncocytic (++)嫌色素性, 乳頭型	(++)	(−)	(−)	(++)	(−)	(−)
CK20	(−/+)	(−/+)	(−)	(−)***	(−)	(++)	(−)	(−)	(−)
CA125	(+)	(−)	(−)	(−/+)	(−)	(−)	(−/+)	(−)	(−)
CEA	(++)	(−/+)	(−)	(+)	(−)	(++)	(−/+)	(−)	(−)
CDX2	(−)*	(−/+)	(−)	(−)***	(−)	(++)	(−)	(−)	(−)
mesothelin	(−/+)	(−)	(−)	(−/+)	(−)	(−/+)	(−)	(−)	(−)
CD10	(−)	(−)	(++)	(−)	(−)	(−)	(−)	(−)	(−)
PAX8	(−)	(++)	(++)	(−)	(−)	(−)	(−)	ID	(−)
vimentin	(−)**	(−/+)	(++)嫌色素性, oncocytic では(−)	(−/+)	(−)	(−)	(−/+)	(−)	(−)
RCC	(−)	(−)	(++) oncocytic では(−)	(−)	(−)	(−)	(−)	(−)	(−)
synaptophysin	(−)	(++)	(−)	(−)	(++)	(−)	(−)	(−)	(−)
chromongranin A	(−)	(++)	(−)	(−)	(++)	(−)	(−)	(−)	(−)
CD56/NSE	(−)	(++)	(−/+) 淡明細胞型では(+)	(−)	(++)	(−)	(−)	(−)	(−)
TTF1	(−)	(−)	(−)	(++)	(++)	(−)	(−)	(−)	(−)
GCDFP15	(−)	(−)	(−)	(−)	(−)	(−)	(+)	(−)	(−)
ER	(−)	(−)	(−)	(−)	(−)	(−)	(+)	(−)	(−)
PgR	(−)	(−)	(−)	(−)	(−)	(−)	(+)	(−)	(−)
HER2	(−/+)	(−)	(−)	(−)	(−)	(−)	(+)	(−)	(−)
mammoglobin	ID	ID	ID	ID	ID	ID	(+)	ID	ID
HMB45	(−)	(−)	(−)	(−)	(−)	(−)	(−)	(+)	(−)
MelanA	(−)	(−)	(−)	(−)	(−)	(−)	(−)	(+)	(−)
S-100	(−)	(−/+)	(−)	(−)	(−)	(−)	(−/+)	(+)	(−)
LCA	(−)	(−)	(−)	(−)	(−)	(−)	(−)	(−)	(+)

(++)陽性率80%以上. (+)陽性率50〜80%. (−/+)陽性率6〜49%. (−)陽性率0〜5%. ID：insufficient data. *腸型では陽性, **未分化癌では陽性. ***腸型では陽性.

1) 腎細胞癌

初発から転移までの期間が長く, 切除により予後改善が期待できる腫瘍である. 腎細胞癌剖検例では1.3〜1.9%に膵転移がみられた[15].

肉眼的には黄橙色, 赤褐色, 灰白色調を呈し, 時に壊死, 出血, 囊胞変性などをきたす. 組織学的には淡明細胞型腎細胞癌の場合, 豊かな胞体と小型類円形核を有する細胞が索状, 小胞巣, シート状に増殖しており, 胞巣間には類洞様の血管構築が認められる (図4). 細胞診では豊かで空胞状の胞体と小型類円形核を持つ細胞がみられた場合, 淡明細胞型腎細胞癌の可能性を考える. 結合性の高い細胞成分が比較的多くみられ, 核は小型なもののこともあれば, やや異型を呈する場合もあり, 核小体は症例により明瞭化したものもみられる. 胞体は顆粒状, 泡沫状, 多空胞状などである. 背景は出血性あるいは顆粒状の debris の中に空胞が含まれている. Papanicolaou 染色では胞体内の脂質を観察しにくいが, ホルマリン固定パラフィン包埋によるセルブロック作製により観察可能となる. 特殊染色では d-PAS でグリコーゲン顆粒が証明できる. 免疫組織化学的にはCD10 (100%), PAX2 (91%), vimentin (64%) などが陽性となる (括弧内は陽性率) (図4)[16]. RCC, PAX8 も陽性, CK7 は陰性である.

鑑別には foamy gland pattern/clear cell feature を示す膵腺癌, 膵神経内分泌腫瘍, solid pseudopapil-

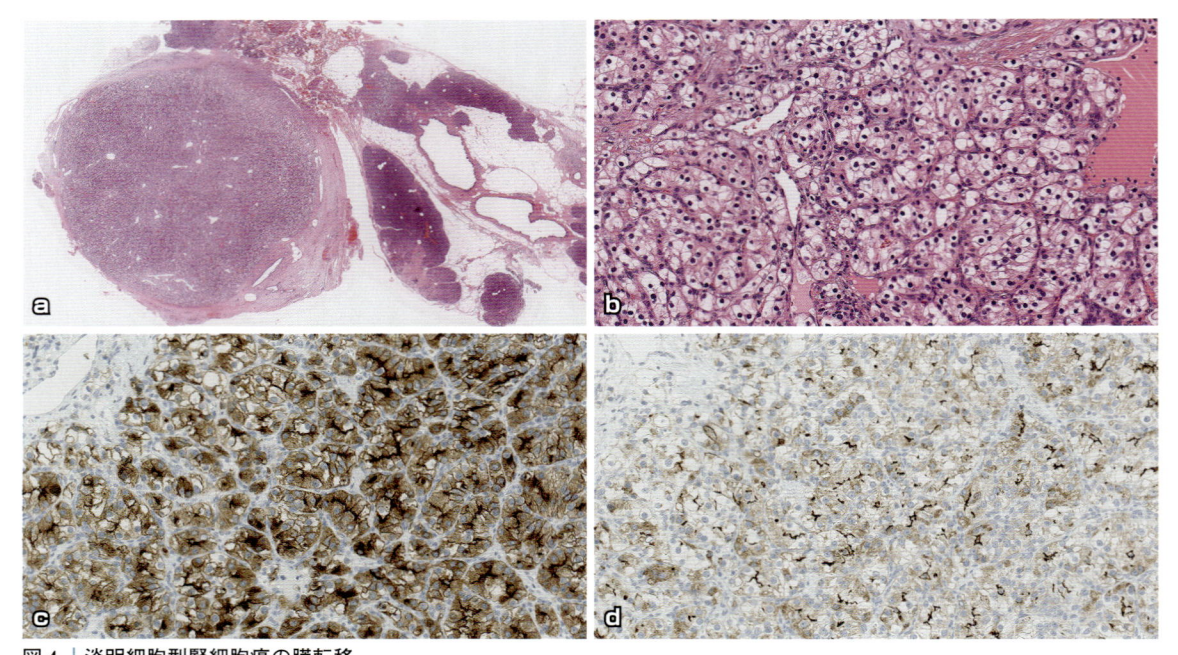

図4 | 淡明細胞型腎細胞癌の膵転移
a：ルーペ像．b：淡明な胞体と小型核を持つ腫瘍細胞が豊富な細血管を介して増殖している．c：CD10陽性．d：EMA陽性．

lary tumor（以下 SPT），microcystic serous cystadenoma, solid serous adenoma，血管周囲類上皮細胞腫瘍 perivascular epithelioid cell tumor（PEComa），明細胞肉腫，悪性黒色腫などがある[17]．clear cell feature を示す膵腺癌は細胞異型が強く分裂像が散見される．免疫組織化学的には CEA・CK7・CK20 陽性，CD10 陰性となる．またα1-アンチトリプシンが内腔に陽性となり，胞体内に硝子体がみられることもある．また浸潤性膵管癌は一般的に MUC1 陽性の粘液がみられ，CK7 陽性，PAX2 陰性，mesothelin 陽性を示す．膵神経内分泌腫瘍は chromogranin A や synaptophysin が陽性となるが，von Hippel-Lindau 病では膵内分泌細胞腫瘍と腎細胞癌のいずれも発症し得るので注意が必要である．SPT ではミトコンドリアや小胞体により胞体が明るくみられることもある．SPT では CD10，vimentin が陽性となることがあるので，CD56，synaptophysin，プロゲステロン受容体陽性，あるいはβカテニン核内集積の確認が必要である．serous neoplasm では腎細胞癌でみられる核の多彩性，明瞭な核小体，核分裂像などがみられない．PEComa は smooth muscle actin，HMB-45，MART-1/Melan-A が陽性となる．明細胞肉腫では S-100，Melan-A が陽性で，t（12；22）（q13；q12）転座がみられる．

このほか，非淡明細胞型腎細胞癌（嫌色素性，乳頭型など）については，乳頭型では CK7 陽性となるので注意が必要であるが，泡沫状マクロファージの浸潤を伴う，線維性血管間質を持つ乳頭状を呈するなどの特徴がみられる．肉腫様成分を持つ腎細胞癌では膵原発未分化癌との鑑別が必要である．

2）肺癌

原発巣の組織型に基づき考える必要がある．

肺腺癌では TTF-1，napsin A が特異度・感度の高いマーカーである（**図5a〜c**）．CK7 陽性，CK20 陰性が基本であるが，CK20/CDX2 陽性症例も存在する．細胞診では腺癌は共通して結合性があり，腺腔形成がみられ核小体は明瞭であるが，膵管癌は正常膵管上皮に類似したシート状の胞巣を形成する一方，肺腺癌は胞巣形成がやや乏しい傾向がある[14]．

扁平上皮癌では膵原発の扁平上皮癌がきわめて稀であるため，転移性膵腫瘍の可能性が比較的高い．ただし，浸潤性膵管癌の亜型である腺扁平上皮癌を除外するため，腺癌成分の有無を綿密に検索する必要がある．細胞診では壊死性，出血性背景を有し，核密度の高いシート状成分としてみられる．組織学

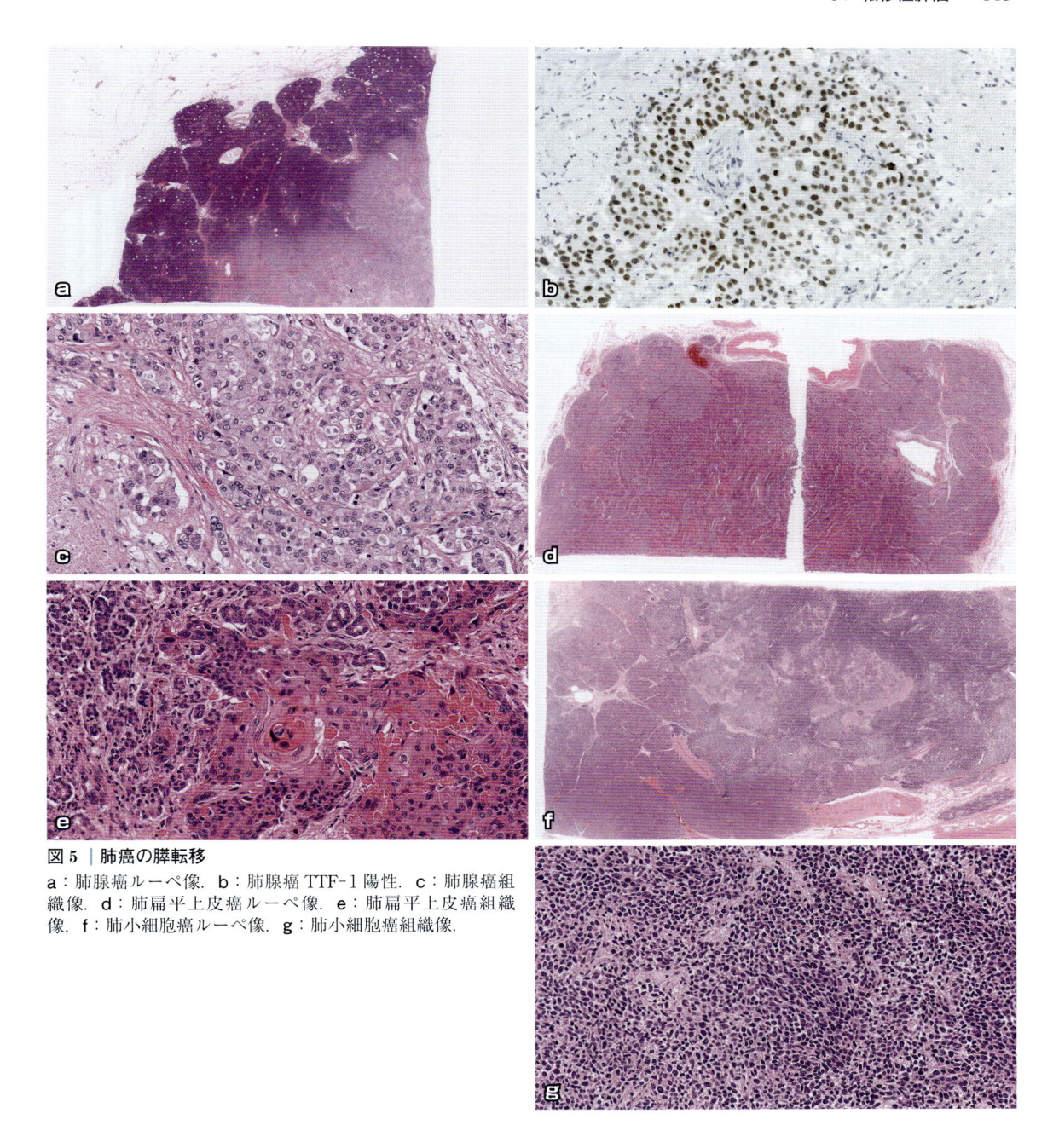

図5 | 肺癌の膵転移
a：肺腺癌ルーペ像．b：肺腺癌TTF-1陽性．c：肺腺癌組織像．d：肺扁平上皮癌ルーペ像．e：肺扁平上皮癌組織像．f：肺小細胞癌ルーペ像．g：肺小細胞癌組織像．

的には核クロマチン濃染，核小体明瞭化がみられ，高分化型では角化がみられる（**図5d, e**）．p40，p63が有用なマーカーで，TTF-1は陰性のことが多い．

小細胞癌（**図5f, g**）では低分子量のCK，神経内分泌マーカー陽性である．高率にTTF-1陽性となるが，肺外臓器の小細胞癌でも陽性となるため，肺原発の指標にはなりにくい．

3）結腸・直腸癌

結腸直腸癌の転移は一般に高度の壊死を伴う高度の細胞異型を示す管状腺癌のことが多い（**図3**）．CDX2，CK20が一様に陽性となるが，膵管癌では腸型形質を示すこともあり，転移性結腸直腸癌との鑑別が難しい．

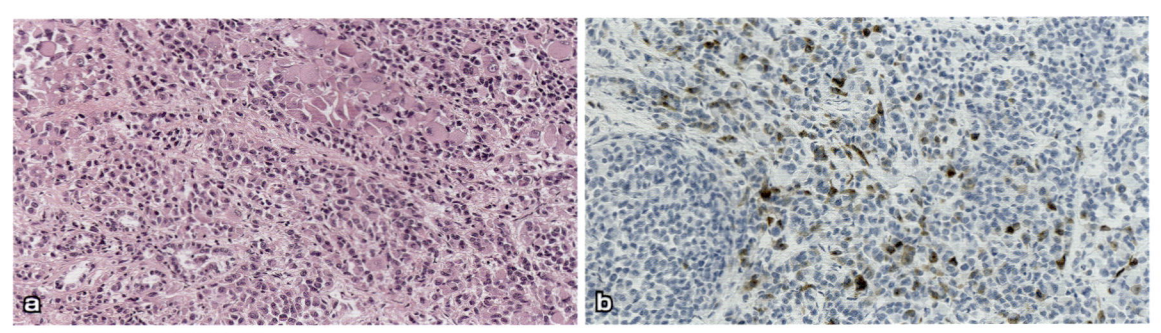

図6 | 悪性黒色腫の膵転移
a：結合性の緩い形質細胞様，上皮様細胞がびまん性に増殖している．左下方に萎縮した既存の膵管上皮が取り残されている．b：HMB 45 陽性．

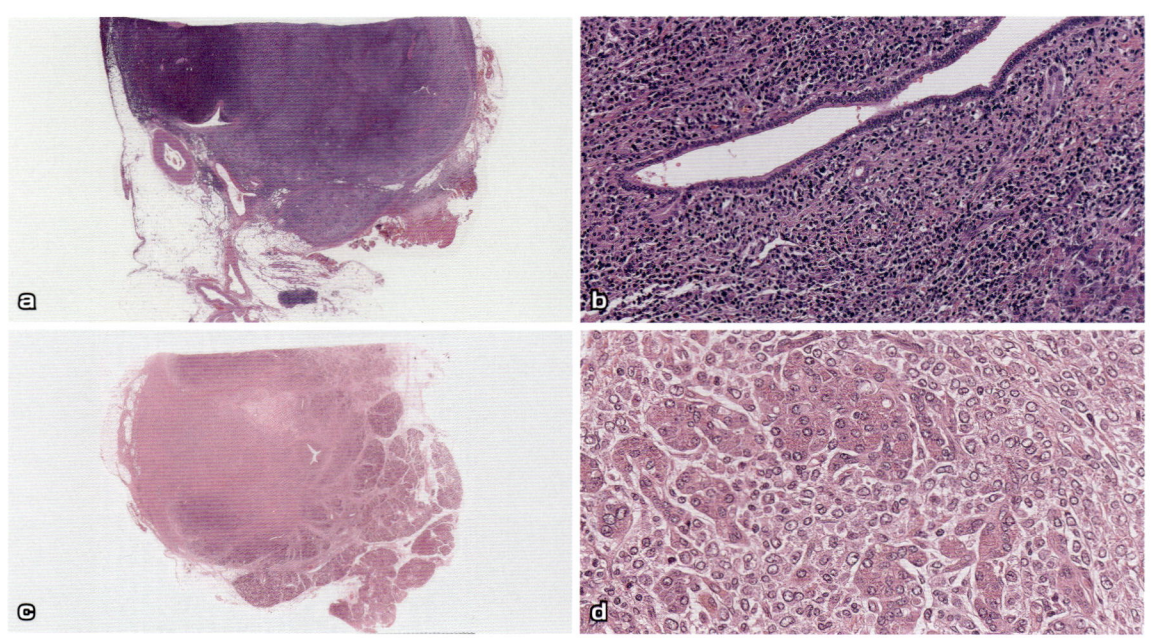

図7 | 造血系腫瘍・肉腫の膵転移
a, b：形質細胞腫：異型形質細胞が膵実質にびまん性増殖している．既存の膵管やラ氏島が取り残されている．c：顆粒球性肉腫（低倍率）．不明瞭な結節状構造を成す．d：顆粒球性肉腫（高倍率）．異型細胞が膵実質内に増殖している．既存の膵管や腺房が取り残されている．

4）悪性黒色腫

　肉眼的には暗褐色～黒色調を呈する．組織学的には結合性の緩い形質細胞様，紡錘形細胞，上皮様細胞で，核の大小不同，多形性，高い核/細胞質比，明瞭な核小体が認められ，膵原発低分化あるいは未分化癌が鑑別となる（**図6**）．胞体内にメラニンがみられることもある．膵転移した悪性黒色腫の10％近くは原発が不明である[2]．免疫染色として S-100，Melan-A，HMB-45，MART-1 が有用である．

5）その他

　悪性リンパ腫は結合性の緩いリンパ球様細胞がびまん性あるいは結節状に増殖し，細胞診では膵腺房細胞癌，SPT，膵内分泌細胞腫瘍などが鑑別に挙がるが，上皮系腫瘍ほど結合性を保持していない．形質細胞腫は膵内分泌細胞腫瘍などとの鑑別が問題となる．いずれも非腫瘍性膵組織が腫瘍内にトラップされる像がみられることが多い（**図7**）．

おわりに

EUS-FNAなどの普及や手術精度の向上により，細胞診・組織診で転移性膵腫瘍に遭遇する機会が増えてきた．臨床側が転移と認識していない場合もあるため，患者の臨床情報に留意するとともに，既往標本との比較，免疫組織化学的検討を行い，的確な診断を下すことが重要であろう．

（田中麻理子，深山正久）

文献

1) Hruban RH, Pitman MB, Klimstra DS : Tumors of the Pancreas. Afip Atlas of Tumor Pathology (4th Series Fascicle 6), American Registry of Pathology, Washington, 2004, pp325-334
2) Campbell F, Verbeke CS : Pathology of the Pancreas : A Practical Approach, Springer, 2013, pp171-176
3) Adsay NV, Andea A, Basturk O et al : Secondary tumours of the pancreas : An analysis of a surgical and autopsy database and review of the literature. Virchows Arch 444 : 527-535, 2004
4) Hiotis SP, Klimstra DS, Conlon KC et al : Results after pancreatic resection for metastatic lesions. Ann Surg Oncol 9 : 675-679, 2002
5) Reddy S1, Wolfgang CL : The role of surgery in the management of isolated metastases to the pancreas. Lancet Oncol 10 : 287-293, 2009
6) Crippa S, Angelini C, Mussi C et al : Surgical treatment of metastatic tumors to the pancreas : a single center experience and review of the literature. World J Surg 30 : 1536-1542, 2006
7) Adler H, Redmond CE, Heneghan HM et al : Pancreatectomy for metastatic disease : a systematic review. Eur J Surg Oncol 40 : 379-386, 2014
8) Sperti C, Moletta L, Patanè G : Metastatic tumors to the pancreas : The role of surgery. World J Gastrointest Oncol 6 : 381-392, 2014
9) Nakamura E, Shimizu M, Itoh T et al : Secondary tumors of the pancreas : clinicopathological study of 103 autopsy cases of Japanese patients 51 : 686-690, 2001
10) Wente MN, Kleeff J, Esposito I et al : Renal cancer cell metastasis into the pancreas : a single-center experience and overview of the literature. Pancreas 30 : 218-222, 2005
11) Thompson LD, Heffess CS : Renal cell carcinoma to the pancreas in surgical pathology material. Cancer 89 : 1076-1088, 2000
12) Matsukuma S, Suda K, Abe H : Metastatic cancer involving pancreatic duct epithelium and its mimicry of primary pancreatic cancer. Histopathology 30 : 208-213, 1997
13) Waters L, Si Q, Caraway N et al : Secondary tumors of the pancreas diagnosed by endoscopic ultrasound-guided fine-needle aspiration : a 10-year experience. Diagn Cytopathol 42 : 738-743, 2014
14) Olson MT, Wakely PE Jr, Ali SZ : Metastases to the pancreas diagnosed by fine-needle aspiration. Acta Cytol 57 : 473-480, 2013
15) Bennington JL : Proceedings : Cancer of the kidney--etiology, epidemiology, and pathology. Cancer 32 : 1017-1029, 1973
16) Gnemmi V, Leroy X, Triboulet JP et al : Pancreatic metastases of renal clear cell carcinoma : a clinicopathological study of 11 cases with special emphasis on the usefulness of PAX2 and mesothelin for the distinction from primary ductal adenocarcinoma of the pancreas. Anal Quant Cytopathol Histpathol 35 : 157-162, 2013
17) Gilani SM, Tashjian R, Danforth R et al : Metastatic renal cell carcinoma to the pancreas : diagnostic significance of fine-needle aspiration cytology. Acta Cytol 57 : 418-422, 2013

第2部 組織型と診断の実際

II．膵病変

10 自己免疫性膵炎

1．定義・概念

　自己免疫性膵炎 autoimmune pancreatitis（AIP）は，自己免疫現象を伴い特異な臨床像を呈する炎症性膵疾患で，1995年に本邦のYoshidaら[1]によりその概念が提唱された．2001年にHamanoら[2]により，AIP患者の血清IgG4が高値であることが報告され，さらにAIP患者の膵外臓器にみられる類縁病変の認知をきっかけに，全身性のIgG4関連疾患 IgG4-related disease（IgG4-RD）へと概念が発展していった．現在ではAIPはIgG4-RDの膵病変と理解されているが，AIPとして報告されてきた症例の中にはIgG4-RDに属さないものも存在することが明らかとなっている．

1）腫瘤を形成し，臨床的に膵癌との鑑別が問題となる

　AIPではびまん性あるいは限局性の膵腫大，主膵管の狭窄が認められる．この所見は膵癌に類似し，かつては多くの膵切除が行われた．ステロイドによる治療が奏功する疾患で，膵切除はメリットがないため避けなければならない．現在では広く認知されて臨床的に正しく診断される症例が大部分であるが，それでもなお両者の鑑別は困難なことがあり，生検組織診断，細胞診診断が求められることがある．

2）2つの亜型が存在する

　前述のごとく，臨床病理学的に異なる2つの亜型が存在する．それぞれ異なる概念と理解するのが妥当と思われる．

a）1型AIP
　病理学的に lymphoplasmacytic sclerosing pancreatitis（LPSP）[3] と呼ばれる特異な組織像を示す．IgG4-RDの膵病変に相当する．本邦で報告されてきたAIPは1型である．

b）2型AIP
　主に欧米で報告されてきた症例で，病理学的に idiopathic duct-centric pancreatitis（IDCP）[4] あるいは AIP with granulocytic epithelial lesion（GEL）[5] と呼ばれる．GELとは膵管上皮，内腔への好中球浸潤のことで，2型AIPの診断的所見とされる．

2．臨床的事項

1）1型AIP

a）膵癌に類似する臨床像・画像所見を呈する
　疫学：高齢男性に好発する．若年者や若年成人には稀な疾患である．

　臨床症状：一般に自覚症状に乏しく，慢性膵炎にみられるような強い腹痛は稀である．硬化性胆管炎を合併して閉塞性黄疸で発症することや，他疾患の検査や健診の画像検査にて偶然に病変を指摘されることが多い．稀には糖尿病の増悪が受診の契機となる．

　画像所見：超音波検査あるいはCT検査にて，膵の腫大を認める．腫大はびまん性のこともあれば限局性のこともあり，後者は特に膵癌との鑑別が困難である．CTでは遅延性の造影効果，膵周囲を取り巻く被膜様構造 capsule-like rim が特徴的である．膵管造影では，長く不整を伴う主膵管の狭窄が特徴

で，狭細化と呼ばれる．胆管造影では，肝外胆管，特に膵内胆管に狭窄を認めることが多い．

b）自己免疫疾患を想起させる特徴

以下の臨床的特徴と，組織学的所見で述べる高度のリンパ球，形質細胞浸潤の存在から，本症と自己免疫性疾患との関連性が示唆されてきた．

血清学的所見：高γ-グロブリン血症，高 IgG 血症，自己抗体（抗核抗体，リウマチ因子など）が出現する．最近では，高 IgG4 血症（>134 mg/dL）が診断のうえで重視されている．ただし，高 IgG4 血症は膵癌の約 10％で認められ，AIP に特異的ではない．

治療：ステロイドが著効する．通常は 2 週間で画像所見の改善が確認できる．ステロイドを減量，中止した後に再燃をきたすケースがある．海外では近年，特に治療抵抗例，再燃例でリツキサンが用いられている．

c）膵外病変

膵以外の臓器に，類似病変を合併することが知られている．これらの病変は今日，IgG4-RD と呼ばれているものである．1 型 AIP では特に，硬化性胆管炎，後腹膜線維症，唾液腺炎，肺門部リンパ節腫脹，肺病変などの頻度が高い．

2) 2 型 AIP

a) 1 型 AIP との類似点

画像所見およびステロイドへの良好な反応性の点で，2 型 AIP は 1 型 AIP と区別できない．ただし，画像所見の被膜様構造，肝外胆管の狭窄は 2 型 AIP では頻度が低い．また 1 型 AIP と異なり，治療後の再燃はほとんどない．

b) 1 型 AIP との違い

疫学：若年者，若年成人も発症し，年齢分布は幅広い．男性に多いとする報告と，男女差なしとする報告がある．

臨床症状：腹痛が多く，約 3 割は急性膵炎で発症する．黄疸の頻度は 1 型 AIP よりも低い．

血清学的所見：現在のところ，2 型 AIP の診断に有用な血清学的検査は知られていない．

膵外病変：IgG4-RD は認められない．炎症性腸疾患 inflammatory bowel disease（IBD）に合併することがある．

3) 診断基準

本邦においては自己免疫性膵炎臨床診断基準 2011（日本膵臓学会 Japan Pancreas Society 2011，JPS

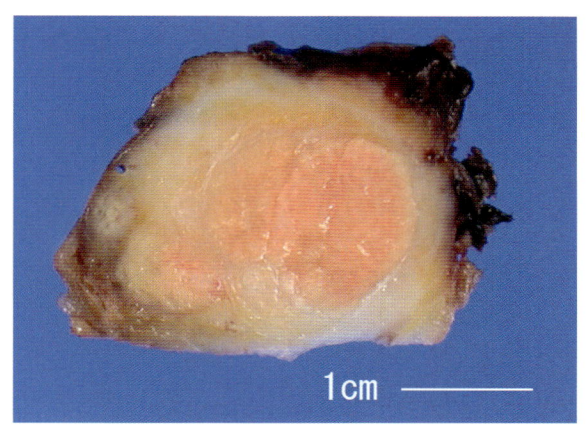

図 1 ｜ 1 型 AIP の肉眼像
膵実質を取り巻くように，白色の炎症巣が認められる．これは 1 型 AIP にみられる特徴で，画像所見の被膜様構造に相当する．

2011）[6]が診断に用いられている．本邦では 1 型 AIP を AIP と診断してきた経緯があり，また 2 型 AIP の報告は少ないため，これは 1 型 AIP の診断基準である．国際的には，国際コンセンサス診断基準 international consensus diagnostic criteria（ICDC）[7]が用いられている．ICDC の中には 2 型 AIP の診断基準も含まれている．いずれの診断基準とも，画像所見，血清学的所見，膵外病変，組織所見に基づいて診断を行う．

3．肉眼所見

1 型，2 型いずれの AIP においても，膵のびまん性あるいは限局性の腫大を認める．1 型 AIP では，膵実質を取り巻くような炎症巣がみられることがある（図 1）．これは画像所見の被膜様構造に相当するものである．

4．組織学的所見

1) 1 型 AIP

高度のリンパ球，形質細胞の浸潤と線維化より成る病変が，以下に述べるような特徴的な所見を形成する．好酸球浸潤をしばしば伴うが，好中球浸潤は稀である．

a) 花むしろ状線維化 storiform fibrosis

炎症細胞浸潤と小型紡錘形細胞からなる花むしろ状の錯綜配列を示す病変で，さまざまな程度の線維化を伴う（図 2）．"線維化"とはいっても細胞成分に

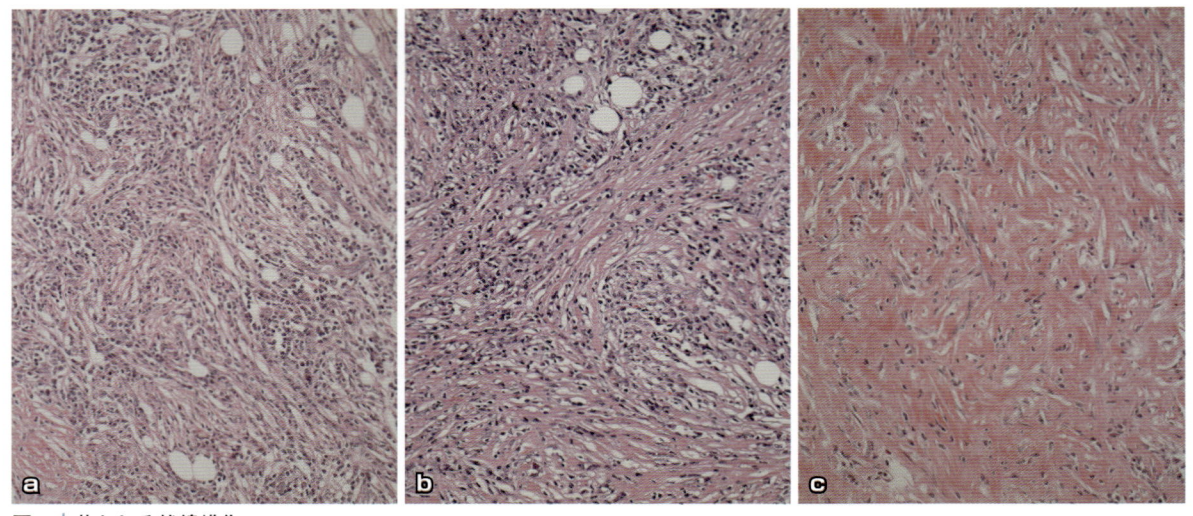

図2 | 花むしろ状線維化
細胞成分が豊富でコラーゲンの乏しいもの(a)から線維化が主体で細胞成分の乏しいもの(c)，両者の中間的なもの(b)まで，一連のスペクトラムがある．

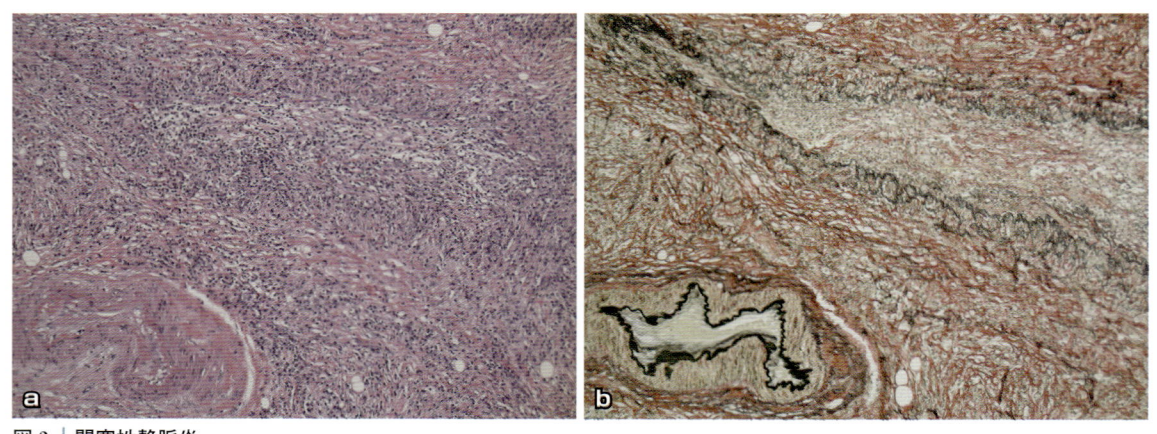

図3 | 閉塞性静脈炎
a：動脈（左下方）の上方に，閉塞した静脈が結節状に存在する．b：EVG染色にて，閉塞した静脈の輪郭が明瞭になる．

富むもので，コラーゲンのほとんど介在しないものから文字通りコラーゲン主体の線維化まで一連のスペクトラムが存在する．典型的なものは膵実質と周囲脂肪組織の境界部に認めやすいが，病変全体にこのパターンは観察されうる．

b) 閉塞性静脈炎 obliterative phlebitis

炎症性に細静脈が閉塞する所見を閉塞性静脈炎と呼ぶ．膵では動脈と静脈が伴走するため，動脈に接して正常な静脈が同定できず，その代わりにルースで細胞成分に富む結節状炎症巣が形成されているときには閉塞性静脈炎を疑う（図3a）．同定困難な場合には elastica van Gieson (EVG) 染色のような弾力線維の特殊染色が参考になる（図3b）．

閉塞性静脈炎の組織像は静脈周囲にみられるものと同じで，花むしろ状線維化も認められる．陳旧化すると線維化のみで静脈が閉塞するが，この像は膵癌や慢性膵炎においてもよく認められ（多くは血栓の器質化と考えられるものである），1型AIPの診断的所見とはいえない[8]．

c) 解剖学的コンパートメントにおける特徴的組織所見

膵管：膵管上皮を取り巻くように，リンパ球，形質細胞の浸潤が帯状に認められる．病変がまるで膵管の壁のようにみえることもあるが（図4a），本来膵管にこのような壁は存在しないため，あくまでも炎症によってできたものである．膵管上皮自体に再生，

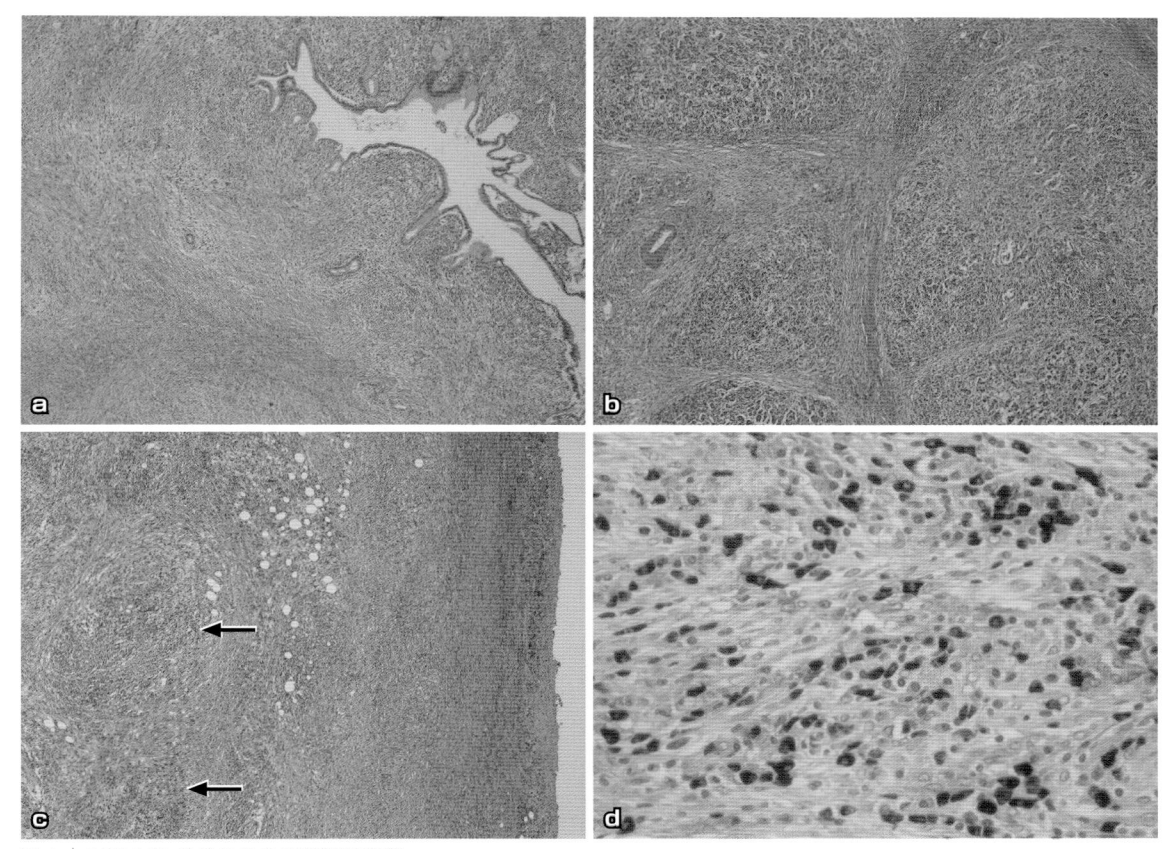

図4 | 1型AIPのその他の組織学的特徴
a：膵管上皮（中央上方から右方）を取り巻くリンパ球，形質細胞の帯状の浸潤．病変はまるで膵管の厚い壁のようにみえる．膵管上皮自体に炎症はみられない．b：小葉内では腺房細胞が消失し，リンパ球，形質細胞の浸潤がみられる．小葉の構築，輪郭はよく保たれている．c：肉眼像（図1）の白色部分に相当する膵実質を取り巻く炎症巣．膵実質は矢印に示す部分から左方に同定されるが，腺房細胞は消失しており，膵実質辺縁を巻き込んだ炎症巣であることがわかる．d：IgG4の免疫染色．多数の陽性形質細胞が同定される．

変性といった炎症性変化はなく，また炎症細胞浸潤が上皮内や内腔に及ぶことはない．そのため膵管にみられる炎症は膵管周囲炎と呼ばれることがある．

小葉：小葉の構築，輪郭がよく保たれていることが特徴である（図4b）．小葉内の腺房細胞は消失し，リンパ球，形質細胞の浸潤を伴うルースな炎症性病変に置換される．

膵境界部：膵実質と膵周囲脂肪組織にまたがって，帯状に炎症巣が形成される（図4c）．これは画像所見の被膜様構造に相当する部分である．膵周囲脂肪組織の間に炎症が広がっている一方，膵実質も炎症に巻き込まれており，そのため膵の境界はきわめて不明瞭である．

d）多数のIgG4陽性形質細胞の浸潤

多数のIgG4陽性形質細胞の浸潤は1型AIPの特徴である（図4d）．診断基準では＞10/hpfとされるが，この基準は他の炎症や膵癌においても満たされることがあり，特異的ではない．したがってIgG4陽性細胞の数のみで1型AIPを診断してはならない．切除材料であれば通常50/hpfを超える陽性細胞がびまん性に認められる．IgG4/IgG陽性細胞比が高い（＞40％）ことも特徴で，診断の参考になる．

e）診断基準における組織像の扱い

JPS2011，ICDCには組織所見の項目があり，①リンパ球，形質細胞の浸潤と線維化（ICDCでは膵管周囲に限定），②多数（＞10/hpf）のIgG4陽性形質細胞浸潤，③花むしろ状線維化，④閉塞性静脈炎，の4つのうち3つ以上の所見があれば病理学的確診とされ，臨床所見の如何にかかわらず1型AIPの診断が確定する．2つの所見（通常は①，②）のみであると，臨床所見との組み合わせで診断が決まる．

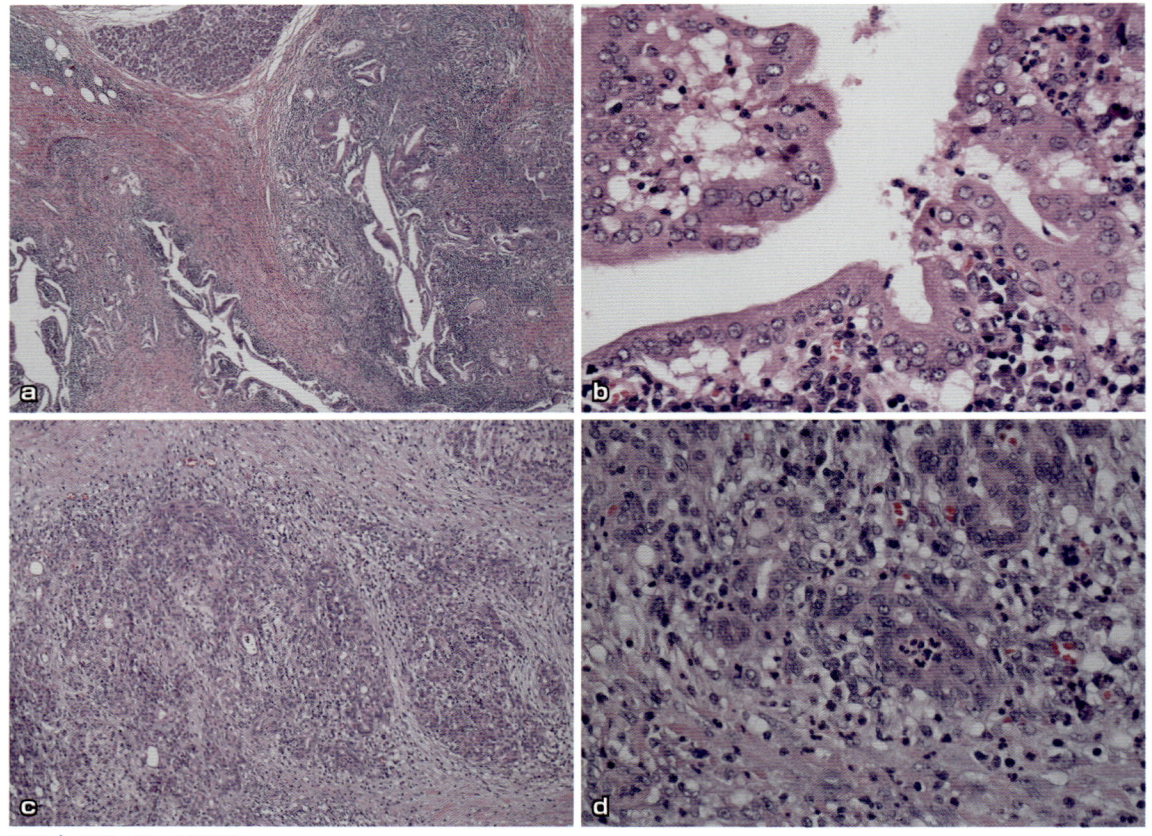

図5 | 2型AIPの組織像
a：膵管に沿って形成された炎症性病変．b：膵管の上皮内および内腔に好中球浸潤がみられる．これをGELと呼ぶ．上皮自体に炎症があるため，上皮細胞には再生性変化（核の腫大，淡明化，核小体の明瞭化）がみられる．c：小葉内にも炎症細胞浸潤が及び，小葉間には線維芽細胞の増生と線維化がみられる．d：小葉内に好中球浸潤がみられる．この写真にみられる小腺管は腺房-膵管化生 acinar-to-ductal metaplasia であり，本来存在する小葉内膵管とは異なる．

2) 2型AIP

a) granulocytic epithelial lesion (GEL)

2型AIPは，外分泌膵の上皮（膵管上皮，腺房）をターゲットする炎症で，好中球浸潤を伴う炎症が特徴である．なかでも膵管の上皮内，内腔に好中球浸潤をきたす像はGELと呼ばれ（図5a, b），2型AIPの診断的所見とされる．小葉間膵管にみられるものは特に診断的意義が高い．膵管上皮自体に炎症が生じると考えられ，上皮の変性像や再生像をしばしば伴い，上皮の周囲にはリンパ球，形質細胞が帯状に浸潤する．

小葉内にも好中球の浸潤が及ぶ（図5c, d）．炎症は強くても，小葉の構築は比較的残存し，小葉間には線維芽細胞が増生していることが多い．

b) 診断基準における組織像の扱い

ICDCでは，①GEL，②少数のIgG4陽性細胞（<10/hpf），③腺房への好中球浸潤，の3つの組織所見のうち，①，②があれば2型AIPの確診となる．②，③を認めた場合も，IBD，ステロイドの反応性が確認できれば確診となる．特徴的な血清学的所見，膵外病変を有する1型AIPでは組織像がなくても確診に至る症例が多いが，2型AIPには特徴的な血清学的所見がないため，診断には組織検査が必須である．

3) 生検組織の扱い

a) 細胞診の目的は膵癌の否定である

超音波内視鏡下穿刺吸引術 endoscopic ultrasound-guided fine-needle aspiration (EUS-FNA) による細胞診は，膵癌診断のうえで高い感度，特異度を示す．したがって，AIP症例で膵癌を否定する目的で細胞診が行われる．AIP自体の診断は細胞診で

は困難である．

b）生検組織診断の際の留意点

生検組織においては，まず膵癌の所見がないことを確認し，さらに十分量の検体が採取されていればAIPの診断を試みる．採取される組織は小葉あるいは膵境界部にみられる炎症であることが多く，花むしろ状線維化を認めることがよくある．閉塞性静脈炎や膵管の炎症が採取される頻度は低く，前者の同定の目的でEVGのような弾力線維の染色が役立つ．IgG4の免疫染色も必須であるが，当然のことながら切除材料に比べると陽性細胞数は概して少ない．解釈に悩む場合はIgG4/IgG陽性細胞比も参考になる．

5．鑑別診断

1）膵癌

臨床的には鑑別は重要であるが，病理学的に問題になることはあまりない．

稀に膵癌と1型AIPの合併例が存在するため，注意が必要である[9]．切除材料の場合には肉眼的に性状の異なる部分に注意し，十分にサンプリングを行う．1型AIPと膵管内乳頭粘液性腫瘍の合併例も知られている．

2）"腫瘤形成性膵炎"

腫瘤形成性膵炎はさまざまな疾患を包括する名称である．かつてはAIPも腫瘤形成性膵炎に含められていた．腫瘤形成性膵炎の組織像はさまざまであるが，その中にはアルコール性を代表とする慢性膵炎も含まれる．一般に慢性膵炎では，AIPと比較して小葉構築の消失，線維化が高度である．このような所見が主体の場合は，慢性膵炎の可能性を考える．

6．発症メカニズム

"自己免疫性"と命名された疾患であるが，本邦では1型，2型いずれについても，自己免疫説に疑問を持つ専門家が多い．

1型AIPの正確な発症メカニズムは不明である．病変内ではTh2細胞，Tregの増加が報告されているが[10]，血中ではTh1有意とする矛盾したデータもある．H. pylori 感染と自己抗体との関連を示唆する報告がある．H. pylori が有するα-carbonic anhydrase（CA）はヒトのCA II と相同性を有し，AIP患者の血中に高率にみられる抗CA II 抗体形成の原因で

ある可能性がある[11]．AIP患者では高率（90％）にH. pylori の plasminogen-binding protein（PBP）に対する抗体が認められるとする報告もある．PBPはヒトの腺房細胞に存在するubiquitin-protein ligase E3 component n-recognin 2と相同性を有するため，抗PBP抗体がAIPの原因である可能性が示唆されている[12]．ただしこの報告では1型，2型のAIPを区別しておらず，また膵癌患者の5％にも同様の抗体が認められたことから，病因としての意義についてはさらなる検討が必要である．

2型AIPの発症メカニズムについての文献は乏しい．

（能登原憲司）

文　献

1) Yoshida K, Toki F, Takeuchi T et al：Chronic pancreatitis caused by an autoimmune abnormality. Proposal of the concept of autoimmune pancreatitis. Dig Dis Sci 40：1561-1568, 1995
2) Hamano H, Kawa S, Horiuchi A et al：High serum IgG4 concentrations in patients with sclerosing pancreatitis. N Engl J Med 344：732-738, 2001
3) Kawaguchi K, Koike M, Tsuruta K et al：Lymphoplasmacytic sclerosing pancreatitis with cholangitis：a variant of primary sclerosing cholangitis extensively involving pancreas. Hum Pathol 22：387-395, 1991
4) Notohara K, Burgart LJ, Yadav D et al：Idiopathic chronic pancreatitis with periductal lymphoplasmacytic infiltration：clinicopathologic features of 35 cases. Am J Surg Pathol 27：1119-1127, 2003
5) Zamboni G, Lüttges J, Capelli P et al：Histopathological features of diagnostic and clinical relevance in autoimmune pancreatitis：a study on 53 resection specimens and 9 biopsy specimens. Virchows Arch 445：552-563, 2004
6) 日本膵臓学会・厚生労働省難治性膵疾患に関する調査研究班：自己免疫性膵炎臨床診断基準2011．膵臓 27：17-25, 2012
7) Shimosegawa T, Chari ST, Frulloni L et al：International consensus diagnostic criteria for autoimmune pancreatitis：guidelines of the International Association of Pancreatology. Pancreas 40：352-358, 2011
8) Miyabe K, Notohara K, Nakazawa T et al：Histological evaluation of obliterative phlebitis for the diagnosis of autoimmune pancreatitis. J Gastroenterol 49：715-726, 2014
9) Witkiewicz AK, Kennedy EP, Kennyon L et al：Synchronous autoimmune pancreatitis and infiltrating pancreatic ductal adenocarcinoma：case report and review of the literature. Hum Pathol 39：1548-1551, 2008
10) Zen Y, Fujii T, Harada K et al：Th2 and regulatory immune reactions are increased in immunoglobin G4-related sclerosing pancreatitis and cholangitis. Hepatology 45：1538-1546, 2007
11) Guarneri F, Guarneri C, Benvenga S：Helicobacter pylori and autoimmune pancreatitis：role of carbonic anhydrase via molecular mimicry? J Cell Mol Med 9：741-744, 2005
12) Frulloni L, Lunardi C, Simone R et al：Identification of a novel antibody associated with autoimmune pancreatitis. N Engl J Med 361：2135-2142, 2009

第3部
鑑別ポイント

第3部　鑑別ポイント

I. 膵癌の胆管浸潤 vs 胆管癌の膵浸潤

はじめに

　膵頭十二指腸領域は，膵管や胆管およびそれらの十二指腸への開口部などが近接して存在しているため，それぞれの部位に生じた癌は，原発部位以外の周囲組織に容易に浸潤し得る．また，いずれの部位に生じる癌も，多くが類似した組織像を呈する腺癌である．したがって，膵頭十二指腸領域では，進行した癌の原発部位がどこであるかの判断に迷う場合が少なくない．本項では，日常的に鑑別が問題となりやすいと考えられる，通常型の腺癌像を呈する膵頭部癌と遠位胆管癌（胆嚢管合流部から乳頭部に至る胆管に生じた癌であり[1]，特に，いわゆる膵内胆管部に生じた癌）の膵頭十二指腸切除検体における病理学的鑑別について述べてみたい．それらの鑑別点について考えることは，膵頭部癌や遠位胆管癌が発生後どのように増殖・進展していくかを理解することでもあり，結果的に臨床診断へのフィードバックに繋がっていくものと考えられる．また，いうまでもなく，正確な病期（Stage）決定のうえでも重要である[2]．

1. 膵癌・胆管癌の病理学的鑑別の前提

　膵頭十二指腸切除検体上での膵頭部癌と遠位胆管癌の鑑別のためには，病変部および関連する周辺部の組織が十分に標本とされる必要があり（基本的には全割標本が望まれる）[3]．また，標本上で主膵管や胆管，Vater乳頭部などの部位を連続的に追えることが必須である．組織標本となってしまったものから，もとの解剖学的位置関係を把握することはしばしば困難であり，切り出し時，肉眼的に確認した必要な解剖学的部位を割面写真上に記載しておき，それを参照しながら組織標本の検鏡を行う必要がある（後述3の症例1，症例2を参照）．

2. 膵もしくは胆管原発の鑑別のために有用な病理形態所見

1) 最も基本となる所見

　一般的にある臓器に発生した癌は，まず当該臓器内で浸潤・増殖して腫瘤を形成した後に周囲組織・臓器への浸潤をきたす．また，癌は臓器を構成する上皮細胞の癌化により発生するため，発生臓器の上皮組織内を置換性に進展・増殖した非浸潤性成分を伴うことが多い．したがって，膵あるいは胆管のいずれを原発とする癌かを判断する根拠となる最も基本的な所見は，病変の主座（主な占居範囲）がどこにあるか，および，主病変の一部として，あるいは主病変と明らかに連続して存在する非浸潤性癌成分が，膵管もしくは胆管のどこに存在するかということである（表1）[4,5]．膵管内の非浸潤性癌成分を伴う癌が膵実質を主座として増殖していれば膵癌であり（図1），胆管内非浸潤性癌成分を伴う癌が胆管壁を主座として増殖していれば胆管癌と考えられる（図2）．まず，それらの所見を確認することが，両者の鑑別の基本となる．しかし一方で，それらの点に関して確定しにくい所見を呈する例やピットフォールとなる所見を呈する例も，少なからず存在する（表1）．

I．膵癌の胆管浸潤 vs 胆管癌の膵浸潤

図1｜膵頭部癌

a：割面ルーペ像．癌の主座は膵にあるが，脂肪浸潤を伴う膵実質組織の萎縮が目立ち，本来の膵組織の範囲に注意する必要がある（矢印は，浸潤した脂肪組織の中に島状に残存する膵実質組織）．総胆管（CBD）が狭窄をきたしている．b：総胆管の拡大像．線維化と肥厚が壁全層にみられるが，癌の浸潤は壁の外側に留まり（矢印），内腔側には非腫瘍性の胆管上皮が残存している（矢頭）．c：膵管内進展を呈した癌上皮と非腫瘍性の膵管上皮（＊）との間にフロント形成（矢印）を認める．

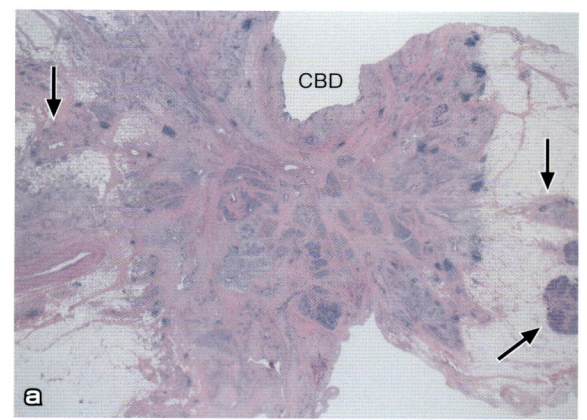

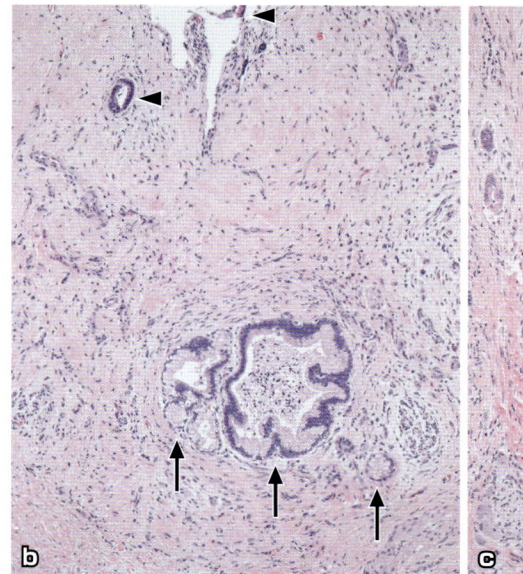

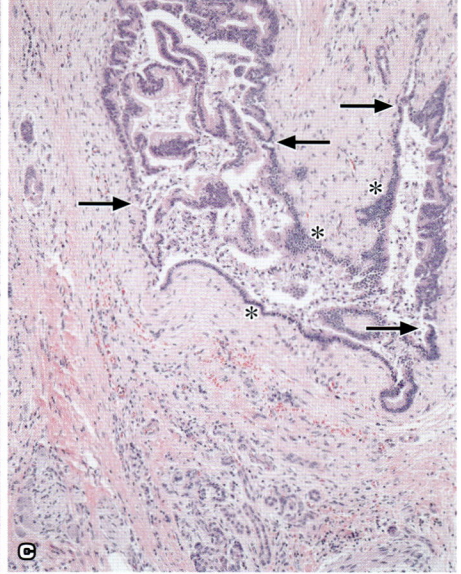

表1｜膵頭部癌・遠位胆管癌の病理学的鑑別のために有用な所見とそのピットフォール

鑑別に有用な所見*	ピットフォール
癌病巣の主座（主な占居範囲）	膵・胆管の双方に同程度に浸潤した例／原発部位外の浸潤巣が広い例の存在
膵管もしくは胆管における非浸潤性癌成分の存在	原発部位外から浸潤した癌による既存上皮の置換性増殖がありえる
膵実質組織の萎縮・脱落	組織改変や著明な脂肪浸潤により既存膵組織の範囲をとらえにくい場合がある
胆管壁における既存上皮・付属腺の残存	少量の既存上皮のみが存在する場合／びらん・再生性変化による上皮の異型
淡明な細胞質を有する腺癌細胞	膵癌でみられやすいが，胆管癌でも同様の組織像を呈する例が報告されている
背景病変として PanIN，BilIN の存在	主癌巣の背景病変とはいえない異型上皮の併存を認める場合がある

*各所見の意義については，本文参照．

病変の主座に関しては，癌浸潤が膵と胆管の両者に少なからず及び，かつ非浸潤性成分に乏しい場合には，原発部位の確定が難しくなり[4]，また，原発部の胆管癌よりもむしろ膵小葉間組織への浸潤が目立つ例も認められる[6]．非浸潤性癌成分に関しては，浸潤性に増殖した癌が浸潤先の粘膜内で既存上皮を置換するように増殖する場合があるため，非浸潤性成分が少量の場合には，原発部位外から浸潤してきた癌による既存上皮の置換の可能性を否定できなくなる（図3）．一方，乳頭部を介して癌が膵管と胆管の双方に進展するような例もみられ[7]，膵管・胆管の双方に非浸潤性成分が目立つことになる（後述3の症例2を参照）．このような場合は，後述するような所見を参考にしながら，総合的に判断する必要があ

198　第3部　鑑別ポイント

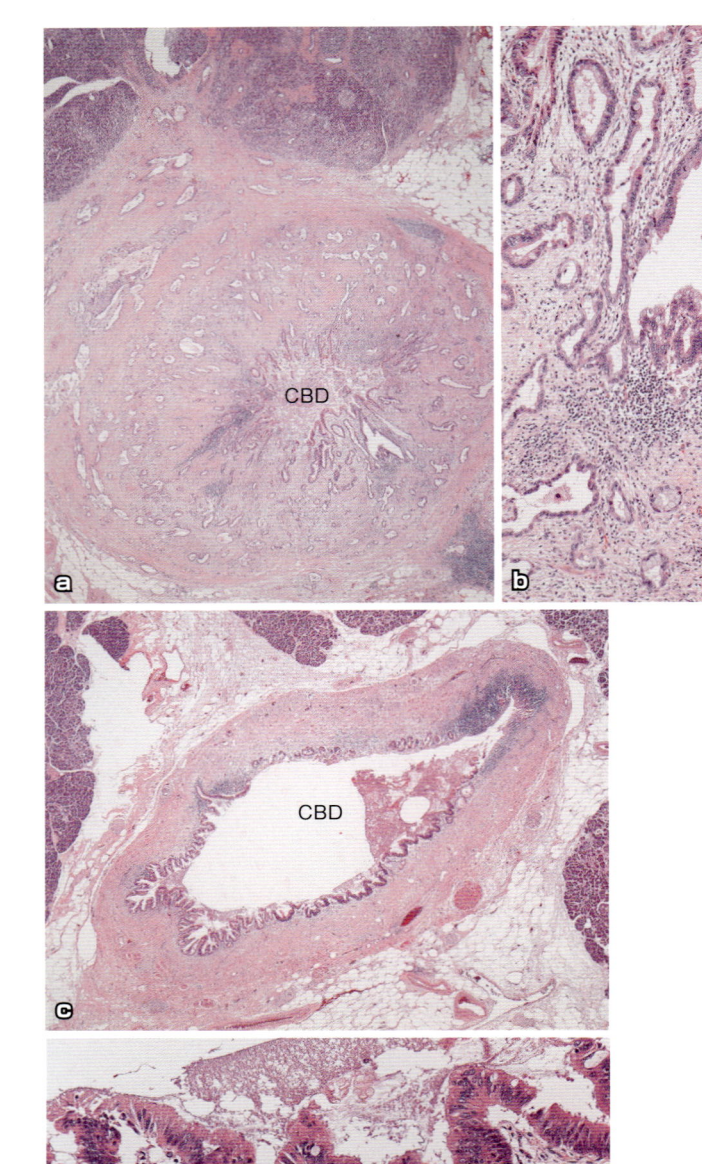

図2｜遠位胆管癌（膵内胆管癌）
a：弱拡大像．胆管壁全周性に癌が浸潤増殖し，著明な内腔狭窄をきたしている．膵実質組織への浸潤（左上）を伴うが，癌の主座は総胆管（CBD）にある．
b：胆管壁の強拡大像．全層が癌の浸潤で占められており，非腫瘍性の上皮・腺組織の残存は認められない．c：癌の浸潤性増殖部に連続して認められた，総胆管（CBD）粘膜を非浸潤性に進展した低乳頭状の癌．d：cの非浸潤性癌部の拡大像．

るが，既に述べたごとく，それぞれの解剖学的構造を十分に把握できる状態であることが診断に不可欠である．

　なお，癌の浸潤や萎縮性変化などによる膵実質組織構築の改変のため，既存膵管や癌の膵管内進展部位を同定しにくいことが少なくない（図1）．そのような場合，癌腺管周囲を囲む繊細な線維組織層の存在の確認とともに，その部位に存在する弾性線維を弾性線維染色により確認することが有用である．静脈侵襲との鑑別が問題となることがあるが，静脈と伴走する動脈との位置関係に留意すれば鑑別しやすい（図4，5）[8,9]．

2）その他の有用な所見

　膵頭部癌と遠位胆管癌との病理学的鑑別の指標となる所見として，他に以下のような所見を挙げるこ

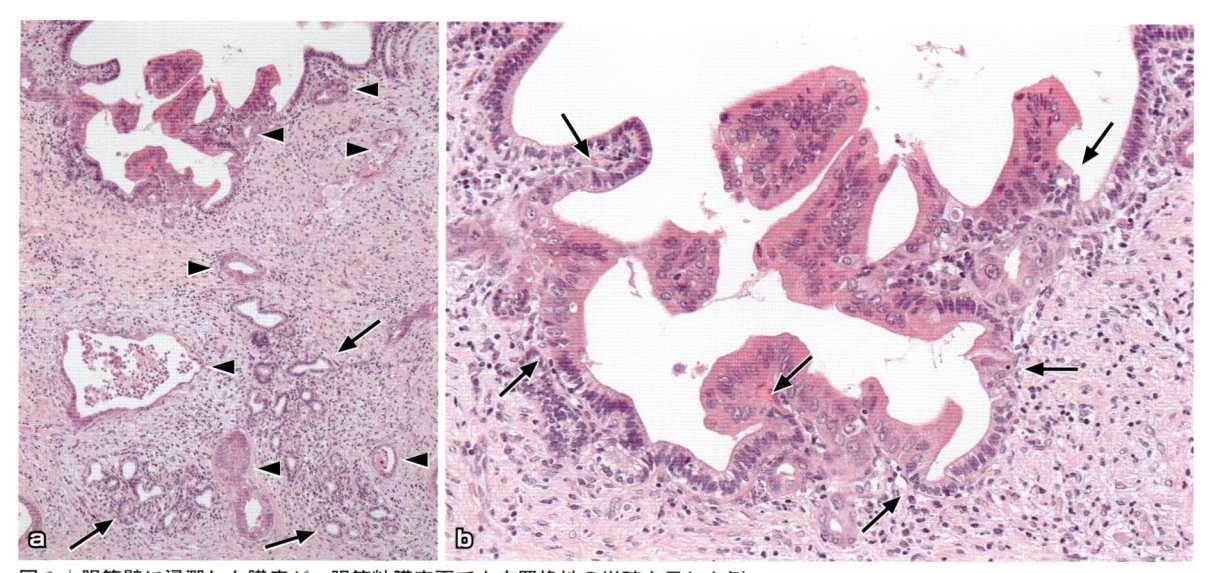

Ⅰ．膵癌の胆管浸潤 vs 胆管癌の膵浸潤　199

図3 ｜ 胆管壁に浸潤した膵癌が，胆管粘膜表面で上皮置換性の増殖を示した例
a：癌腺管（矢頭）が浸潤した胆管壁には，付属腺の残存（矢印）が目立つ．b：胆管粘膜表面部の強拡大像．癌が上皮置換性に増殖し，非腫瘍性胆管上皮との間にフロント形成（矢印）を呈している．

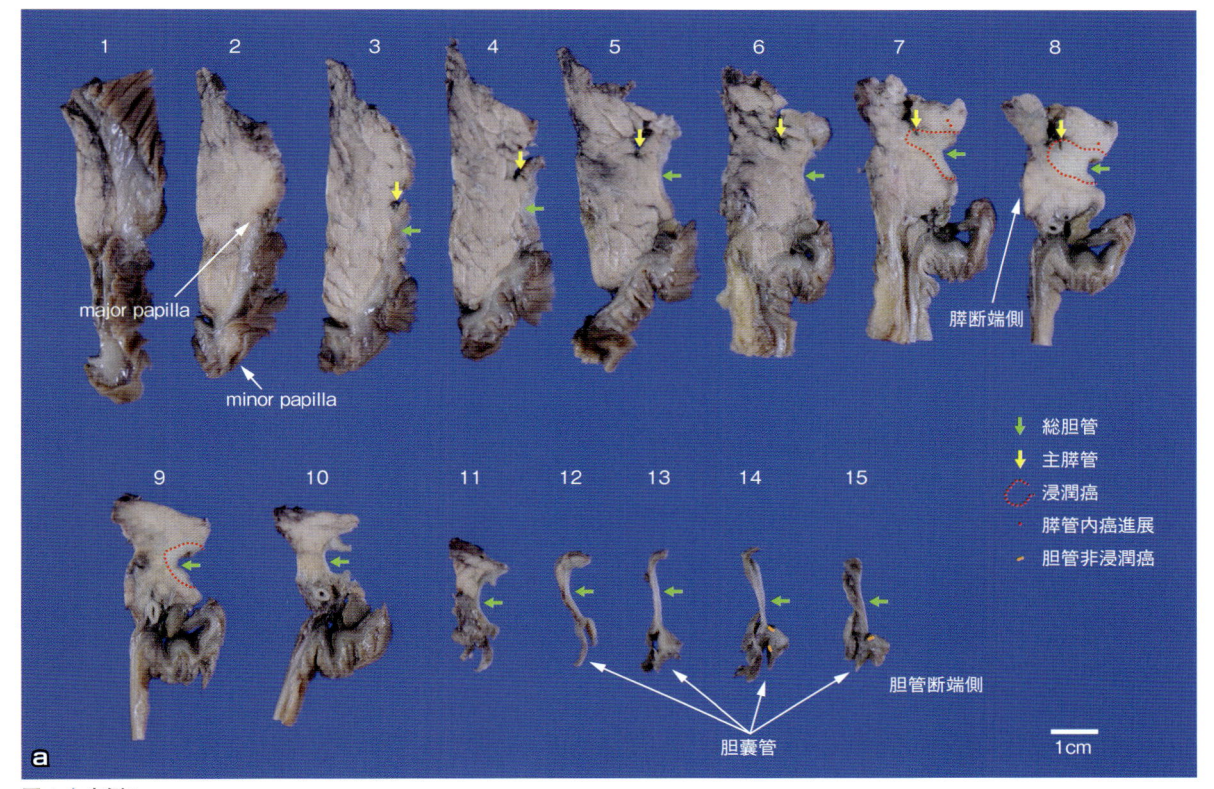

図4 ｜ 症例1
a：膵頭十二指腸切除検体の連続割面肉眼所見．癌は赤点線の範囲に浸潤しており，総胆管に主座があるようにもみえる．近傍の赤点は，周囲の膵実質内にみられた膵管内癌進展部．

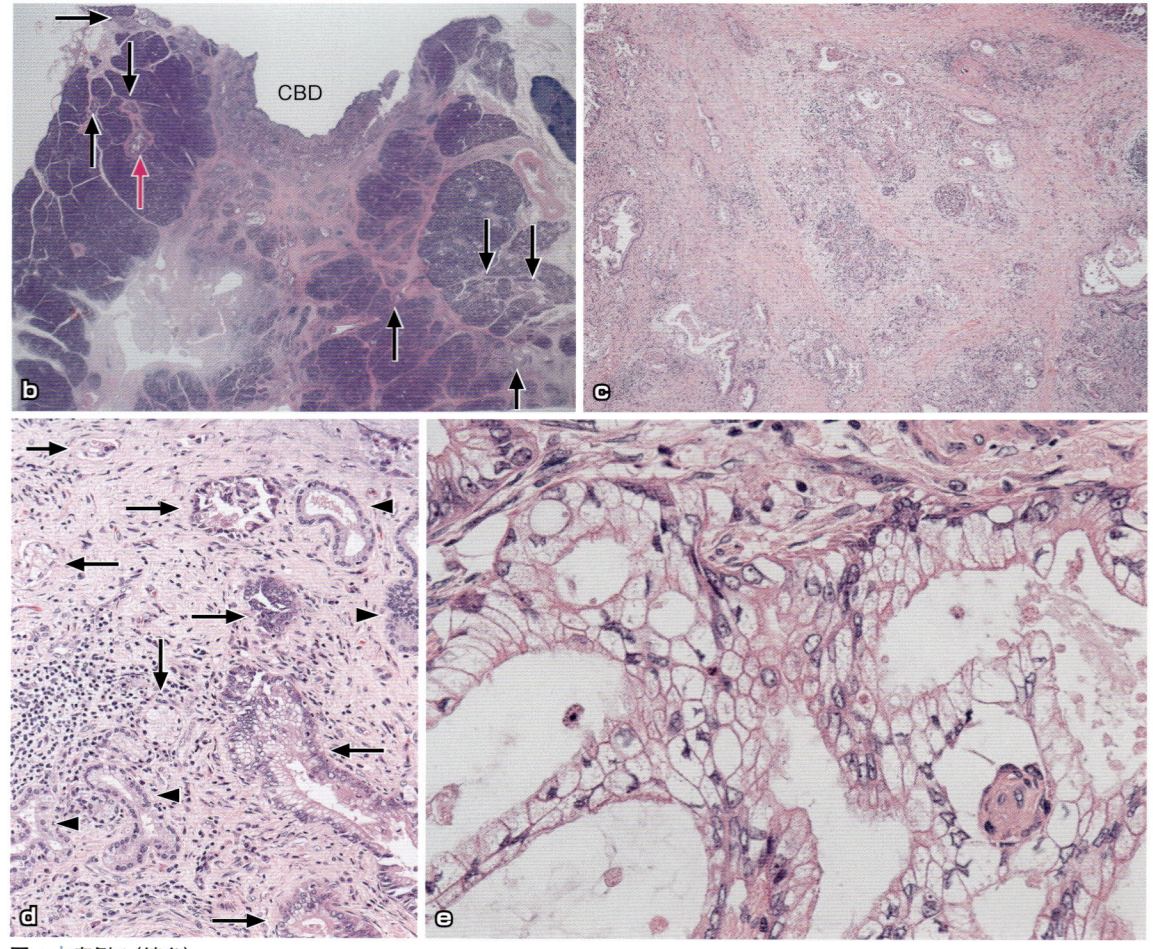

図4 | 症例1（続き）
b：aの割面8のルーペ像の一部（総胆管（CBD）側）．胆管壁および膵実質萎縮部に癌の浸潤が認められる．癌浸潤巣周囲の膵実質組織内には，PanINが多発している（矢印）．赤矢印は，癌浸潤巣周囲膵実質組織内で膵管内進展を呈した癌．c：膵の癌浸潤部では，膵実質の萎縮・脱落が目立つ．d：癌浸潤（矢印）のみられる胆管壁には，非腫瘍性の付属腺の残存（矢頭）が目立つ．e：浸潤癌腺管は，淡好酸性〜淡明な細胞質を呈する腫瘍細胞により構成されている．

とができる（表1）[4,5]．

a）癌浸潤部における既存組織の萎縮・破壊状態

膵に原発した癌が膵の実質内に浸潤・増殖する場合は，胆管癌の膵浸潤の場合に比して，膵実質の萎縮・脱落がより高度な傾向がみられる．これは，膵癌では膵管内進展による膵管の狭窄・閉塞をきたしやすいことと，膵小葉内への不規則な浸潤を呈しやすいことによるものと考えられる（図4）．胆管癌の膵浸潤の場合，まず小葉間への浸潤が主体となる．一方，胆管に原発した癌は胆管の既存構造を破壊する傾向が強いため，主病巣の癌巣内に非腫瘍性の既存胆管上皮や付属腺の残存はみられにくい（図2）．胆管原発のようにみえても，既存胆管上皮の残存がみられる場合は注意が必要である（図4）[10]．既に述べたように，浸潤癌による既存上皮の置換性増殖があり得る点（図3），癌浸潤部に残存する既存胆管上皮は，びらん・再生性変化などのために，しばしば種々の程度の異型を呈することがある点にも留意する必要がある（図6）．

b）癌細胞（上皮）の組織形態

膵癌では，淡好酸性〜淡明な細胞質を有する癌細胞が腺管や胞巣を形成している所見がしばしば認められる（図4）．腫瘍全体がそのような所見を呈する場合も，部分的にそのような所見を呈する場合もある．そのような腫瘍細胞所見の極端な一群（特徴的な組織形態とともに，一定の組織化学的・免疫組織

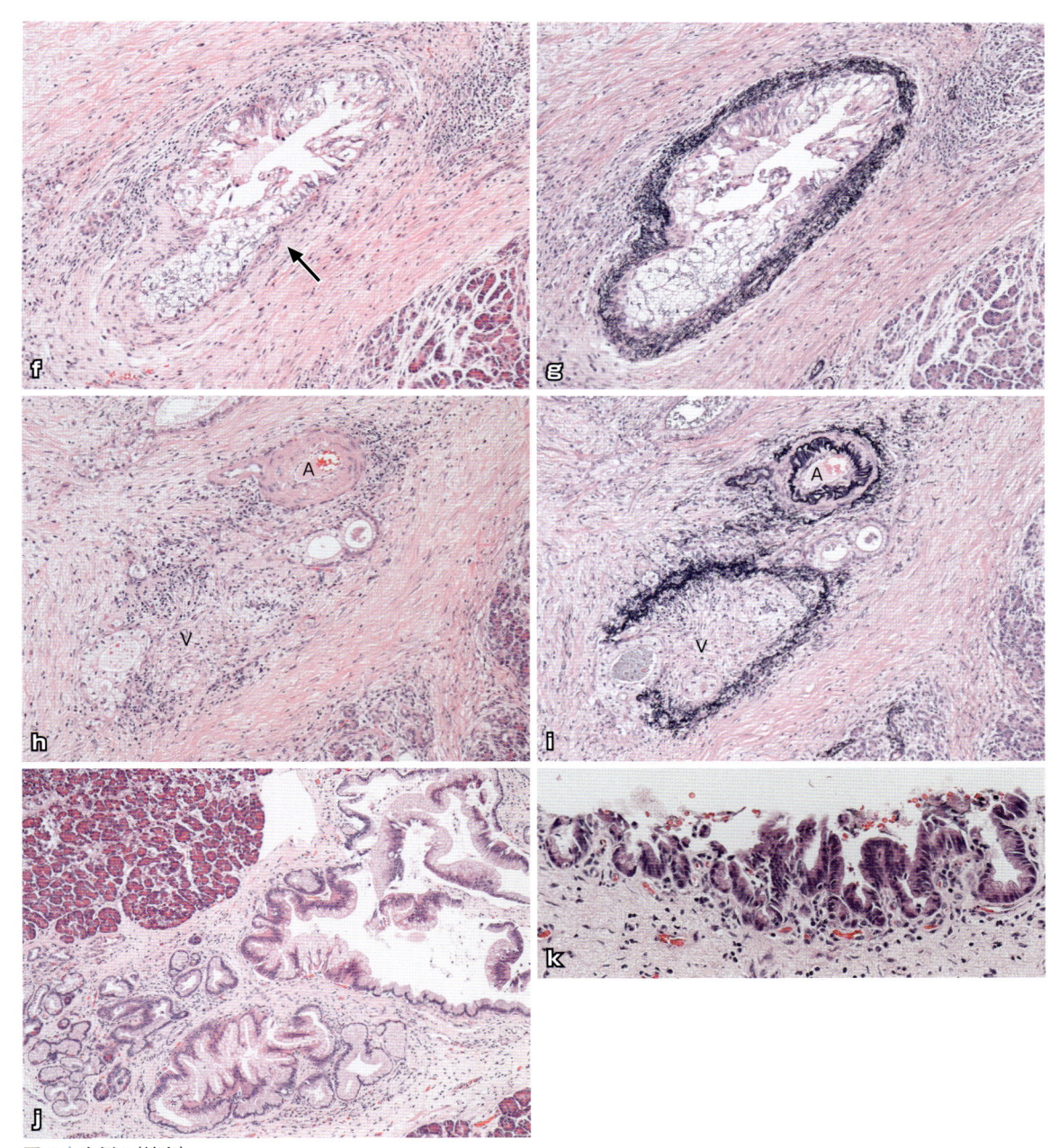

I．膵癌の胆管浸潤 vs 胆管癌の膵浸潤　　201

図4 | 症例1（続き）
f：癌浸潤巣内での膵管内癌進展部のHE染色像．g：fと同じ部位の弾性線維染色像．癌腺管周囲に繊細な線維組織層（矢印）がみられることが膵管内進展の存在の目安となり（f），その部分には弾性線維が確認される（g）．h：膵内での癌の静脈侵襲部のHE染色像．i：hと同じ部位の弾性線維染色像．静脈侵襲（V）の認識には，伴走する動脈（A）の存在を確認することが重要である．j：癌巣周囲の膵実質組織内に認められたPanIN-1B．k：浸潤癌主病変とは明らかに離れた，胆管断端側粘膜および胆嚢管粘膜の一部に認められた，非浸潤性の腺癌とみなされる異型上皮（aの肉眼所見上に橙色で示した部分）．

化学的所見を有する）を膵管癌の亜型として，"foamy gland pattern"と称している報告も認められる[11]．胆管癌でもそのような所見を認める場合がないわけではないが[12]，淡明〜淡好酸性の細胞質を呈する腺癌の場合には，膵原発の可能性を考慮する必要がある．

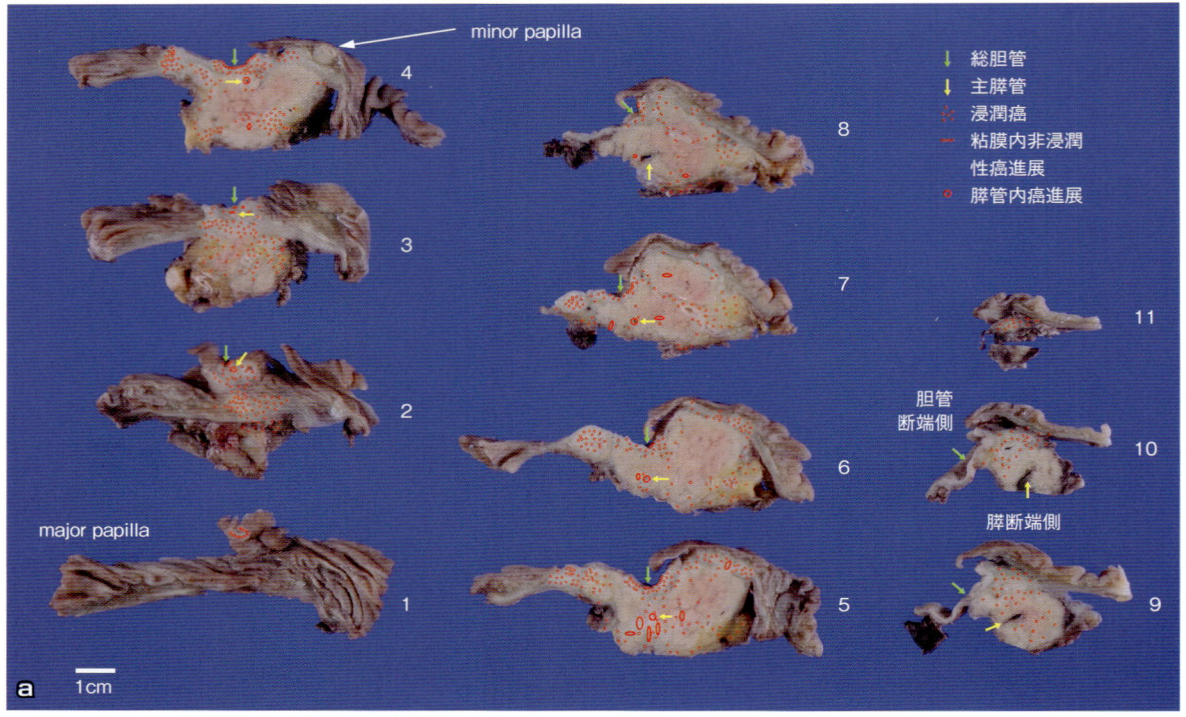

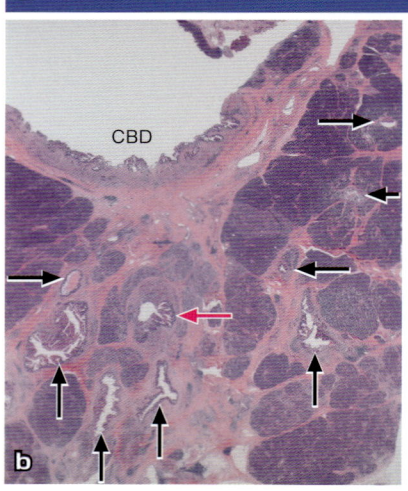

図5 | 症例2
a：膵頭十二指腸切除検体の連続割面肉眼所見．癌は総胆管と膵の両者に浸潤しており（赤点），主膵管を含む膵管（赤円・楕円）および乳頭部・胆管（数珠状線）に非浸潤性増殖を伴う．b：aの割面5のルーペ像の一部（総胆管（CBD）側）．癌は胆管と膵の両者に浸潤しているが，膵管内の進展が非常に目立つ（矢印，赤矢印が主膵管）．

c) 背景病変としての異型上皮の存在

多段階発癌モデルにおける前癌性病変（上皮内癌を含む）として，膵では膵上皮内腫瘍性病変 pancreatic intraepithelial neoplasia（PanIN）[3,13,14]，胆道では胆管内上皮内腫瘍 biliary intraepithelial neoplasia（BilIN）[1,15,16] の概念が提唱されている．これらに相当する異型上皮が癌巣周囲に多発している場合（上記の非浸潤性癌成分とは異なり，主病変の一部あるいは明らかな連続病変としてではなく，背景病変として存在），その部位が原発である可能性を示唆する状況証拠となると考えられる（図4）[17]．ただし，主病巣である癌巣の背景病変とはいえない異型上皮の併存を認めることもあるため（図4），他の所見も考慮した総合的な評価が必要である．

3. 膵癌と胆管癌の鑑別の実際

以上の点を踏まえ，膵頭部癌と遠位胆管癌との鑑別が問題となった自験例2例を提示する．

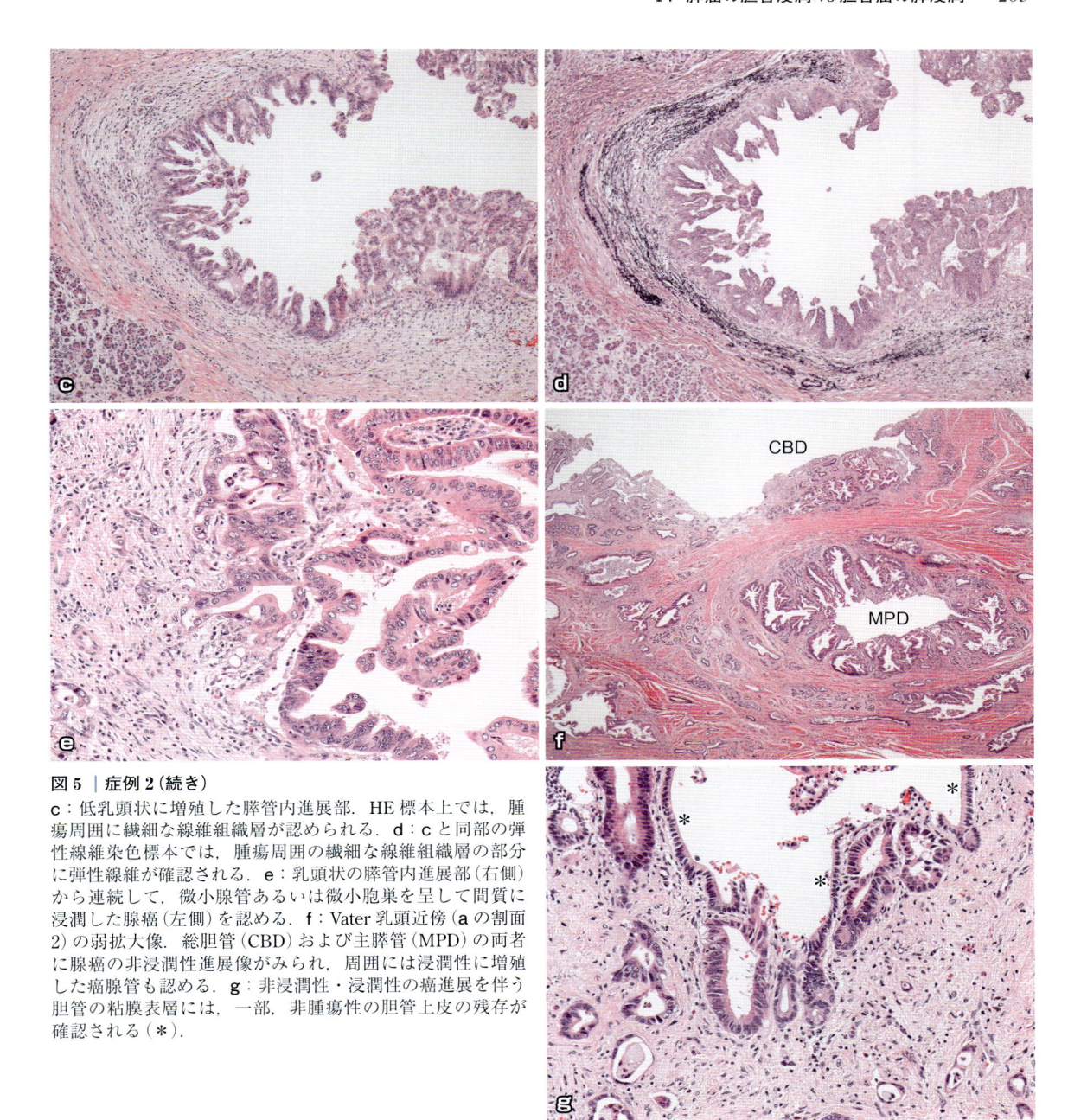

図5 | 症例2（続き）
c：低乳頭状に増殖した膵管内進展部．HE標本上では，腫瘍周囲に繊細な線維組織層が認められる．d：cと同部の弾性線維染色標本では，腫瘍周囲の繊細な線維組織層の部分に弾性線維が確認される．e：乳頭状の膵管内進展部（右側）から連続して，微小腺管あるいは微小胞巣を呈して間質に浸潤した腺癌（左側）を認める．f：Vater乳頭近傍（aの割面2）の弱拡大像．総胆管（CBD）および主膵管（MPD）の両者に腺癌の非浸潤性進展像がみられ，周囲には浸潤性に増殖した癌腺管も認める．g：非浸潤性・浸潤性の癌進展を伴う胆管の粘膜表層には，一部，非腫瘍性の胆管上皮の残存が確認される（＊）．

1）症例1（図4）

癌は胆管と膵の両者に浸潤しており，主座が胆管にあるようにもみえる．しかし，膵の一部に膵管内進展像が認められ，膵実質の萎縮・脱落が目立つ．一方，主座にみえる胆管壁の浸潤部には，既存胆管上皮や付属腺の残存を認める．また，癌細胞は細胞質が淡好酸性～淡明な所見を呈している．癌浸潤部周囲の膵組織にはPanINが多発している．肝側の胆管粘膜に上皮内癌相当の異型上皮を認めるが，癌の主病巣とは明らかに離れている．胆管原発か膵原発かの鑑別がかなり難しい例であるが，膵管内進展像を伴い膵実質の萎縮・脱落が顕著なことや淡明な細胞質を有する癌細胞の所見からは，膵癌の胆管浸潤を考えたい．

2）症例2（図5）

本例も癌は胆管と膵の両者に浸潤がみられる．胆管粘膜が不整を呈していたものの，全体としては膵

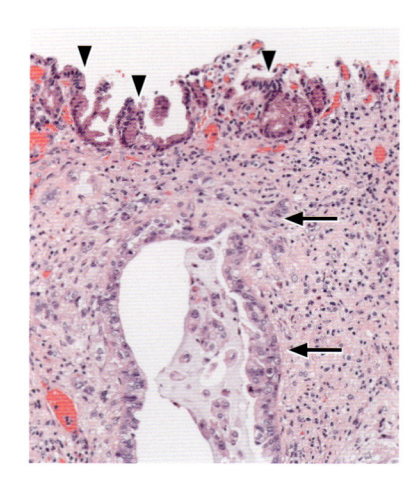

図6 ｜ 膵癌胆管浸潤部における胆管上皮の異型
胆管粘膜上皮への膵癌（矢印）の進展は認めないが，胆管上皮は軽度の異型を呈している（矢頭）．

の浸潤域が広い．主膵管を含めて膵管内の癌進展が非常に目立ち，そこから間質浸潤をきたしている像が確認され，原発は膵とみなされる．胆管にも癌の非浸潤性進展成分が少なからず認められるが，乳頭部の上皮内にも同様の癌が確認されることから，主膵管内進展を呈した癌が乳頭部に達し，さらに胆管上皮内に進展したことが示唆される．胆管の非浸潤性進展部には，表層部に既存胆管上皮の残存を認める．

おわりに

現状では，膵癌と胆管癌を鑑別できるマーカーはなく，両者の鑑別は病理形態学的な所見によらざるをえない．癌が広範に浸潤・進展してしまった状態では初期の発生部位の同定が困難であり，最終的に両者の鑑別が困難な例も存在する．繰り返しになるが，できうる限り両者を鑑別するためには，臓器・組織相互の関係が十分に把握できるような切り出しと，そこから作製された標本の十分な評価が不可欠である．また，病理学的検索を行うにあたって，術前の画像所見などについて臨床医に確認し，症例の問題点を把握することも重要であることはいうまでもない．

謝辞：本項の内容に関して貴重な御意見をいただき，また，本項の中で提示した症例の一部を提供いただきました埼玉医科大学国際医療センター病理診断科 山口　浩先生に深謝いたします．

（伴　慎一）

文　献

1) 日本肝胆膵外科学会編：臨床・病理 胆道癌取扱い規約，第6版．金原出版，2013
2) Adsay NV, Bagci P, Tajiri T et al：Pathologic staging of pancreatic, ampullary, biliary, and gallbladder cancers：pitfalls and practical limitations of the current AJCC/UICC TNM staging system and opportunities for improvement. Semin Diagn Pathol 29：127-141, 2012
3) 日本膵臓学会編：膵癌取扱い規約，第6版補訂版．金原出版，2013
4) 和田祥之，黒田　慧，森岡恭彦 他：膵癌と膵内胆管癌の病理組織学的鑑別．外科治療 49：230-238, 1983
5) 大池信之，扇谷芳光，青木武士 他：悪性胆道狭窄の病理像．臨牀消化器内科 29：1189-1200, 2014
6) 和田祥之，黒田　慧，森岡恭彦 他：下部（膵内）胆管癌の病理．外科治療 49：725-729, 1983
7) Yoshida N, Esaki M, Kishi Y et al：Bile duct carcinoma involving the common channel associated with pancreaticobiliary maljunction shows an extension pattern similar to ductal carcinoma of the pancreas. Pathol Int 63：415-418, 2013
8) Ban S, Shimizu Y, Ogawa F et al：Reevaluation of "Cancerization of the Duct". Lab Invest 87（Suppl 1）：276A, 2007
9) 伴　慎一，山口　浩，清水道生：膵癌の病理．外科治療 97：258-267, 2007
10) 長谷川誠，水谷和樹，板津慶幸 他：総胆管内に乳頭状に発育進展した膵頭部癌の1例．日消外会誌 31：2260-2264, 1998
11) Adsay V, Logani S, Sarkar F et al：Foamy gland pattern of pancreatic ductal adenocarcinoma：a deceptively benign-appearing variant. Am J Surg Pathol 24：493-504, 2000
12) Albores-Saavedra J, Delgado R, Henson DE：Well-differentiated adenocarcinoma, gastric foveolar type, of the extrahepatic bile ducts：A previously unrecognized and distinctive morphologic variant of bile duct carcinoma. Ann Diagn Pathol 3：75-80, 1999
13) Hruban RH, Adsay NV, Albores-Saavedra J et al：Pancreatic intraepithelial neoplasia：a new nomenclature and classification system for pancreatic duct lesions. Am J Surg Pathol 25：579-586, 2001
14) Maitra A, Adsay NV, Argani P et al：Multicomponent analysis of the pancreatic adenocarcinoma progression model using a pancreatic intraepithelial neoplasia tissue microarray. Mod Pathol 16：902-912, 2003
15) Zen Y, Aishima S, Ajioka Y et al：Proposal of histological criteria for intraepithelial atypical/proliferative biliary epithelial lesions of the bile duct in hepatolithiasis with respect to cholangiocarcinoma：preliminary report based on interobserver agreement. Pathol Int 55：180-188, 2005
16) Sato Y, Sasaki M, Harada K et al：Pathological diagnosis of flat epithelial lesions of the biliary tract with emphasis on biliary intraepithelial neoplasia. J Gastroenterol 49：64-72, 2014
17) 竹内真実子，小屋敏也，新井利幸 他：興味深い膵浸潤様式を示した下部胆管癌の1例．胆道 28：207-212, 2014

第3部 鑑別ポイント

II. 管内発育型胆管癌 vs IPNB vs BilIN

1. 概念

1) IPNB, BilIN

胆管内乳頭状腫瘍 intraductal papillary neoplasm of the bile duct (IPNB) と胆管上皮内腫瘍性病変 biliary intraepithelial neoplasia (BilIN) は，多段階発癌を示す胆道癌の前癌/初期癌病変として位置付けられる[1]．IPNB は胆管内腔に肉眼的に観察可能な乳頭状腫瘍，BilIN は肉眼では認識できない平坦型の病変を形成する．それぞれ膵臓の膵管内乳頭粘液性腫瘍 intraductal papillary mucinous neoplasm (IPMN)，膵上皮内腫瘍性病変 pancreatic intraepithelial neoplasia (PanIN) との相同性を考慮して提唱された概念である．

2) 管内発育型胆管癌

胆道癌の肉眼形態として，胆管内腔への発育を示すものに原発性肝癌取扱い規約の胆管内発育型肝内胆管癌，胆道癌取扱い規約の乳頭型胆管癌と結節型胆管癌がある[2,3]．これらのうち胆管内発育型肝内胆管癌と乳頭型胆管癌は IPNB との鑑別が問題となる（図1）．胆道癌取扱い規約には，①胆道癌の乳頭型には癌化した胆道内乳頭状腫瘍が含まれること，②高分化型腺癌，上皮内癌および壁内外への浸潤を示す胆道内乳頭状腫瘍は胆道癌，胆嚢癌の乳頭型に分類されることが記載されている[3]．

2. IPNB vs 管内発育型胆管癌

1) IPNB の症例呈示

IPNB は拡張した胆管内に乳頭状や鋳型状などの明確な腫瘍を形成する．粘液の過剰分泌は IPNB の診断に必須ではないが，肝内大型胆管～肝門部胆管では約半数の症例にみられ，肝外胆管の IPNB では少ない傾向にある[4]．肝内に発生するものはときに囊胞状変化を伴う．膵臓の IPMN では5mmを超す主膵管，分枝の拡張があることが国際診療ガイドラインの定義に含まれているが，IPNB ではこうしたサイズによる規定はない[5]．

組織学的に狭い線維性血管芯を伴う上皮の乳頭状増殖を主体とし，管状成分の混在もみられる．細胞形質の膵胆道型，腸型，胃型，好酸性細胞型の4つの亜分類のうち，頻度として膵胆道型が多い[4]．これらのいくつかが混在することや分類しにくい例も経験される．腺腫相当あるいは境界病変もみられる

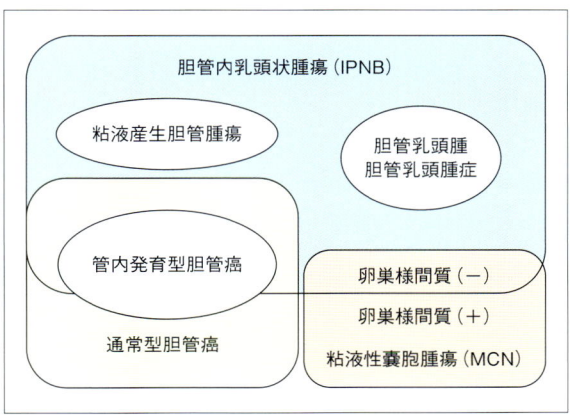

図1 | IPNB の概念
粘液産生胆管腫瘍や胆管乳頭腫（症），卵巣様間質のない MCN と診断されていた病変を包括する概念である．管内発育型胆管癌との異同は本文を参照．

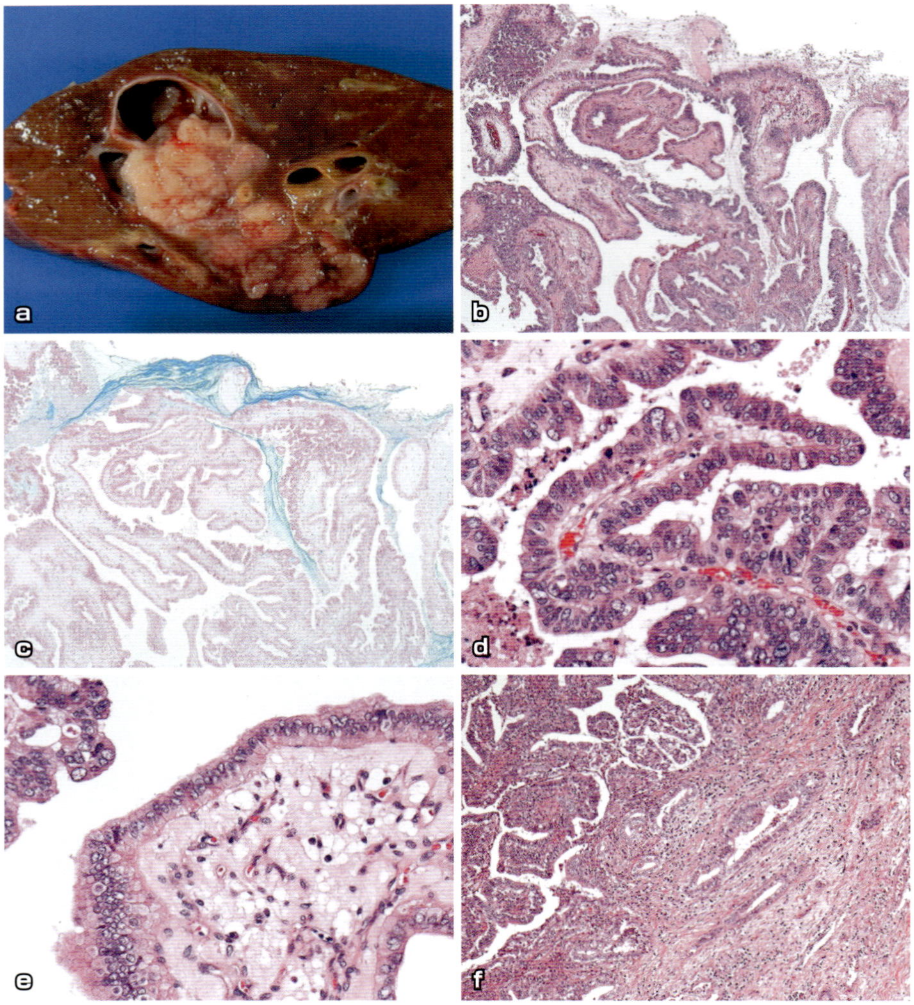

図2｜浸潤癌を伴うIPNB
拡張した肝内大型胆管内の乳頭状腫瘍（a）．管腔内病変は乳頭状の組織成分を主体とし（b），アルシアンブルー染色陽性の細胞外粘液を認める（c）．大部分は膵胆道型，高度異型の上皮から成るが（d），一部に異型度が低下した部位を認める（e）．管状腺癌が軽度の浸潤を示す（f）．

が，膵胆道型については大部分の症例は癌に相当する異型性を示す．

図2にIPNBと考えられる症例を示す．粘液産生を伴う乳頭状腫瘍で，管腔内病変の大部分は膵胆道型，高度異型の上皮からなっている．IPNBでは，大腸癌のadenoma-carcinoma sequenceのように腺腫相当の病変から癌が発生するかどうかは証明されていないが，この症例のように高度異型の部位と比べて，異型度が低く感じられる上皮が混在していることがある．また，本例は管状腺癌が軽度の浸潤を示していた．

一般にIPNBは前浸潤性の病変であり，浸潤病変を伴うものは浸潤性胆道内乳頭状腫瘍（胆道癌取扱い規約），IPN with an associated invasive carcinoma（WHO腫瘍分類）に分類される[1,3]．浸潤癌を合併した場合は管状腺癌や粘液癌が多く，特に腸型IPNBで粘液癌が好発する．乳頭状腫瘍内で中分化相当の癌病変をみることがあり，管腔内で悪性化が進展し，浸潤が開始すると考えられる（図3）．

2）IPNBと管内発育型胆管癌の鑑別

胆管内発育型肝内胆管癌あるいは乳頭型胆管癌に分類される胆道癌の中で，どのような症例をIPNBとみなすべきか，現状では明確でない．WHO腫瘍分類が改訂された際，胆嚢癌と肝外胆管癌の組織分類から従来のpapillary adenocarcinomaが削除され，このことが問題をより複雑にしている[6]．乳頭型胆管癌の中で浸潤がないか軽微なものは予後がより良好で[7]，こうした症例の中にIPNBが含まれる可能性が指摘されている．

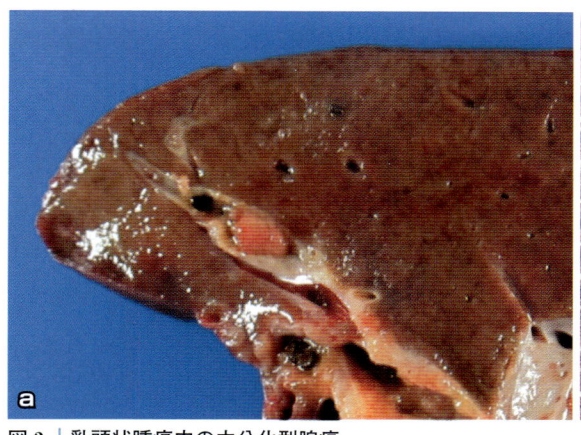

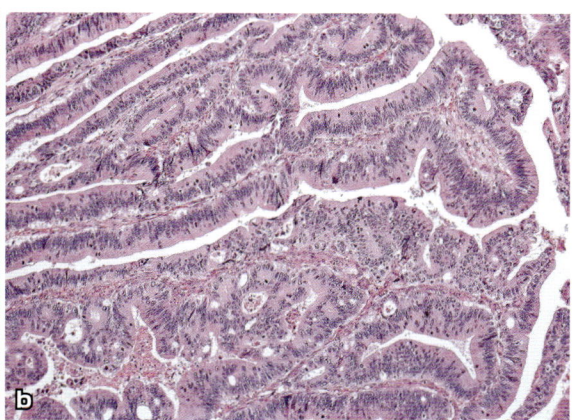

図3 │ 乳頭状腫瘍内の中分化型腺癌
肝内大型胆管内の腫瘍（a）．腸型の乳頭状腫瘍内に中分化型腺癌を認める（b）．

　図4は胆道癌取扱い規約で乳頭浸潤型に分類される遠位胆管癌である．粘液の過剰産生は伴わず，管腔内の乳頭状腫瘍の丈（4mm）は高くない．管腔内の乳頭状上皮は全体が膵胆道型，高度異型の乳頭腺癌で構成されている．胆管壁では管状腺癌が広範囲に浸潤し，浸潤癌の細胞形質は通常型胆管癌の多くでみられる胆道型である．IPNB由来かどうかの判断が困難で，分類上，混乱をきたしているのはこうしたタイプが多いと思われる．
　たとえば，通常型胆管癌では腸型や特に好酸性細胞型の化生はほとんどないことから，乳頭状の管腔内病変にこれらの細胞形質がみられることは，IPNBを示唆する組織所見の可能性がある（図5）．

3）管状の腺管成分を伴う胆管内腫瘍
　WHO腫瘍分類において，膵臓の膵管内腫瘍は粘液性のIPMNと非粘液性の膵管内管状乳頭腫瘍 intraductal tubulopapillary neoplasm（ITPN）に大きく分類され，従来の intraductal tubular adenoma（ITA）は IPMN に，intraductal tubular carcinoma（ITC）は ITPN に包括されている[8]．IPMN は adenoma-carcinoma sequence を示す腫瘍であるのに対し，ITPN は一様に高異型度で de novo-like な腫瘍発生が想定される腫瘍である．遺伝子変異に関しても IPMN は *KRAS* や *GNAS*，ITPN は一部の症例で *PIK3CA* の変異があり，分子生物学的特徴が異なっている．
　胆管内発育を示す腫瘍で乳頭状の組織成分も認めるが，管状の腺管成分が目立つ症例を稀に経験する．図6に示す胆管内腫瘍は ITA（pyloric gland adenoma）類似の腺管を多く含んでいる．胆道系にも intra-ductal tubular neoplasm（ITN）や ITPN に相当する腫瘍が発生することが報告されており，今後，IPNB における管状成分の取り扱いについても明確にしていく必要がある．

3．IPNB vs. BilIN

1）BilIN の病理形態
　BilIN は顕微鏡的に平坦（flat）や偽乳頭状（pseudopapillary），微小乳頭状（micropapillary）をなす異型上皮病変で，異型度を増すに従い後二者の頻度が高くなる（図7）．BilIN の診断基準に病変の高さの規定はないが，丈の高い乳頭状（papillary）の形態をなすBilIN は稀であり，BilIN の原著論文でも papillary という用語は IPNB と混乱を招くことから使用を避けている[9]．

2）IPNB と BilIN の鑑別
　IPNB と BilIN は肉眼形態が異なっているが，囊胞状病変や広範囲な表層拡大進展を示す胆管癌で，IPNB か BilIN かの判断が難しい乳頭状病変をみることがある．また，IPNB はしばしば主結節周囲の胆管上皮に表層拡大進展を示し，平坦もしくは低い乳頭状の病変は BilIN と同様にみえる．この表層拡大進展は多くの場合，主結節と同様の細胞形質，細胞異型を示す上皮が進展している．BilIN はしばしば胃（腺窩，偽幽門腺）型の化生を示し，時に腸型の化生もみられることから，膵胆道型，胃型，腸型のIPNB の表層拡大進展と BilIN とは区別しにくい（図8）[10]．通常，好酸性細胞型の化生は BilIN ではみら

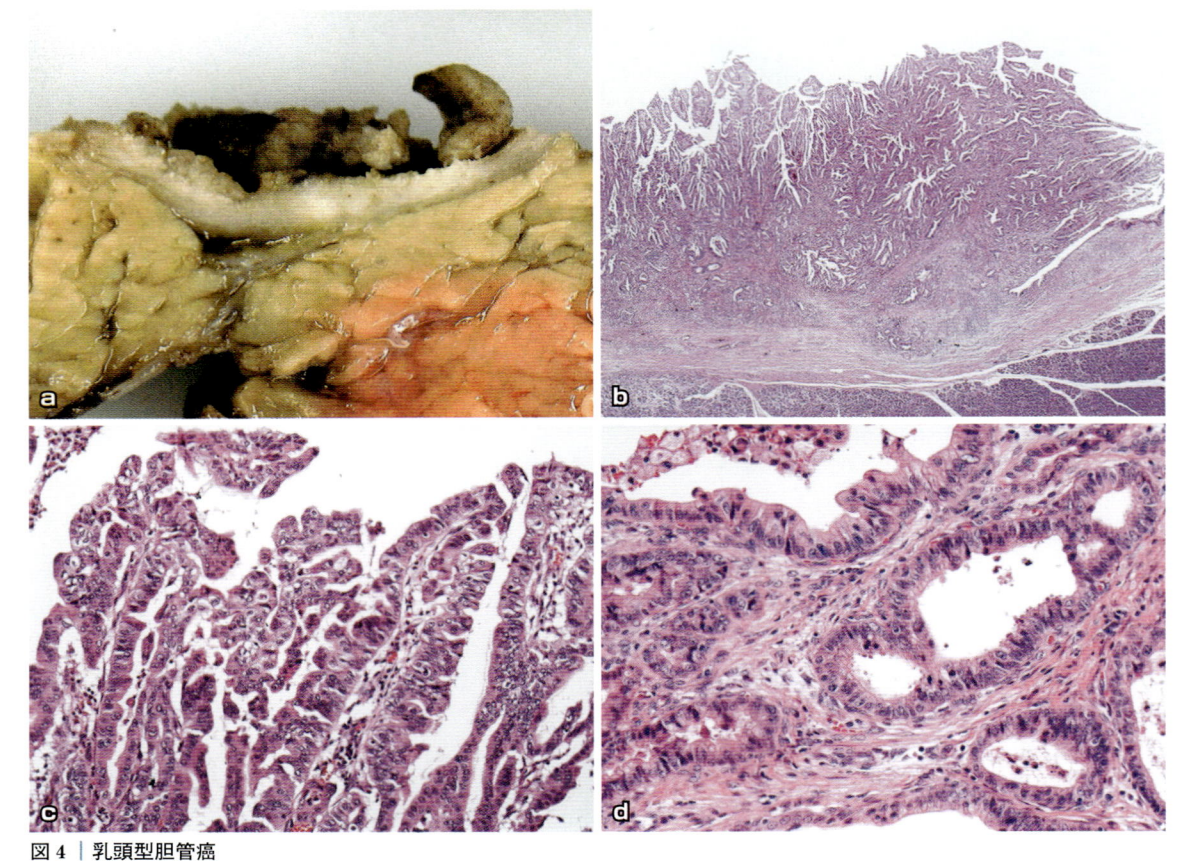

図4｜乳頭型胆管癌
遠位胆管内の乳頭状腫瘍（a, b）．管腔内病変は全体が膵胆道型，高度異型の乳頭腺癌で構成される（c）．管状腺癌が胆管壁に浸潤する（d）．

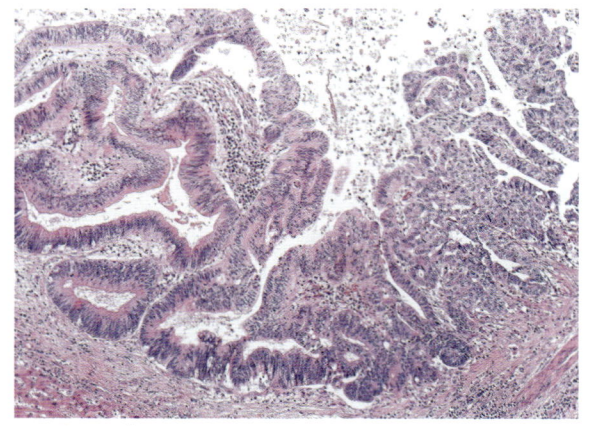

図5｜膵胆道型と腸型の細胞形質を示す乳頭状腫瘍
乳頭状病変で膵胆道型（右）と腸型（左）の上皮が混在する．

れず，このタイプはIPNBの表層拡大進展が考えられる（**図9**）．

3）GNAS 遺伝子変異

　膵腫瘍ではGNAS遺伝子変異の解析が進行している．IPMNは半数前後にGNAS変異が検出されるのに対し，原則として膵管癌やPanINでは検出されない[11]．PanINに相当する病変や数mm大の小型の膵嚢胞でGNAS変異を認めることがあるが，これらは初期のIPMNである可能性が指摘されている．BilINでGNAS変異は認めないと報告されており，IPNBでは2〜50％と報告によりその頻度は異なっている[12,13]．腸型や粘液の過剰産生を示すIPNBでGNAS変異を認めやすい傾向があるとされる．

　IPNBで腫瘤の形成がいまだ明らかでないごく初期の段階では，BilINに類似した上皮内腫瘍の形態を呈していることが推測される．**図10**は低い乳頭状の異型上皮病変で，BilINとしては丈の高い印象を受ける．この病変でGNASの遺伝子変異を解析した結果，変異が検出された．IPNBやBilIN，胆道癌におけるGNAS変異についてはさらに検討を要するが，

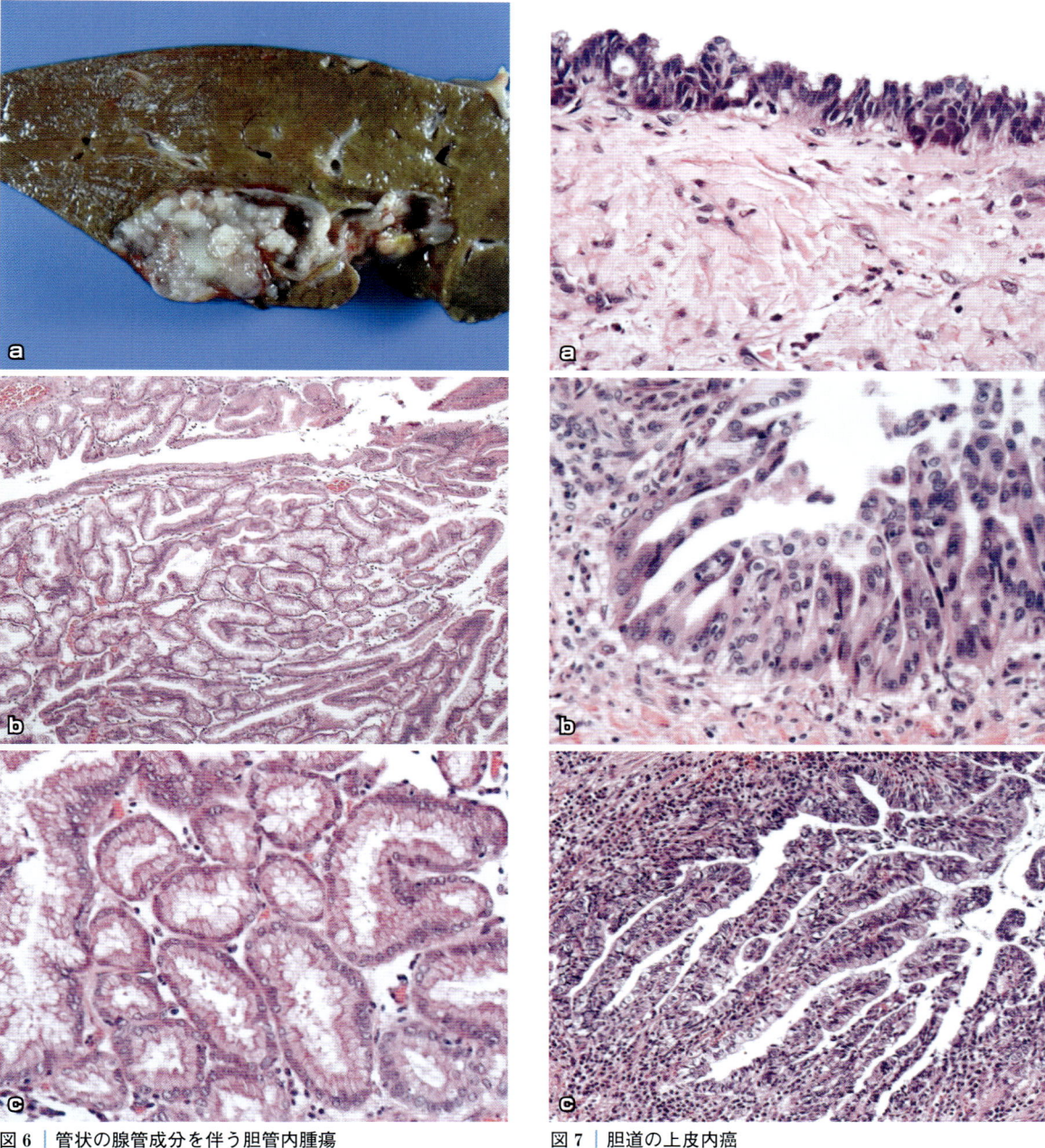

Ⅱ. 管内発育型胆管癌 vs IPNB vs BilIN   209

図6 | 管状の腺管成分を伴う胆管内腫瘍
拡張した肝内大型胆管内の腫瘍（a）で，pyloric gland adenoma 類似の腺管を認める（b, c）．

図7 | 胆道の上皮内癌
a：平坦（flat）．b：偽乳頭状（pseudopapillary）．c：乳頭状（papillary）．

病変の成因を考察するうえで参考の一つになる可能性が示唆される．

おわりに

IPNB と BilIN の概念が提唱されて以来，約10年が経過し，これらの概念は広く一般に用いられるようになった．しかし，その一方で診断上の問題点も指摘されるようになった．2014年に日本胆道学会シングルトピックカンファレンスで「胆管内乳頭状腫瘍とは何か」がテーマとして取り上げられ，IPNB の定義，粘液産生がない例の取り扱い，乳頭型胆管癌

図8 | 化生を示す BilIN
胃型（a）と腸型（b）の化生．BilIN では胃型の化生が高頻度である．

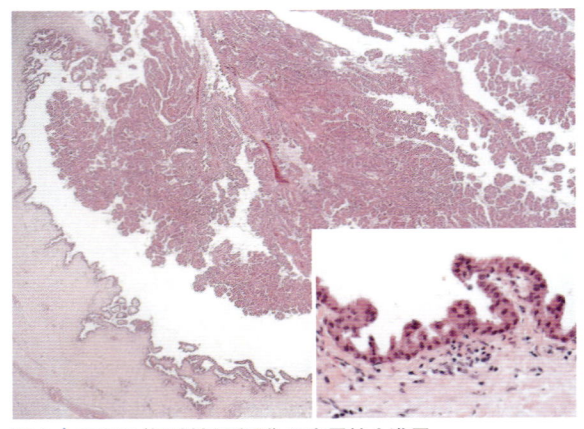

図9 | IPNB（好酸性細胞型）の表層拡大進展
主結節周囲の拡張した胆管に好酸性細胞型の異型上皮が進展（インセットは拡大像）．

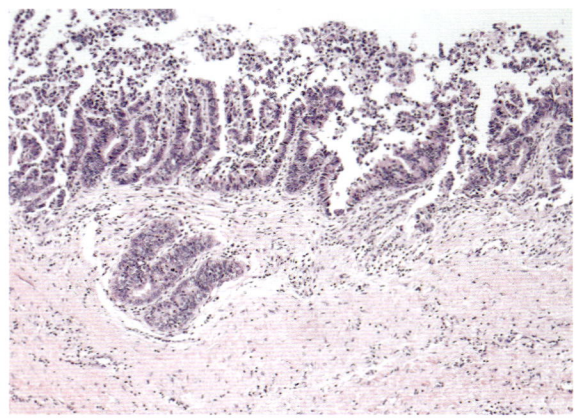

図10 | *GNAS* 変異を示す異型上皮病変
低乳頭状の異型上皮病変で，*GNAS* 遺伝子変異を検出した．

との鑑別，WHO 腫瘍分類の問題点を中心に議論が行われた．明確な結論には至っていないが，今後，こうした議論を通して IPNB の定義や診断基準が確立されることが望まれる．

（佐藤保則）

文献

1) Nakanuma Y, Curado MP, Franceschi S et al：Intrahepatic cholangiocarcinoma. in Bosman FT, Carneiro F, Hruban RH et al（eds）："WHO Classification of Tumors of the Digestive System", 4th ed, IARC Press, Lyon, 2010, pp217-224
2) 日本肝癌研究会（編）：臨床・病理 原発性肝癌取扱い規約，第5版補訂版，金原出版，2009
3) 日本肝胆膵外科学会（編）：臨床・病理 胆道癌取扱い規約，第6版，金原出版，2013
4) Nakanuma Y, Sato Y, Ojima H et al：Clinicopathological characterization of so-called "cholangiocarcinoma with intraductal papillary growth" with respect to "intraductal papillary neoplasm of bile duct（IPNB）". Int J Clin Exp Pathol 7：3112-3122, 2014
5) Tanaka M, Fernández-del Castillo C, Adsay V et al：International consensus guidelines 2012 for the management of IPMN and MCN of the pancreas. Pancreatology 12：183-197, 2012
6) Albores-Saavedra J, Adsay NV, Craeford JM et al：Carcinoma of the gallbladder and extrahepatic bile ducts. in Bosman FT, Carneiro F, Hruban RH et al（eds）："WHO Classification of Tumors of the Digestive System", 4th ed, IARC Press, Lyon, 2010, pp266-273
7) Onoe S, Shimoyama Y, Ebata T et al：Prognostic delineation of papillary cholangiocarcinoma based on the invasive proportion：A single-institution study with 184 patients. Surgery 155：280-291, 2014
8) Adsay NV, Fukushima N, Furukawa T et al：Intraductal neoplasms of the pancreas. in Bosman FT, Carneiro F, Hruban RH et al（eds）："WHO Classification of Tumors of the Digestive System", 4th ed, IARC Press, Lyon, 2010, pp304-313
9) Zen Y, Adsay NV, Bardadin K et al：Biliary intraepithelial neoplasia：an international interobserver agreement study and proposal for diagnostic criteria. Mod Pathol 20：701-709, 2007
10) Sato Y, Sasaki M, Harada K et al：Pathological diagnosis of flat epithelial lesions of the biliary tract with emphasis on biliary intraepithelial neoplasia. J Gastroenterol 49：64-72, 2014
11) Furukawa T, Kuboki Y, Tanji E et al：Whole-exome sequencing uncovers frequent GNAS mutations in intraductal papillary mucinous neoplasms of the pancreas. Sci Rep 1：161, 2011
12) Hsu M, Sasaki M, Igarashi S et al：KRAS and GNAS mutations and p53 overexpression in biliary intraepithelial neoplasia and intrahepatic cholangiocarcinomas. Cancer 119：1669-1674, 2013
13) Sasaki M, Matsubara T, Nitta T et al：GNAS and KRAS mutations are common in intraductal papillary neoplasms of the bile duct. PLos One 8：e81706, 2013

第3部 鑑別ポイント

III. 乳頭部腺腫 vs 早期乳頭部癌

はじめに

　十二指腸乳頭部腫瘍は，乳頭部に局在する上皮を由来として発育，進展する腫瘍である．乳頭部領域（図1a）は，胆管上皮末端（図1b①），膵管上皮末端（図1b②），共通管上皮（図1b③），大十二指腸乳頭上皮（図1b④およびc）で主に構成され[1]，周囲には小型付属腺が散在し，それらが集う領域となっている[2,3]．いわゆるOddi括約筋（図1b⑤）に囲まれた部分と，その部位に相当する十二指腸粘膜の領域で構成される．その解剖学的複雑性に加え，乳頭部胆管および膵管上皮は立方から円柱上皮の単層上皮で，十二指腸方向に進展するにつれ杯細胞や刷子縁を含む腸型の高円柱上皮が種々の程度混在してくる[2-4]．また，上皮は開口部（十二指腸）方向に向かって一方向性に乳頭状，絨毛状のひだ（papillary fold）が認められ，Oddi筋が膵液や胆汁の排泄，ならびに両者の混合や逆流防止を調節している（図1b, d）．また，乳頭部は胆汁や膵液等，化学的刺激の適応現象として過形成性の粘膜増生や再生性の核腫大が存在する[2,3]．生検診断ではそれらを念頭に癌と診断する際はoverdiagnosisしないよう内視鏡，画像臨床データ等も総合的に考慮に入れ，慎重になるべきである[5]．乳頭部の腫瘍は，それらのさまざまな上皮がすべて発癌母地となり得るため，発癌機序も複雑で，多彩な生物学的振る舞いを生じ得ることが想定される．たとえば，腸型形質では，大腸癌類似の外方性でadenoma-carcinoma sequenceを呈する発育形式や，膵胆道形質では，陥凹性発育を呈し，浸潤傾向の高度な膵胆道癌類似の*de-novo*的発育形式をとる場合，さらには乳頭部管腔内で隆起性充実性に増殖し，浸潤傾向の軽度な膵管内乳頭粘液性腫瘍intraductal papillary-mucinous neoplasm（IPMN）や胆管の胆管内乳頭状腫瘍intraductal papillary neoplasm of bile duct（IPNB）類似形態を呈するもの等，さまざまである[6-8]．

　一般的に早期癌とは，初期段階の癌で予後の期待できる臨床的意味合いの強い概念である[9]．それに相当する病理像は，管腔臓器では概ね深達度で評価され，腫瘍進展は管腔に対し側方（水平）方向より垂直方向に重きを置いている．さらに微小癌とは，上皮内に限局した発生初期の癌（carcinoma *in situ*/ high grade dysplasia）に相当する[9]．本邦胆道癌取扱い規約では上皮内癌を認めているが，WHO 2010では上皮内癌自体を認めず浸潤のみを癌と定義し，上皮内癌は前癌病変（premalignant lesion）（図2）に包含されるため，各々の癌の解釈の相違は認識すべきである[1,10]．前癌病変とは将来癌になり得る病変を意味する概念的な名称で，多段階的な発育，進展を呈し，癌になる前の病変を意味する[9]．前癌病変はWHO 2010では，主に①肉眼像で認識可能な病変と，②平坦で顕微鏡のみ認識され得る病変とに分けられ，ほとんど前者が占める[4,10]．病理形態学的には，①は腸型の腺腫（adenoma）とnoninvasive pancreatobiliary papillary neoplasm with low grade, high grade dysplasia（intraepithelial neoplasia）とに分けられ，その高度異形成が本邦の上皮内癌にほぼ相当する[1,10]．②は膵胆道系への分化を呈し，早期に浸潤傾向の高度な癌へ進展し得る前段階の顕微鏡的病変を示し，胆道では胆管内上皮内腫瘍性病変（胆

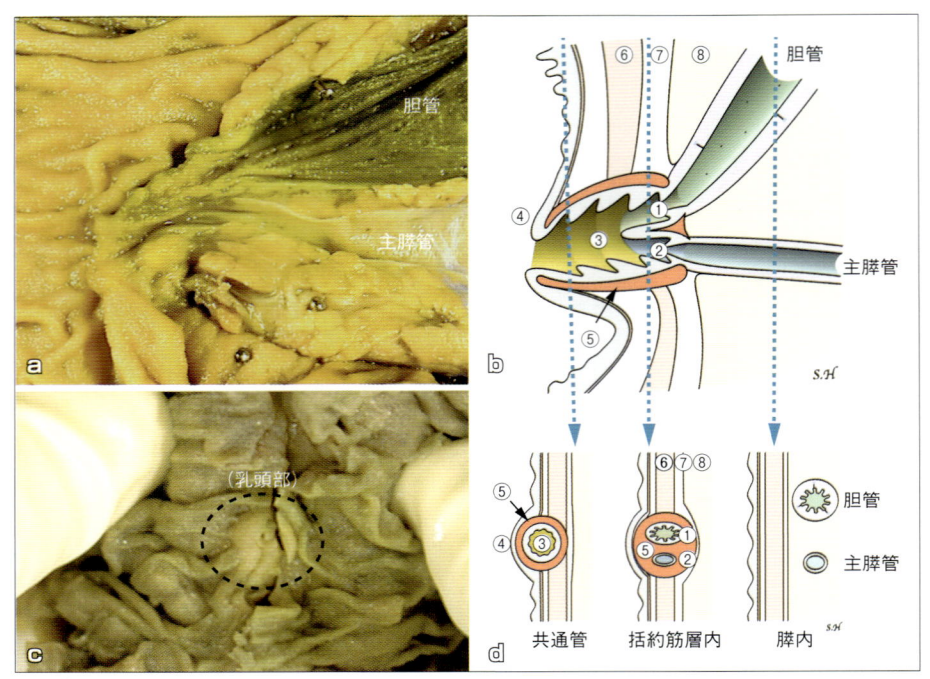

図1 | 乳頭部の解剖
a：胆管膵管に沿って平行に割を入れた膵頭部から乳頭部にかけての肉眼像．b：aに相当するシェーマ（右）．胆管は膵管と比較して厚く，付属腺に連なるholeが発達している．胆管膵管粘膜はOddi筋層内に入ると末梢方向に向かって1方向性にひだが形成され，逆流防止の効果がある．①乳頭部胆管（黄緑）．②乳頭部膵管（水色）．③共通管（黄金色）．④大十二指腸乳頭上皮（灰白色）．⑤Oddi括約筋（橙色）．⑥十二指腸固有筋層（肌色）．⑦脂肪織（結合織）（透明色）．⑧膵臓（白色）．c：十二指腸側より観察した乳頭部円孤（点線内）の肉眼像．乳頭開口部を中心にそれを鉢巻ひだが覆っている．d：bの矢印（点線）に相当する乳頭部の横断像（胆管膵管に対し垂直方向からみた割面（断面像））胆管上皮は膵管上皮と比較してやや乳頭状である．

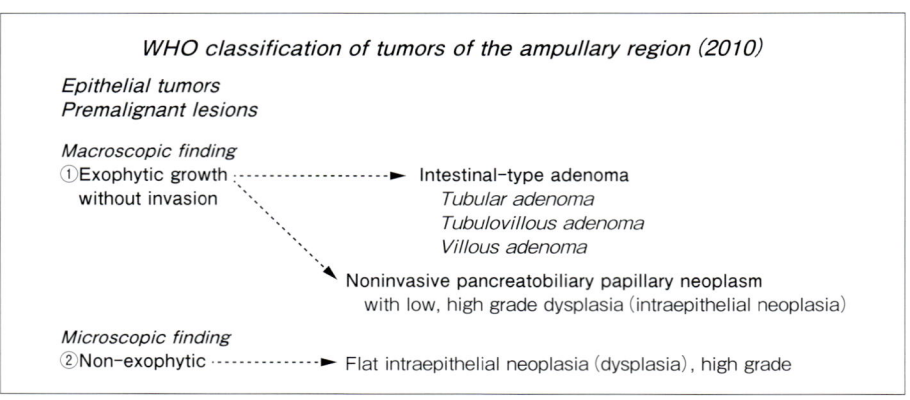

図2 | 前癌病変におけるWHO 2010の位置づけ（一部抜粋）
WHO 2010に準拠して上皮内病変をPremalignant lesion（前癌病変）としてとらえ，肉眼認識可能な① Exophytic growth without invasionと，顕微鏡のみで認識，判定し得る② Flat intraepithelial neoplasia（dysplasia），high gradeに分け，さらに前者はIntestinal-type adenomaとNoninvasive pancreatobiliary papillary neoplasmに分けられる．本邦で上皮内癌に相当する病変をWHOではhigh grade dysplasiaで置き換えている．すなわち欧米では上皮内癌のCategoryはなく，浸潤をもって初めて癌と診断することに注意すべきである．

図3 | tubular adenoma（腺腫）(60代，男性)
a：十二指腸側から観察したマクロ像．露出腫瘍型（12×10×7mm）で乳頭部中心に大腸腫瘍類似の polypoid な発育形態を呈している．表面はやや顆粒状で潰瘍はない．b：腫瘍は，大十二指腸乳頭領域を主座に共通管まで局在している．弱拡大像．c：腫瘍は，腺管を置換性に発育する．中拡大像．d：細胞は，好酸性胞体を呈し，紡錘形で hyperchromatic な核網を有する腸型形質の腺腫が確認される．強拡大像．

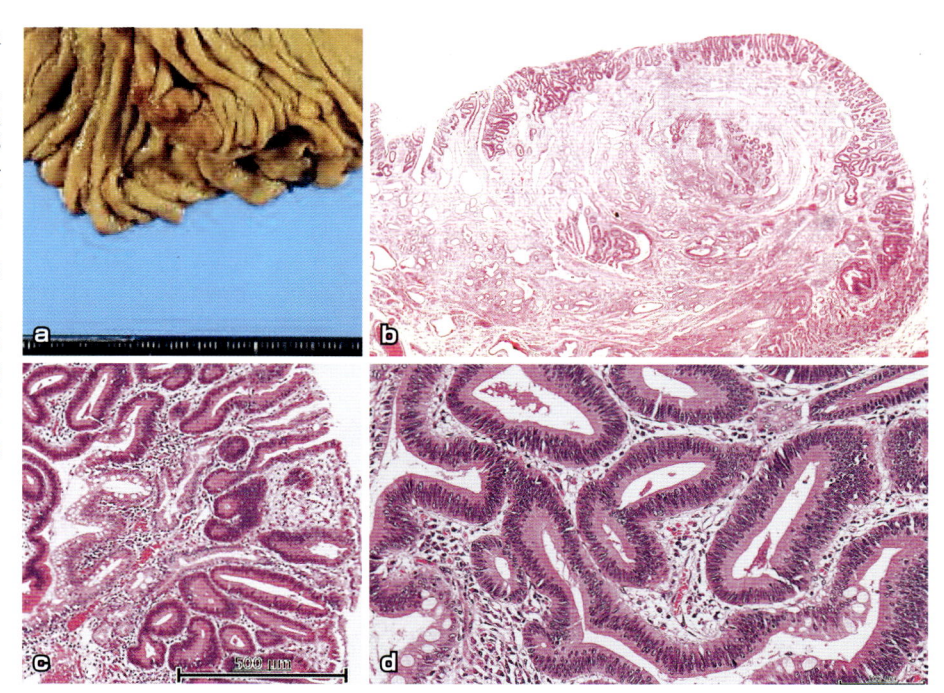

道上皮内腫瘍）biliary intraepithelial neoplasia（BilIN），膵臓では膵上皮内腫瘍性病変 pancreatic intraepithelial neoplasia（PanIN）に相当する．本項では乳頭部の解剖学的特性を鑑みながら前癌病変としての乳頭部腺腫について，その後，早期乳頭部癌の定義と問題点，最後に早期乳頭部癌における乳頭部腺腫の関係（位置づけ）について述べる．

1．乳頭部腺腫（図3）

乳頭部の腺腫は，全小腸腺腫の55〜80％を占め，大腸ポリープ類似の外方性形態を呈する（図3a, b）[4,10]．平均年齢は60歳代前半であるが，40代から90代まで起こり得る．男女比は1：2.6と女性に多い．腺腫は腸型形質が乳頭部腺腫の約95％を占め，そのほか，稀に胃型も存在するが純形態学的に過形成ポリープとの異同が問題になり，WHO 2010では腸型のみを腺腫と認めている．乳頭部腺腫は散発性と，家族性ポリポーシスやGardner症候群の随伴所見として55〜95％合併し，さらに後者は60％以上多発する[4]．また，家族性ポリポーシスやGardner症候群の腺腫発症年齢は40代前半と通常の腺腫より若く，男女比は同等である[4,10]．臨床症状は，黄疸，腹痛などの胆管膵管閉塞の随伴所見がしばしば出現し，時に膵炎も生じ得る．腸型腺腫は組織学的には，紡錘形核のせり上がりと goblet の減少を呈する．核の極性は保たれ，核網は hyperchromatic で，これらが区域性を持って置換性に存在する（図3c, d）．腸型は主に大十二指腸乳頭領域（Ad）から共通管（Ac）に局在する腸粘膜を主な発生母地（図1b ③，④）とするが，生検でほぼ診断可能である．腺腫は，構造形態によって tubular adenoma, tubulovillous adenoma, villous adenoma に分別され，villous 形態が tubular 形態より増大傾向があり，かつ悪性度も高い傾向がある[4,10]．また，稀に paneth 細胞への分化を有している[4]．さらに乳頭状絨毛形態の場合，管状構造と比較してより十二指腸側に局在傾向がある[10]．

2．乳頭部腺腫内癌（図4）ならびにその位置づけ

腺腫と（上皮内）癌の鑑別は大腸腺腫と腺癌の識別に概ね準ずる（表1）．固形癌は端的には細胞の自律性異常増殖により組織が無目的に過剰増殖した上皮性悪性腫瘍のことを指す．癌の診断は具体的には構造異型と細胞異型を認識し，初めて診断し得る．腸型形質における構造異型とは，腺管が大小不同を呈し，腺管同士の癒合傾向が区域性に生じ（図4b, c），また個々の腺管の分岐化が高度になる．細胞異型は

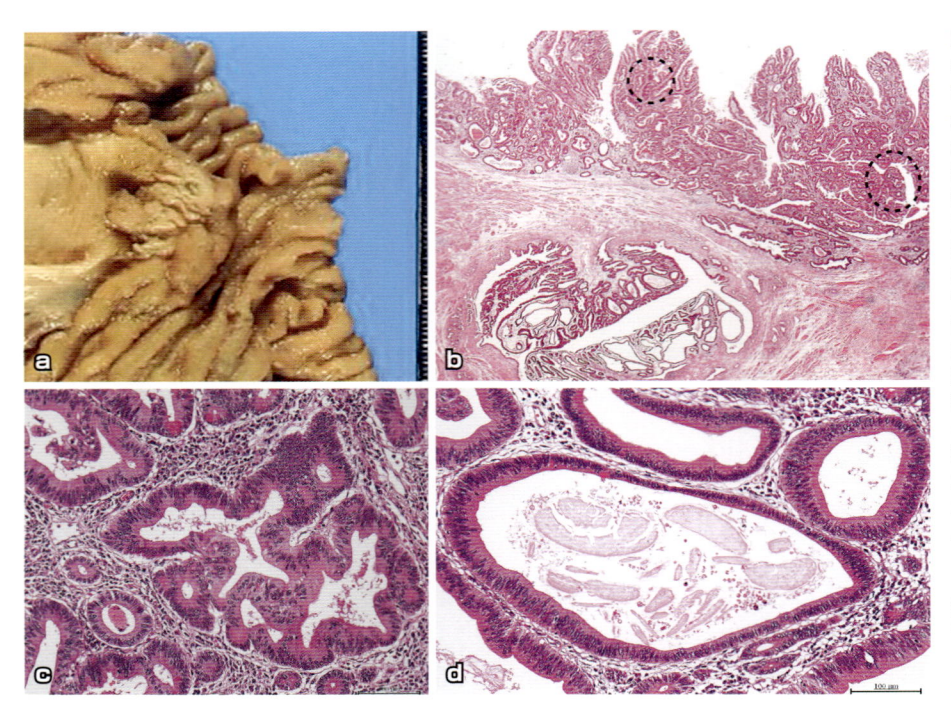

図4 | carcinoma in adenoma（腺腫内癌）（80代, 女性）
a：総胆管に沿って切開したマクロ像．十二指腸乳頭部から下部胆管にかけて腫瘤（2×2cm）が外方から側方性に局在している．b：腫瘍が，大十二指腸乳頭部から共通管にかけて膨張性に増生している（弱拡大像）．円弧（点線内）：上皮内癌．残りは腺腫．c：腸型形質を有する異型腺管が癒合している．核は類円形に腫大し，gobletの消失が認められ，腺腔内に変性物質ならびに腺腔間質周囲に炎症細胞が密在している．上皮内癌と診断可能である．d：腺腫．やや cystic に拡張した異型腺管は，紡錘型の核で主に基底側に位置し，極性は保たれている．

表1 | 腸型腺腫と癌の異型性を構成する因子

	腺腫	癌
サイズ	小	大（≧1.5cm）
構造異型		
腺管密度	一定	上昇
腺管形態	一定	不整 （出芽様，gland in gland） （癒合，櫛状）
細胞異型		
核		
サイズ	小	腫大
極性	一定	消失
形態	紡錘形	類円形
核網	一定，クロマチンの増量	顆粒状（粗造）
細胞質		
色調	好酸性	やや淡泊
Goblet	散在性	極少数または消失
核/細胞質		
比	低下	上昇
密度	低下	上昇（偽重層化）

核の極性が乱れ，かつ偽重層化が出現し，それに伴って goblet の減少，消失が生じてくる．さらに，核の形態が紡錘形から類円形に変化し，核網が粗造になれば癌に限りなく近い（図4c, 表1）．特に乳頭状形態の場合，管状構造より癌化率が高く，また胆道系腫瘍の腺腫内癌症例では，腫瘍最大径1.5cmの腺腫では癌化率＞90％（図4a）とともに癌診断の重要な因子の一つである[4,10,11]．腺腫（図4d）と癌の鑑別は主に異型腺管が，①置換性か癒合性か？，②核の極性や形態ならびに核網，③細胞質内のgobletの減少量ならびに細胞質の変化で主に鑑別するが，癌の絶対的な診断基準はないので各々の所見を組み合わせて総合的に診断する（表1）．この腺腫内に存在する癌が adenoma-carcinoma sequence の多段階発癌を支持する発育形式の裏づけとなり，腺腫が良性腫瘍でありながら前癌病変として位置づけられる根拠となる[10]．一方，WHO では上皮内癌自体を認めていないため，同症例（腺腫内癌）の位置づけは今後議論すべき課題である．

3. noninvasive pancreatobiliary papillary neoplasm with low, high grade dysplasia（intraepithelial neoplasia）[10]

外方性もしくは乳頭部管腔内腔に沿って膨張性発育する膵胆道系形質を有する浸潤のない腫瘍である．本腫瘍は膵臓では pancreatobiliary type の IPMN，胆管では pancreatobiliary type の IPNB に相当する乳頭部の counterpart ともいうべき病変であるが，乏粘液産生性の点では IPNB がより類似している．ま

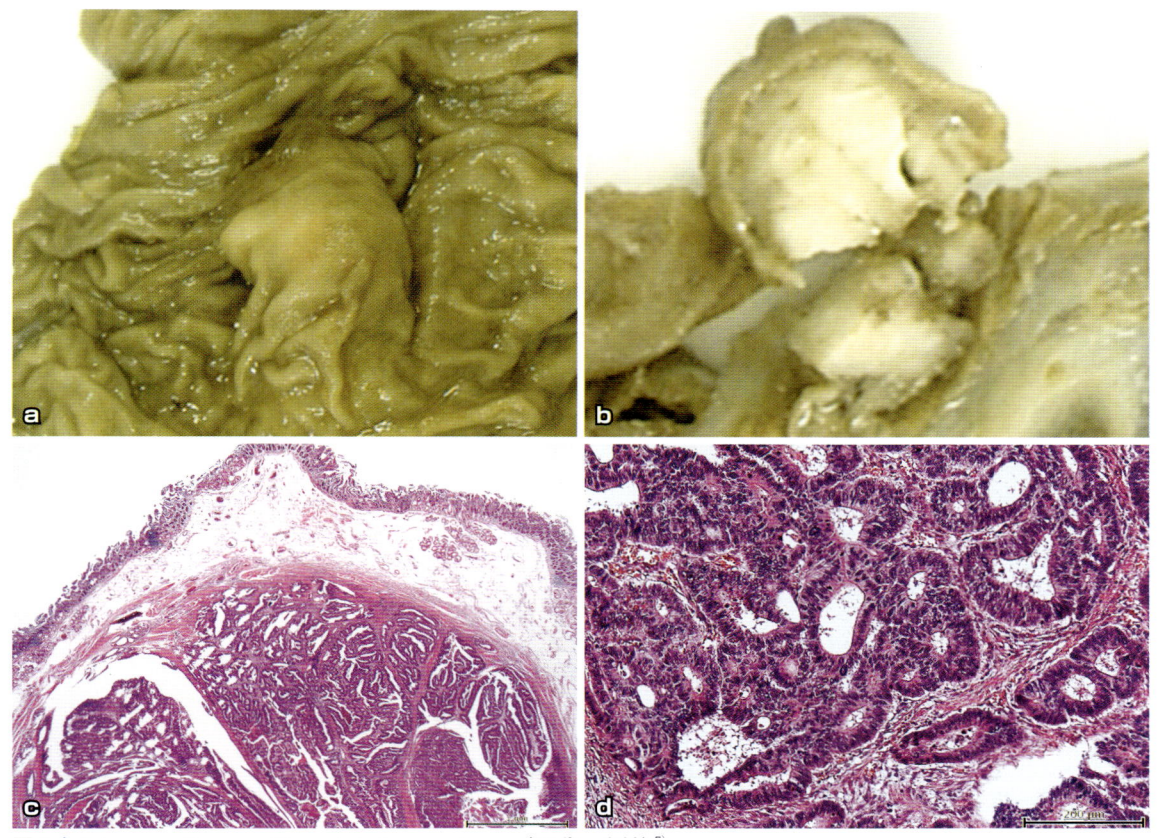

図5 | intraampullary papillary-tubular carcinoma（80代，女性）[7]
a：十二指腸側からみたマクロ像．腫瘤は乳頭部には露出しておらず，粘膜下から圧排性に発育している．b：乳頭部割面像．白色調の腫瘍が乳頭部表面直下に圧排性充実性に局在している．c：組織像（弱拡大）．腫瘍は乳頭直下に圧排性膨張性に発育し，浸潤傾向は認めない．d：組織像（強拡大）．腫瘍は乳頭状管状に増殖している．腺腔内に壊死が散見され，膵胆道系への分化を示す．

た，乳頭部管腔内（intra-ampullary）に乳頭状管状構造を呈し，充実性増殖をする膵胆道系への分化を有する腫瘍も報告されている[7]．その腫瘍は，大十二指腸乳頭部側に腫瘍が露出していないことが特徴（図5a, b）で，共通管から乳頭部胆管や乳頭部膵管を発生母地として充実性圧排性に増殖する，浸潤傾向の軽度な腫瘍である（図5c, d）[8]．いわゆる膵や胆管のintraductal tubulo-papillary neoplasm（ITPN）のcounterpartとの相同性の検討が今後必要である[7,12-16]．

4. flat intraepithelial neoplasia（dysplasia），high grade

flat intraepithelial neoplasia（dysplasia），high gradeはマクロで認識し得ない顕微鏡的病変を意味する純形態学的な名称で，浸潤するまでは無症状のため，上皮内成分のみの病変を外科材料で経験することは現実的にはない．また，high grade dysplasia（intraepithelial neoplasia）は上皮内癌とほぼ同義語であるが，診断名ではなく所見（病変）を意味する．一般に腺腫とは良性腫瘍，上皮内癌とは悪性腫瘍を意味する"診断名"で，異形成dysplasiaや腫瘍性病変neoplasiaは異型の程度（度合）を規定する"病変"である．すなわちhigh grade dysplasia（intraepithelial neoplasia）は，reactive atypia（change）をも包含し得るため，用語の意味する整合性について誤解ないよう，臨床医とディスカッションすべきである[8]．

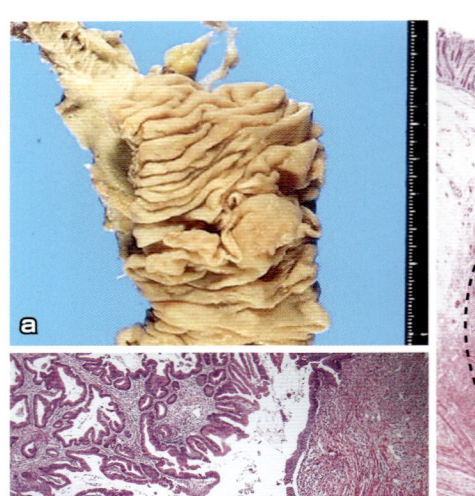

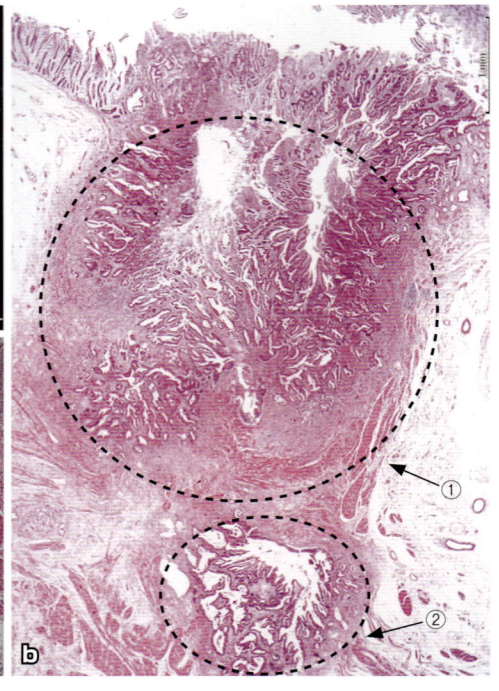

図6 | 早期乳頭部癌症例（80代，女性）
a：マクロ像（十二指腸側からみた）では乳頭部より外方性発育を呈する腫瘤が散見される．b：組織像では表層付近は adenoma であるが，深部は管腔構造を呈する腺癌（円弧点線内）が確認される．また深達度に関して，①Oddi 括約筋と②十二指腸固有筋層の境界が不明瞭である．c：b の Oddi 括約筋と（十二指腸）固有筋層の境界部の組織像（中拡大）．腺癌が，間質反応を伴って浸潤している．Oddi 括約筋と（十二指腸）固有筋層の境界領域があいまいで，かつ筋層が loose に局在しているため，癌の staging，すなわち T1, 2 の識別の評価は苦慮される．

5．早期乳頭部癌

早期乳頭部癌は，胆道癌取扱い規約第5版では"組織学的深達度が粘膜または Oddi 括約筋内に留まるもので，リンパ節転移は問わない"と定義される．乳頭部癌の外科材料におけるリンパ節転移陽性率は一般的に30〜55％といわれるが，早期乳頭部癌の場合はあまりみかけない．またリンパ節転移の有無は，予後と充分相関していると思われ，病期もリンパ節転移があればⅡB期に grade が上昇するため，早期乳頭部癌の定義内にリンパ節転移の有無の因子を含めないのは疑問が残る．乳頭部癌は解剖学的位置関係から腫瘍発生早期より膵管胆管を閉塞し，黄疸や腹痛症状等の臨床症状が85％と出現しやすい．具体的には腫瘍サイズが1cm以下でも17％は診断可能ともされている[4]．また，血液生化学データ，特に発症早期肝胆道系酵素であるビリルビンや AST，ALT ならびに ALP が60％以上より出現するといわれ，膵癌と比較し手術適応例が多い[4]．さらに乳頭部癌はたとえ胆道型であっても上皮内癌を含む上皮内病変の領域がほぼ確認され，膵癌より浸潤傾向は軽度である[8,17]．すなわち両者は解剖学的には近接しているものの，生物学的には違った発育，増殖形式を呈する．また，乳頭部癌は解剖学的にも複雑で入り組んでおり，膵管癌と比較して性状も多彩で深達度を含めた評価は注意が必要である．たとえば内視鏡所見では特に乳頭部表層が陥凹病変の場合は，生検診断が adenoma であっても25〜50％は深部で癌の可能性が高く（図6），worrisome feature として画像所見も合わせ治療は総合的に判断すべきである[4]．

6．早期乳頭部癌における乳頭部腺腫の関係（位置づけ）

癌の定義，すなわち上皮内癌に対する考え方が本邦と WHO を含む海外で評価の相違があるゆえ腺腫内癌の位置づけが不明瞭であり，今後検討すべきである．

乳頭部腺腫は良性腫瘍であるが，将来癌になり得る前癌病変として位置づけられ，早期乳頭部癌の一連の spectrum としてとらえるべきである．

（田尻琢磨，平岩真一郎，杉山朋子）

文　献

1) 日本胆道外科研究会編：外科・病理・胆道癌取扱い規約．第6版，金原出版，2013
2) 須田耕一：十二指腸乳頭部の病理．胆道 18：584-589, 2005
3) Lack E：Pathology of the extrahepatic biliary duct and

本邦胆道癌取扱い規約（第6版）や WHO Staging 分類の今後の課題

　本邦胆道癌取扱い規約や WHO の Staging 分類は，癌が Oddi 筋を中心として放射状に進展する考えを基盤に作成されている印象がある．乳頭部癌の進展が，いわゆる膵癌の進展に類似した発育形式をとるようにとらえられており，このことが病理医の深達度判定の評価を難解にさせている[8,12]．すなわち乳頭部癌の Stage 分類は，①乳頭部は管腔構造で管腔に対し垂直に浸潤するだけでなく側方進展する癌も少なからず存在することや，②乳頭部の解剖学的複雑性を考慮に入れるべきで，すべての乳頭部癌症例を網羅した分類になっていない[8,18]．たとえば，①大十二指腸乳頭部腸粘膜を発生母地とする外方性発育の浸潤傾向の軽度な腸型形質の癌が Oddi 括約筋上方をかすめ，すり抜け十二指腸側へ側方進展した場合，どう評価するか（T1 or 2），② Oddi 括約筋と十二指腸固有筋層の境界は筋層が錯綜しており不明瞭で，Oddi 括約筋筋層内か十二指腸固有筋層への浸潤か評価が難しい（図 6b, c）（T1 or 2），③十二指腸乳頭部領域に異所性に膵組織が迷入することがしばしばあり，膵浸潤ととるか否か（T2 or 3），④乳頭部胆管や膵管に沿って膨張性に腫瘍が側方進展する症例はいかがであろうか（図 5c）（T2 or 3），⑤癌が十二指腸と膵臓の結合織内（peripancreatic もしくは periduodenal soft tissue）の領域に膵臓を経ないで浸潤する症例はいかがか（T3 or 4），すなわち，Staging の評価にピットフォールとなる症例が稀ならず存在する[8,18,19]．その事象が，AJCC の Staging T1，2 の予後の逆転する結果（T2 が T1 より予後良好）を生んでおり，近い将来客観的な分類が望まれる[20]．

---

ampullary region. Pathology of the pancreas, gallbladder, extrahepatic biliary duct and ampullary region. PART Ⅲ Oxford university press, NY, 2003, pp511-524
4) Albores-Saavedra J, Henson DE, Klimstra DS : Tumors of the gallbladder, extrahepatic bile ducts, and ampulla of vater. in Rosai J, Sobin L (eds) : "Atlas of Tumor Pathology Third series, Fascicle 27", Armed Forces Institute of Pathology, Washington DC, 2000, pp245-258
5) 田尻琢磨, 楯 玄秀, 大池信之 他：病理医が, 膵胆管生検に際し内視鏡医に望むこと. 消化器内視鏡 22：1055-1062, 2010
6) Adsay NV, Ohike N, Tajiri T et al : Ampullary region carcinomas : Definition and site-specific classification with delineation of four clinicopathologically and prognostically distinct subsets in an analysis of 249 cases. Am J Surg Pathol 36：1592-1608, 2012
7) Ohike N, KimGE, Tajiri T et al : Intra-ampullary papillary-tubular neoplasm（IAPN）: characterization of tumoral intraepithelial neoplasia occurring within the ampulla : a clinicopathologic analysis of 82 cases. Am J Surg Pathol 34：1731-1748, 2010
8) 田尻琢磨, 大池信之, Adsay NV 他：乳頭部腫瘍と胆嚢腫瘍—十二指腸乳頭部腫瘍の概念および胆嚢前癌病変について—. 病理と臨床 31：245-253, 2013
9) 諸星利男, 国村利明, 大池信之 他：胆道癌の病理像—とくに早期胆道癌の特徴について. 臨消内科 18：1089-1096, 2003
10) Albores-Saavedra J, Klöppel G, NV Adsay et al : Carcinoma of the gallbladder and extrahepatic bile ducts. in Hamilton SR, Aaltonen LA (eds) : "Pathology and genetics of tumours of the digestive system, World Health Organization classification of tumours", IARC Press, Lyon, France, 2010, pp81-94
11) 鬼島 宏, 渡辺英伸, 長村義之：胆道上皮の化生性変化と前癌病変の病理. 病理と臨床 21：31-41, 2003
12) Yamaguchi H, Shimizu M, Ban S et al : Intraductal tubulopapillary neoplasms of the pancreas distinct from pancreatic intraepithelial neoplasia and intraductal papillary mucinous neoplasms. Am J Surg Pathol 33：1164-1172, 2009
13) Park HJ, Jang KT, Heo JS et al : A potential case of intraductal tubulopapillary neoplasms of the bile duct. Pathol Int 60：630-635, 2010
14) Zen Y, Amarapurkar AD, Portmann BC : Intraductal tubulopapillary neoplasm of the bile duct : potential origin from peribiliary cysts Human Pathol 43：440-445, 2012
15) Tajiri T, Tate G, Morohoshi T : Intraductal tubular carcinoma of the pancreas :-differential diagnosis and distinction from intraductal tubular adenoma. Pathol Case Review 15：199-204, 2010
16) Kasugai H, Tajiri T, Takehara Y et al : Intraductal tubulopapillary neoplasms of the pancreas : case report and review of the literature. JNMS 80：224-229, 2013
17) Tajiri T, Basturk O, Krasinskas A et al : Prognostic differences between ampullary carcinomas and pancreatic ductal carcinomas : the importance of size of invasive component (Abstract). Modern Pathology 22：323A, 2009
18) Adsay NV, Bagci P, Tajiri T et al : Pathologic staging of pancreatic, ampullary, biliary, and gallbladder cancers : pitfalls and practical limitations of the current AJCC/UICC TNM staging system and opportunities for improvement. Seminar Diagn Pathol 29：127-141, 2012
19) Tajiri T, Ohike N, Balci S et al : Proposal for a More Applicable and Clinically Relevant Staging Evaluation of Ampullary Carcinomas (Abstract). Modern Pathology 24：169A, 2011
20) AJCC Cancer Staging Manual, 7th ed, Springer, New York, 2010, pp211-219

IV. PanIN vs IPMN

はじめに

膵上皮内腫瘍性病変 pancreatic intraepithelial neoplasia（PanIN）と膵管内乳頭粘液性腫瘍 intraductal papillary-mucinous neoplasm（IPMN）は，それぞれの典型例では病変のサイズや形態が大きく異なっており，診断に迷うことはまずない．ところが，いずれも膵管上皮に生じ，前癌病変とも考えられている非浸潤性の病変であり，実際にはそれらの境界的病変にしばしば遭遇する．これには，両者の概念に仮説的要素が含まれていることが一つの大きな理由として挙げられ，実際の病理診断における混乱にもつながっていると考えられる．この仮説的要素は，分子病理学的にもまだすべて明確にはされていないところであり，実際の病理診断に際しては，そのような認識をもって対処しておけばよいところでもある．

ここでは両者の概念を簡単に整理した後，病理診断上での PanIN と IPMN の鑑別のポイントに絞って解説する．

1. PanIN と IPMN の概念上の違い

両者を鑑別するためには，まず両者の概念とともにその共通点や相違点を整理しておく必要がある．

1）PanIN

PanIN は，言い方を変えれば膵管内の異型上皮であり，そのような病変の記載は 100 年以上前にも，「Zur kenntnis der Genese des Adenokarzinoms und Karzinoms des Pankreas.（膵腺癌/癌の起源についての知見）」と題した論文の中で，「Ausführungsgang mit starker Zellproliferation（強い細胞増殖を伴う膵管）」として述べられていることが知られており，その論文では膵管上皮像のスケッチも記されている（Virchows Archiv, 1905）[1]．その後も剖検症例の検索から，膵管上皮の過形成から上皮内癌，上皮内癌から浸潤癌への移行像がみられたとするもの，膵癌周囲には非膵癌症例の膵よりも膵管の異型上皮が高頻度にみられるとする，など膵管の異型上皮と膵癌の関連を述べた報告がなされている．このような「膵管の異型上皮」は，実際には「異型過形成」，「上皮内癌」，「粘液細胞化生」などさまざまに呼ばれていたが，それらの用語と概念の統一を図り，研究を推進させるために作られたのが pancreatic intraepithelial neoplasia（PanIN）という用語と分類である[2]．

2）IPMN

IPMN は，高齢男性の膵頭部に多く，主膵管などの太い膵管を主座とすることが多いが，膵管系のどのレベルにもみられる．豊富な粘液産生を伴うため膵管拡張を伴い，その中に種々の程度の乳頭状腫瘍を認める．主膵管に主座を置く「主膵管型」では，主膵管が全長にわたって棒状風船のように拡張蛇行していることが多く，膵管内腔には粘液が充満し，その中に絨毛状の腫瘍が観察される．膵管分枝に主座を置く「分枝型」では膵管が囊胞状に拡張することが多いが，その場合，複数の囊胞状に拡張した膵管が集合体（画像所見などでは"ブドウの房状"と表現される）としてみられるものや，一つの膵管のみが囊

胞状に大きくなるものがある[3,4]．

IPMNには，異型度以外にその腫瘍組織の組織細胞形態や分化方向の異なる組織亜型も知られている．現行WHO分類では胃型gastric type，腸型intestinal type，胆膵型pancreatobiliary typeとオンコサイト型oncocytic typeの4亜型に分けられている[3]．

3）PanINとIPMNの共通点と相違点

上記も踏まえ両者の共通点をみていくと，両者はいずれも膵管内に生じた病変であり，膵管上皮の腫瘍性増殖から成る病変ということである．その中で，比較的平坦で粘液産生を示さないものがPanIN，乳頭状発育傾向が目立ち粘液産生を伴うものがIPMNということができる．

病変の大きさから論じれば，PanINは通常，顕微鏡レベルの検索でしか病変を同定できない小さな病変であり，IPMNは放射線/超音波画像診断で検出され，肉眼的に同定可能な病変である．

より概念的かつ仮説的には，両者はいずれもいくつかの分子異常により多段階的に発育進展し，形態的には組織・細胞の異型度を増し，最終的に浸潤癌になると考えられている．そして，その結果としていわゆる通常型の浸潤性膵管癌になるものがPanINである．IPMNも浸潤癌に進展するが，あくまでIPMNの進展像としての浸潤癌であり，IPMNが近傍に存在するという意味で全体像が若干異なっている．

PanINやIPMNについては，すでに多くの分子異常も見出されており，それらには共通した異常が多いのも事実であるが，以前から知られていた*SMAD4*異常の頻度の差に加え，比較的最近見出された*GNAS*のように両者の違いを強く示唆するものもある[5,6]．そのような知見がさらに蓄積されてくれば，PanINから「invasive ductal adenocarcinoma」へ，IPMNから「IPMN with an associated invasive carcinoma」へと発育進展するという，現在の仮説が裏付けられることになるだろう．

2．PanINとIPMNの病理診断上の鑑別のポイント

上記のように，PanINとIPMNは，その定型像の違いは明らかである．しかし，IPMNにも顕微鏡レベルの小さな病変の時期があるだろうし，PanINが生じた膵管が，何らかの閉塞機転により二次的に拡張して画像所見や肉眼的にも同定できる大きさになる可能性はある．したがって，ある時期の病変を切り取ってきて観察する病理組織診断では，その両者の鑑別に難渋する病変があっても当然といえる．また，真の意味で両者の境界型病変がある可能性も十分にある．これらを前提に，ここではいくつかの例を出して病理診断における両者の鑑別について述べる．

1）IPMN症例にみられた膵管枝の異型上皮（図1，2）

IPMN症例の膵に，孤発性にPanINが存在することはしばしば観察される．これはIPMNに同時性または異時性に通常型の膵管癌が発生する例が多く報告されていることとも関連する．つまり，IPMNが生じる膵臓（膵管の環境）は，全体に膵癌発生の危険が高まっている状態であり，その前駆病変と考えられているPanINが多く発生してくることは理解しやすい．したがって，IPMNとPanINが同じ膵臓に同時にみられても違和感はない．しかし，症例によってはその区別は容易でない場合がある．

そこで，IPMNの近傍にPanIN様の異型上皮がみられた場合は，まずIPMNとの連続性の有無を確認する必要がある．連続性がある場合は，もちろん，近接していて連続性が疑われるような場合も，よほど細胞形態が異なる場合を除いてIPMNの進展と考えるべきであろう．両者の連続性が否定できる場合は，単独の基準によりIPMNであるかPanINであるか判断することになる．

2）主膵管にみられた異型上皮（図3）

さまざまな膵管異型上皮の病変が整理されてPanINとして提唱されたときには，細い膵管枝の病変だけがその対象とされていたが，2004年のPanIN分類改訂に際して，主に日本の研究者達からの主張によって主膵管レベルの太い膵管にもPanINが生じ得ることが確認され，現在はWHO分類はじめ，国際的にもそのように認識されている[3,7]．

主膵管のPanINとして画像診断（ERCP，EUSなど）され手術がなされるもののほとんどは，PanIN-3（上皮内癌相当）であり，低異型度PanINだけで切除の対象になることはまずない．他病変のために切除がなされ膵臓の主膵管に偶然PanINが見出されたような場合は，その病変の単独での評価によりPanINと診断することが可能である．しかし，主膵管にみられた病変が比較的小さい場合，それをPanINと考

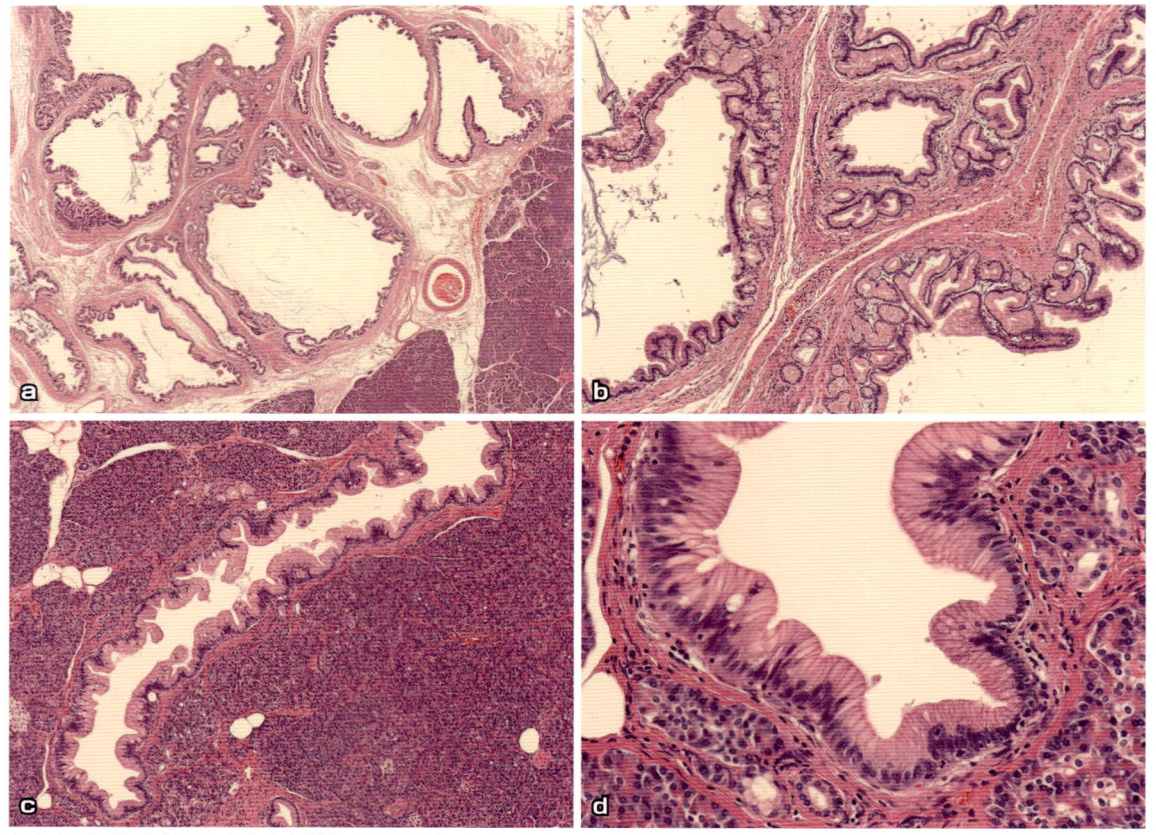

図1 | IPMN 症例にみられた膵管枝の異型上皮-1
a：分枝型 IPMN. 拡張した膵管枝内腔面を低乳頭状の腫瘍上皮が覆っている. b：分枝型 IPMN（胃型 IPMN）. 乳頭状に増生する腫瘍細胞は, 胃腺窩上皮に類似しており, 核は基底膜側に配列している. c：a, b と同一の膵内に少し離れてみられた低異型度上皮. d：孤発性の低異型度 PanIN の可能性もあるが, 1枚の標本上では IPMN との連続性は確認できないものの, 形態的には類似性がある. また連続している可能性も否定できないため, あえて PanIN というより, むしろ一元的に考えたほうがよいことが多い.

えるか IPMN（の初期像）と考えるかは, 組織形態も含め総合的に判断するしかない. 主膵管型 IPMN は腸型亜型が比較的多いことが知られており, もし腸型粘液が確認されたら IPMN の早期像と考えてもよいかもしれない. ただし, 病変が小さく膵管拡張もないような段階では PanIN としておくほうが現実的であろう.

3) 膵管癌周囲の拡張膵管にみられた異型上皮（図4）

浸潤癌周囲の拡張膵管に異型上皮がみられる場合の鑑別は, 通常の浸潤性膵管癌の合併と膵管内腫瘍に由来する浸潤癌との鑑別と類似した面がある. さらに, 膵管癌の中に大型腺管を形成するものもあると考えられており, 病理標本からそれぞれの病変がどのように形成されたかを推測するのは容易なことではない.

膵管枝は, さまざまな狭窄・閉塞機転によってその末梢の拡張を生じ, それと関連する膵実質小葉の萎縮・脱落を伴う. 膵管癌の周辺に内腔の拡張した膵管枝がみられるものの多くは膵癌による膵管の閉塞に伴うものと考えられ, 実際, 拡張膵管の内腔面は著変のない膵管上皮か, 粘液化生的な上皮（定義上は low grade PanIN に含まれる）がみられる. しかし, そこに異型上皮がみられた場合には, いくつかの可能性が出てくる.

その異型上皮が主病変部の膵癌上皮と類似性が高い場合は, 膵癌の膵管内進展部の二次的拡張もしくは, 拡張膵管内への進展と考えられる. 主腫瘍部より異型性が弱い場合は, その前癌病変である PanIN の二次的拡張の可能性が高い. 特に胃型上皮から成るものであれば, よりその可能性が高い. ただし, そのような異型上皮を伴った囊胞状病変が同領域に

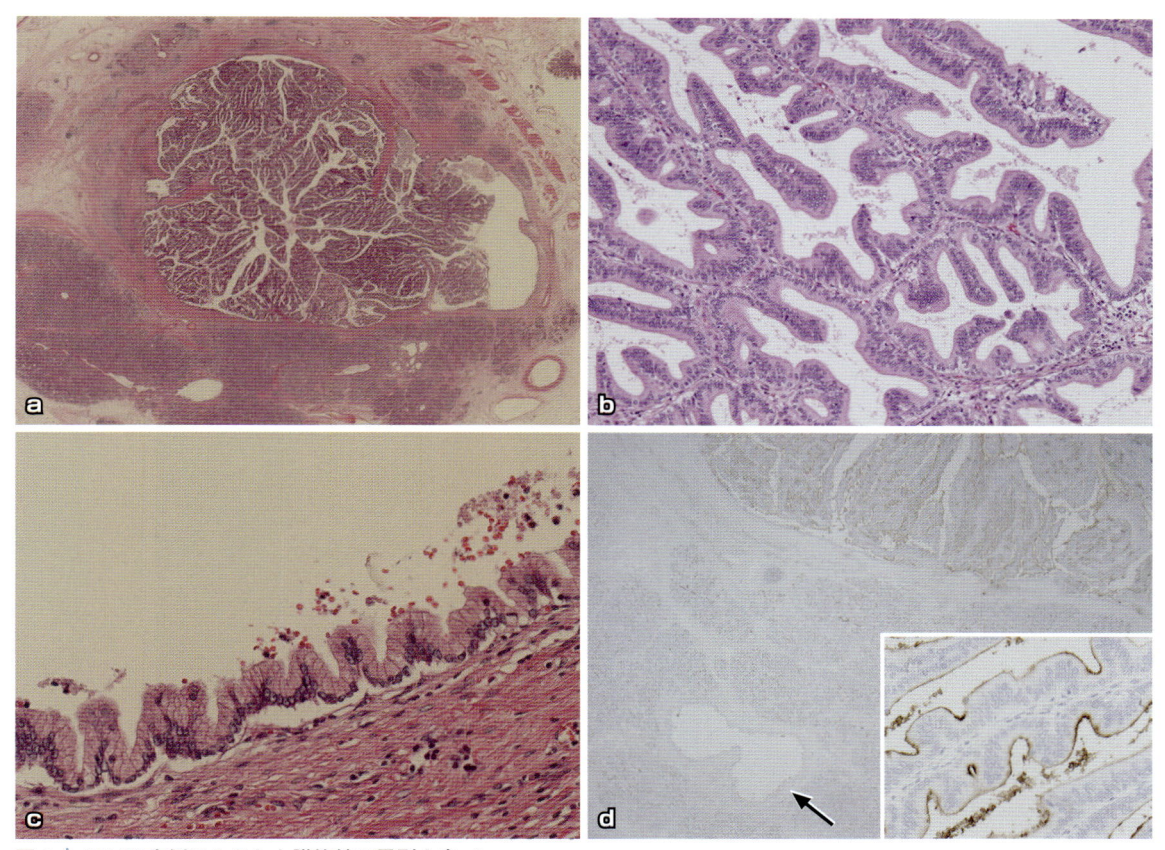

図2 | IPMN症例にみられた膵管枝の異型上皮-2
a：比較的大きな拡張膵管内に，樹枝状構造を示すIPMN（胆膵組織亜型）を認める．b：異型度は中等度．また，この近傍に小さな膵管枝の異型上皮病変をみる．c：IPMN近傍の末梢膵管に異型上皮（細胞異型性は弱い）．d：MUC1免疫組織化学染色．胆膵組織亜型IPMNは，MUC1陽性を示すが（インセット），近傍の異型上皮病変は陰性を示す（矢印）．MUC5ACは両者とも陽性を示した．本症例では，上皮の組織細胞形態が異なり，粘液形質も異なっていることから，末梢膵管枝の病変は孤発性の低異型度PanINと考えられる．

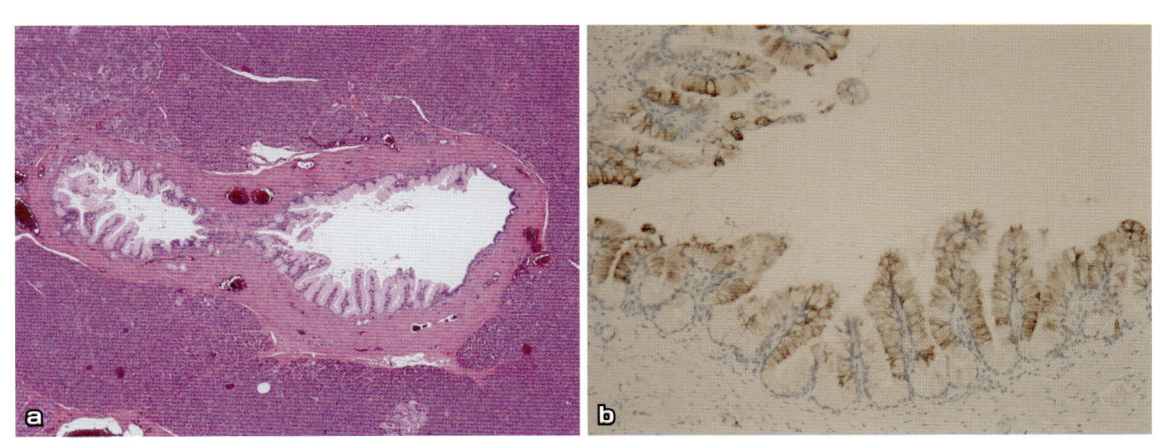

図3 | 主膵管にみられた異型上皮
a：膵神経内分泌腫瘍のために膵体尾部切除がなされた症例の十二指腸側の主膵管に異型上皮がみられた．乳頭状の上皮病変が主膵管の3/4周ほどにみられる．異型上皮がみられた切片の前後の切片には，異型上皮はみられなかった．異型上皮の胞体は明るく，豊富な粘液を含有している．b：増生上皮は，MUC2（−），MUC5AC（＋）を示す．

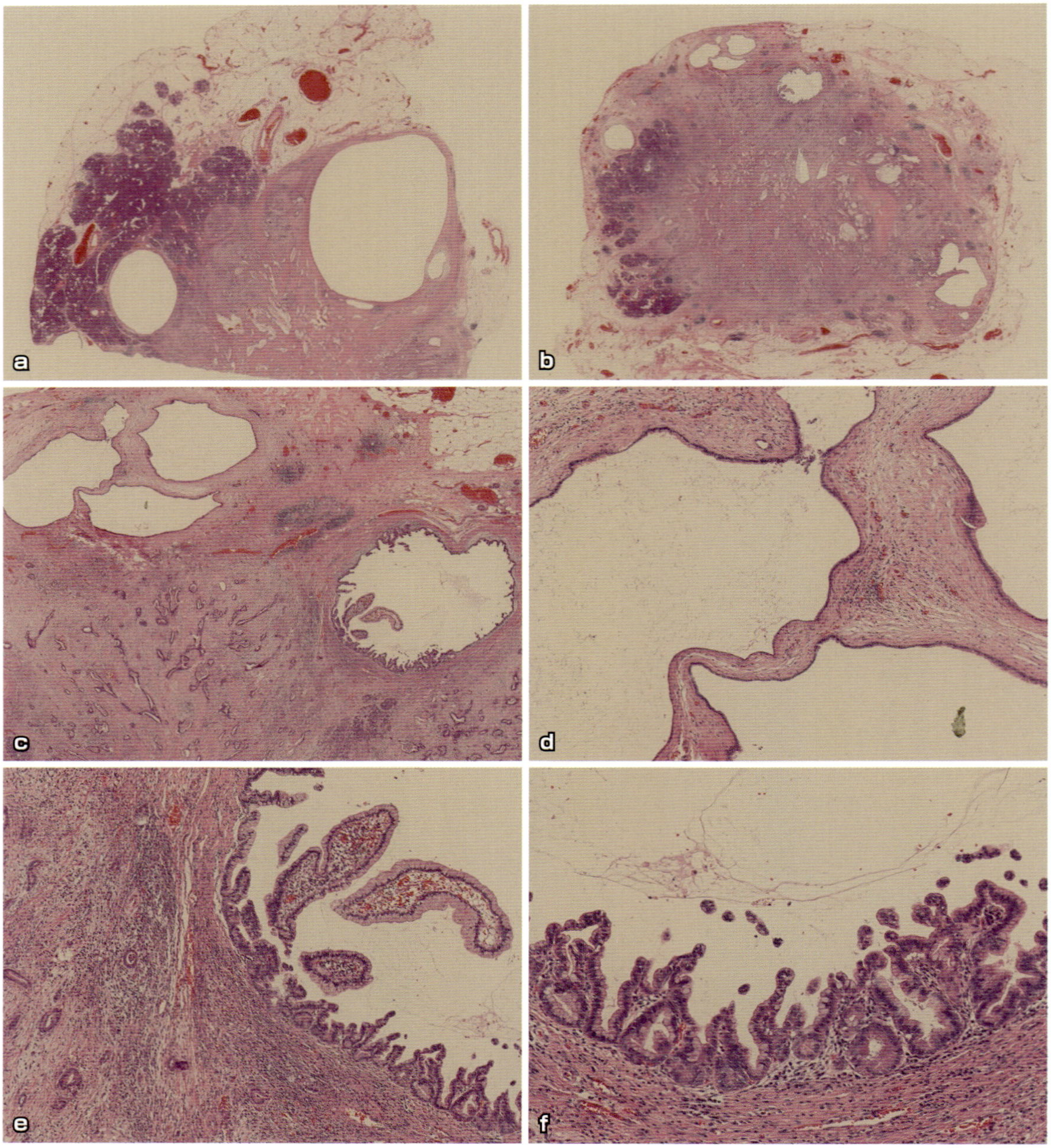

図4｜膵管癌周囲の拡張膵管にみられた異型上皮

a：通常の結節形成性の膵管癌の辺縁部に拡張した膵管枝が2つある．いずれも上皮は一層で平坦である．b：通常の結節形成性の膵管癌の辺縁部に拡張した膵管枝がある．c：bと同一の標本．拡張膵管の内腔面の性状が異なっている．d：b，cの左の病変（拡張膵管）の増生上皮細胞は平坦で異型性に乏しい．e, f：膵管内で，乳頭状に発育する異型上皮．領域性のある異型上皮の増生があり，浸潤癌へ進展する可能性のある異型上皮と判定する．異型に乏しい乳頭状成分が反応性か腫瘍性かは，厳密には評価困難である．

多発している場合は，分枝型IPMNである可能性を否定するのは厳密には困難であるが，反対に，IPMNとすべき根拠が「拡張膵管の存在」だけであれば，病変全体を浸潤性膵管癌およびそれに伴う変化（残存PanIN）として一元的にとらえるほうが理解しやすいことが多い．

表1 | WHO 分類 2010 における IPMN と PanIN の定義

Pancreatic intraepithelial neoplasia (PanIN)
PanINs are microscopic papillary or flat, noninvasive epithelial neoplasms that are usually＜5mm in diameter and confined to the pancreatic ducts. Composed of columnar to cuboidal cells with varying amounts of mucin, PanINs are divided into three grades according to the degree of cytological and architectural atypia. Lesions with minimal, moderate or marked atypia are designated PanIN-1, PanIN-2, and PanIN-3, respectively. PanIN-1 lesions are further subdivided into flat (PanIN-1A) and papillary types (PanIN-1B).

Intraductal papillary mucinous neoplasm (IPMN)
An intraductal grossly visible (typically ≧1.0cm) epithelial neoplasm of mucin-producing cells, arising in the main pancreatic duct or its branches. The neoplastic epithelium is usually papillary, and the degrees of mucin secretion, duct dilatation (cyst formation), and dysplasia are variable. Noninvasive IPMNs are classified into three categories on the basis of the highest degree of cytoarchitectural atypia：low-grade dysplasia, moderate dysplasia and high-grade dysplasia. The presence of a component of invasive carcinoma leads to the designation "IPMN with an associated invasive carcinoma."

4) 膵管癌周囲にみられた膵管の異型上皮

　膵癌周囲の囊胞性病変での考え方と基本的に同様である．浸潤性膵管癌周囲にPanINが多いことはよく知られた事実であるが，同時に膵管癌から連続した膵管内進展像や浸潤癌が再び膵管壁を破壊して膵管内を進展したと考えられる像もしばしばみられる．前記のように，このような場合，異型上皮と膵管癌細胞の類似性の有無は鑑別に役に立つ．癌の膵管内進展であれば一般に異型度は高い．また，近傍に少量でも浸潤癌がみられることも多く，そのような場合はPanIN-3よりも癌の進展と考えるべきであろう．膵管癌症例で切除断端の膵管内に高異型度上皮がみられた場合は，PanINとの鑑別を考えるより異型度を重視して膵管癌の膵管内進展として対応したほうがよい．

5) 膵管径5〜10mmの膵管にみられる異型上皮

　WHO分類におけるIPMNとPanINの定義文内には膵管径が入っている(表1)．このため，膵管径5〜10mmの病変はどうするのか，という疑問を持たれる場合がある．しかし，これはあくまでも目安であり，杓子定規に考えるべきではない．実際，WHO分類ではIPMNは"typically≧1.0cm"，PanINは"usually＜5mm"としており，参考所見というスタンスである．2014年に開催されたPanIN/IPMN関連会議では，5〜10mmの間の病変のうちで，絨毛状の乳頭状増殖を示すかGNAS遺伝子変異が認められる病変については，"Incipient IPMN"と名称が提案されたが，実際の日常の病理診断においては，前述した実際的ないくつかの指標を総合的に考えて分類するか，分類不能としておけばよいだろう．

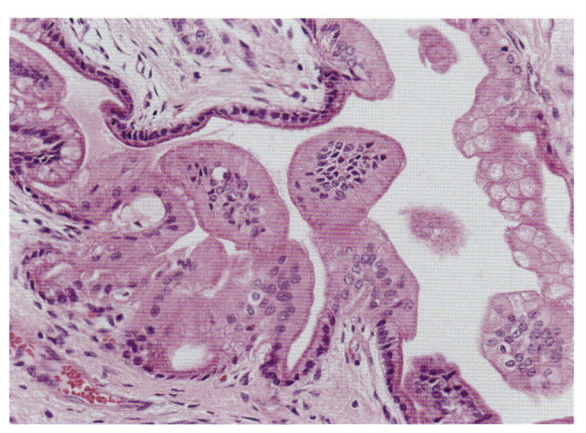

図5 | 好酸性の膵管異型上皮
胞体がやや好酸性を示す小膵管の異型上皮．低異型度PanINと考える．

6) 腸型の膵管異型上皮

　粘液形質発現からの多くの研究でも示されているように，浸潤性膵管癌で腸型形質を示すものは例外的である．したがって，その前駆病変であると考えられるPanINにも腸型形質を示して，粘液産生の亢進したものはなく，小さな病変でも腸型形質が確認できればIPMNの初期像の可能性が高いと考えられる．ただし，頻度の差は大きいものの，IPMNにみられるすべての組織亜型はPanINにもみられることが報告されており，増生上皮の分化や形態だけではIPMNとPanINとの鑑別の根拠にはならない．また，小さな低異型度病変は，IPMNとPanINの共通病変である可能性も残っている．

7) 好酸性の膵管異型上皮 (図5)

　IPMNのみならずPanINでもありうる．

表2 | 新たな PanIN/IPMN 分類（案）

Low-grade PanIN
　　（PanIN-1 or PanIN-2）
High-grade PanIN
　　（PanIN-3）

IPMN, Low-grade
　　（IPMN with low grade dysplasia, or IPMN with intermediate grade）
IPMN, High-grade
　　（IPMN with high grade dysplasia）
IPMN with an associated invasive carcinoma

括弧内は，WHO 分類 2010 の名称.

おわりに

　本項では実際の病理診断上の疑問に答えるというスタンスから，IPMN と PanIN を前浸潤癌病変として並列的に説明した．しかし，これらの中で臨床的対応が必要な病変は IPMN の一部と高異型度 PanIN のみであり，特に PanIN の意義は大きいものではない．このため最近の PanIN/IPMN 国際コンセンサス会議では，IPMN も PanIN も，これまで3段階分類だった組織異型度分類を，いずれも low grade と high grade の2段階分類とし，特に low grade PanIN は，病理診断報告書に記載する必要はない，との合意がなされている（表2）.

　実際の病理診断上の問題と膵管癌の発育進展の解明のためという PanIN 提唱の経緯とは若干ずれるところはあるものの，今後の研究により PanIN の仮説的部分を埋めるエビデンスが蓄積され，実際の病理診断に使えるマーカーの出現などにより，概念と実際の診断がより近づいていくことを期待したい.

　なお，ここに取り上げた事項の一部は，雑誌「病理と臨床」（文光堂）2013年3月号[8]に掲載した内容を改編したものである.

（福嶋敬宜）

文　献

1) Hulst SPL : Zur kenntnis der genese des adenokarzinoms und karzinoms des pankreas. Virchows Arch 180 : 288-316, 1905
2) Hruban RH, Adsay NV, Albores-Saavedra J et al : Pancreatic intraepithelial neoplasia : a new nomenclature and classification system for pancreatic duct lesions. Am J Surg Pathol 25 : 579-586, 2001
3) Adsay NV, Fukushima N, Furukawa T et al : Intraductal neoplasms of the pancreas. in Bosman FT, Carneiro F, Hruban RH et al (eds) : "WHO Classification of Tumours of the Digestive System" (4th ed.), IARC Press, Lyons France, 2010, pp304-313
4) 日本膵臓学会編：膵癌取扱い規約，第6版，金原出版，2009
5) Furukawa T, Kuboki Y, Tanji E et al : Whole-exome sequencing uncovers frequent GNAS mutations in intraductal papillary mucinous neoplasms of the pancreas. Sci Rep 1 : 161, 2011 (Epub 2011 Nov 18)
6) Wu J, Matthaei H, Maitra A et al : Recurrent GNAS mutations define an unexpected pathway for pancreatic cyst development. Sci Transl Med 20 : 3 (92), 92ra66, 2011
7) Hruban RH, Takaori K, Klimstra DS et al : An illustrated consensus on the classification of pancreatic intraepithelial neoplasia and intraductal papillary mucinous neoplasms. Am J Surg Pathol 28 : 977-987, 2004
8) 福嶋敬宜：膵管内乳頭粘液性腫瘍（IPMN）と膵上皮内腫瘍性病変（PanIN）の診断と意義．病理と臨床 31 : 268-276, 2013

V. 膵管内乳頭粘液性腫瘍（IPMN）由来癌 vs 通常型膵癌 vs 併存癌

1. 概　念

　IPMN 由来浸潤癌とは浸潤癌が IPMN 由来とみなされるものを，通常型膵癌とは IPMN 由来とはみなされない一般的な浸潤性膵管癌を，併存癌とは IPMN とは独立して通常型膵癌が発生したとみなされるものを指す．これらは臨床病理学的に異なった特徴を有することが示唆されており，病理学的に鑑別を求められる．

2. 定　義

　IPMN は拡張した膵管内に乳頭状の腫瘍性上皮増生をみる腫瘍で，腫瘍性上皮は種々の異型度および形状を呈し，粘液蛋白発現等，多彩な表現を示す．乳頭状上皮増生の特徴的な形態と粘液形質から IPMN は4種の亜型，すなわち，胃型，腸型，膵胆道型，好酸性細胞型に分けられる[1]．IPMN は管腔内から膵管壁および周囲実質に浸潤するが，浸潤癌も多彩な組織型を示す．IPMN 由来浸潤癌の組織型には粘液癌，管状腺癌，好酸性細胞癌があり，それぞれ，IPMN の組織亜型と強く関連し，粘液癌は腸型 IPMN に，管状腺癌は胃型 IPMN，膵胆道型 IPMN に，また，好酸性細胞癌は好酸性細胞型 IPMN に多い[1,2]．通常型膵癌のほとんどは浸潤性膵管癌であり，強い線維化を背景に管状腺癌が浸潤性に増殖し，硬い結節状の腫瘍を呈する．併存癌は IPMN と浸潤性膵管癌が独立して発生し，膵内に併存したとみなされるものを指す．

　Yamaguchi らによる日本膵臓学会の委員会報告で，IPMN 由来浸潤癌と IPMN 併存膵癌についての調査結果が示されている[3,4]．その中で，IPMN と浸潤癌との関係については IPMN 由来浸潤癌，IPMN 併存膵癌，IPMN 由来浸潤癌か IPMN 併存膵癌か確定しえない例のいずれかに分けられるとされており，それぞれの定義が以下のように述べられている．

1）IPMN 由来浸潤癌

　IPMN が画像所見，肉眼所見，組織学的所見で明らかで，IPMN と浸潤性膵管癌との間に組織学的移行像があるもの．

2）IPMN 併存膵癌

　IPMN が画像所見，肉眼所見，組織学的所見で明らかで，IPMN と浸潤性膵管癌が組織学的に離れているもの．

3）確定困難例

　IPMN が画像所見，肉眼所見，組織学的所見で明らかで，IPMN と浸潤性膵管癌が近接しているが，両者間に組織学的移行像が見出せないもの．鑑別困難な理由として，組織学的移行像が，①すべての症例で連続切片や深切り切片作製がなされておらず，両者の組織学的移行像がみられなかったため，②膵癌の広範囲もしくは塊状発育により両者の組織学的移行像が消失したため，③両者が別々に発生し，お互い衝突したために確定できなかったため，などの可能性がある．

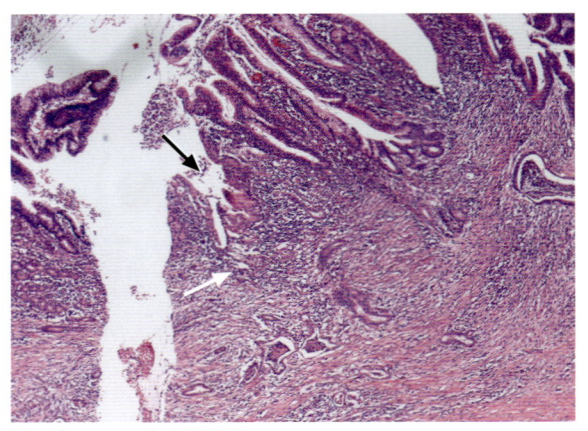

図1 | IPMN由来浸潤癌
管内の腸型IPMN（黒矢印）から間質浸潤部（白矢印）への移行像．浸潤部は管状腺癌．

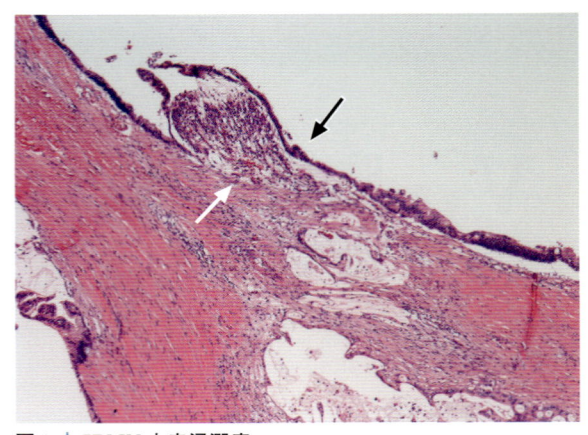

図2 | IPMN由来浸潤癌
管内の腸型IPMN（黒矢印）から間質浸潤部（白矢印）への移行像．浸潤部は粘液癌．

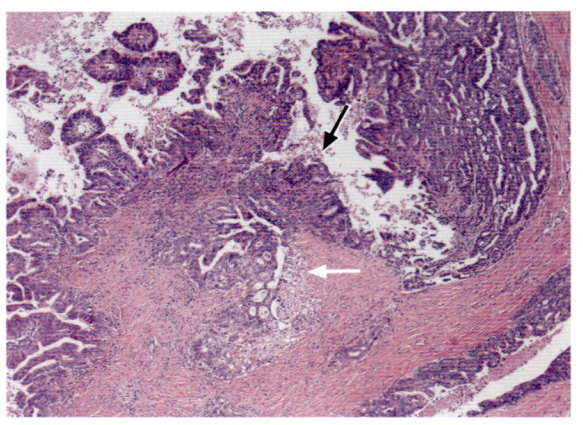

図3 | IPMN由来浸潤癌
管内の膵胆道型IPMN（黒矢印）から間質浸潤部（白矢印）への移行像．浸潤部は管状腺癌．

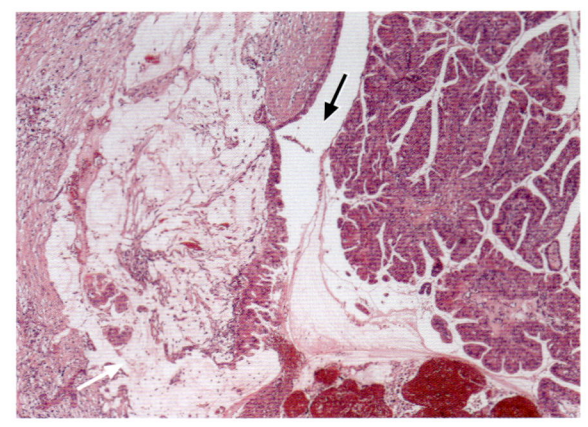

図4 | IPMN由来浸潤癌
管内の好酸性細胞型IPMN（黒矢印）から間質浸潤部（白矢印）への移行像．浸潤部は粘液癌．

3．鑑別のポイント

上記定義を病理学的鑑別の根拠と考える．いずれも，まず，IPMNが存在することが前提になっており，その組織学的所見とは，肉眼的に認識可能な膵管拡張があり，その内面に乳頭状に増生し，種々の異型を呈する粘液性の腫瘍性上皮をみることである．IPMN由来浸潤癌はIPMNと浸潤性膵管癌との間に組織学的移行像があるものとされており，この「移行像」を見出すことが診断上必須の要件と考えることができる．移行像とは膵管壁が腫瘍浸潤により破壊され，膵管内腫瘍成分と浸潤癌成分が連続している像が想定されるが，厳密に連続していなくとも隣接し，かつ同様の表現型を示す上皮成分が存在すれば移行像とみなすことができる（図1～5）．mucin発現等の免疫組織化学的所見が同一の表現型を検索するうえでの指標となる（図6～11）．

移行像が認められないものは確定困難例に該当するかどうかを検討する．確定困難例の理由①は見落としということになるので可能な限り組織切片を作製して丹念に検索し，この理由に該当しないようにすることが必要とされる．理由②は，もともとはIPMN由来癌であったものがそのように確定できなくなった例を示唆し，たとえば，IPMN成分と浸潤癌成分に組織学的，免疫組織化学的に共通性が認められ，由来癌と考えて矛盾しないが，根拠となるべき移行像が丹念な検索によっても見出されない場合が挙げられる．浸潤癌成分が旺盛になり，もともと

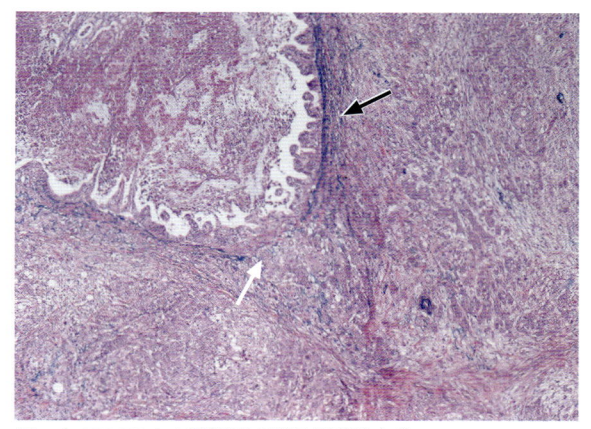

図5 | IPMN由来浸潤癌の弾性線維染色像
膵管壁に存在する弾性線維層（黒矢印）が浸潤移行部（白矢印）で破壊されている．

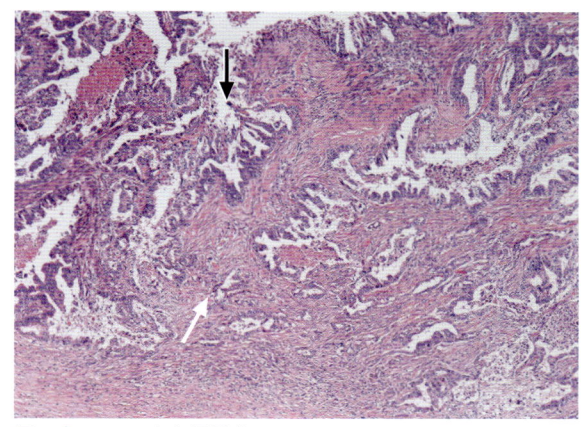

図6 | IPMN由来浸潤癌
管内の膵胆道型IPMN（黒矢印）と間質浸潤部（白矢印）成分の細胞像は類似している．

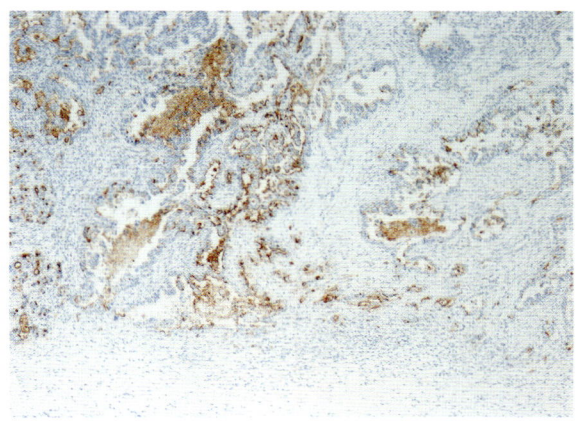

図7 | 図6症例のMUC1-core染色像
管内成分，浸潤成分の両者に発現を認め，組織化学的性質の移行を示す．

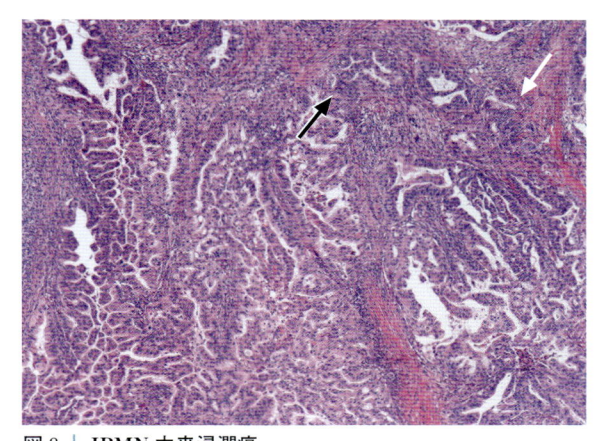

図8 | IPMN由来浸潤癌
管内の好酸性細胞型IPMN（黒矢印）と間質浸潤部（白矢印）成分の細胞像は類似している．

の移行部を押しつぶしてしまったような例を想定している．腸型IPMNと粘液癌，膵胆道型IPMNと管状腺癌が近接して存在するが明瞭な移行像を欠く場合が該当例として挙げられる．よって，移行像が認められないからといって単に併存癌とはせず，確定困難例とすべき症例が存在することになる．理由③は②とは逆に，IPMN併存癌であったものがIPMNと衝突することにより接して存在する場合を示唆している．接している部分が移行像とみなされうると考えられるので，このような場合にIPMN由来癌を否定する根拠はなくなるように思われるが，たとえば，low-grade IPMN/IPM adenomaと浸潤癌が接している場合，low-grade IPMN/IPM adenomaが突然浸潤癌に変化するとは考えにくく，そのよう

なものはIPMN由来癌とはせずに併存癌とするべきと考えられる．high-grade IPMN/non-invasive IPM carcinomaと浸潤癌が衝突している場合は由来癌と鑑別することはかなり困難となる．衝突が示唆される例としては腸型IPMNと管状腺癌の衝突，また，IPMNと浸潤癌成分に免疫組織化学的相違，たとえばmucin発現やTP53強発現に違いがあるものが挙げられるが，これら組織学的所見を決め手とすることはできず，よって，確定困難例となることになる．このような場合，決め手になると考えられるのは，IPMNと浸潤癌成分の遺伝子変異の相違であり，たとえば，*KRAS*や*GNAS*の変異型が異なれば併存癌であって，由来癌ではないと判断できる[5]．*GNAS*変異はIPMNに特有の遺伝子変異であり，通常型膵

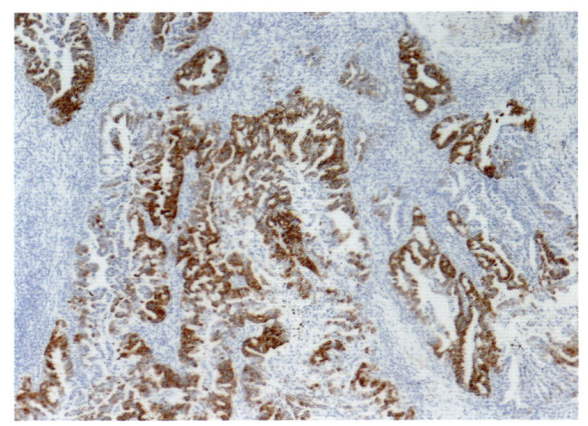

図9｜図8症例のMUC6染色像
管内成分，浸潤成分の両者に発現を認め，組織化学的性質の移行を示す．

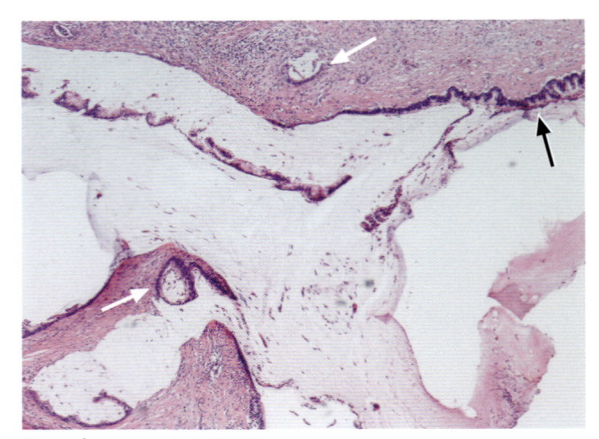

図10｜IPMN由来浸潤癌
管内の腸型IPMN（黒矢印）と間質浸潤部（白矢印）成分の細胞像は類似している．

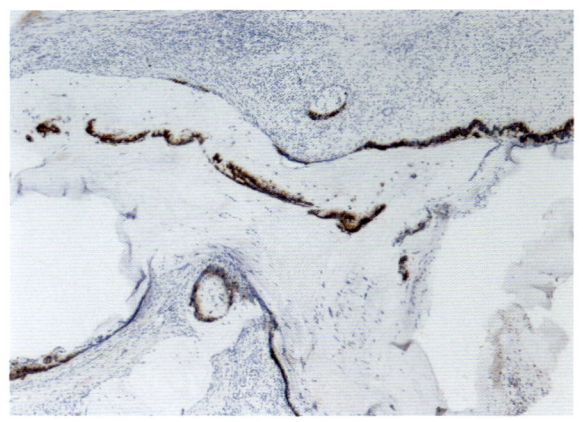

図11｜図10症例のMUC2染色像
管内成分，浸潤成分の両者に発現を認め，組織化学的性質の移行を示す．

癌には認められないので[6]，GNAS変異が認められればIPMN由来浸潤癌とみなすことができる．KRAS変異はcodon 12に生じるものが多く，変異型がG12D, G12V, G12C, G12R等バリエーションがあるため，変異型が一致するか否かで同一起源か否かを推察できる．

4. 病理学的特徴

粘液癌はIPMN由来癌の30％程度を占める[3]．ほとんどが腸型IPMN由来であるが好酸性細胞型IPMN由来のこともある．腸型IPMN由来粘液癌は管内に旺盛に増殖する腸型IPMNに連続して膵実質内に粘液を豊富に産生する腺癌が浸潤性に増殖しているもので，間質内の粘液貯留像，すなわち，粘液湖を認める．腸型IPMNと同様の粘液性腫瘍性上皮が粘液湖壁を被覆するように認められる場合と粘液内に粘液癌細胞が集塊状に浮遊して認められる粘液結節癌の像を呈する場合がある（図12）．注意すべきは粘液湖が認められても内部に癌細胞が認められない場合は，粘液の間質内漏出とみなして浸潤病巣とはしないことである（図13）．

管状腺癌は胃型IPMN由来，膵胆道型IPMN由来に多く，時に好酸性細胞型IPMN由来に，稀に腸型IPMN由来に認める．管状腺癌は通常型膵管癌，IPMN併存癌のほとんどを占めるため[3]，管状腺癌を浸潤成分として認める場合は移行像を丹念に捜し，IPMN由来かどうかを慎重に判断する必要がある．浸潤成分の管状腺癌に粘液性上皮や乳頭状構造をみるときはIPMN由来癌である可能性が高くなる．強い線維化を伴う浸潤癌成分が大きくなると，もともとのIPMNは辺縁に押しやられて二次的な貯留囊胞と類似した像を示すことがあるので注意を要する．二次的な貯留囊胞とは浸潤癌により膵管が閉塞され，閉塞上流部の膵管が囊胞状に拡張したもので，拡張膵管の上皮は平坦で異型を認めない場合が多いが，時に，浸潤癌が拡張膵管内に侵入してIPMNとは異なるきわめて異型の強い奇怪な低乳頭状上皮増生をみる場合がある．浸潤癌に連続する，あるいは近接する乳頭状上皮増生を伴う拡張膵管をIPMNとみなせるかどうかは，拡張膵管が癌巣によらずに形成されている，乳頭状によく発達している，異型の段階

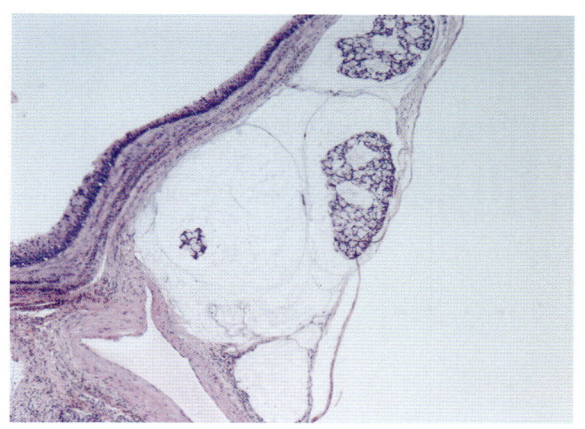

図12 | 粘液湖内に癌細胞の集塊を認める粘液結節癌の像

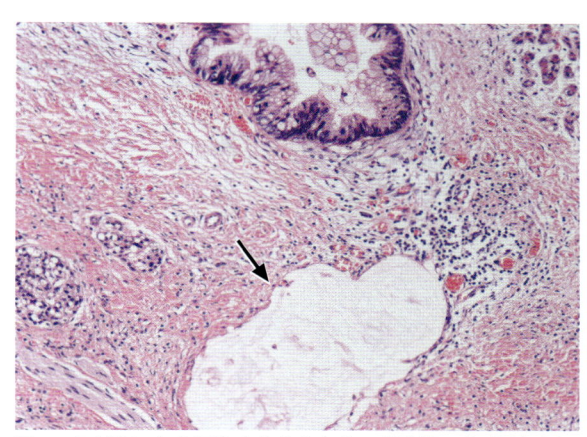

図13 | 内腔に上皮細胞成分を伴わない粘液湖の像（黒矢印）浸潤像とはしない．

に幅が認められる，IPMN 亜型のいずれかに相当する，等の所見の有無により判断する．逆に，通常型膵癌とみなされた例において癌巣近辺に拡張した膵管が認められ，内面によく発達した乳頭状の異型上皮増生をみる場合は IPMN 由来癌の可能性を考え，IPMN に相当する所見があるかどうかをよく鑑別する必要がある．

好酸性細胞癌は好酸性細胞型 IPMN に伴って，IPMN 成分と同様の好酸性細胞が集塊状に浸潤している像をみる．特徴的な IPMN に伴うので由来癌として確認は比較的容易である．

Yamaguchi らによれば，IPMN 由来癌，IPMN 併存癌は通常型膵癌に比して T 因子，N 因子，ステージがいずれも軽い例が多く，予後もよい[3]．よって，IPMN 由来癌，IPMN 併存癌は通常型膵癌よりも早期にみつかることが多いので予後がよいことが示唆される．その要因として，IPMN 由来癌，IPMN 併存癌は，IPMN が存在するがために症状あるいは検査で異常が早期に出て診断に至りやすい，癌の進行が遅い，あるいは，癌の生物学的悪性度が低い，のいずれかの可能性が考えられる．

Ideo らは IPMN 併存癌例においては胃型 IPMN が多く，また，KRAS 変異を高頻度に認めるものの GNAS 変異は少ないことを報告している[5]．Ohtsuka らは IPMN に異時性に併存癌が発生することがあり，IPMN 切除後の残膵のフォローを注意深く行うべきとしている[7]．

（古川　徹）

文　献

1) Furukawa T, Kloppel G, Volkan Adsay N et al：Classification of types of intraductal papillary-mucinous neoplasm of the pancreas：a consensus study. Virchows Arch 447：794-799, 2005
2) Furukawa T, Hatori T, Fujita I et al：Prognostic relevance of morphological types of intraductal papillary mucinous neoplasms of the pancreas. Gut 60：509-516, 2011
3) Yamaguchi K, Kanemitsu S, Hatori T et al：Pancreatic ductal adenocarcinoma derived from IPMN and pancreatic ductal adenocarcinoma concomitant with IPM. Pancreas 40：571-580, 2011
4) 山口幸二，金光秀一，羽鳥　隆他：IPMN 由来浸潤癌と IPMN 併存膵癌．膵臓 27：563-571, 2012
5) Ideno N, Ohtsuka T, Kono H et al：Intraductal papillary mucinous neoplasms of the pancreas with distinct pancreatic ductal adenocarcinomas are frequently of gastric subtype. Ann Surg 258：141-151, 2013
6) Furukawa T, Kuboki Y, Tanji E et al：Whole-exome sequencing uncovers frequent GNAS mutations in intraductal papillary mucinous neoplasms of the pancreas. Sci Rep 1：161, 2011
7) Ohtsuka T, Kono H, Tanabe R et al：Follow-up study after resection of intraductal papillary mucinous neoplasm of the pancreas；special references to the multifocal lesions and development of ductal carcinoma in the remnant pancreas. Am J Surg 204：44-48, 2012

第3部 鑑別ポイント

VI. 生検による鑑別診断アプローチ

はじめに

　胆管および膵とも，解剖学的に生検が行いづらい臓器で，提出される検体は非常に小さく，免疫染色などを用い，適切に鑑別診断を進める必要がある．

1. 胆管生検

　主に胆管狭窄や胆管内隆起性病変の質的診断を求められることが多い．水平方向の広がりを確認するための mapping biopsy の対応も求められる．以下に，実例を呈示しながら生検診断のポイントを解説する．表1に悪性狭窄および良性狭窄の主な原因を挙げる．

1）胆管癌と反応性上皮の生検鑑別診断

　癌を示唆する所見としては，明らかな構造異型（不整形な腺管構造，複雑な乳頭状構造，腺管癒合構造，篩状構造など）や間質浸潤像のほか，核所見として，細胞密度・核密度の増加，核配列の乱れ，核の腫大・大小，核細胞質比の増大，核形不整・多形性，核クロマチン増加や濃淡差が挙げられる（図1a）．また，上皮内癌の診断には，上記の所見に加え，核の方向性や配列の乱れを伴った核の重層化の所見がポイントになる（図1b）．一方，反応性上皮にはしばしば核の腫大・不整や配列の乱れがみられ，特に浮遊片では核クロマチンが増加してみえるが，変化が一様である（図1c）．免疫染色が可能な検体では，Ki-67 や p53 の免疫染色を追加したい．p53 は強い陽性所見のみ癌の診断に有意とする．

表1 | 胆道狭窄の主な原因

悪性胆道狭窄	良性胆道狭窄
遠位胆管癌	胆道結石症
肝門部領域胆管癌	胆管炎（原因不明，二次性ほか）
膵癌	IgG4 関連硬化性胆管炎
Vater 乳頭部癌	原発性硬化性胆管炎
胆嚢癌	先天性胆道疾患
胆嚢管癌	胆管良性腫瘍・過形成
リンパ節転移	異所性組織
胃癌	乳頭炎・乳頭狭窄
悪性リンパ腫	慢性膵炎
肝細胞癌	術後
膵転移	放射線照射
肝転移	Mirizzi 症候群
胆管転移	Lemmel 症候群
そのほか	そのほか

2）胆管癌との鑑別を要する各種病変の生検診断

a）胆管癌亜型の生検診断

　亜型成分（第2部Ⅰ．3．胆道癌の項参照）の悪性度は通常の胆管癌のそれと同等か，より高いため，生検材料でも，亜型が示唆される組織像がみられた場合，免疫染色（表2）を含め，組織亜型の可能性を検討することが望まれる（図2）．特に神経内分泌癌成分の合併は治療法にも大きく影響するため，異型の強い充実性腫瘍細胞集団がみられた場合には，神経内分泌マーカーの免疫染色は必須としたい（図2d）．

b）胆管内乳頭状腫瘍 intraductal papillary neoplasm of the bile duct（IPNB）の生検診断

　胆管内の乳頭状隆起性病変に対する生検では，多彩な細胞形質（腸型，胃型，膵胆道型，オンコサイト型）や異型度（腺腫，境界病変，腺癌）を有する IPNB（第2部Ⅰ．2．胆道癌の前癌病変の項参照）の

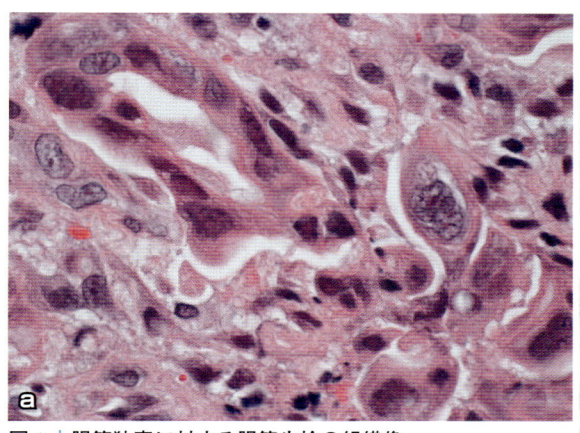

図1 | 胆管狭窄に対する胆管生検の組織像
a：線維性間質に浸潤する胆管癌．不整な腺管構造や孤在性を示し，核の腫大，核形不整，核クロマチン濃淡がみられる．b：低乳頭状の上皮内癌．極性の乱れた核の重層化がみられる．c：好酸球性胆管炎例の生検でみられた反応性上皮．浮遊片で，核の配列の乱れや核クロマチンが軽度増加してみえるが，変化は一様である．

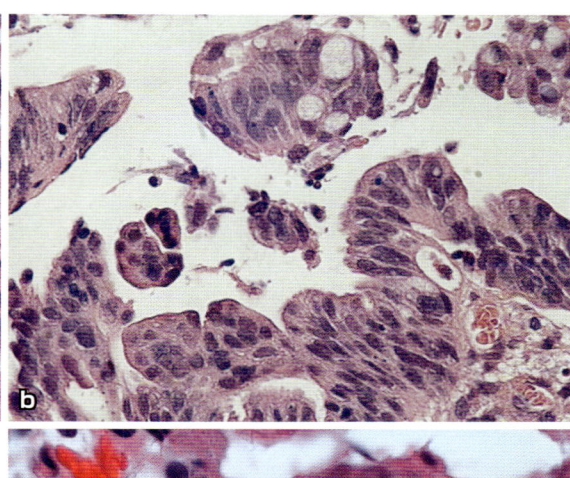

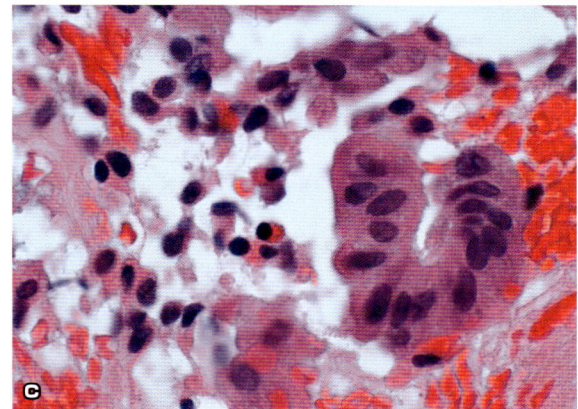

表2 | 胆膵病変の生検鑑別診断に有用な免疫染色マーカー

組織型	CKAE1/AE3	vimentin	trypsin/bcl-10	chromogranin A	synaptophysin	そのほか
胆管癌・膵管癌	+	−	−	−	−	CK7，CA19-9，CEA，MUC1，p53
腺扁平上皮癌	+	−	−	−	−	p40，p63，CK5/6，CK14
退形成癌	+	+	−	−	−	G-CSF
粘液癌	+	−	−	−/+	−/+	CDX2
髄様癌	+	−	−	−	−	EBER，MLH1，MSH2，MSH6，PMS2
肝様癌	+	−	−	−	−	hep-par1，AFP
IPNB/IPMN	+	−	−	−/+	−/+	MUC1，MUC2，MUC5AC，MUC6，CDX2
腺房細胞癌	+	−	+	−	−	lipase，chymotrypsin，AFP
神経内分泌腫瘍	+	−	−	+	+	CD56，Ki-67
神経内分泌癌	+	−	−	+	+	NSE，CD56，p53，Rb，Ki-67
SPN	−	+	−	−	+	β-catenin（核），CD10
非上皮性腫瘍	−/+	+	−	−	−	第1部I．5，第2部II．8
炎症性腫瘤	−	+	−	−	−	IgG4（自己免疫性膵炎，IgG4関連硬化性胆管炎）

SPN：solid pseudopapillary neoplasm．IPNB：intraductal papillary neoplasm of the bile duct．IPMN：intraductal papillary-mucinous neoplasm．

232　第3部　鑑別ポイント

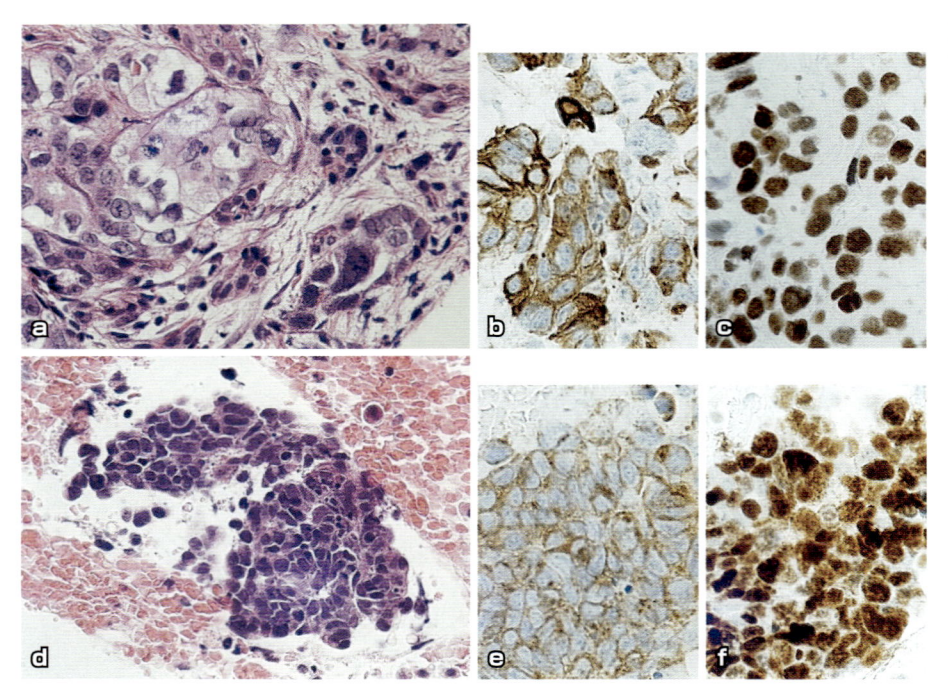

図2 ｜ 胆管狭窄に対する胆管生検の組織像および免疫染色像
a：左上に扁平上皮癌を疑わせる平面的な配列がみられる．CK5/6（b）やp63（c）の陽性所見は扁平上皮癌成分の合併を支持する．d：核細胞質比の高い異型細胞の充実性胞巣がみられる．synaptophysin陽性所見（e）やp53過剰発現（f）から，（腺）神経内分泌癌が考慮される．

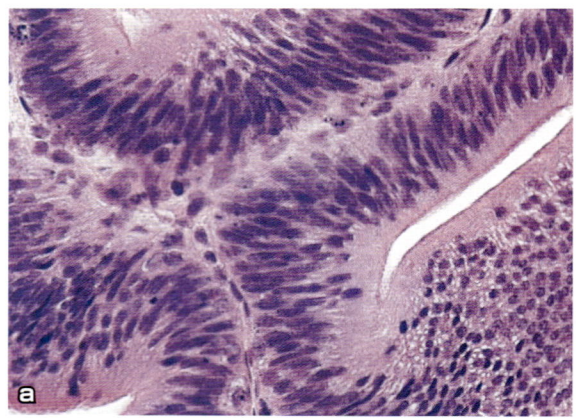

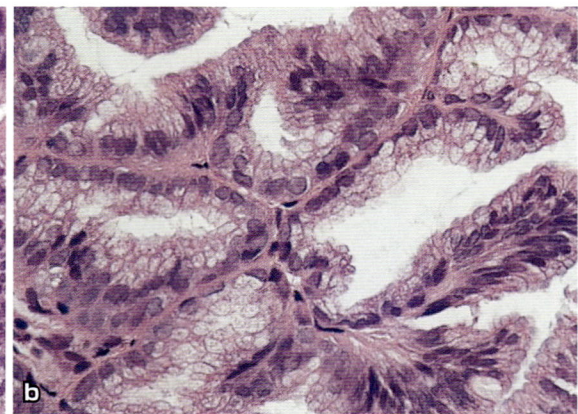

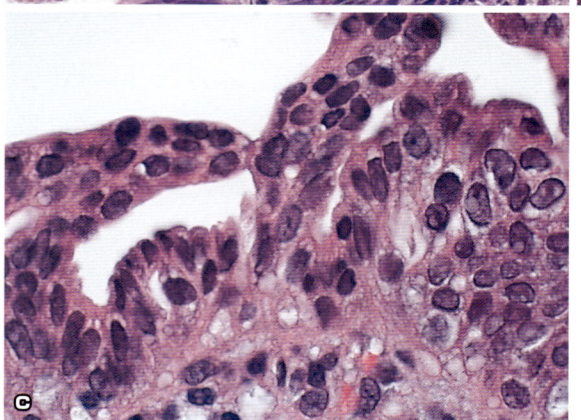

図3 ｜ 胆管乳頭状病変に対する胆管生検の組織像
a：偽重層性の紡錘形核と暗調な胞体を有する高円柱状腺管の増殖がみられる．腸型形質の腺腫相当の病変で，IPNBの可能性も示唆される．b：明るい胞体と類円形の核を有する円柱状腺管の増殖がみられる．胃型形質の過形成もしくは腺腫相当の病変で，IPNBの可能性も示唆される．c：類円形の核を有する立方状上皮の乳頭状増殖がみられる．胆道型（固有上皮型）形質で，配列の乱れた核の重層化がみられ，腺癌相当といえる．IPNBの可能性も示唆される．

図 4 | 胆管狭窄に対する胆管生検の組織像と免疫染色像
a：膵癌胆管浸潤疑い症例．右下にみられる上皮細胞集塊は，浮遊片であるが，左上の正常胆管上皮と明らかに異なる核所見を示す．胆管に浸潤した膵管癌として矛盾しないと判断される．
b：乳癌胆管転移疑い症例．好酸性胞体を有する異型細胞集塊がみられる．右上の正常胆管上皮とは明らかに異質である．免疫染色では乳癌転移を支持する結果がみられる（GCDFP15（c），HER2（d））．

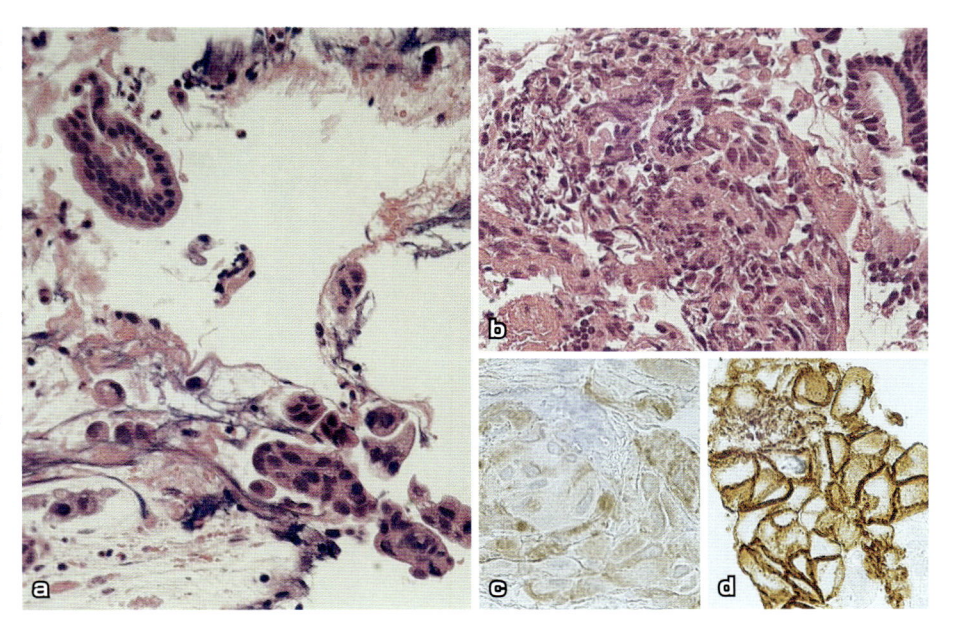

可能性に言及した診断が求められる（図3）．各形質の免疫染色マーカーは膵IPMNと同様で，腸型はMUC2やCDX2，胃型はMUC5ACやMUC6，膵胆道型はMUC1，オンコサイト型はMUC6やHep par1である．なお，胃型で異型の弱い病変は，化生や過形成病変との鑑別が難しい（図3b）．境界病変ではp53の免疫染色像も参考にしたい．

c）胆管転移の生検診断

膵癌，胆囊癌，胃癌，乳癌，悪性黒色腫や悪性リンパ腫などの胆管への浸潤・転移や傍胆管リンパ節転移からの浸潤や圧迫がみられることがある．特に膵癌や胆囊癌と胆管癌との鑑別には，臨床情報や免疫染色像を加味し，総合的な判断が求められる（図4）．

d）胆管炎の生検診断

胆管狭窄の原因を探る生検において，癌が同定されない場合，同時に胆管炎についても検討したい．多くは二次性硬化性胆管炎と考えられるが，原発性硬化性胆管炎，IgG4関連硬化性胆管炎，好酸球性胆管炎（図1c）などの可能性を考慮し，積極的にIgG4免疫染色を追加したい．

2．膵生検

超音波内視鏡下穿刺吸引術 endoscopic ultrasound-guided fine-needle aspiration（EUS-FNA）が急速に普及し，特に充実性腫瘤病変の質的診断が求められる機会が増加している．表3に膵充実腫瘤性病変の主なものを挙げる．なお，主膵管内病変に対しては経乳頭的な膵生検が有効である．

表3 | 膵充実性腫瘤の主な原因

腫瘍性病変	非腫瘍性病変
膵管癌	腫瘤形成性慢性膵炎
膵管癌の亜型	groove膵炎
腺房細胞癌	自己免疫性膵炎（AIP）
神経内分泌腫瘍	結節性リンパ組織過形成
神経内分泌癌	肉芽腫
膵芽腫	異所性組織
solid pseudopapillary neoplasm	そのほか
囊胞性腫瘍の充実性亜型	
非上皮性腫瘍	
過誤腫	
転移	
そのほか	

1）膵管癌と反応性上皮の生検鑑別診断

基本的には胆管癌の場合と同様に（上記参照），構造異型や間質浸潤所見のほか，核所見に注目し，反応性上皮と鑑別する（図5）．そのほか注意すべき点として，粘液性あるいはfoamyな胞体を有し，核が基底膜側に圧排された癌腺管を見逃さないこと（図5b, c），線維化巣内の孤在性の癌細胞を見逃さないこと（図5d），壊死組織は腫瘍壊死の可能性を考慮すること（図6a），浮遊片は変性の影響を考慮すること（図6c）が挙げられる．可能な限り，免疫染色を活用し，慎重に診断する必要がある．

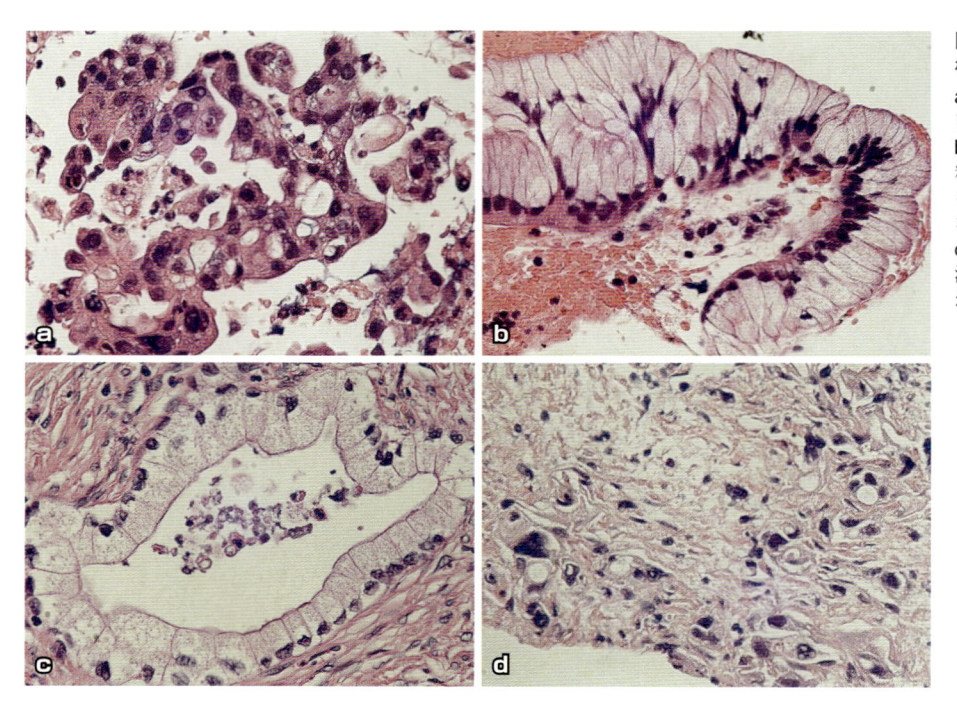

図5｜膵腫瘤に対する膵生検（EUS-FNA）の組織像
a：明らかな構造異型および核異型を示す膵管癌．b：粘液性の胞体を有し，粘液化生様や粘液性腺腫様を呈する膵管癌．c：foamyな胞体を有する膵管癌．d：線維化巣内に癌細胞の浸潤が孤在性，疎らにみられる．

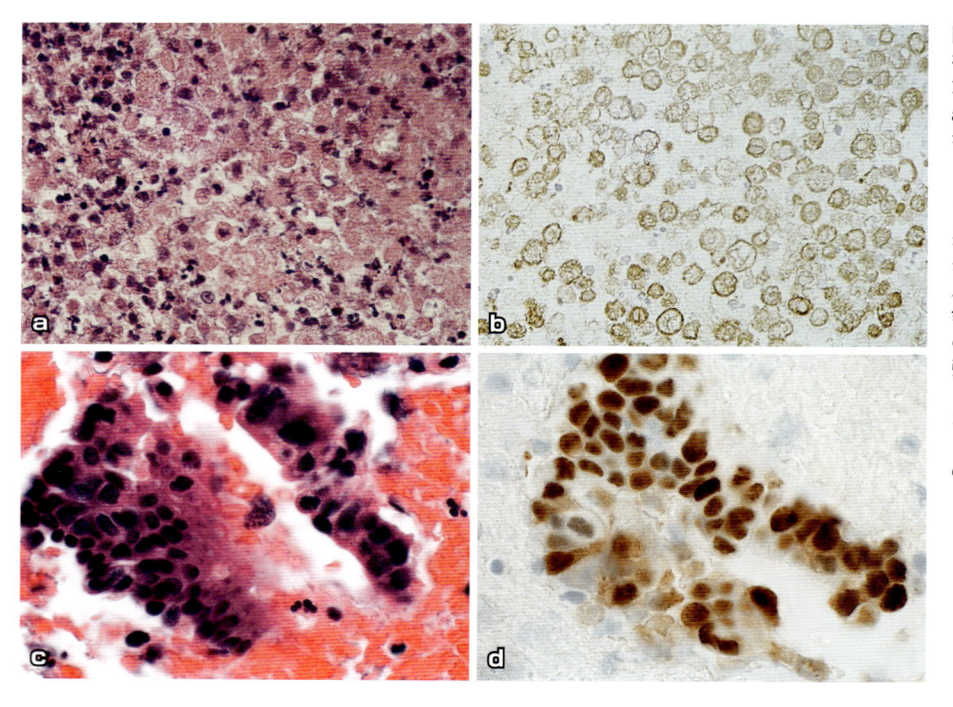

図6｜膵腫瘤に対する膵生検（EUS-FNA）の組織像と免疫染色像
a：壊死組織で細胞は死滅しているが，ケラチン（CKAE1/AE3）免疫染色（b）で広く陽性細胞が認められ，上皮性腫瘍の壊死と考えられる．c：血餅内に浮遊した腺管上皮で，核は小型で一様にみえるが，核密度の増加や核クロマチンの増加がみられる．p53の強い陽性所見（過剰発現）と併せ癌と診断される（d）．なお，p53は反応性上皮にも弱い陽性所見がみられるので注意する．

2）膵管癌との鑑別を要する各種病変の生検診断

a）膵管癌亜型の生検診断

膵管癌亜型（第2部Ⅱ．4．浸潤性膵管癌の項参照）も，その悪性度は通常の膵管癌のそれと同等か，より高く，また，しばしば通常の膵管癌とは異なる臨床画像を呈し，胆管癌亜型同様，生検でもその可能性が示唆される場合，免疫染色も含め検討されることが望まれる（**図7**）．

b）非膵管上皮系腫瘍の生検診断

腺房細胞癌，神経内分泌腫瘍，神経内分泌癌，充

図7 | 膵腫瘍に対する膵生検(EUS-FNA)の組織像と免疫染色像

a：多形性〜紡錘形の異型細胞の浸潤がみられる．間葉系細胞にみえるが，CK7陽性(b)から，退形成癌(紡錘細胞型)と考えられる．c：壊死(左側)とともに，充実性の異型細胞集団がみられる．膵管マーカーのCK7(d)と神経内分泌マーカーのchromogranin A(CgA)(e)がともに広く発現を示し，mixed ductal-neuroendocrine carcinomaもしくは神経内分泌癌の可能性が考慮される．

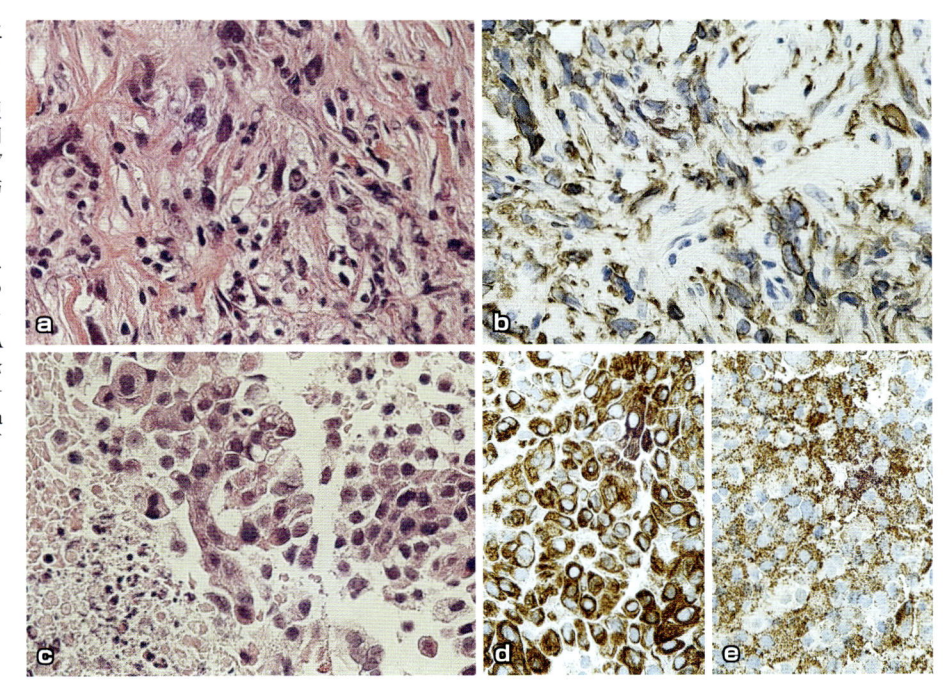

図8 | 膵腫瘍に対する膵生検(EUS-FNA)の組織像と免疫染色像

a：腺房状〜腺管状の髄様性増殖が特徴的で，腺房細胞癌とintraductal tubulopapillary neoplasm(ITPN)の鑑別を要するが，trypsin(b)やbcl-10(c)の陽性所見から腺房細胞癌と診断される．d：好酸性顆粒状の胞体を有する細胞集団で，trypsin(e)やbcl-10(f)に加え，synaptophysin(g)の陽性所見も広くみられ，mixed acinar-neuroendocrine caricinomaの可能性が考慮される．核偏在を示す細胞を含むことから，低分化腺癌と一次診断してしまっても，免疫染色を行うことで診断を修正することができる．

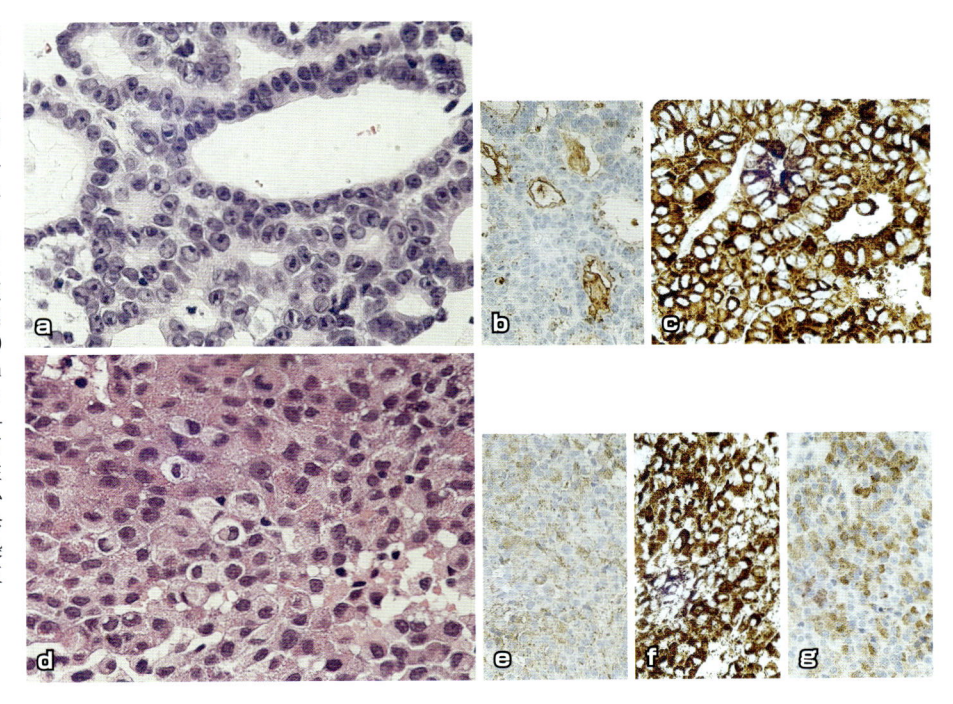

実性偽乳頭状腫瘍solid pseudopapillary neoplasm，混合型腺房細胞癌mixed acinar carcinomaが主な対象となる．いずれも富細胞性の細胞集団としてみられ，通常の膵管癌とは異なる様相を呈する(図8, 9)．各組織型の特徴的な構造が観察される場合と，構造が崩れてしまっている場合があるが，特に後者では核偏在を示す細胞をよりどころに，安易に低分化腺癌と診断されてしまうことがあるので注意したい(図8d)．また腫瘍細胞が小型でまばらであるとリンパ球などの炎症細胞とみなされてしまいがちである(図

図9｜膵腫瘍に対する膵生検（EUS-FNA）の組織像と免疫染色像

a：小型類円形の均一な核を有する細胞集団がみられる．類器官構造は不明瞭であるが，神経内分泌マーカー（chromogranin A（b），synaptophysin（c））が広く陽性で，神経内分泌腫瘍と診断される（Ki-67標識率は8％で，NETs G2相当であった）．d：組織像はaに類似するが，免疫染色像（vimentin 陽性（e），β-carenin 陽性（核）（f））から solid pseudopapillary neoplasm と診断される．

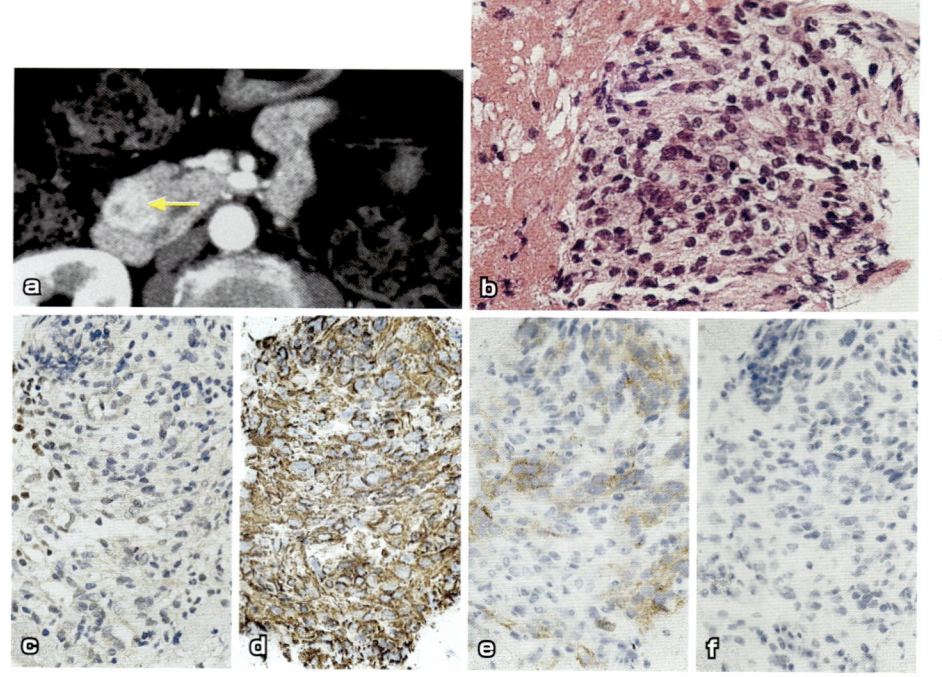

図10｜腎癌膵転移に対する膵生検（EUS-FNA）の組織像と免疫染色像

CT画像（a）で造影効果の強い多血性腫瘤（矢印）がみられ，腎癌の転移（腎癌切除の既往あり）と膵神経内分泌腫瘍が鑑別に挙げられた．生検（b）では明るい胞体所見がみられるが，最終的には免疫染色像（cytokeratin 陰性（c），vimentin 陽性（d），CD10 陽性（e），chromograninA 陰性（f））と併せ，腎癌の転移と診断された．

9）．ほとんどの症例で CKAE1/AE3，vimentin，chromogranin A，synaptophysin，trypsin，bcl-10，β-catenin の7種類のマーカーで鑑別可能である（表2）．腺房細胞癌では膵管内管状乳頭腫瘍 intraductal tubulopapillary neoplasm（ITPN）との鑑別を要する（前者は trypsin および bcl-10 が陽性，後者は陰性）．神経内分泌腫瘍では Ki-67 を追加し，グレード分類を行う必要がある（第2部Ⅱ．6．神経内分泌腫瘍の項参照）が，生検での Ki-67 標識率の評価にはいくつかの問題点があり，参考値扱いとなる[1]．

Ⅵ. 生検による鑑別診断アプローチ　237

図11 ｜ 自己免疫性膵炎疑い例の膵生検（EUS-FNA）の組織像

密な炎症細胞浸潤および線維芽様・組織球様の紡錘形細胞の旺盛な増生を伴い，腺房の著明な脱落がみられる．EVG染色（b）で，黒色の弾性線維が混じてみられ，閉塞性静脈炎の部分をみている可能性がある．また，著明なIgG4陽性細胞（c）の浸潤は自己免疫性膵炎の診断を強く支持する．

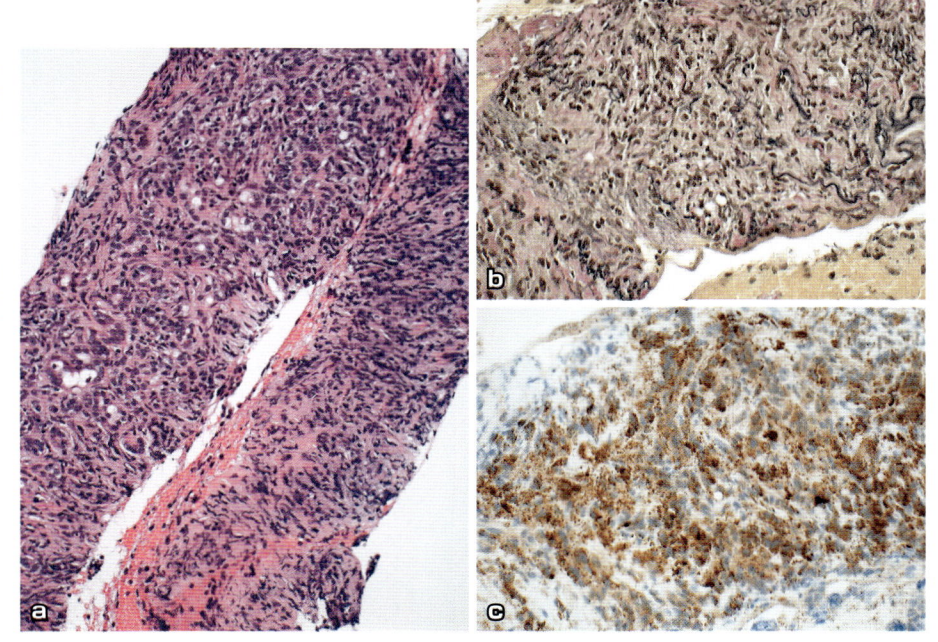

なお，Ki-67標識率が50％を超える，多数の核分裂像や壊死がみられるといった場合には神経内分泌癌の可能性が高い．

c）非上皮性腫瘍の鑑別診断

膵原発あるいは膵に主座を置くものはきわめて稀である．膵に特有なものはない（第2部Ⅱ．8．稀な膵腫瘍の項参照）．膵退形成癌や転移などに注意しながら，各組織型に対する特異マーカーの免疫染色像を加味し，診断する必要がある．

d）膵転移の生検診断

癌腫や肉腫などの膵への直接浸潤や転移，傍膵リンパ節転移や後腹膜転移からの膵への浸潤がみられる．多くは他臓器にも転移を伴った末期の部分像であるが，外科的切除の適応となるような孤立性ないし限局性病変でみつかる場合もあり（図10），膵原発腫瘍との鑑別が求められる．臨床情報を踏まえたうえで，慎重に診断する．

e）非腫瘍性病変，膵炎の生検診断

腫瘤形成性膵炎，自己免疫性膵炎やgroove膵炎が疑われる病変に対し，その診断の確認や腫瘍性病変の除外目的に，生検が施行されることがある．ただし，膵管癌は腫瘤病変内でも疎らに浸潤することが少なくないので，その除外は慎重にすべきである．また，自己免疫性膵炎は比較的特徴的な炎症像を呈する（図11）が，稀に随伴性膵炎でも同様の所見を呈する[2]ので，臨床像と併せた評価が望まれる．

3．浸潤・転移巣での生検

胆膵の悪性腫瘍は発見された時点で，すでに周囲臓器への浸潤や遠隔転移を伴っていることが多い．したがって，胆膵原発病変および浸潤・転移巣の質的診断のため，浸潤・転移先の他臓器（周囲臓器，肝，肺，リンパ節など）から生検が行われることも少なくない．いずれの組織型においても診断法に変わりはないが，腫瘍の進行や転移の過程で起こる，分化の変化，形質の変化（上皮間葉移行や宿主効果を含む）や，増殖能や悪性度の変化などに対応する柔軟性が求められる．また，浸潤・転移先で上皮内進展様病変を合併すると，そこが原発巣のような様相を呈することがあるので注意したい（図12）．

おわりに

胆膵領域でも組織学的エビデンスを踏まえて治療方針が決定されることが徹底されるようになり，臨床医からの生検診断に対するニーズはますます高くなっている．切除不能例では，唯一の組織検体にもなる．一方で，たとえばERCP下生検はERCP膵炎，EUS-FNAでは播種seeding（図13）の問題があ

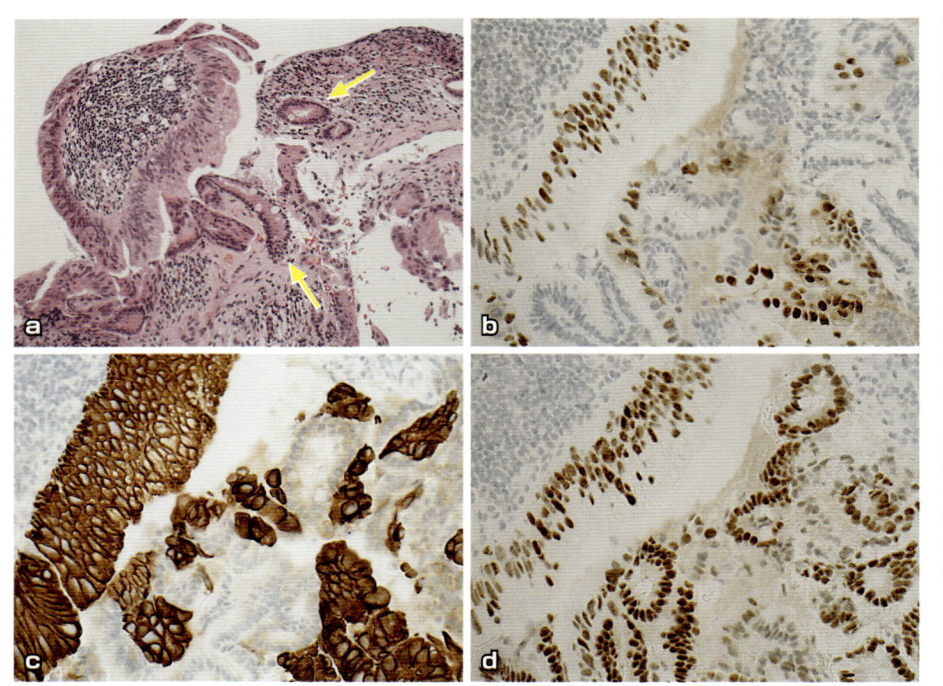

図12 | 膵癌十二指腸浸潤に対する十二指腸生検の組織像と免疫染色像

正常の腸上皮（矢印）と混じ，異型腺管の増殖がみられ，粘膜表面に進展している（a）．異型腺管はp53の強い陽性所見（正常腸上皮は陰性）を示す（b）．また，異型腺管はCK7陽性（正常腸上皮は陰性）を示し（c），膵管癌を支持する．一方で，異型腺管は腸型マーカーのCDX2にも陽性反応を示す（d）．これはもともとCDX2発現を示す膵管癌（約10〜20％にみられる）であった可能性や，十二指腸粘膜内への浸潤に伴い膵管癌にとっては異質な腸型形質を獲得（宿主効果）した可能性などが考慮される．

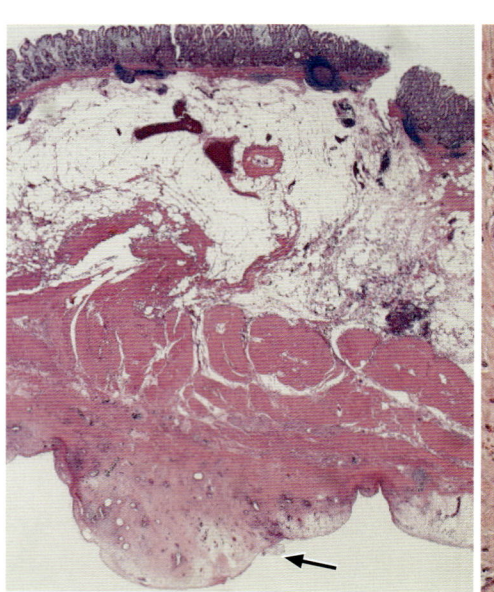

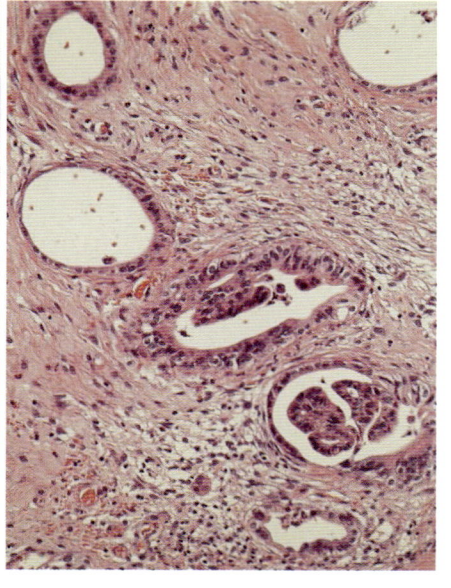

図13 | 穿刺経路播種の組織像

膵管癌に対するEUS-FNA施行後の胃壁．胃漿膜に膵管癌の浸潤と線維性間質から構成される結節性病変（φ5mm）がみられる（矢印）．穿刺部位と一致するため，穿刺経路播種（needle tract seeding）と判断された．

り，なるべく少ない回数での診断確定が期待されている．小さな病変を見逃すことなく，また，臨床医と密に情報交換し，質的診断につなげたい．

（大池信之）

文　献

1）大池信之，諸星利男：膵・消化管に発生する神経内分泌腫瘍．病理と臨床 29：451-459, 2011
2）能登原憲司：胆膵の硬化性病変—自己免疫性膵炎を中心に— 病理と臨床 31：369-375, 2013

第3部 鑑別ポイント

VII. 胆汁，膵液，FNA を含めた細胞診における鑑別診断

はじめに

いうまでもなく，胆管，膵管は体の奥深くにあり，非常に細い管である．このため，熟練した医師が検体採取を行っても，その細胞量には限界がある．今日では画像診断の進歩により，非常に早期の微小な病変が CT，MRI で発見されるようになり，小さな病変から採取された，微小な検体が提出されることも多い．超音波内視鏡下穿刺吸引術 endoscopic ultrasound-guided fine-needle aspiration（EUS-FNA）など採取方法も進歩しているが，それでも組織が十分に採取できず，細胞診だけで診断しなくてはならない症例は少なくない．

細胞像を議論するにおいては，まず採取法を確認する必要がある．穿刺材料や擦過細胞診材料では新鮮な変性の少ない材料が採取される．相対的に構造が保たれるが，細胞質は変性，崩壊しやすい．一方，胆汁，膵液などの液状検体は剥離細胞診であり，腫瘍の表層から剥離し変性を経た細胞が採取されることから，EUS-FNA や擦過細胞診とは異なる細胞像となる．特に貯留胆汁細胞診においては，穿刺細胞診に比較して，変性による核の濃縮，細胞間結合の低下，シート状集塊の辺縁の pile up などが起こり，異型性が強くみえる傾向があることから，これらの変性を前提として細胞像を解釈する必要がある[1]．

また，細胞診は染色，標本作製が生検と異なるため，悪性度の判断基準は，病理組織標本を元にした判断基準と違う部分がある．観察のポイントが組織材料と微妙に異なることを念頭に置いて診断していただきたい．

本項においては，鑑別診断を中心に，細胞像を，その主な採取手技を元に提示する．採取法を確認してご利用いただきたい．

なお，報告書の様式については別項にて記載する．

1. 胆道，および膵臓高分化型管状腺管癌の診断の注意点

管状腺管癌においては膵管由来のほうが胆管由来に比べて小型の細胞が出現する傾向があるが，細胞像のみで胆道由来か膵臓由来かの鑑別は困難である．

基本的に管状腺管癌については胆管のみならず，膵臓においても貯留胆汁細胞診の診断基準を用いて診断が行われる[2,3]．

内腔に突出するような病変であれば，ブラシ擦過細胞診では，擦過による変性が加わるが，腫瘍細胞は比較的大型の集塊や，シート状に出現する．高分化腺癌は壊死背景や炎症背景とともに，核の大小不同，核クロマチンの粗造化，核間距離不整，核小体の明瞭化，核が細胞辺縁に突出する傾向など，いわゆる腺癌の特徴を有する孤立散在性，大小の細胞集塊や孤在性の異型細胞を認めることが多く，これらの異型細胞に注意することが重要である．病変の良悪の鑑別には，核の細胞からの突出傾向，N/C 比の増加とともに，高倍率，対物 100 倍での核所見，特にクロマチンの粗造化や核小体の明瞭化，核縁の緊満化といった，核の異型所見を詳細に観察することが有用である．

擦過細胞診で診断がつかない症例などでは EUS-FNA が行われる．しかし胆膵系においては胃や大腸

図1 原発性硬化性胆管炎（擦過細胞診）
核形不整や核小体の明瞭化が認められるが，核クロマチンの増加はなく，核の飛び出しもない．

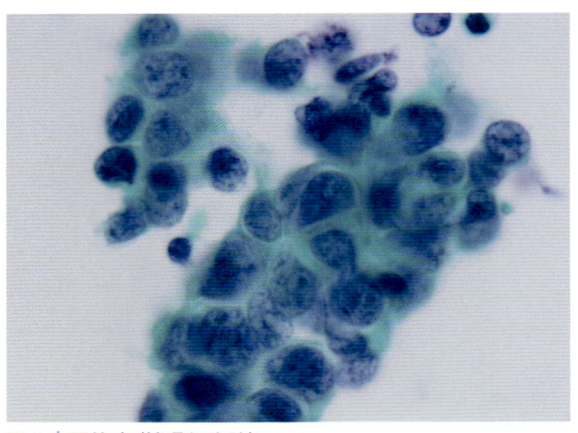

図2 胆管癌（擦過細胞診）
核形不整および核クロマチンの増加が著しい．核の飛び出しも認められる．図1と比較のこと．

など他の消化器系腫瘍に比べて，硬癌（scirrhous type）をとる高分化管状腺癌が比較的多い．このためEUS-FNAを用いても細胞の採取が困難なことがある．細胞集塊や細胞サイズが小さい傾向にあり，細胞異型も低倍率では一見弱くみえることも少なくない．このために反応性上皮や軽度異型性の病変と診断されてしまうことがある．特に高分化管状腺癌は癌細胞であっても単層のシート状に出現する場合もある．しかし，弱拡大における腺管構造の不整，強拡大における核小体の明瞭化，核の緊満化，核クロマチンの粗造化など腺癌の所見がみられる．特にこれらの所見は背景に出現する非腫瘍性の細胞と比較すると，その差異が際立ち，診断の一助となる．時に，EUS-FNAでは間質内に上皮が浸潤している所見が認められる場合がある．特に神経線維に接して上皮細胞が存在する所見はperineural invasionを反映している．厚みのある集塊で観察が難しいこともあるが，周囲の非腫瘍性間葉系細胞との位置関係を含めて観察することが有用である．

1）鑑別診断・ピットフォール

原発性硬化性胆管炎などの炎症疾患においても核小体の明瞭化が起こる．しかし炎症性疾患では核クロマチンが増加していないこと，核間距離が保たれていることなどが鑑別点となる（図1, 2）．

膵上皮内腫瘍性病変 pancreatic intraepithelial neoplasia（PanIN）は浸潤性膵管癌の内視鏡的逆行性胆道膵管造影法 endoscopic retrograde cholangiopancreatography（ERCP）検査時の擦過細胞診や膵液検査で，偶発的にみられることがあるが，穿刺吸引細胞診でも，稀に出現することもある．しかし有症状の患者において病変がPanINのみであることはまずないことから，膵管内乳頭粘液性腫瘍 intraductal papillary-mucinous neoplasm（IPMN）や他の浸潤癌との連続性の有無の確認など，臨床情報の確認が必要である．

慢性膵炎の細胞診では，腺房細胞が化生により軽度腫大や時に異型を示す上皮成分が少量採取されることがあり，判断に難渋する症例もあるが，強拡大における核内構造の観察が鑑別の助けとなる．

2. 腺房細胞癌，膵臓神経内分泌腫瘍，solid pseudopapillary neoplasm（SPN）の鑑別について

EUS-FNAの導入によって細胞診検体が提出されることが多くなった腫瘍である．EUS-FNAにおける細胞像を中心に鑑別点を述べる[4]．

1）腺房細胞癌 acinar cell carcinoma（図3）

小型で細胞質がやや狭い比較的揃った腫瘍細胞が緩い集塊状に出現する．細胞質は顆粒状で，核は円形～楕円形でN/C比が高く，核の偏在傾向もある．クロマチンは神経内分泌腫瘍 neuroendocrine tumour（NET）よりも粗く細顆粒状に増量し，明瞭な

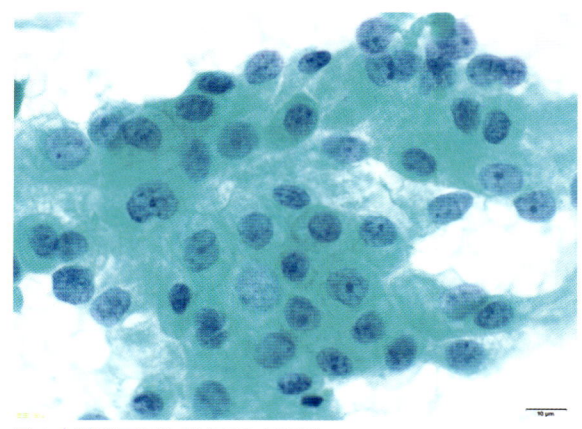

図3 | 膵腺房細胞癌（ENS-FNA）
比較的揃った腫瘍細胞が緩い結合を示して出現する．細胞質は顆粒状で，クロマチンは神経内分泌腫瘍よりも粗い．

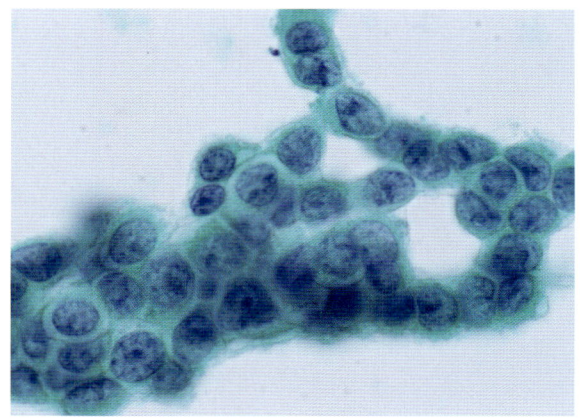

図4 | 膵臓神経内分泌腫瘍（EUS-FNA）
均一な印象を受ける類円形核を有する細胞を認める．索状，インディアンファイル状配列を示す．"ごま塩"状とされるクロマチンの凝集を認める．

大型核小体を認める．腺房状配列，一部にはロゼット様配列もみられる[5]．

2) 膵臓神経内分泌腫瘍 neuroendocrine neoplasm (NET)（図4）

小型－中型で一様，単調・均一な印象を受ける類円形核を有する細胞が出現する．塗抹時に裸核状になりやすい．比較的結合性が弱く，ロゼット形成や索状，充実胞巣状配列，インディアン・ファイル状配列等，組織像を反映した細胞配列がみられる．核縁は整で，組織像と同様の"salt and pepper"状，ごま塩状とされる砂粒状，粗顆粒状のクロマチンの凝集を認める．核小体を伴う細胞は稀である．細胞質は比較的豊富であり，偏在することもある．時に形質細胞様となる．腫瘍細胞の多型性や核小体の大きさは種々の程度にみられるが，悪性度との相関はないとされている．壊死や核分裂像が目立つ場合は，神経内分泌癌 neuroendocrine carcinoma (NEC) の可能性を考慮する必要がある．現在 NET/NEC の診断基準は組織標本上での増殖能に基づいた判定で分類されている．細胞診材料を用いた免疫組織化学染色による Ki-67 標識率の評価が時に行われるが，細胞診はエタノール固定であることなど標本作製の条件が異なることから，ホルマリン固定標本における標識率とは一致しない場合がある[6]．

3) solid pseudopapillary neoplasm（図5）

穿刺吸引細胞診の検体では多くの細胞が採取され

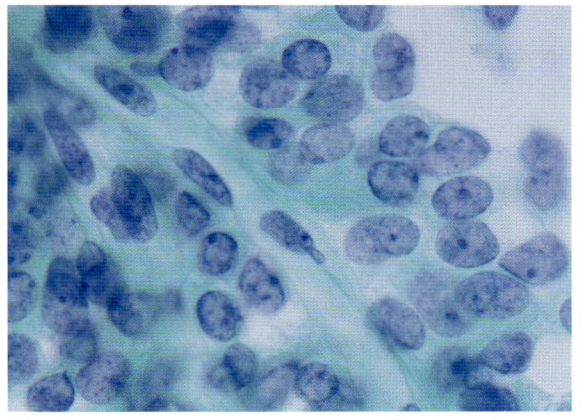

図5 | solid pseudopapillary neoplasm（EUS-FNA）
腫瘍細胞は小型で比較的均一である．毛細血管を軸に偽乳頭状配列が認められる．

る．背景に出血や壊死物質を認めることがある．腫瘍細胞は小型で比較的均一で，集塊状，毛細血管を軸とした偽乳頭状配列が特徴的である．細胞の結合性は弱い．腫瘍細胞の核クロマチンは細顆粒状で，核溝 nuclear groove を認める．核小体はみられることはあるが，顕著ではない．細胞質は顆粒状で，長く伸びる細胞質突起様構造を認めることがある．核分裂像はほとんど認められない．血管周囲に異染性物質，細胞質には PAS 陽性の硝子球 hyaline globule がみられることがある[7]．

腺房細胞癌，NET，SPN の細胞像を主体として鑑別点を表1にまとめる．

表1 | SPN，NET，SPN の細胞像と鑑別点

	SPN	NET	ACC
細胞配列	偽乳頭状，孤在性	索状，ロゼット様，小集塊状	腺房様，ロゼット様
核	円形（～類円形），核溝，偏在性（～中心性）	（円形～）類円形，偏在性（～中心性）	円形～類円形，中心性～偏在性
核クロマチン	細顆粒状	細～粗顆粒状，ごま塩状	細～粗顆粒状
核小体	−（～＋）	−（～＋）	＋，大型
細胞質	顆粒状，突起様	淡明～微細顆粒状	粗顆粒状（～泡沫状）
その他	hyaline globule 出血・壊死	アミロイド	
免疫組織化学	β-catenin（核に陽性）CD 10, vimentin	chromogranin A synaptophysin	trypsin, chymotrypsin bcl-10

NET：neuroendocrine tumor．SPN：solid pseudopapillary neoplasm．ACC：acinar cell carcinoma．

3. 膵管内乳頭粘液性腫瘍 intraductal papillary-mucinous neoplasm（IPMN）

　IPMN/MCN 国際診療ガイドラインにおいて，細胞診は分枝型 IPMN の手術適応の決定に大きな役割を果たす．すなわち分枝型 IPMN においては細胞診で悪性疑い，あるいは悪性（陽性），が手術適応とされている．しかし現在，日本においては膵における細胞診の判定基準，報告書様式の標準化は序についたばかりである．また，採取手技も含めて十分な症例，経験を蓄積した施設は限られていることから，現時点において，日本のすべての施設において同じ精度で診断が可能とはいいがたい．今後，細胞診断基準の標準化が進むと考えられるが，現段階では，細胞診における「悪性疑い」の診断基準は，施設間で差異が存在すると考えていただきたい．
　一方，その手術適応の境界にある膵管内乳頭粘液性腺腫 intraductal papillary-mucinous adenoma（IPMA）高度異型は WHO 分類における IPMN with intermediate-grade dysplasia から high-grade dysplasia に対応しており，日本の取扱い規約と WHO 分類の診断名に離齬がある（表3）．いわゆる IPMN with intermediate-grade dysplasia の認識に誤解が生じることが懸念されている．このため，日本臨床細胞学会作製の細胞診ガイドラインにおいては，IPMA 高度異型（WHO 分類における IPMN with intermediate or high grade dysplasia）を疑う症例については，記述的な診断書の作成を行うことを推奨し，安易な悪性度の報告を避けるように勧告した．手術適応にも関係する場面でもあることから個々の施設において，臨床家と細胞診断医，検査技師が画像所見もふまえ，密に連携を取り合って，症例を検討し，経験を積み重ねていくことが医療の安全を担保する最善の策であると考えたからである．

1）細胞所見

　IPMN については EUS-FNA による囊胞穿刺は我が国では一般的ではない．このため，以下膵液細胞診の細胞像について述べる[3]．
　IPMN では同一病変内に低異型度病変から高異型度病変までのさまざまな病変がみられることが少なくない．また膵液に最も異型の強い細胞が出現するとは必ずしも限らず，おのずと限界がある．細胞診断においては慎重なスクリーニングを行い，どのような異型性病変に由来する細胞なのかを慎重に判断し，少数の小型異型細胞集塊を見落とさないことが最も重要である．
　細胞診における異型度の判断基準を表2に示す．一般に低異型度病変では粘液産生は豊富で大型集塊が主体を占め，高異型度で粘液細胞は乏しく小型集塊が主体をなすとされているが，これは高異型度病変には胆膵型が多いためと思われる．一方，腸型は高異型度病変を示し，浸潤すれば粘液癌の形態を示すとされている（図6, 7, 8）．
　IPMA 高度異型と，非浸潤性膵管内乳頭粘液性癌の細胞とは鑑別困難なことも少なくない．高度異型を推定する細胞が出現した症例は異型/鑑別困難（atypical/indeterminate：Others）として臨床医に細胞所見を報告し，追加検査の実施や経過観察期間の短縮を促すべきである．
　さらに非浸潤癌の細胞像と微小浸潤癌の細胞像を

表2 | IPMNにおける異型度分類の診断基準

取扱い規約	集塊の形態	核の極性	核間距離	細胞間結合	核所見	クロマチン異常	その他
IPMA 軽度異型	大型集塊の辺縁はスムーズ	核は基底側に位置する	核間距離は均等．核配列は規則性である．	集塊の結合性は保たれる	核形不整なし	なし	背景の粘液は豊富で，細胞質内に粘液を有する粘液細胞が規則的に整列している．
IPMA 中等度異型	大型〜中型集塊の辺縁は，スムーズ〜軽度の凹凸	核は基底側に位置するも一部離れる	核間距離は基本的に均等，一部乱れることもある	集塊の結合性は保たれる．	核形不整は原則的にないが，稀に出現	ほとんど目立たない	膵液内に剥離した細胞は，小集塊となる場合もある．
IPMA 高度異型	集塊辺縁は中等度の凹凸がある．集塊の大きさは中型から小型	核は基底側から離れる	核間距離不均一，核配列に乱れを認める．	集塊の結合性はやや低下するも，核の飛び出し等は認めない	核形不整あり	軽度増加	癌細胞と比較してN/C比は低く，核異型が弱い
IPMC 非浸潤性	集塊辺縁は凹凸不整が目立つ．集塊は小型が多い．	核は基底側から離れて重層化を示す	核間距離，核配列ともに乱れを認める	集塊の結合性は低下する	核は腫大し，類円形．核小体も目立つ	真性クロマチンの増加	核内細胞質封入体が認められることがある．亜型によって細胞像が異なる．
IPMC 微小浸潤性以上	集塊辺縁は凹凸不整がさらに強くなり集塊の大きさは小型となる．	核は基底側から離れて極性を喪失する．核の飛び出しも認められる	核間距離，核配列ともに不均等	集塊の結合性は低下する	核は腫大し，強い核型不整を認める．核小体が明瞭	クロマチンはさらに増加	

IPMA：膵管内乳頭粘液性腺腫．IPMN：膵管内乳頭粘液性腫瘍．IPMC：膵管内乳頭粘液性腺癌．

明確に区別することも困難である．現時点では微小浸潤癌の細胞像は確立されていない．また胃型，腸型，胆膵型，オンコサイト型では若干異なる細胞像を呈する[8]．しかし一般的に非浸潤癌の細胞像は悪性の基準を満たし，小型集塊が多く，集塊辺縁の凹凸不整が目立ち，不規則な重積，核間距離，核配列ともに乱れるとされている．IPMA高度異型も核形不整，クロマチン異常を認めるが，非浸潤癌では異型の程度がさらに増加する．

浸潤癌では壊死性背景が多く，大型の集塊も出現する．集塊の辺縁は不整で，不規則重積，核の大小不同，核形不整，クロマチン異常を示す．

2）鑑別診断とピットフォール

膵管癌の末梢の膵管分枝においては腫瘍による膵管閉塞によって二次的な拡張がしばしばみられる．そこにPanINが合併する可能性があるが，細胞像だけでの鑑別は困難である．

また，通常型浸潤性膵管癌と膵管内乳頭粘液性腺癌 intraductal papillary-mucinous carcinoma（IPMC）の鑑別であるが，IPMCでは，乳頭状腫瘍の構造を示唆する乳頭状集塊や印環細胞様細胞が多く出現する．また背景に異型の乏しいIPMAの細胞が出現している症例はIPMCの可能性は高い．

表3 | 膵管内乳頭粘液性腫瘍（IPMN）の組織学的分類の対比

膵癌取扱い規約第6版		WHO分類（2010）	
IPMA	軽度異型	IPMN with low-grade dysplasia	Noninvasive IPMNs
	中等度異型		
	高度異型	IPMN with intermediate-grade dysplasia	
		IPMN with high-grade dysplasia	
IPMC	非浸潤性		
	微小浸潤性	IPMN with an associated invasive carcinoma	Invasive IPMN
	浸潤性		

IPMA：膵管内乳頭粘液性腺腫．IPMN：膵管内乳頭粘液性腫瘍．
IPMC：膵管内乳頭粘液性腺癌．

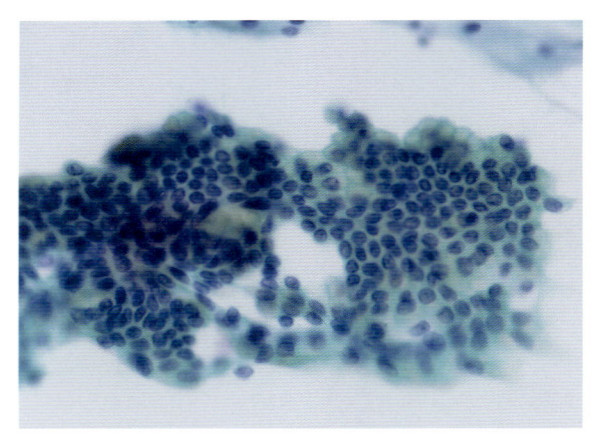

図6 膵管内乳頭粘液性腺腫軽度異型（IPMN with low-grade dysplasia）（膵液細胞診）
豊富な細胞質内粘液を有する腺上皮が一層に配列している．化生性変化との鑑別も重要である．

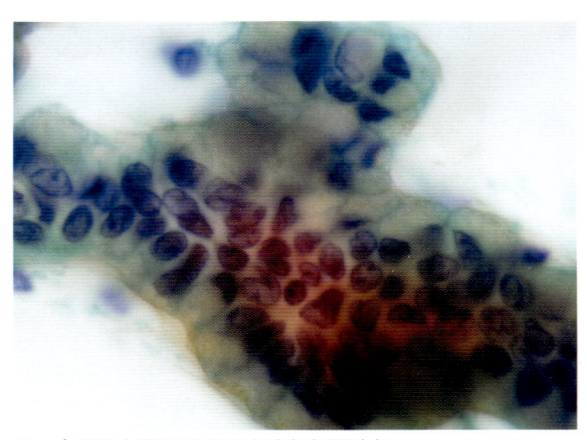

図7 膵管内乳頭粘液性腺腫高度異型（IPMN with intermediate-grade dysplasia）（膵液細胞診）
核形不整を認め，核間距離は一部乱れている．しかし集塊の結合性は保たれている．

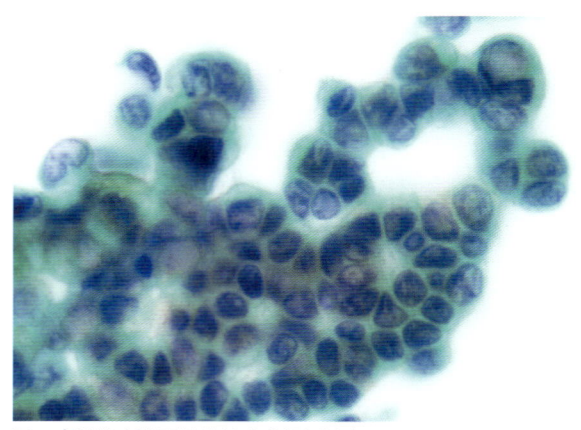

図8 膵管内乳頭粘液性癌非浸潤性（IPMN with high grade dysplasia）（膵液細胞診）
核は腫大し，核形不整も強い．核小体も目立つ．集塊辺縁は凹凸不整を示す．

おわりに

EUS-FNAをはじめとしたデバイスの発達により膵epithelial inclusion cystや副脾など良性疾患が偶発的に採取される機会が増えている．これらの疾患の診断にはまず採取量の確保が必要条件である．すべての臓器についていえることであるが，細胞診の診断精度は，採取された細胞量と固定条件に大きく左右される．適切な診断のためには，普段からの採取方法を含めた検体管理に加えて，搬送，標本作製に関わるすべてのスタッフの協力と丁寧な作業が欠かせないことを強調したい．

（稲山久美子，若狭朋子）

文献

1) 古旗 淳, 権田厚文, 安部佳之 他：胆汁・膵液の細胞診. Medical Technology 33：1482-1489, 2005
2) 広岡保明, 中泉明彦, 岡 輝明 他：胆汁細胞診の採取・判定方法に関する研究（第一報）. 貯留胆汁細胞診の細胞判定基準. 日臨細胞誌 49：7-14, 2010
3) 中泉明彦, 竹中明美：膵液細胞診・擦過細胞診の判定基準と有用性. 病理と臨床 27：1157-1165, 2009
4) Zaman MB：The pancreas. in Koss LG (ed)："Koss's Diagnostic Cytology and its histopathologic bases", 5th ed, Lippincott WW, Philadelphia, 2006, pp1428-1456
5) Labate AM, Klimstra DL, Zakowski MF：Comparative cytologic features of pancreatic acinar cell carcinoma and islet cell tumor. Diagn cytopathol 16：112-116, 1997
6) Hasegawa T, Yamao K, Hijioka S et al：Evaluation of Ki-67 index in EUS-FNA specimens for the assessment of malignancy risk in pancreatic neuroendocrine tumors：Endoscopy 46：32-38, 2014
7) Kashima K, Hayashida Y, Yokoyama S et al：Cytologic features of solid and cystic tumor of the pancreas. Acta Cytol 41：443-449, 1997
8) Hibi Y, Fukushima N, Tsuchida A et al：Pancreatic juice cytology and subclassification of intraductal mucinous neoplasms of the pancreas. Pancreas 34：197-204, 2007

第3部 鑑別ポイント

Ⅷ. 術中迅速診断における鑑別，判定，報告（細胞診の併用）

1　胆　道

1．術中迅速診断の目的

　胆道領域の術中迅速診断の目的は，①切離断端の評価，②主病変の評価，③転移の評価，である．

　内視鏡や画像診断技術の進歩により消化管病変の質的診断および腫瘍の進展度診断の精度は向上したが，胆道腫瘍の進展範囲を術前に正確に把握することは困難である．癌遺残の有無は予後に最も大きな影響を与えるため，術中迅速診断による切離断端の評価が重要となる[1]．

　胆道病変では，良性疾患でも閉塞性黄疸をきたしうるために，術中迅速診断による良悪性の判定が必要とされる場合もある．病変が悪性腫瘍であれば根治的手術の適応となるし，良性病変であれば縮小手術への切り替えが検討される．

　時に腹膜播種や肝転移，傍大動脈リンパ節転移疑いとして，転移の評価が術中迅速診断で依頼されることもある．術中迅速診断で転移と診断された場合，手術不能症例と判断され，試験開腹やバイパス手術が選択されることとなる．

2．検体の取り扱いと標本作製

　迅速診断は，永久標本でも判断に苦慮する病変を扱うことがしばしばある．よって焼灼や挫滅，乾燥などのアーティファクトが少ない迅速標本を作製することが不可欠となる．

　採取された検体は，乾燥を防ぐため生理食塩水に浸し，固く絞ったガーゼに包み，できるだけ早く病理検査室に送る必要がある．凍結時に氷結が生じる可能性があるため，検体を生理食塩水中に浮遊させることは避けねばならない．胆管上皮は剥離しやすいため，検体を不必要に拭いたり触ったりせず，丁寧に扱う必要がある．断端評価が求められている場合は，検体のどの面が「真の断端」かを把握しなくてはいけないため，術前に外科医と申し合わせを行い，「真の断端」に糸などで目印をつけてもらうべきである．後述する術中捺印細胞診を併用する際は，包埋する前に「真の断端」面をスライドガラスに優しく置くようにして捺印標本を作製する．包埋では「真の断端」の胆管上皮が全周性に確認できるように検体を置き，薄切を行う（図1）．作製された標本で十分な所見がとれない場合や診断を決めかねるときは，直ちに深切り標本の作製を行う．深切り標本作製により，はじめて診断が確定する場合も少なくない．

3．胆道切離断端の評価

　胆道領域の術中迅速診断は，切離断端の評価が最も多い．肝門部領域胆管癌では腫瘍の局在により肝右葉切除術もしくは肝左葉切除術，肝亜区域切除術が行われ，肝管および総胆管断端の評価が求められる．遠位胆管癌では膵頭十二指腸切除術が行われ，肝側胆管もしくは肝管断端の評価が求められる（図2）．診断の留意点は，①胆道壁内の浸潤癌の存在と，②低異型度癌の粘膜内進展，を認識することである[2]．近年，上皮内進展のみの胆管断端陽性例では，断端再発率が低く，予後に与える影響は少ないとの報告がなされている[3-5]．多施設における追加検討の必要性はあるものの，今後は断端に癌が存在

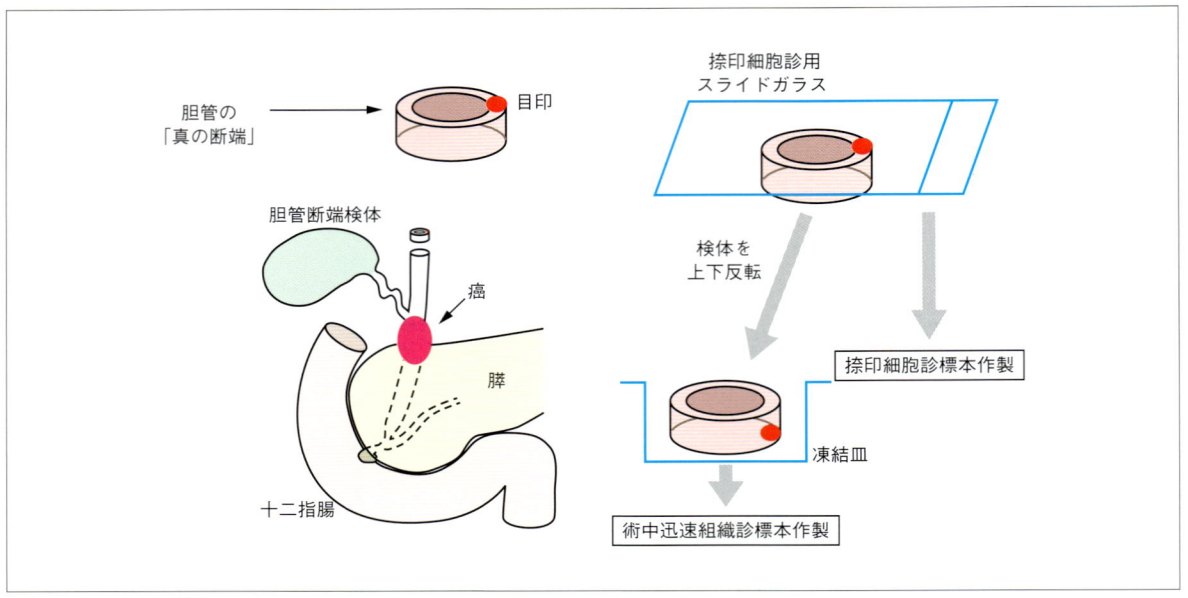

図1｜胆管断端検体の取り扱い
目印がついた胆管の「真の断端」面にスライドガラスを優しく置くようにして捺印細胞診標本を作製する．その後，胆管断端検体を上下反転し，「真の断端」を下にして凍結皿に包埋し，組織診標本を作製する．

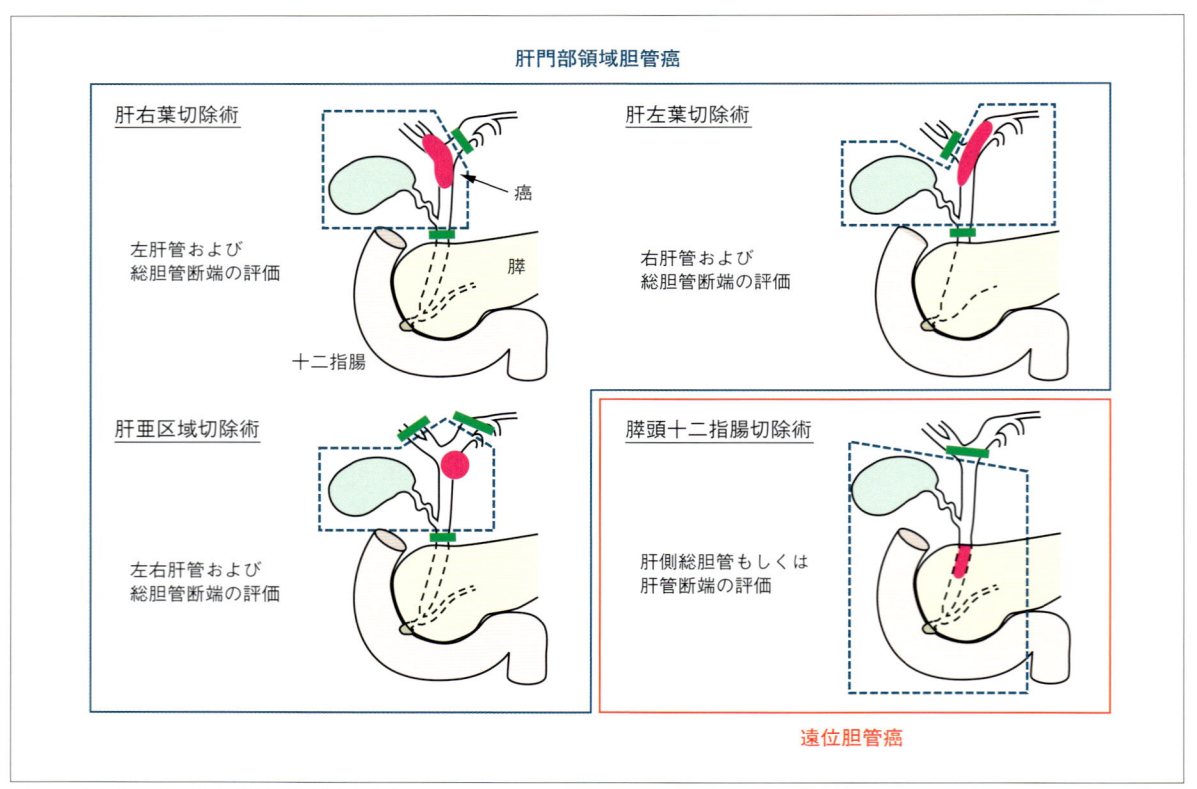

図2｜胆管癌の術式と断端の術中迅速診断
胆管癌は，肝門部領域胆管癌と遠位胆管癌に分けられる．肝門部領域胆管癌では腫瘍の局在により肝右葉切除術もしくは肝左葉切除術，肝亜区域切除術が行われ，肝管および総胆管断端の評価が求められる．遠位胆管癌では膵頭十二指腸切除術が行われ，肝側胆管もしくは肝管断端の評価が求められる．

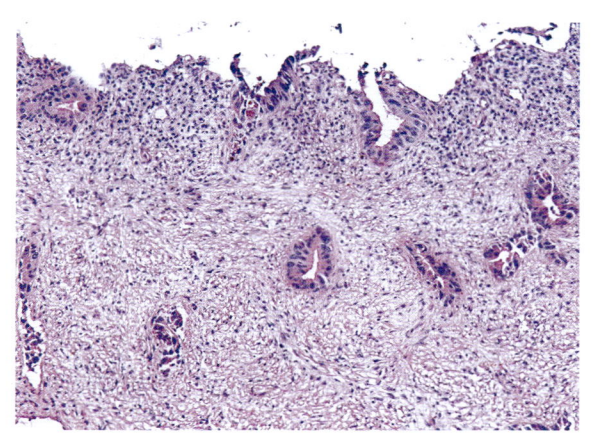

図3 desmoplastic stroma（迅速標本）
腺癌の間質浸潤が認められ，周囲に不規則な線維化（desmoplastic change）を伴う．

する場合に，上皮内進展のみか浸潤性病変かの判定を行うことが最重要事項になると考えられる．

胆道壁内の浸潤癌による断端陽性は，肉眼的に平坦型や結節型に分類される胆管癌で頻度が高い．術中迅速診断において高分化型腺癌の浸潤病巣は比較的容易に認識できる．しかし，少量の低分化型癌を迅速標本で判断する場合に見落とす可能性がある．癌組織が漿膜下層にのみ神経浸潤や脈管侵襲，リンパ節転移として少量存在する場合もあるためであり，注意深く漿膜下層の検索を行う必要がある．迅速標本中に癌を疑う異型腺管が認められる場合は，周囲の非腫瘍性の腺組織と比較して，診断することが重要である．癌の間質浸潤巣でみられる不規則な線維化，いわゆる desmoplastic stroma も診断の手がかりとなる（図3）．

浸潤癌と鑑別を要する病変に，上皮内癌の付属腺進展が挙げられる．胆道壁の付属腺は複数の腺管が小葉状に配列している（図4a）．付属腺進展では，これらの小葉構造を示す腺管上皮を置換するように腫瘍が増生する（図4b, c）．対して浸潤癌は小葉構造を形成せず，癌性腺管が単独で desmoplastic stroma を伴って増生することを念頭に置き，鑑別する．

低異型度癌の上皮内進展による断端陽性は，肉眼的に乳頭型もしくは結節型に分類される胆管癌で認められることが多い．上皮内進展病変では，主に低乳頭状構造や平坦状構造を示して癌細胞が増殖進展する（図5a, b）．胆道病変では癌と非癌上皮がなだらかに移行していくことがあり，明瞭な境界を示さない場合がある．また，炎症に伴い胆管の非腫瘍性上

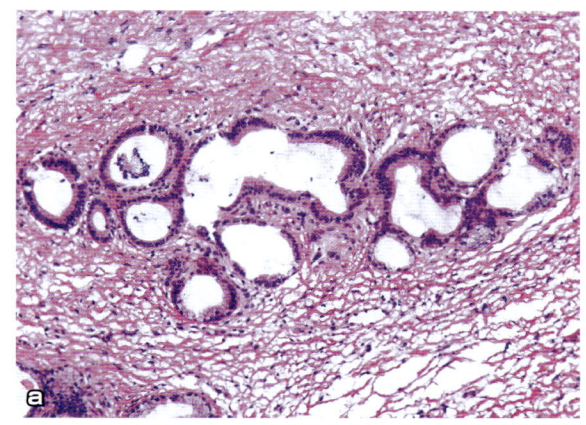

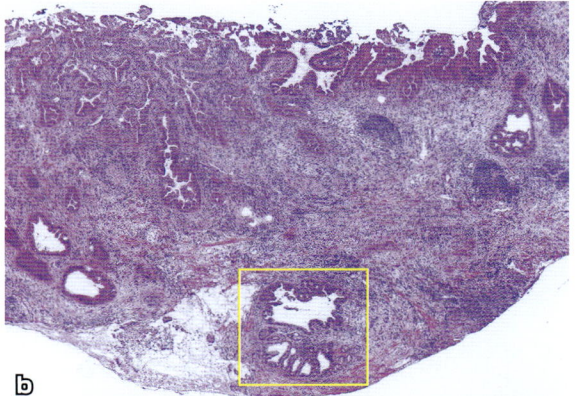

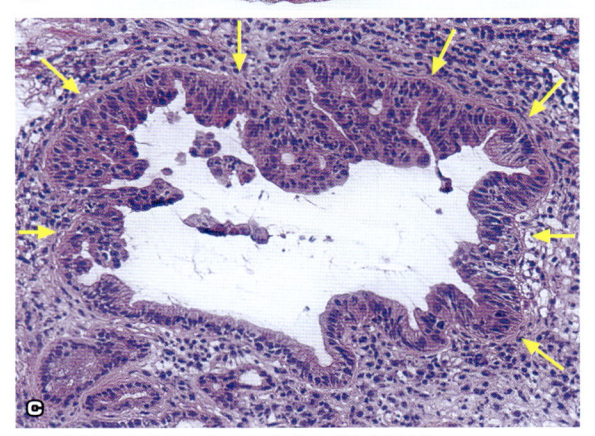

図4 付属腺進展を示す上皮内癌（迅速標本）
a：付属腺（非腫瘍性腺管）．b：付属腺進展を示す上皮内癌の弱拡大．c：付属腺進展を示す上皮内癌の強拡大．胆道壁には，小葉構造を示す付属腺が認められる．この付属腺上皮の一部を置換するように，上皮内癌が進展している（矢印部）．

皮に高度の異型がみられる場合があり，反応性上皮と癌との鑑別が問題となる．特に減黄のために胆管内にチューブやステントが留置されていると，びらんと再生を繰り返すことにより胆管上皮が顕著な異型を示す場合がある．チューブやステント留置の情

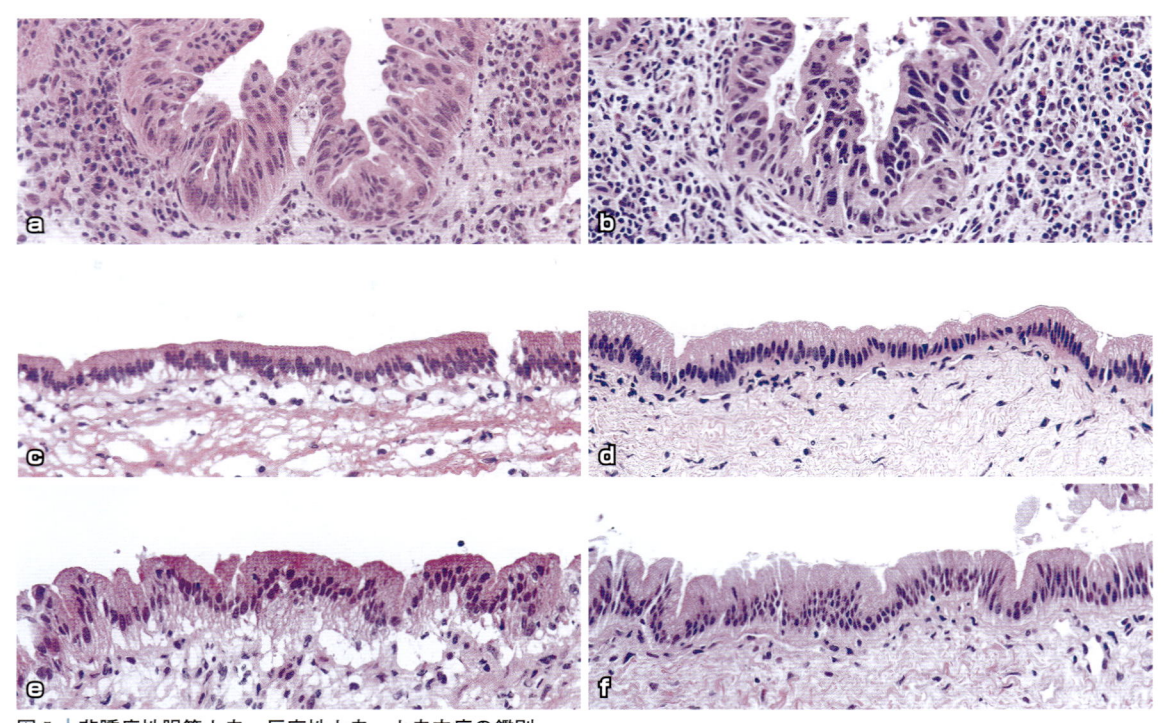

図 5 | 非腫瘍性胆管上皮，反応性上皮，上皮内癌の鑑別
a：上皮内癌（迅速標本），b：上皮内癌（永久標本），c：非腫瘍性胆管上皮（迅速標本），d：非腫瘍性胆管上皮（永久標本），e：反応性上皮（迅速標本），f：反応性上皮（永久標本）．非腫瘍性胆管上皮は，一層の円柱上皮から成り，基底膜側に核が整然と配列する．反応性上皮では，低乳頭状構造や核の偽重層，軽度の核腫大などがみられるものの，上皮内癌と比べ核が基底膜側に比較的規則的に並んでおり，多形性は軽度に留まる．

報を臨床医に確認しておくことが重要である．なお，胆管壁から内腔側に剥離した腫瘍細胞は，極性が乱れてみかけ上は異型が強くみえる場合が多く，過大評価しないように注意する必要がある．

非腫瘍性胆管上皮は一層の円柱上皮から成り，基底膜側に核が整然と配列する（**図 5c, d**）．炎症などにより反応性異型を示す胆管上皮では，低乳頭状構造や核の偽重層，核腫大などがみられ，上皮内癌との鑑別を要する（**図 5e, f**）．反応性異型は上皮内癌に比べて，核が基底膜側に比較的規則的に並び，核の多形性が軽度である．上皮内癌では核が重層化を示し，著しい極性の乱れを伴って増生する[6]．両者の鑑別は容易なこともあるが，迅速標本での良悪性の鑑別がきわめて困難な症例も存在する．その際は，鑑別困難であることを速やかに臨床医に伝えて相談し，可能であれば追加切除を依頼すべきである．

4. 主病変の評価

術中迅速診断における胆道領域の主病変の評価では，悪性腫瘍と良性病変の鑑別が重要となる．臨床的に悪性腫瘍との鑑別を要する良性病変としては，胆管癌類似病変である硬化性胆管炎や，胆嚢癌類似病変である黄色肉芽腫性胆嚢炎および胆嚢腺筋腫症が挙げられる[7]．硬化性胆管炎では胆管狭窄をきたし，胆管癌を強く疑わせる臨床像を示すことがある．IgG4関連硬化性胆管炎では，胆管狭窄に加え腫瘤形成を伴うことがあり，結節型の胆管癌との鑑別を要する．黄色肉芽腫性胆嚢炎は，結節性病変を形成するとともに周囲臓器に炎症を波及させることがあり，胆嚢癌との鑑別が問題となる．胆嚢腺筋腫症では，限局性もしくはびまん性に胆嚢壁が肥厚するため，隆起型ないしびまん浸潤型の胆嚢癌との鑑別を要する．これらの代表的な腫瘍類似病変に関しては，事前に臨床的特徴や組織像を把握しておくことが，正確な術中迅速診断に寄与すると考えられる（第 2 部 I．1, 6, 7 参照）．

胆嚢癌において腫瘍の浸潤が漿膜下層に及んでいる場合，胆嚢摘出術のみでは予後不良であり，部分的な肝切除やリンパ節郭清の追加が必要となる[8]．

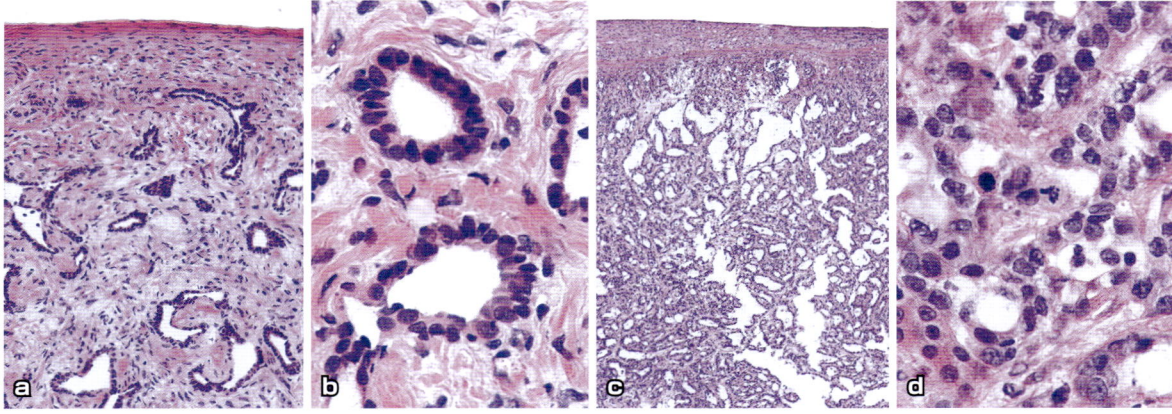

図6 | bile duct adenoma と胆道癌肝転移の鑑別（迅速標本）
a：bile duct adenoma の弱拡大．b：bile duct adenoma の強拡大．c：胆道癌肝転移の弱拡大．d：胆道癌肝転移の強拡大．胆道癌は bile duct adenoma に比べて腺管密度が高く，核の多形性や核分裂像が目立つ．

そのため胆嚢癌の浸潤が漿膜下層に達しているか否かを術中迅速診断で求められることがある．肉眼的に最も深く浸潤している箇所から切り出しを行い，標本を作製することが重要となる．

5．転移の評価

迅速診断における肝転移やリンパ節転移，腹膜播種などの転移の評価により，手術続行の可否が決定されることとなる．

肝臓の結節性病変では，胆管癌の転移と，bile duct adenoma（胆管腺腫）などの良性病変との鑑別が必要となる．迅速標本で bile duct adenoma と胆道癌の転移とを鑑別することはしばしば困難を伴うが，腺管密度や核の多形性，核分裂像などを丹念に観察し，診断する（図6）．リンパ節の評価では，大きなリンパ節や多数のリンパ節が提出されたときは，複数枚標本を作製しても観察できる範囲が限られていることを認識しておく必要がある．さらに，腹膜結節の術中迅速診断では，胆管癌の腹膜播種と脂肪壊死，線維化，石灰化などの反応性病変を鑑別する際に，desmoplastic reaction が強く，癌腺管が少数しか含まれない場合があることを認識しておく必要がある．検体を複数枚薄切して検討することが推奨される．

6．切離断端評価における術中捺印細胞診併用の有用性

術中迅速組織診では，アーティファクトが強く，細胞異型の判定に苦慮する例が少なくない．一方，術中捺印細胞診は，術中迅速組織診に比べて，組織の挫滅や標本作製時のアーティファクトが少ないため，細胞異型の評価をより正確に行える場合がある（図7）[9]．

我々の施設では，胆道癌の断端評価のための術中迅速診断時に術中捺印細胞診を併用している．胆管断端面をスライドガラス上に優しく置くように捺印してから，簡便迅速 HE 染色を行っている（図8）．胆管上皮は容易に脱落する傾向にあるが，コーティングスライドガラスに検体を軽く載せる感覚で捺印すれば，迅速組織診断に支障はない．簡便迅速 HE 染色は迅速組織診と同一の染色法のため，対比が比較的容易という長所がある．良悪性の判定の際には，日本臨床細胞学会胆汁細胞診研究班の貯留胆汁細胞診の判定規準に則り診断する（表1）．標本内の非腫瘍性上皮細胞と比較して判断することや，胆管内のステント留置などの臨床情報を事前に確認しておくことは，組織診と同様に重要である．細胞診による上皮内癌と浸潤癌の鑑別は困難であり，術中迅速組織診に委ねるべきである．

当院で 80 例を検討した報告[10]では，永久組織診の結果と比較したとき，術中迅速細胞診の感度，特異度，正診率はそれぞれ 96.7％，100％，98.7％であった．また同様に術中迅速組織診の感度，特異度，正診率はそれぞれ，96.8％，100％，98.8％となった．胆道の断端評価において術中迅速細胞診は，術中迅速組織診と同程度の高い正診率を有しているという結果を得ている．術中迅速細胞診と術中迅速組織診の併用は，より確実な診断に寄与すると

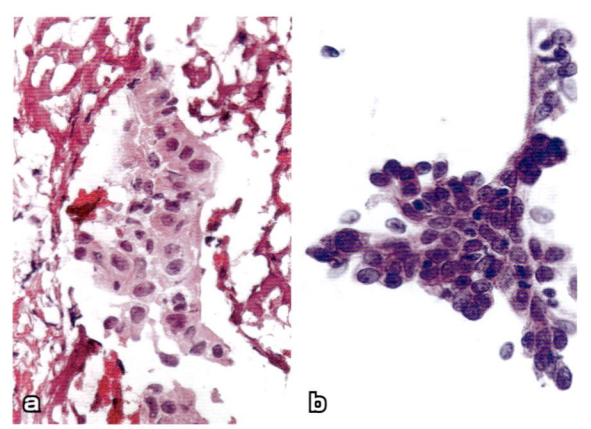

図7 | 迅速組織診と迅速細胞診の比較
a：迅速組織診標本．b：迅速細胞診標本．迅速組織診ではアーティファクトが加わり反応性病変との鑑別を要する腺癌が少量認められる．迅速細胞診ではアーティファクトがほとんどない腺癌細胞が確認できる．迅速組織診に迅速細胞診を併用することで，より確実な診断をすることができる．

図8 | 捺印細胞診の簡便迅速 HE 染色の手順
(文献10より改変)

捺印細胞診検体
↓
1. 固定：95％エタノール湿固定1分，水洗
↓
2. 核染色：50℃のヘマトキシリン（3倍マイヤー）10秒，水洗
↓
3. 色出し：50℃の温浴20秒
↓
4. 背景染色：エオジン溶液3秒
↓
5. 分別，脱水，透徹：100％エタノール3槽，キシレン3槽
↓
6. 封入・検鏡

考えられる．日本臨床細胞学会の細胞診ガイドライン（2015年発刊予定）でも，胆道の切離断端評価における術中捺印細胞診の併用は推奨される．

（平井秀明，刀稱亀代志，鬼島　宏）

文　献

1) 清水康仁，大塚将之，伊藤　博他：肝門部胆管癌切除症例における術中迅速病理診断による胆管十二指腸側断端評価の有用性．胆道 18：182-188, 2004
2) 鬼島　宏：胆囊・胆管．向井　清，真鍋俊明，深山正久編：外科病理学 I．文光堂，2006, pp688-690
3) Igami T, Nagino M, Oda K et al：Clinicopathologic study of cholangiocarcinoma with superficial spread. Ann Surg 249：296-302, 2009
4) Ojima H, Kanai Y, Iwasaki M et al：Intraductal carcinoma component as a favorable prognostic factor in biliary tract carcinoma. Cancer Sci 100：62-70, 2009
5) Higuchi R, Ota T, Araida T et al：Prognostic relevance of ductal margins in operative resection of bile duct cancer. Surgery 148：7-14, 2010
6) Zen Y, Adsay NV, Bardadin K et al：Biliary intraepithelial neoplasia：an international interobserver agreement study and proposal for diagnostic criteria. Mod Pathol 20：701-709, 2007
7) 鬼島　宏，中沼安二：胆道における腫瘍類似病変にはどのようなものがあるか？．日本肝胆膵外科学会胆道診療ガイドライン作成委員会編：エビデンスに基づいた胆道癌診療ガイドライン．医学図書出版，2014, pp129-134
8) Ouchi K, Mikuni J, Kakugawa Y et al：Laparoscopic cholecystectomy for gallbladder carcinoma：results of a Japanese survey of 498 patients. J Hepatobiliary Pancreat Surg 9：256-260, 2002
9) Kontozoglou TE, Cramer HM：The advantages of intraoperative cytology. Analysis of 215 smears and review of the literature. Acta Cytol 35：156-164, 1991
10) Tone K, Kojima K, Hoshiai K et al：Utility of intraoperative cytology of resection margins in biliary tract and pancreas tumors. Diagn Cytopahol 2014 Dec 4. doi：10. 1002/dc. 23240（in press）

表1 | 貯留胆汁細胞診の判定基準

Aの3項目あるいはBの3項目を満たした細胞を腺癌細胞と判定することができる．
CおよびDは参考所見として重視される．

A. 細胞集塊の判定基準
1. 不規則な重積性
2. 核の配列不整
3. 集塊辺縁の凹凸不整

B. 個々の細胞の判定基準
1. 核の腫大
2. 核形不整
3. クロマチンの異常

C. その他の重視される所見
1. 壊死背景
2. 多彩な細胞集塊（単個〜集塊）の出現

D. 注意すべき点
1. 1ヵ所の異常のみを取り上げないこと
2. 核内構造の判定：長時間放置などによる細胞形態変化があっても，核内構造がみえれば判定することは可能
3. 良性細胞集塊の参考所見：(1)核間距離均等，(2)集塊辺縁の周囲に細胞質がみられる

（広岡保明，中泉明彦，岡　輝明他：胆汁細胞診の採取・判定規準に関する研究（第1報）―貯留胆汁細胞診の細胞判定規準．日臨細胞会誌 49：7-14, 2010 より）

第3部 鑑別ポイント

Ⅷ. 術中迅速診断における鑑別，判定，報告（細胞診の併用）

2 膵

1. 膵癌における術中迅速診断の目的

　主な目的は，①切除断端の評価，②転移が疑わしい病変の評価，③主病変の質的診断，である．

　残念ながら，膵癌の完治が期待できるような放射線療法，化学療法はいまだ存在しない．外科切除に関しても，切除可能と判断できる症例は一部であり，また切除を行った症例においても，きわめて高率に再発がある．ただ，断端陰性の切除が予後改善に寄与するとされており[1]，外科医は肉眼的および組織学的に局所腫瘍遺残のない完全切除（R0切除）を目指す．ところが，膵癌の病変範囲を画像診断や肉眼所見から見極めるのは困難なことが多いため，病理医に断端の術中迅速診断が求められる．

　また，画像診断の進歩により膵腫瘍の質的診断は大きく進歩しているが，臨床的，画像的に良・悪性の評価を含め診断困難な症例はいまだ少なくない．そのため，主病変の質的診断や転移が疑わしい病変の評価を求められることもある．

2. 切除断端の評価

1) 膵切除検体における断端とは？

　膵切除検体，特に膵頭十二指腸切除検体のオリエンテーションは複雑で，病理医には理解しにくい．さらに，何を断端とするかについてのコンセンサスが不十分で，問題を複雑にしている[2]．

　膵頭十二指腸切除の場合，膵体部との切離面，後腹膜との切離面，血管床（上腸間膜動静脈・門脈）の剝離面，肝外胆管の切離面，十二指腸の切離面，加えて定型的術式の場合には胃の切離面が断端となる．これらの断端は従来からさまざまな名称で呼ばれており，さらに一口に後腹膜断端といっても，後述の膵鉤部後下方の上腸間膜動脈外側部のみを意味することもあれば（この場合，鉤部断端，上腸間膜動脈断端，などと呼ばれることもある），膵後面全体を指すこともある[3]．また，膵前面を断端に加えるか自由面とみなすかは，各種あるレポーティングシステムによっても考え方が異なっている[2,3]．

　それに比べて，膵体尾部切除や膵全摘の場合の断端は比較的理解しやすい．前者では膵頭部との切離面および後腹膜との切離面が，後者では後腹膜との切離面が断端となる．また術式にかかわらず，癌が大血管や他臓器に浸潤していてこれを合併切除した場合，その切離縁も断端となる．

2) 鉤部断端の評価は，完全切除を考えるうえで重要である

　後腹膜との切離面の中でも，膵鉤部後下方の上腸間膜動脈外側部（ここでは鉤部断端と呼ぶことにする）（図1）の評価は，膵癌のR0切除を考えるうえできわめて重要である．なぜなら，膵癌は神経周囲浸潤によってこの部分から上腸間膜動脈周囲の神経叢に浸潤し，再発することが多いと考えられているからである[4]．欧米ではこの領域の断端評価が特に重視されている．ただ，鉤部断端陽性と診断された膵癌は手術による根治性を期待できないことが多く，術中迅速診断は行わない施設も多い．

　切り出しの際には切離面全体を，皮を剝ぐように

252　第3部　Ⅷ. 術中迅速診断における鑑別，判定，報告（細胞診の併用）

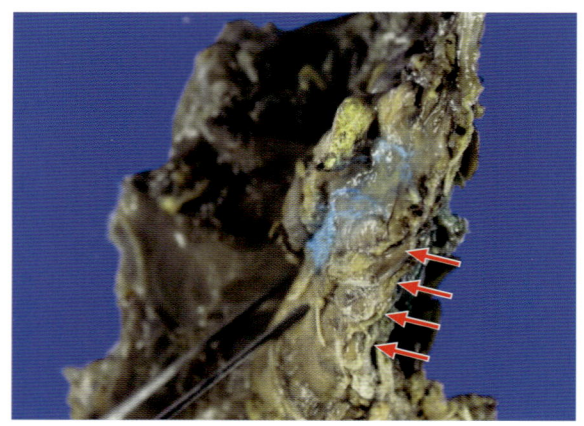

図1｜膵頭十二指腸切除の断端
切除検体を，膵切離面を直視する方向でみた写真．膵頸部断端を黄色で，上腸間膜静脈血管床を青色で示す．鉤部断端は矢印で示す範囲になる．

サンプリングし，切離面に垂直な断面を多数標本にして検索する方法がとられるが[5]，神経叢のみをサンプリングして評価する方法[6]も提唱されている．鉤部断端を正しく把握することは難しいため，外科医に立ち会ってもらう，あるいは検体にマーキング色素で色付けしてもらうなど，適切な部位からサンプリングを行うための工夫が必要である．

診断を行う際の注意点は，次に述べる膵頸部断端における浸潤癌の評価の場合と同様である．鉤部断端のような膵辺縁においてはしばしば，脂肪組織の中に膵小葉が島状に散見される．このような場所に閉塞性膵炎が起こると，小葉内に起こった良性腺管の反応性増生（後述の腺房-膵管化生）を小葉内での現象と把握することが困難となるため，癌腺管と誤認しないことが重要である．また，鉤部断端では神経周囲浸潤がしばしば認められる．神経周囲浸潤は量的に少ないことや，癌細胞が平たくなって同定しづらいことがあり，注意深く観察する必要がある．

3）膵頸部断端の評価－浸潤癌の有無について

膵頭部と体尾部の離断面を，本項では膵頸部断端と呼ぶことにする．膵頸部断端はしばしば迅速診断に提出され，浸潤癌の有無と膵管内腫瘍進展の有無を評価する必要があるが，ここではまず，浸潤癌の有無を評価する場合の留意点について述べる．

診断に供される組織は膵実質であるため，もともと上皮が存在する．しかも膵癌の周囲では癌細胞に対する反応や閉塞性膵炎など，癌に随伴するさまざまな病的変化が認められる．これは膵頸部断端においても例外でなく，診断のピットフォールとなる．1,399例の膵頸部迅速標本を再検討して予後解析を行った論文の中には，陽性であった203例のうち51例では当初，R0と診断されていたとある[7]．誤診の理由として，多くの膵癌の細胞異型，構造異型が弱いことが有名であるが，もう一つの大きな理由として，腫瘍周囲の小葉内でしばしばみられる良性腺管の反応性増生（後述の腺房-膵管化生）と，異型の弱い膵癌との鑑別が難しいことが挙げられる．したがって，正確な断端評価のためには，癌の周囲にみられる反応性変化や閉塞性膵炎の所見を理解しておく必要がある．これらの所見は，知っておくと膵癌そのものを診断するときにも役立つ．

閉塞性膵炎が起こると，小葉内で腺房細胞が消失し，腺房-膵管化生 acinar-to-ductal metaplasia が起こる．これは一見，小型膵管が集簇性に増生しているようにみえるもので，上皮の核が腫大し，腺管の屈曲をしばしば伴うため，癌腺管と紛らわしい（図2）．癌腺管との違いは，もともとの小葉の輪郭が残存し，その中に収まった病変で，腺管の分布はより均等であることである．逆に膵癌は，小葉内だけに浸潤することはなく，通常は小葉間組織も含めて不規則に，かつ不均等に腫瘍腺管が分布（浸潤）する（図3）．とはいえ，小葉の破壊が強い際には，腺房-膵管化生が線維化巣の中に取り残されることもあるので注意を要する（図2c）．角ばった腺管形態や，核の大小不同・濃染，強い核縁不整も膵癌をより示唆する所見である．また，浸潤性膵癌の周囲には線維形成反応 desmoplastic reaction と呼ばれる，腫大した線維芽細胞が粘液腫状の青い細胞外基質を伴って増生する像を伴うのに対し（図3），閉塞性膵炎の小葉内の間質は浮腫状あるいは線維性で，どの小葉も比較的均一である．

膵頸部断端の意義について，近年興味深い論文[7-10]がいくつか公表されているので紹介したい．これらの論文では，膵頸部断端がR0であると有意に全生存期間が延長したとある．ところが，R1と診断された後に追加切除でR0になった症例では，全生存期間は延長しなかった．その理由として，初回R1となった症例では腫瘍サイズが大きい，神経周囲浸潤が強い，リンパ節転移が多い，といった特徴があり，これ自体が予後を規定している可能性が示唆されている．もしそうなら，膵頸部断端の迅速診断の意義が問われることになる．とはいえ，これが一

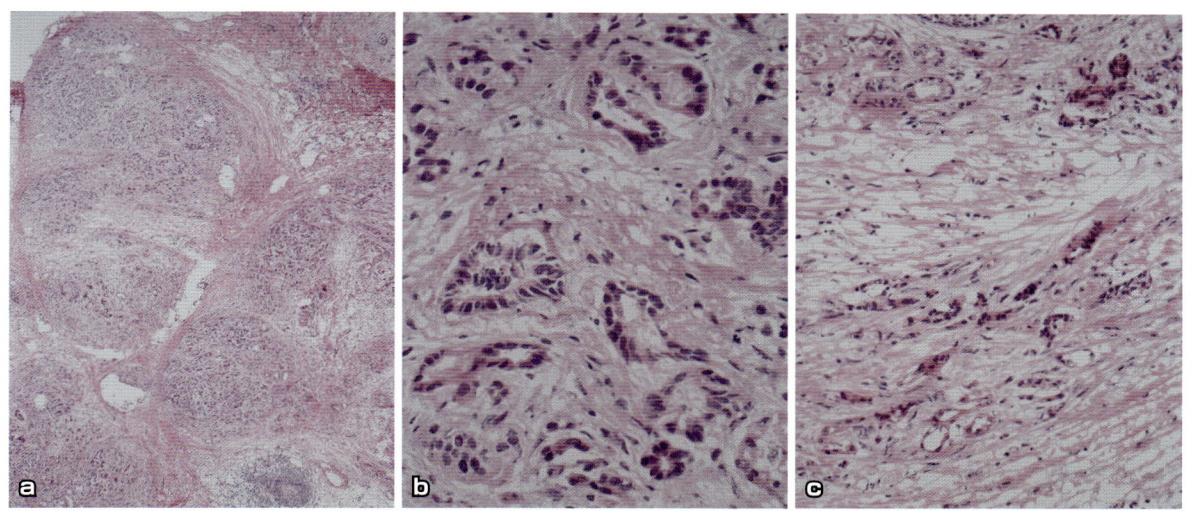

図 2 | 膵頸部断端迅速標本にみられる腺房-膵管化生
a：これは既存の小葉内に限局してみられる現象である. b：小型膵管が集簇性に増生している. 上皮の核は腫大し, 腺管は屈曲し, 癌腺管と紛らわしい. c：同一症例の別部位. 小葉の構築が破壊されて線維化をきたすと, 癌腺管との鑑別がより困難となるが, 腺管やまわりの間質の形態が周囲の小葉にみられる変化と同じであることに注目すれば良性病変であるとわかる.

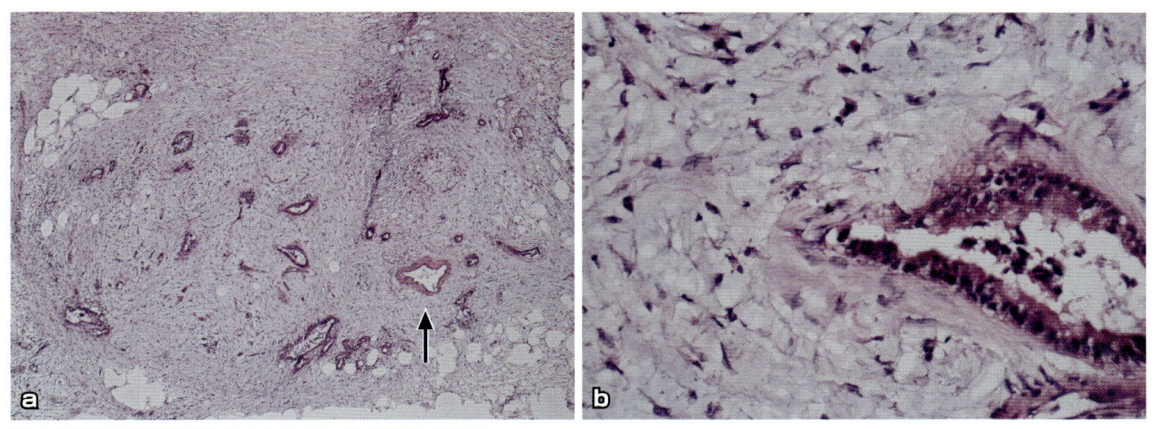

図 3 | 膵頸部断端迅速標本にみられる浸潤性膵管癌
a：腺管はまばらに存在し, 周囲には線維形成反応がみられる. 病変の中に細動脈（矢印）が認められ, 小葉間組織が巻き込まれていることがわかる. b：癌腺管の周囲にみられる線維形成反応に注目する.

概にすべてのケースに当てはまるものとは断定できず, 今後のさらなる解析が必要であろう.

4）膵頸部断端の評価－上皮内進展の評価について

　膵頸部断端において膵管上皮に異型がみられる場合には, 膵上皮内腫瘍性病変 pancreatic intraepithelial neoplasia（PanIN）に準じて異型性を評価する. PanIN の評価は通常のホルマリン固定材料でも困難なことが多く, 病理医間で診断が分かれることも珍しくない. ましてや, 標本の質が劣る凍結標本で迅速診断を下すことにはどうしても限界がある. さらに, 膵管上皮にも再生異型がみられることを認識しておく必要がある. 筆者は, 内視鏡的逆行性胆管膵管造影 endoscopic retrograde cholangiopancreatography（ERCP）後膵炎で膵管上皮に強い再生異型を認めた症例を経験している. 再生上皮との鑑別も必要となると, 膵管上皮の評価はますます困難である.

　断端における膵管内腫瘍進展の評価が困難なもう一つの理由は, アーティファクトである. 膵切離面には特に焼却, 乾燥, 挫滅といったアーティファクトが加わりやすく, 上皮の剥離, 消失をきたしやすい. 切除材料からサンプリングを行う場合には不必

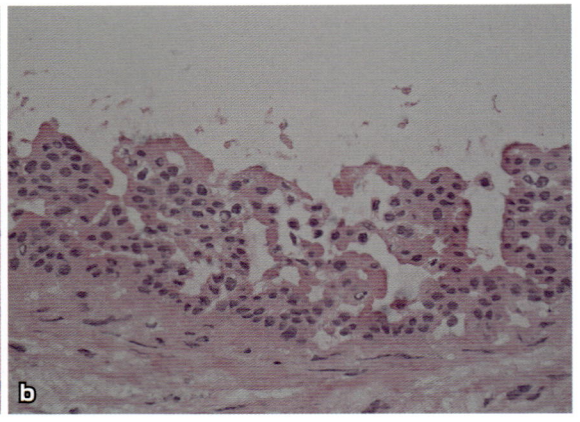

図4 膵頸部断端迅速標本の主膵管内にみられる高異型度病変
a：強い細胞異型，細胞極性の乱れから，高異型度病変と容易に診断できる．b：別症例の同倍率像．aに比べて異型は弱いが，核の腫大，細胞極性の乱れがみられることから，筆者は高異型度病変と診断した．

要に触らぬよう，慎重な取り扱いが必要である．執刀医がサンプリングを行って組織が提出される場合には，運搬の際の乾燥にも注意する．もし上皮がないときには，上皮が剥離，消失していることを報告し，自らさらに腫瘍側をサンプリングするか，あるいは執刀医にその旨を伝えて，必要であれば追加のサンプルを提出してもらう．標本作製の際に主膵管を確認し，それを必ず面出しすることはいうまでもない．

膵癌の断端の場合，PanIN-3相当の高異型度病変（図4）は追加切除，PanIN-1，PanIN-2相当の低〜中等度異型病変は追加切除なしとされることが多い．ともすると，凍結標本では核が大きくみえるので，日頃からホルマリン固定材料と比較し，凍結標本の特徴を把握しておく．PanIN-2相当の病変の中に大型の核が散在するケースなど，診断に悩む場合は深切り切片を作製する．それでも診断が難しい場合には，術者にその旨を正直に伝え，必要であれば議論することが必要である．

膵管内乳頭粘液性腫瘍 intraductal papillary mucinous neoplasm（IPMN）の場合も，断端における膵管内腫瘍進展の有無を迅速診断で評価することがある．IPMNの国際診療ガイドライン[11]によると，高異型度病変，浸潤性腫瘍，豊富な乳頭状病変の残存，のうちいずれかが認められると追加切除となる．低〜中等度異型病変を認めても，追加切除は通常行われない．

腫瘍であることはわかっても，浸潤癌と膵管内腫瘍進展の鑑別に苦慮することもある．周囲の間質は，浸潤癌の場合には間質の細胞成分が豊富で，膵管内進展ではコラーゲンであることが原則である．膵管内腫瘍進展の場合，浸潤癌の部分よりも異型が弱いこともよくある．動脈に接して異型の弱い癌腺管が出現したときに，膵管内腫瘍進展と錯覚してしまうことがあるが，膵臓では膵管と動脈は解剖学的に併走しないため，このような腺管は浸潤癌とみなすべきである．

3．転移の有無

大動脈周囲のリンパ節や腹膜への転移があると，切除不能とみなされることがある．そのため，これらの検体が迅速診断に提出されることがある．これは本来上皮のない臓器で，癌細胞の同定はさほど困難ではないが，腹膜の場合には中皮との鑑別に注意を要する．腹膜転移の場合，線維形成反応が顕著で癌細胞自体は少数であることもある．このようなケースでは深切り切片を作製して検討することも必要である．

4．病変の質的診断

1）腫瘤を形成する炎症性病変との鑑別が重要である

膵には癌との鑑別が困難な炎症性疾患が多いため，病変本体が膵癌か否かを迅速診断で問われることがある．いうまでもなく，膵癌の診断は癌細胞の同定により確定され，腫瘍細胞の有無を明確に報告することが求められる．時に針生検材料が迅速診断に提

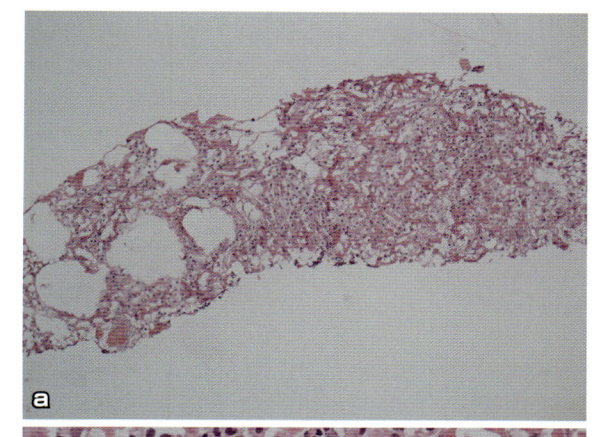

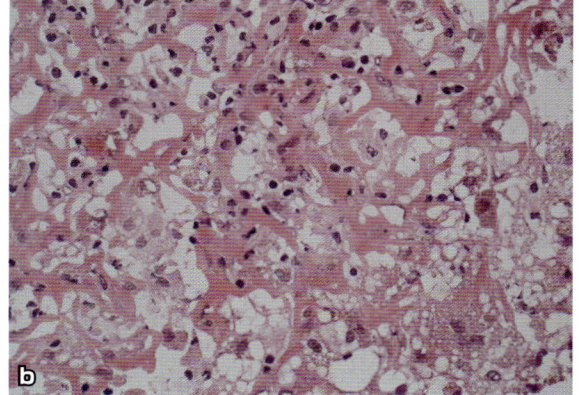

図5 | 腫瘤形成性膵炎の術中針生検迅速標本
a：膵炎に伴う脂肪壊死の像で，左方には脂肪壊死の際にみられる囊胞が形成されている．b：aの右方に相当する部分．多数の泡沫細胞が浸潤している．

出されることもあるが，採取される部位は必ずしも病変の中心であるとは限らないため，診断が難しい場合には深切り切片を作製し，それでも診断が難しい場合には追加の検体採取を依頼する．

2）良性病変の組織像について理解しておく

膵癌の診断が癌細胞の同定により確定するとはいえ，癌がないと結論して報告することには勇気が必要であることを，病理医であれば理解できるだろう．そんなとき，鑑別疾患の組織像を理解しておくと，診断に自信が持てる．

膵癌との鑑別で有名な膵炎に，自己免疫性膵炎 autoimmune pancreatitis（AIP）がある．特に1型AIPは組織像に特徴があるため，理解しておきたい（別項"自己免疫性膵炎"参照）．もちろん，術中迅速診断でAIPの診断を下す必要はないが，膵癌に随伴する通常の炎症性変化とは組織像が異なることに気づ

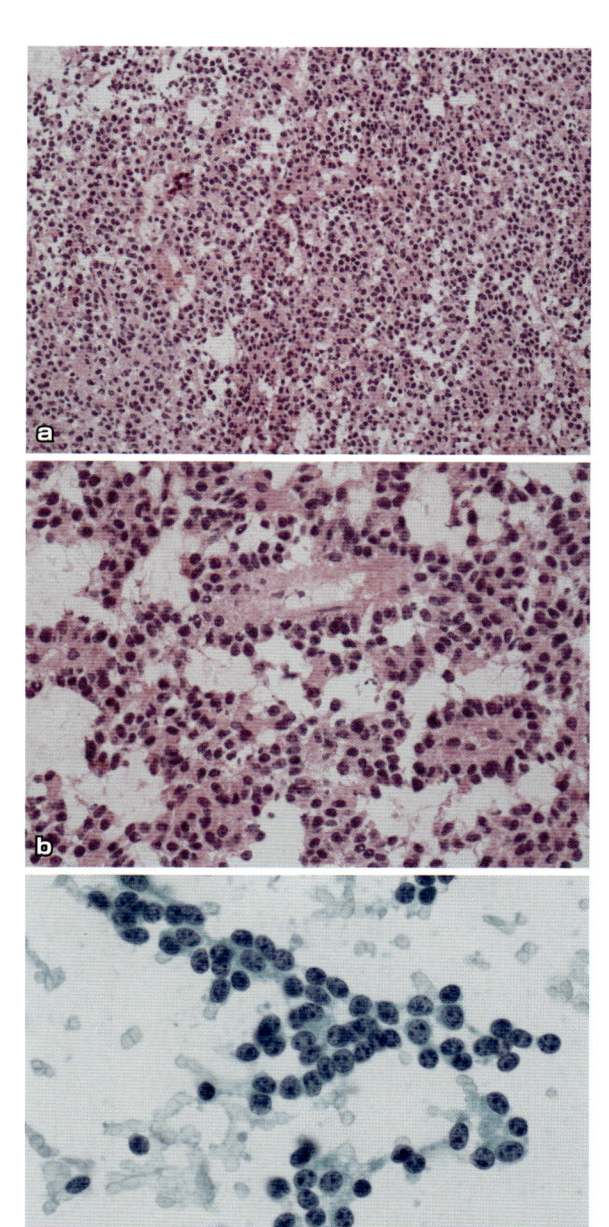

図6 | 神経内分泌腫瘍 neuroendocrine tumor（NET）の迅速標本
a：結合性のルースな小型腫瘍細胞が一様に増生する本例のような腫瘍では，NETとsolid pseudopapillary neoplasmとの鑑別が難しい．b：NETにおいても一部に偽乳頭状構築を認めることがある．c：迅速診断時に作製した捺印細胞診の所見．腫瘍細胞の核は"salt and pepper"と表現されるクロマチンパターンで，細胞像からはNETの可能性が示唆される．

けば，癌でないことに確信が持てるかもしれない．ただし，稀には膵癌に伴ってAIPを認めたとする症例報告もあり，AIPの像を認めた場合にも癌細胞を

探す努力は必要である．

　リンパ球や形質細胞の浸潤自体は膵癌のほぼ全例でみられ，高度な症例もある．したがって，炎症細胞の浸潤が高度であるという理由だけでAIPとは診断できない．特に針生検材料の場合には注意が必要である．膵癌の場合，浸潤する炎症細胞の主体はリンパ球であるが，形質細胞浸潤をきたす症例もある．好中球浸潤は大多数の膵癌症例で認められ，しばしば高度で，小葉内のみならず間質にもみられることは1型AIPとの違いである．好酸球浸潤やリンパ濾胞の形成の頻度は，膵癌と1型AIPの間でほとんど差はない．また，間質の所見が線維形成反応で，1型AIPにみられる花むしろ状線維化と異なることも重要である．

　アルコール性を代表とする慢性膵炎も，腫瘤を形成することがある．この場合，高度の脂肪壊死やその修復像（図5），膵実質の小葉構築の消失と強い線維化，膵管の拡張，膵管内での蛋白栓形成などが認められる．

3）腫瘍の組織型診断を求められた場合

　膵管癌以外の膵腫瘍は，大きく囊胞性腫瘍と充実性髄様腫瘍に分かれ，それぞれ鑑別する疾患が決まってくる．そのため，まずは腫瘍の肉眼像を確認する必要がある．この作業は病理医自ら直接検体を確認し，さらに迅速診断用のサンプリングも自身で行うことが望ましい．囊胞性腫瘍の中での鑑別診断および悪性度評価，あるいは充実性髄様腫瘍の中での鑑別診断は，組織学的に難しいことが少なくない．このようなときには，鑑別診断を挙げながら，わかる範囲内で報告し，術者と議論を行う．

　臨床情報，画像所見を活用することも重要である．画像と病理が鑑別に困るポイントはいつも同じとは限らず，病理学的に鑑別困難な疾患が，画像診断では容易に鑑別できることもある．さらに，画像所見と合致しない病理診断を下すことには常に慎重でなければならない．すべての臓器に共通することであるが，日ごろから臨床医，放射線科医とのコミュニケーション，カンファレンスを行っておくことも重要である．

細胞診標本の活用もお勧めしたい．超音波内視鏡下穿刺吸引術endoscopic ultrasound-guided fine needle aspiration（EUS-FNA）が普及してから，膵腫瘍の細胞所見についての理解が深まってきている．筆者の施設では，病変本体の迅速診断の際には捺印細胞診標本を作製しているが（図6），その重要性は今後ますます増大していく可能性がある．

（能登原憲司）

文　献

1) Millikan KW, Deziel DJ, Silverstein JC et al : Prognostic factors associated with resectable adenocarcinoma of the head of the pancreas. Am Surg 65 : 618-623, 1999
2) Maksymov V, Hogan M, Khalifa MA : An anatomical-based mapping analysis of the pancreaticoduodenectomy retroperitoneal margin highlights the urgent need for standardized assessment. HPB (Oxford) 15 : 218-223, 2013
3) Adsay NV, Basturk O, Saka B et al : Whipple made simple for surgical pathologists : orientation, dissection, and sampling of pancreaticoduodenectomy specimens for a more practical and accurate evaluation of pancreatic, distal common bile duct, and ampullary tumors. Am J Surg Pathol 38 : 480-493, 2014
4) 木村　理：膵癌の外科切除は神経浸潤との戦いか？　膵後方浸潤と膵頭神経叢浸潤．膵臓 19：33-39, 2004
5) Khalifa MA, Maksymov V, Rowsell CH et al : A novel approach to the intraoperative assessment of the uncinate margin of the pancreaticoduodenectomy specimen. HPB (Oxford) 9 : 146-149, 2007
6) 木村　理：膵頭十二指腸切除術における膵頭神経叢切除の理論と方法．外科解剖・病理からみた提言．膵臓 19：463-470, 2004
7) Kooby DA, Lad NL, Squires MH 3rd et al : Value of intraoperative neck margin analysis during whipple for pancreatic adenocarcinoma : a multicenter analysis of 1399 patients. Ann Surg 260 : 494-501, 2014
8) Hernandez J, Mullinax J, Clark W et al : Survival after pancreaticoduodenectomy is not improved by extending resections to achieve negative margins. Ann Surg 250 : 76-80, 2009
9) Lad NL, Squires MH, Maithel SK et al : Is it time to stop checking frozen section neck margins during pancreaticoduodenectomy? Ann Surg Oncol 20 : 3626-3633, 2013
10) Mathur A, Ross SB, Luberice K et al : Margin status impacts survival after pancreaticoduodenectomy but negative margins should not be pursued. Am Surg 80 : 353-360, 2014
11) Tanaka M, Fernández-del Castillo C, Adsay V et al : International consensus guidelines 2012 for the management of IPMN and MCN of the pancreas. Pancreatology 12 : 183-197, 2012

第4部

臨床との連携

第4部 臨床との連携

I. 画像診断の病理への応用

はじめに

胆道癌ならびに膵癌の術前診断においてはCTやMRIなどの画像診断は不可欠である．これらの癌を早期に発見するためにはCTやMRIの適切な撮影方法の確立が必要である．また，良性疾患との鑑別も治療方針の決定において重要である．画像所見は病理組織所見を反映しているので，胆道癌/膵癌の存在診断，鑑別診断，術前の進展度診断などを行う際にはその病理学的特徴をふまえて画像診断を進めていくことが勧められる．また，病理診断を行う際にも画像所見を参考にして，臨床側が指摘する問題点を理解したうえで病理診断を行うことが求められる．本項では画像診断医の立場から，胆道/膵癌の特徴的な画像所見を解説するとともに，それに対応する病理組織所見を呈示することで，病理診断に役立つ情報を提供したい．

1. 胆道，膵のCTおよびMRI撮影方法

1) ダイナミックCT

16～256列のMDCTを用い，ヨード禁の症例を除いて原則造影ダイナミックCTを施行する必要がある．肝～腎の単純CTを撮影後に，高濃度ヨード造影剤（350 mgI/mL，100～135 mL）を3～4 mL/sのスピードで注入し，早期動脈相（25秒後），後期動脈相（膵実質相）（40秒後），静脈相（70秒後），平衡相（180秒後）の4相を撮影している．また，撮影スライス厚は2.5 mm厚をルーチンとしている．

2) MRI

MRIはT1強調像，T2強調像，拡散強調像，磁気共鳴胆道膵管造影MRCP（MR cholangiopancreatography）ならびにGd-DTPAあるいはGd-EOB-DTPA（10～15 mL，1 mL/s）を用いたダイナミックMRI（脂肪抑制併用）を施行している．スライス厚は最新のMRI装置では，3～4 mm厚で撮像することができる．

2. 胆道癌の画像所見と病理

1) 肝門部胆管癌の画像所見

肝門部胆管癌は胆管壁に沿って浸潤する傾向が強い．また，胆管壁外に進展すると，肝門部で近接する門脈や肝動脈あるいは肝実質内へも浸潤する[1]．ダイナミックCTやダイナミックMRIでは，肝門部胆管癌の腫瘍部の胆管壁は肥厚し，動脈相～平衡相で徐々に濃染する（図1, 2）[2]．造影CTで濃染を伴う壁肥厚部を腫瘍の範囲とする（図3）．肝門部から下方（総胆管方向）の腫瘍進展は胆管壁周囲に肝十二指腸靱帯の脂肪が豊富なので，壁肥厚が明瞭で評価しやすいが，肝門部から上方（肝内）では，胆管周囲のグリソン鞘の脂肪が少なく壁肥厚の広がりを認識しづらくなることが多い（図4）．したがって，肝門部胆管癌の上方進展は造影CTのみならず，胆道造影（ERCP，PTC，MRCP）を行って，肝内胆管の狭窄や胆管壁不整の範囲を詳細に検討する必要がある[3,4]．肝門部胆管癌の脈管浸潤は門脈や肝動脈が腫瘍に取り込まれて狭窄を示す場合は診断が容易である（図4）．しかし，腫瘍と血管との脂肪織が同定

図1 | 肝門部胆管癌（60歳女性）

両側肝内胆管の拡張を認める．肝門部にダイナミックCTの動脈相（a）と平衡相（b）を比較すると，肝門部の腫瘍（矢印）は平衡相（b）でより濃染している．組織学的には線維性間質の豊富な乳頭浸潤型の高分化管状腺癌（c, d）である．腫瘍は線維筋層を越えて漿膜下層に及ぶが，漿膜面には進展していない（c）．

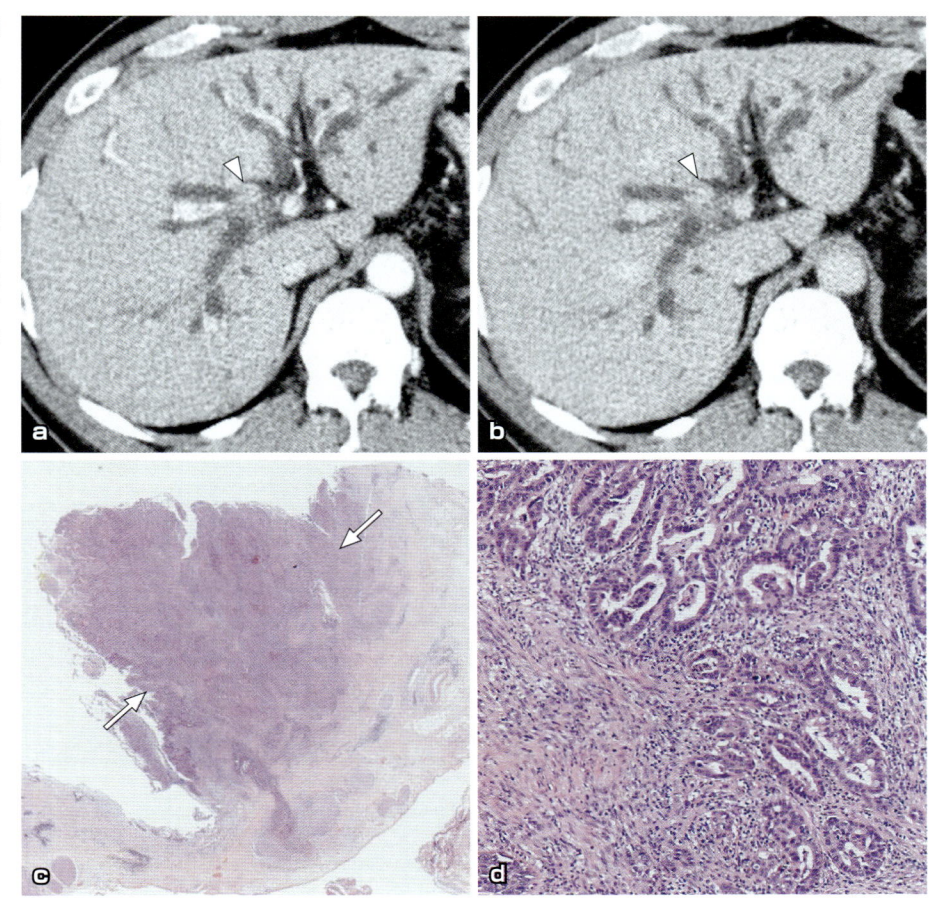

できず，直接接する場合には，組織学的には浸潤がある場合とない場合があり，正確な浸潤の診断は難しい．

2）胆管 IPNB の画像所見

胆道内乳頭状腫瘍 intraductal papilalry neolasm of the bile duct（IPNB）は病理形態像の類似性から膵IPMNの胆管カウンターパートとして近年提唱された疾患である[5]．胆管内に乳頭状増殖を示す腫瘍を認め，粘液過剰産生型と粘液非過剰産生型に分けられる（図5）[6]．粘液過剰型では，胆管拡張型，胆管瘤状拡張型，嚢胞型，憩室型に分類される（図6, 7）．胆管と交通する場合が多いが，交通が証明できない症例も存在する．胆管拡張型は胆管内腔に突出する腫瘍（ポリープ状〜カリフラワー状，あるいはシダ状）が存在し，その上流のみならず下流まで胆管拡張を認めた場合にはIPNBと診断できる（図6）．乳頭状腫瘍は線維性間質が少ないため，ダイナミックCTの動脈相で比較的よく濃染することが多い．通常の浸潤性胆管癌では，線維性間質を反映して動脈相より平衡相で遅延性に濃染する傾向にあるので，乳頭状腫瘍との鑑別点になり得る．嚢胞型IPNBは単胞性あるいは多胞性で嚢胞内に乳頭状腫瘍を伴う（図7）．胆管との交通を画像で証明できる例もあれば，できない例も存在する．非粘液過剰産生型のIPNBでは，結節浸潤型（平坦型・結節型）の胆管癌との鑑別が問題である．IPNBの乳頭状腫瘍は胆管内発育（水平進展）する傾向が強いのに対して（図8），結節浸潤型胆管癌では，壁外へ垂直進展し，胆管壁肥厚や胆管狭窄を呈することが多い．この点が両者を鑑別するうえで重要である[6]．

3）胆嚢癌の画像所見

胆嚢癌の肉眼分類は乳頭型，結節型，平坦型，充満型，塊状型，その他の型に分けられている[7]．乳頭型は良性ポリープとの鑑別が問題となる．悪性を

図2｜肝門部胆管癌（70歳女性）
MRCP（a）では肝両葉の肝内胆管の拡張を認める．T2強調像（b）ならびに拡散強調像（反転画像）（c）では肝門部に軽度高信号を呈する腫瘤（矢頭）を認める．単純（d）ならびに造影ダイナミックMRI動脈相（e），平衡相（f）では腫瘍は動脈相（e）では造影効果に乏しいが（矢頭），平衡相（f）では遅延性に濃染している（矢頭）．

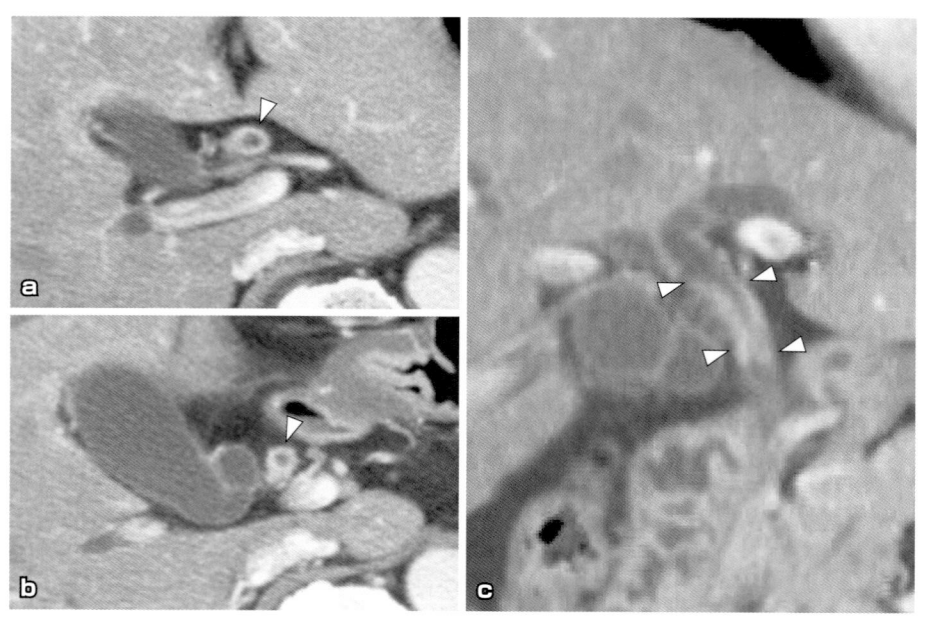

図3｜肝門部胆管癌，胆管浸潤（60歳代男性）
横断のダイナミックCT動脈相（a, b）では肝門部レベル（a）からその2cm下方のレベル（b）まで全周性の壁肥厚（矢頭）を認め，肝門部胆管癌が疑われる．冠状断の再構成画像（c）では，胆管癌の上下方向の進展範囲（矢頭）が明瞭に評価可能である．

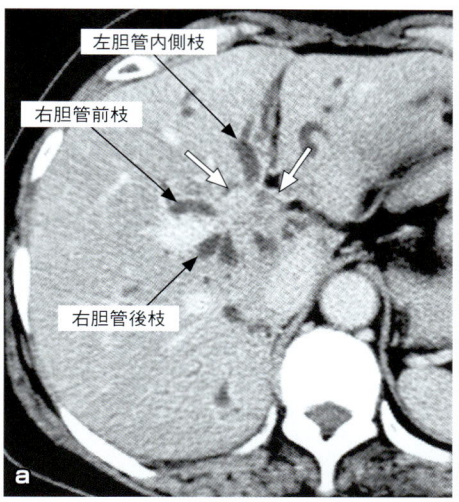

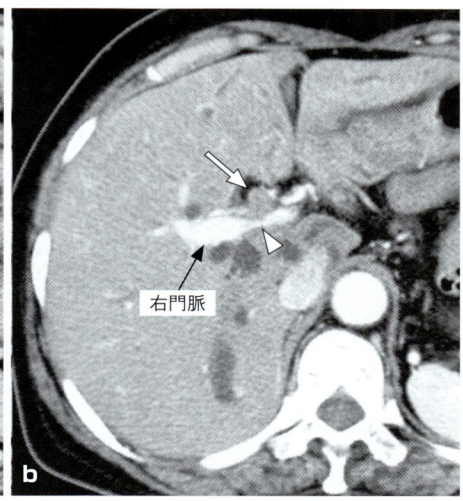

Ⅰ．画像診断の病理への応用　261

図 4 ｜ 肝門部胆管癌，右門脈浸潤（60 歳代女性）
肝門部レベルでのダイナミック CT 平衡相（a）と 8mm 下方の門脈相（b）の CT を示す．下方スライス（b）では肝十二指腸靱帯の脂肪により腫瘍の範囲が同定できる．また，右門脈が腫瘍浸潤により狭窄していること（矢頭）がわかる．上方のレベル（a）では腫瘍（矢印）の正確な範囲は CT では難しく，拡張した胆管が閉塞している範囲がおおよその腫瘍範囲と考えられる．

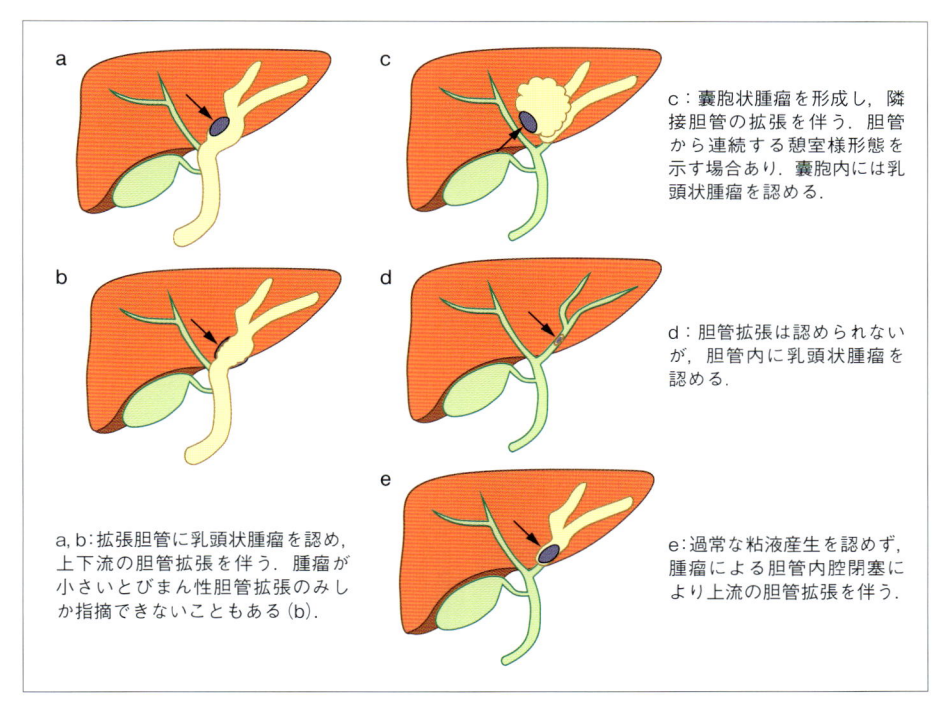

左胆管内側枝
右胆管前枝
右胆管後枝
右門脈

図 5 ｜ IPMB の分類シェーマ

a, b：拡張胆管に乳頭状腫瘍を認め，上下流の胆管拡張を伴う．腫瘍が小さいとびまん性胆管拡張のみしか指摘できないこともある（b）．

c：囊胞状腫瘍を形成し，隣接胆管の拡張を伴う．胆管から連続する憩室様形態を示す場合あり．囊胞内には乳頭状腫瘍を認める．

d：胆管拡張は認められないが，胆管内に乳頭状腫瘍を認める．

e：過常な粘液産生を認めず，腫瘍による胆管内腔閉塞により上流の胆管拡張を伴う．

疑う画像所見は，腫瘍のサイズが 10mm 以上，いびつな形態，ダイナミック CT やダイナミック MRI 動脈相での強い濃染，MRI 拡散強調像の高信号などが挙げられる[8]（図 9）．

平坦型，特に表層進展型胆囊癌では軽度の壁肥厚がみられるのみなので，画像上は慢性胆囊炎や胆囊腺筋腫症との鑑別が必要である．ダイナミック CT やダイナミック MRI で早期濃染を示す壁肥厚や壁肥厚部から顆粒状の突出が認められた場合には癌の可能性を疑うべきである（図 10）．慢性胆囊炎では壁肥厚は平滑であり，ダイナミック CT，MRI の動脈相ではあまり強い濃染は認められないことが多い．

胆囊癌は粘膜筋板を欠くために，比較的早期から漿膜下に浸潤する傾向が強い．正常でも CT や MRI では正常胆囊壁は非常に薄く描出されているので，胆囊癌の筋層浸潤（mp）や漿膜下浸潤（ss）を正確に

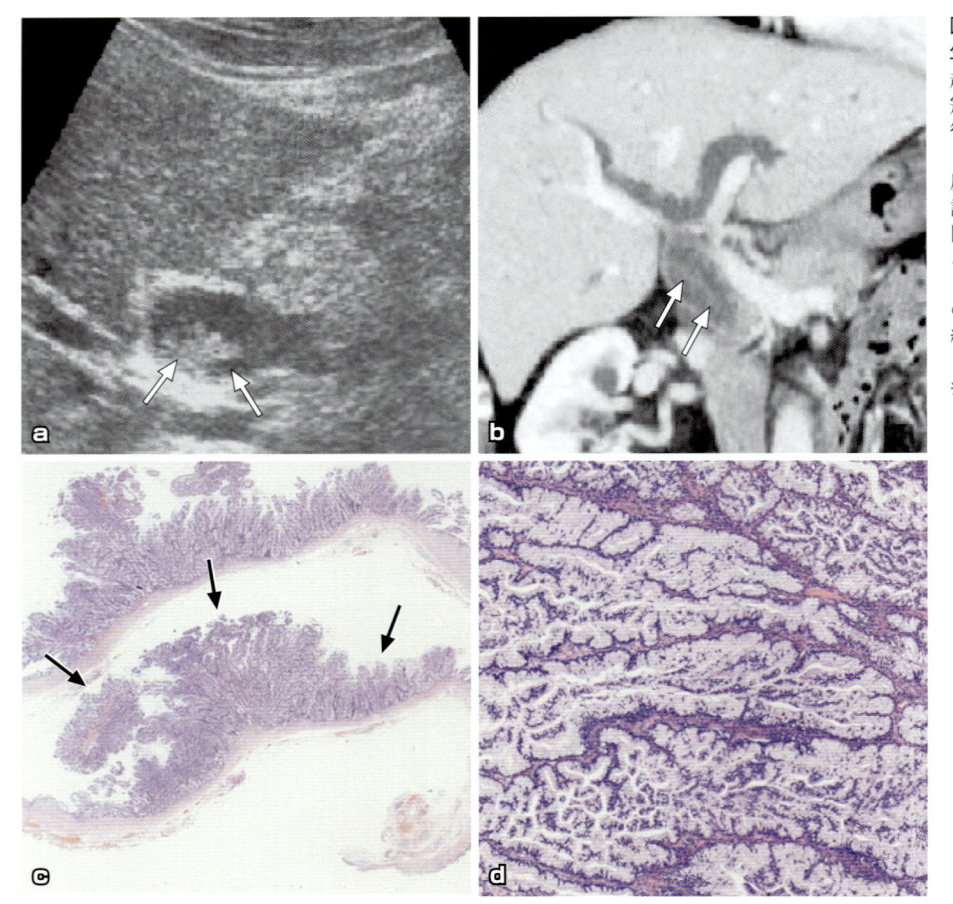

図6 | IPNB粘液過剰産生型（A型）（60歳代男性）

超音波（a）および造影CT冠状断像（b）では肝内胆管〜肝外胆管の著明な拡張と総胆管内の上下方向に進展する乳頭状腫瘍（矢印）を認める．内視鏡では乳頭が開大し，粘液の流出を認める．組織学的には3cmほどの範囲で乳頭状・広基性の腫瘍を認める（c）．腫瘍細胞は細胞質内に粘液を有しており（d），一部上皮内癌を認める．

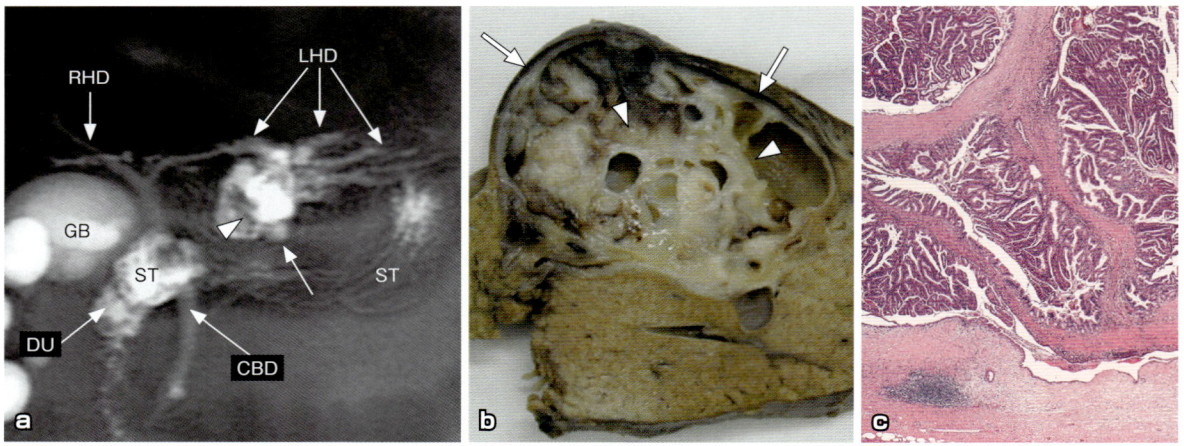

図7 | IPNB粘液過剰産生型，囊胞型（C型）（70歳代男性）
MRCP（a）では肝左葉外側区に拡張した左肝内胆管（LHD）と交通する著明な高信号を呈する囊胞状腫瘤（矢印）を認める．囊胞内には低信号を示す乳頭状腫瘍（矢頭）を伴う．切除標本（b）では囊胞内（矢印）には乳頭状腫瘍（矢頭）と粘液を認める．組織学的には卵巣様間質は認めない（c）．RHD：右肝内胆管．LHD：左肝内胆管．GB：胆囊．ST：胃．DU：十二指腸．CBD：総胆管．

I．画像診断の病理への応用　263

図 8 ｜ IPNB 粘液非過剰産生型（D 型）（40 歳代男性）

ダイナミック CT の動脈相（a）では肝右葉後区域の胆管内を充満する棍棒状の腫瘍（矢印）を認める．腫瘍は動脈相では比較的よく濃染している．平衡相（b）では胆管内の腫瘍は低吸収（矢印）を示す．腫瘍は胆管内発育を示し（c：矢印），肝浸潤を伴っていた（c：矢頭）．組織学的には高分化乳頭状腺癌であった（d）．粘液産生は認めない．

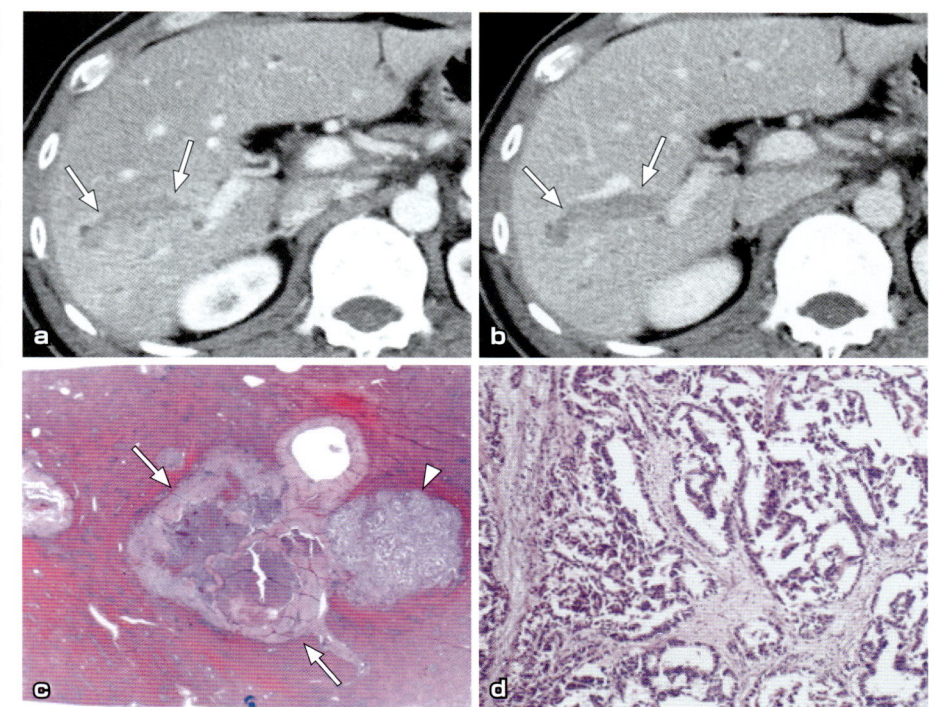

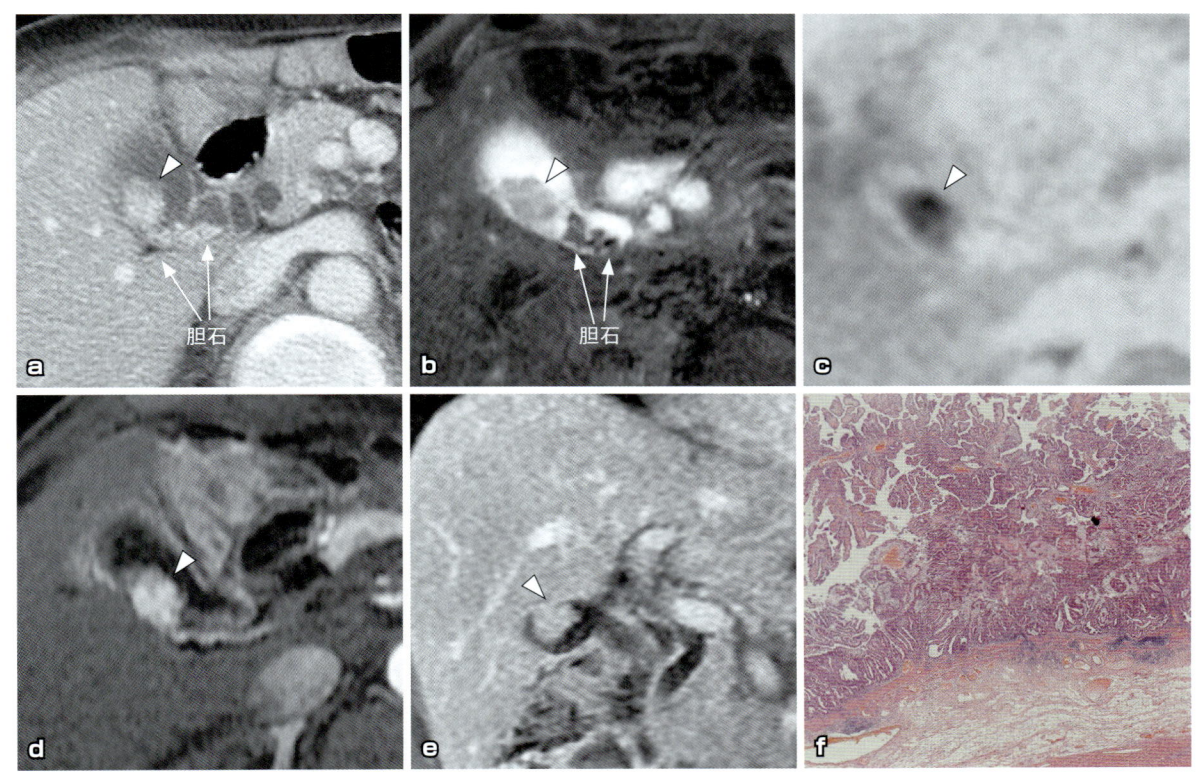

図 9 ｜ 胆嚢癌，隆起型（ss）（53 歳男性）

ダイナミック CT（a）では，胆嚢内に 25mm 大の濃染を伴う腫瘤（矢頭）を認める．MRI の T2 強調像（b）ならびに拡散強調像（反転画像）で高信号を呈する（矢頭）．ダイナミック MRI 動脈相（d）ならびに造影後冠状断 T1 強調像（e）でも濃染する腫瘤が明瞭である．画像上は壁外浸潤なしと診断したが，組織学的には乳頭膨張型胆嚢癌で一部は漿膜下に浸潤（ss）していた（f）．画像で軽度の漿膜下浸潤の診断は困難と考えられる．

図 10 ｜早期胆嚢癌＋粘膜内表層進展（60 歳代女性）

慢性肝炎で経過観察中．初回の造影 CT（a）では，胆嚢底部に軽度壁肥厚（矢印）を認める．慢性胆嚢炎疑いで経過観察された．10ヵ月後の造影 CT（b）では，壁がさらに不整に肥厚し（矢印），一部乳頭状に突出している（矢頭）．胆嚢癌を疑い，手術を施行した．粘膜内表層進展を伴う高分化腺癌であり，一部筋層浸潤を認めるが，漿膜浸潤は認めない（c, d）．

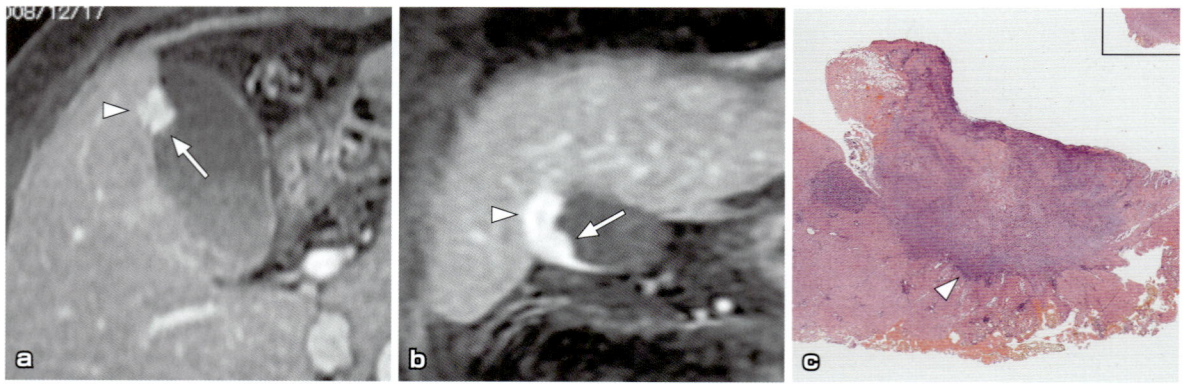

図 11 ｜胆嚢底部胆嚢癌，肝浸潤（80 歳代女性）

超音波（a）では胆嚢底部に 12 mm 径の広基性隆起性腫瘤（矢印）を認める．ダイナミック CT（b）およびダイナミック MRI（c）および造影後冠状断 T1 強調像では濃染を示しており，胆嚢癌と診断した．腫瘍はサイズは小さいが，肝実質に浸潤（矢頭）しており，肝床合併切除を施行した．組織学的には胆嚢癌は 12×8 mm 大で，肝浸潤の深さは 2.5 mm（e, f）であった．

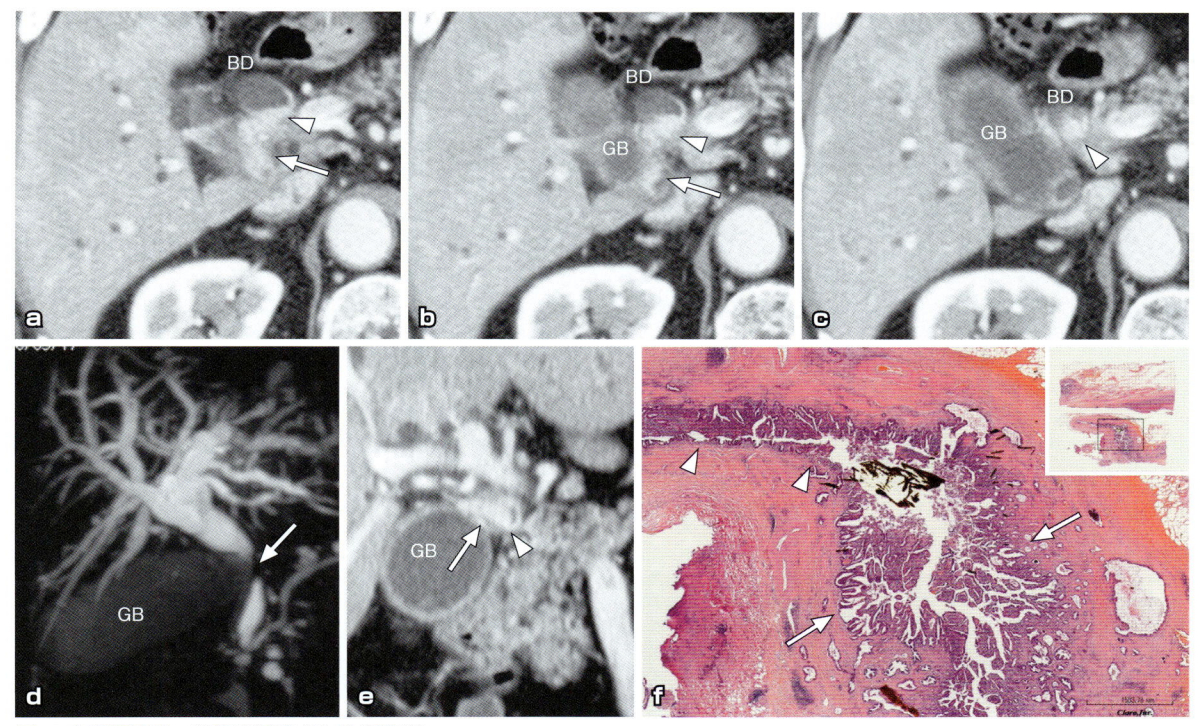

Ⅰ．画像診断の病理への応用　265

図12 ｜ 胆嚢管癌，総胆管浸潤（70歳代男性）
MRCP（d）では胆嚢（GB）は緊満し，信号が低下している．三管合流部の胆管に全周性狭窄（矢印）を認め，中部胆管癌が疑われた．ダイナミックCT（a～c）および造影CTの冠状断MIP像（e）では胆嚢管（矢印）から総胆管（矢頭）にかけて濃染する腫瘍を認め，総胆管が閉塞している．胆嚢管癌と診断し，切除術施行した．組織学的（f）にも胆嚢管癌（矢印）の総胆管浸潤（矢頭）と診断された．GB：胆嚢．BD：肝外胆管．

判断することは困難である（図9）．腫瘍部の胆嚢壁の平滑さが消失したり，腫瘍から連続して壁外への突出が認められれば，壁外浸潤すなわち漿膜外浸潤を疑うことができる[9,10]．また，胆嚢の腫瘍と肝の境界が不整であれば，肝への直接浸潤を疑う（図11）．肝浸潤が疑われる胆嚢癌は根治性を目指して胆嚢周囲肝実質の合併切除の適応となるので，肝浸潤を見逃さないように注意深く画像を読影する必要がある．

胆嚢頸部癌あるいは胆嚢管癌は胆嚢壁外に浸潤し，直接肝門部の胆管および胆管周囲組織に浸潤することがある．また，胆嚢管から肝外胆管に連続性に浸潤することもある．このような症例では，肝門部～上部肝外胆管の胆管壁肥厚と内腔閉塞が生じるので，肝門部胆管癌や肝外胆管癌に類似する（図12）[11]．閉塞性黄疸の症例で，肝門部の総肝管～上部総胆管に壁肥厚や腫瘍を認めた場合には，胆嚢頸部癌や胆嚢管癌の浸潤の可能性を念頭に置いて画像の読影を行うことが重要である．

3．膵癌の画像所見と病理

1）膵癌のダイナミックCT所見

膵癌も胆管癌と同様に線維性間質が豊富な腫瘍である．単純CTでは，膵実質と等吸収であることが多いので，膵外に進展するような大きな進行癌は単純CTでも指摘できるが，膵実質内に留まる2cm以下の小膵癌検出には造影剤の急速静注後に撮影するダイナミックCTが不可欠である．造影ダイナミックCTの動脈相（造影剤静注40秒後）では，正常膵は動脈相で最も濃染するのに対して，膵癌は乏血性のため濃染不良であり，門脈相（70秒後）から平衡相（120秒後）にかけて徐々に濃染してくる（図13）（遅延性濃染）．したがって，たとえ造影剤を使用しても動脈相が撮影されず門脈相や平衡相のみであると，膵癌の存在を見逃す危険性がある．また造影早期相（動脈相）では膵との濃度差がなく指摘できないことがある．そのような症例の中には，造影後期相（平衡相）で腫瘍が遅延性に濃染し，周囲膵より高吸収

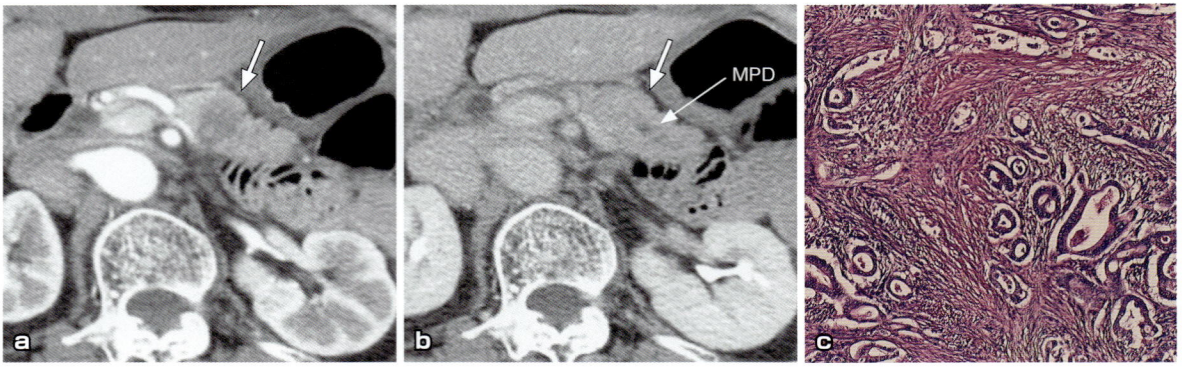

図 13 ｜ 膵体部癌（60 歳代女性）

ダイナミック CT 動脈相（a）では膵体部に濃染不良な乏血性腫瘍（矢印）を認める．平衡相（b）では尾側の主膵管（MPD）の拡張を認めるが，腫瘍は遅延性に濃染しており，周囲膵実質と等濃度となっている．平衡相のみでは腫瘍が見逃される可能性がある．膵癌は線維性間質が豊富な腺癌（c）であり，この線維性間質が遅延性に濃染する．

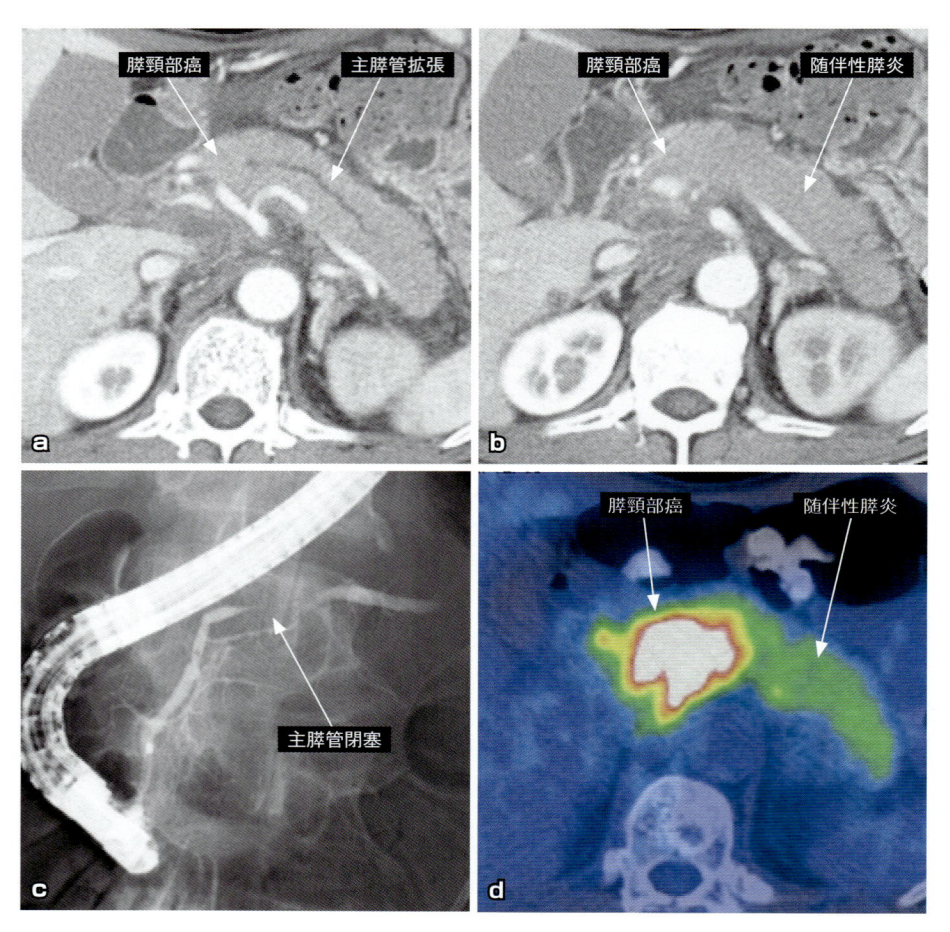

図 14 ｜ 膵頸部癌＋随伴性膵炎（50 歳代男性）

ダイナミック CT 動脈相（a, b）では膵体尾部の主膵管が拡張し，造影効果が不良である．随伴性膵炎の所見と考えられる．膵頸部に膵癌の存在が疑われるが，尾側の随伴性膵炎のため腫瘍の範囲が不明瞭である．ERCP（c）では腫瘍部に一致して主膵管の閉塞を認める．FDG-PET/CT（d）では膵癌の FDG の集積は随伴性膵炎より著明であるので，腫瘍の範囲が明瞭である．

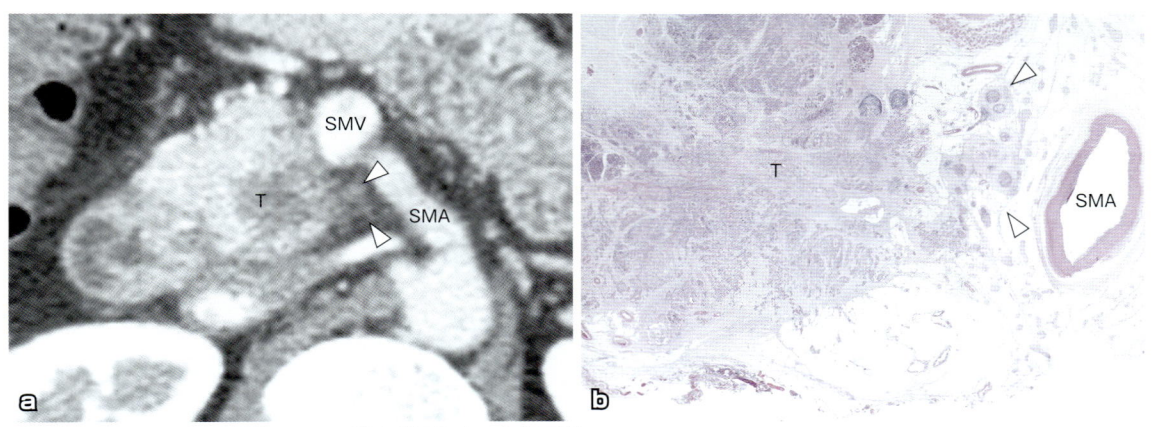

Ⅰ．画像診断の病理への応用　267

図 15 ｜ 膵頭部癌，上腸間膜動脈周囲神経叢浸潤（60 歳代男性）
造影 CT 門脈相（a）では，膵頭部に低吸収を示す腫瘍（T）を認める．腫瘍から上腸間膜動脈（SMA）方向に向かって腫瘤状の神経叢浸潤（矢頭）を認める．CT 上は神経叢浸潤は SMA 壁近傍まで達している．根治性を目指して上腸間膜静脈合併切除を伴う膵頭十二指腸切除を施行した．切除標本組織像（b）では，神経叢浸潤は上腸間膜動脈壁まで達しておらず，組織学的には動脈浸潤（－）である．しかし，上腸間膜動脈を温存した場合には切除断端に癌細胞が遺残する可能性がある．

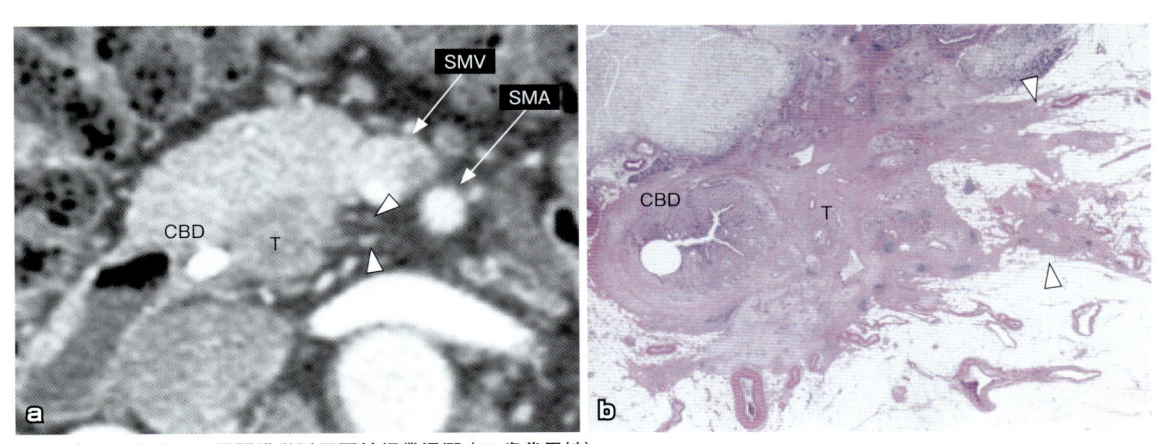

図 16 ｜ 膵頭部癌，上腸間膜動脈周囲神経叢浸潤（60 歳代男性）
造影 CT 動脈相（a）では，膵頭部に低吸収を示す腫瘍（T）を認める．腫瘍から上腸間膜動脈（SMA）方向に向かって棍棒状の神経叢浸潤（矢頭）を認める．神経叢浸潤と上腸間膜動脈との間には距離がある．切除標本組織像（b）では，上腸間膜動脈周囲神経叢浸潤（矢頭）を認める．

を呈し，腫瘍の同定が可能となる場合がある[12]．

　膵癌により主膵管が閉塞すると，尾側の膵実質は膵管が拡張し，慢性膵炎の所見を呈するようになる（随伴性膵炎）．線維化を伴う随伴性膵炎もダイナミック CT の造影パターンが膵癌と類似するので，膵癌の周囲に随伴性膵炎が存在すると膵癌自体が動脈相～平衡相で不明瞭となることがある（**図 14**）．随伴性膵炎のために膵管閉塞があるにもかかわらずダイナミック CT で膵癌の検描出が不明瞭な場合には PET/CT を施行するようにしている．慢性膵炎でも FDG-PET が集積するが，膵癌のほうが集積が強いことが多いので，膵癌の範囲が明瞭化する（**図 14**）．

　膵癌は膵外の動脈（腹腔動脈～総肝動脈，上腸間膜動脈）周囲の膵外神経叢に浸潤する傾向が強い．膵癌の神経叢浸潤の CT 所見を検討した我々の検討では，原発部位の腫瘍と連続した粗大網状影ないし腫瘤・索状影が神経叢浸潤を示していた（**図 15，16**）．神経叢浸潤の評価が膵癌の進展度評価には重要なポイントとなる[13,14]．

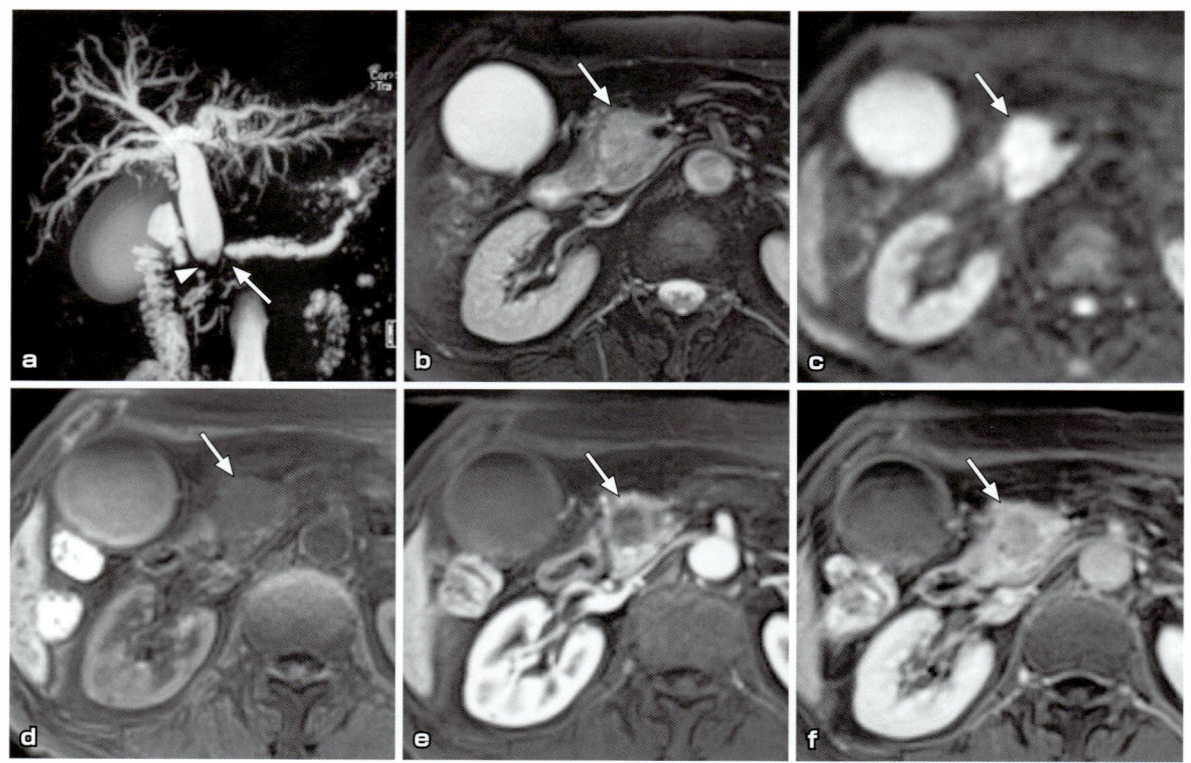

図17 | 膵頭部癌，閉塞性黄疸（80歳代女性）
MRCP（a）では，膵頭部で主膵管（矢印）および総胆管（矢頭）の閉塞を認める（double duct sign）．脂肪抑制T2強調像（b）ならびに拡散強調像（c）では膵頭部に高信号腫瘤（矢印）を認める．腫瘤（矢印）は脂肪抑制T1強調像（d）では低信号を呈し，ダイナミックMRI動脈相（e）で乏血性，平衡相（f）は遅延性に濃染している．

2）膵癌の典型的MRI所見

　膵癌の検出と進展度診断はMRIよりMDCTのほうが優れており，MRIの役割は質的診断や鑑別診断にあるといえる[15]．MRCPはERCPとは異なり，造影剤を使用することなく胆管膵管を描画できる優れた撮像法である．膵癌で膵管や胆管が閉塞するとERCPでは閉塞部より上流は描出されないが，MRCPでは膵管や胆管に閉塞があっても上流の膵管，胆管の状態を評価できる（図17）．膵癌はT1強調像ならびに脂肪抑制T1強調像では低信号を呈するが，T2強調像および脂肪抑制T2強調像では等信号〜軽度高信号を呈することが多い（図17, 18）[16]．

　Gd-DTPAあるいはGd-EOB-DTPAを急速静注後に撮像する造影ダイナミックMRIでは膵癌は，ダイナミックCTと同様に動脈相では濃染不良で，静脈相〜平衡相で遅延性に濃染する．変性があるとその部位には濃染がみられず，平衡相でも低信号を呈する（図18）[17]．拡散強調像では膵癌は高信号を呈する．T2強調像と比較すると腫瘍のコントラストは鮮明なことが多く，腫瘍の検出能は高い（図17）[18]．

　腫瘍内の広汎な壊死や嚢胞変性等はT2強調像で著明な高信号を呈する．また，粘液癌もT2強調像では著明な高信号を呈し，漿液性嚢胞変性と類似した信号強度を示すことがある（図19）．膵粘液癌と嚢胞性腫瘍との鑑別にはMRCPが有用である．MRCPはT2強調像であるが，TEを通常のT2強調像（TE=90msec）の10倍延長させて撮像している．したがって，T2強調像で著明な高信号を呈しても，MRCPでも高信号を維持するのは，漿液や薄い粘液を含有する嚢胞性腫瘍のみである．粘液癌はT2強調像では信号が高いが，MRCPでは信号が低下するので，漿液性嚢胞腺腫との鑑別が可能である．

おわりに

　胆道癌（肝門部胆管癌，胆嚢癌，IPNB）ならびに

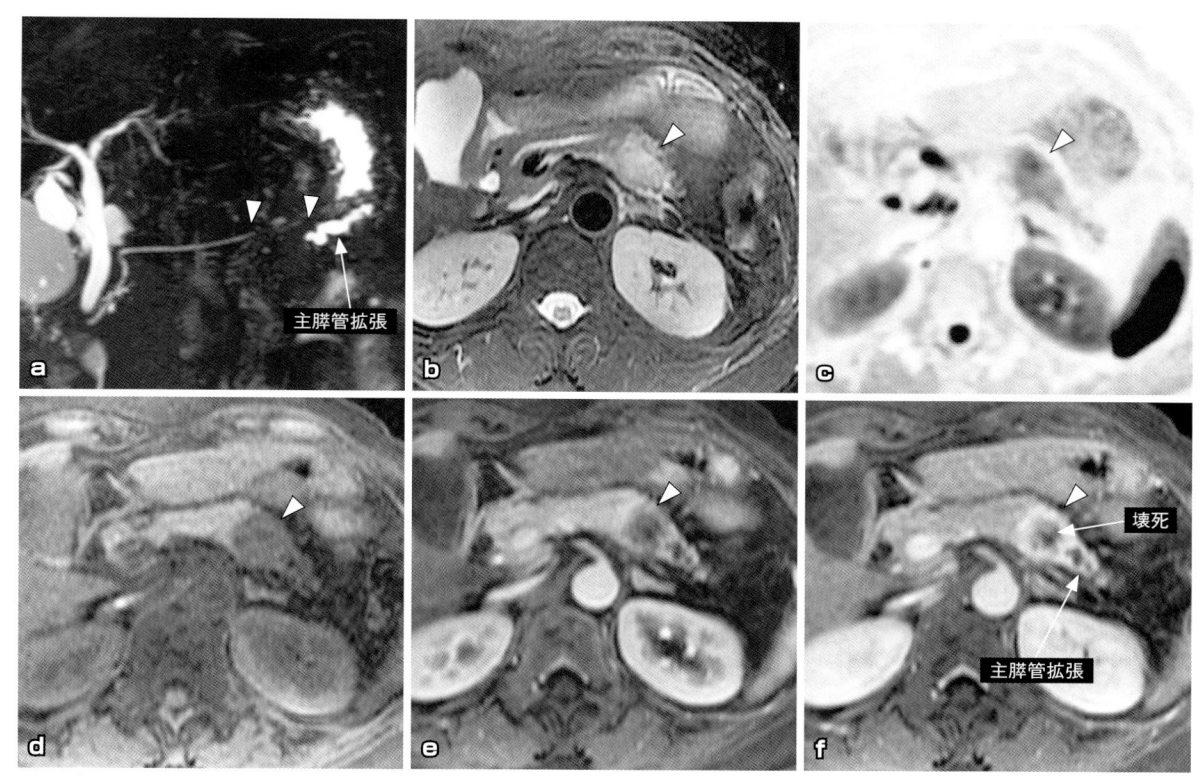

図 18 | 膵体部癌（50 歳代女性）

MRCP（a）では膵体部で膵管が閉塞（矢頭）し，尾側主膵管の拡張を認める．主膵管閉塞部には脂肪抑制 T2 強調像（b）と拡散強調像（c：反転画像）で高信号を呈する腫瘍を認める．ダイナミック MRI 動脈相（d）では腫瘍（矢頭）は乏血性である．平衡相（e）では遅延性に濃染するが，中心部は造影されず壊死を伴う．

膵癌の特徴的な画像所見を CT と MRI を中心に解説し，併せてその病理組織所見も呈示した．画像は病理組織を反映しているので，画像所見を詳細に検討すれば，おおよその組織変化を術前に推測することができると思われる．また，術前の詳細な画像所見の解析は，より詳細な病理組織診断につながる．本項が胆道/膵癌の病理診断を行う際の参考になれば幸いである．

（蒲田敏文，小林　聡，小坂一斗，井上　大，
北川裕久，池田博子）

文　献

1）西尾秀樹，梛野正人，江畑智希 他：手術適応基準から考える胆道癌の読影ポイント．画像診断 26：544-553, 2006
2）蒲田敏文，松井　修，山城正司：肝門部胆管癌の MD-CT による診断．胆道専門医講座 外科医が求める診断．胆道 21：204-214, 2007
3）Katabathina VS, Dasyam AK, Dasyam N et al：Adult bile duct strictures：role of MR cholangiopancreatography in characterization. RadioGraphics 34：565-586, 2014
4）竹原康雄，高橋　護：胆道癌（肝外胆道）の画像診断．MRI による胆道癌術前評価と診断．臨床画像 24：1109-1119, 2008
5）全　陽，中沼安二：膵・胆道系腫瘍のトピックス 粘液産生性腫瘍を中心に．胆道粘液産生性腫瘍の病理診断．病理と臨床 27：546-553, 2009
6）小坂一斗，蒲田敏文，小林　聡 他：IPNB の画像診断と粘液産生．粘液産生性胆道系腫瘍の再出発—エビデンスとしての画像と病理．胆と膵 34：381-387, 2013
7）日本肝胆膵外科学会編：臨床・病理 胆道癌取扱い規約．第 6 版，金原出版，2013
8）Catalano OA, Sahani DV, Kalva SP et al：MR Imaging of the Gallbladder：A Pictorial Essay. RadioGraphics 28：135-155, 2008
9）Kim BS, Ha HK, Lee IJ et al：Accuracy of CT in local staging of gallbladder carcinoma. Acta Radiol 43：71-76, 2002
10）Li B, Xu XX, Du Y et al：Computed tomography for assessing respectability of gallbladder carcinoma：a systematic review and meta-analysis. Clin Imaging 37：327-333, 2013
11）小山内学，真口宏介，浦田孝広 他：胆嚢管癌 8 切除例の臨床像と画像診断．胆道 20：17-25, 2006
12）Fukukura Y, Hamada H, Kamiyama T et al：Pancreatic adenocarcinoma：analysis of the effect of various concentration of contrast material. Radiation Medicine 26：355-361, 2008

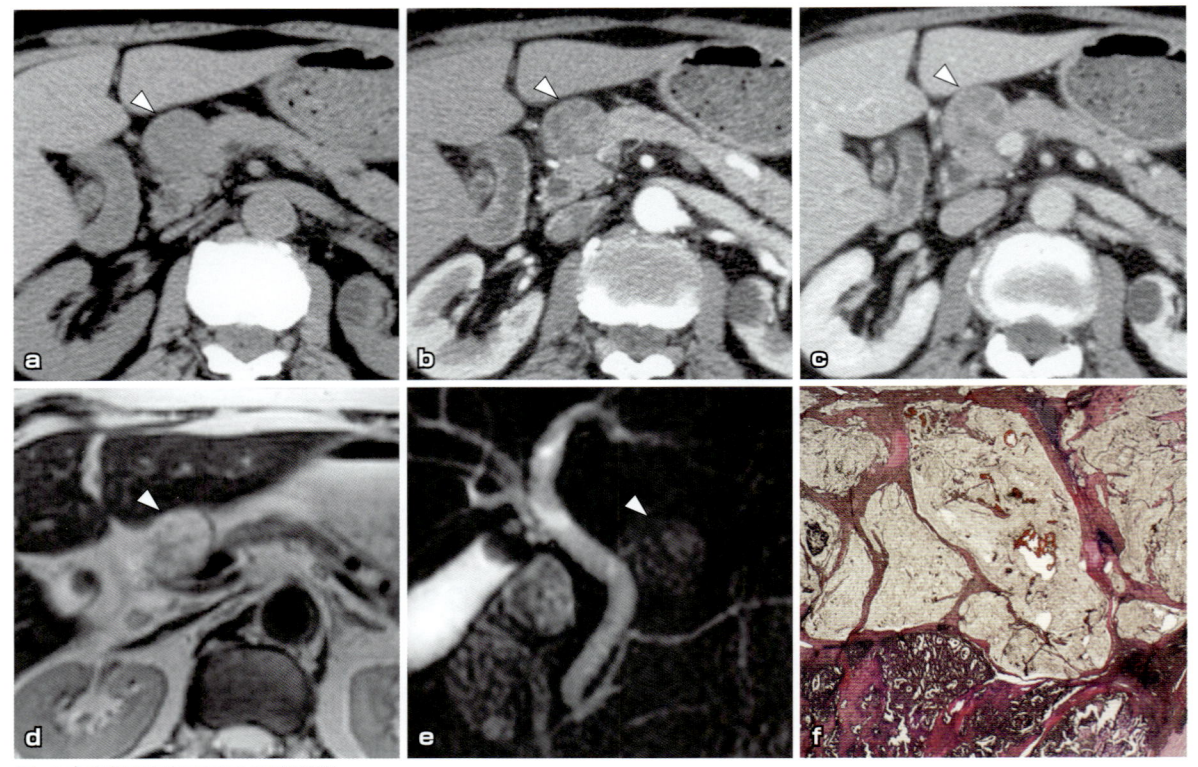

図 19 膵頭部粘液癌（70 歳代男性）

単純 CT（a）では膵頭部に境界明瞭な腫瘤（矢頭）を認める．ダイナミック CT 動脈相（b）では腫瘤（矢頭）は不均一に濃染し，平衡相（c）では濃染が持続している．T2 強調像（d）では腫瘤は著明な高信号を呈し，膵漿液性嚢胞腺腫に類似している．しかし，MRCP（e）では腫瘤の信号は軽度高信号であり，液体の信号とは異なる．組織学的には粘液癌であった（f）．

COLUMN 画像病理カンファランスの勧め

　金沢大学では十数年前から肝胆膵疾患を専門とする消化器内科，外科，放射線科，病理の医師で毎月消化器のカンファランスを行ってきた．肝胆膵の悪性腫瘍を中心に術前ならびに術後症例を検討している．術前症例では，主治医が症例を呈示し，放射線科医がその画像所見を詳細に読影する．その後，治療方針などを参加者で討議している．また，病理医には議論になった点を詳しく病理学的に評価していただくようにお願いしている．また，術後症例，特に膵癌症例では，CT の断面に合わせて標本を作製し，CT 画像と病理所見を対比させながらディスカッションしている．この画像病理カンファランスのおかげで，我々放射線科医はたえず病理診断を意識しながら画像を読影するようになった．また，病理の先生方も，放射線科医の読影レポートを参考にして病理診断を行っていただいている．これは臨床側と病理側が同じ目線で疾患に向き合うことを意味することになり，患者にとってもよりよい診療を提供できることにつながると考えている．

---

13) Mochizuki K, Gabata T, Kazuto K et al：MDCT findings of extrapancreatic nerve plexus invasion by pancreas head carcinoma：correlation with en bloc pathological sepecimens and diagnostic accuracy. Eur Radiol 20：1757-1767, 2010
14) 北川裕久，蒲田敏文，大坪公士郎：膵癌診療アトラス-画像と病理の対比から学ぶ-，秀潤社，2012, pp85-168
15) Mehmet ES, Ichikawa T, Sou H et al：Pancreatic adenocarcinoma：MDCT versus MRI foe detecting and assessment of local extension. J Comput Assist Tomogr 30：583-590, 2006
16) 蒲田敏文：膵．荒木　力編：腹部の MRI．第 3 版，メディカル・サイエンス・インターナショナル，2014, pp181-222
17) Gabata T, Matsui M, Kadoya M et al：Small pancreatic carcinomas：efficacy MR imaging with fat suppression and gadolinium enhancement. Radiology 193：683-688, 1994
18) Ichikawa T, Erturk SM, Motosugi Y et al：High-b value-weighted MRI for detecting pancreatic adenocarcinoma：preliminary results. AJR 188：409-414, 2007

第4部　臨床との連携

II．胆膵領域の内視鏡診断

はじめに

　MDCTやMRIなどの画像診断能の向上によって，より低侵襲的な検査が胆道癌や膵癌を診断するうえで主流となっている．一方，内視鏡検査はこれまでの病変の描出といった画像診断のみならず，細胞や組織を採取することによって病理診断を得ることのできるモダリティーとして広く用いられるようになった．特に超音波内視鏡検査 endoscopic ultrasonography（EUS）はスコープの電子化によって，造影 EUS や，elastography といった新しい診断法が可能となり，さらに超音波内視鏡下穿刺吸引法 EUS-guided fine needle aspiration（EUS-FNA）は，膵腫瘍に対して90％以上という高い正診率を得ることができる非常に有用な診断法となった[1]．また，従来から胆膵内視鏡の gold standard であった，内視鏡的逆行性胆管膵管造影検査 endoscopic retorograde cholangiopancreatography（ERCP）は，造影による診断に加え，device の開発とともに透視下生検や細胞診の診断能の向上のみならず，親子式の経口胆道鏡や膵管鏡も電子式となり，胆管および膵管内の詳細な観察が可能となってきている[2,3]．本項では，胆道癌，膵癌の診断に重要な内視鏡検査である，EUS と ERCP について概説する．

1．超音波内視鏡検査（EUS）

　EUS は体外式超音波検査に比べて，より高い周波数（5〜20Hz）を用いて消化管を介してより近くから観察ができるため，その高い空間分解能から胆膵疾患の詳細な観察が可能である．EUS にはラジアル型とコンベックス（リニア）型とがあり，それぞれ長所と短所を有する．コンベックス型 EUS はこれまで EUS-FNA のために使用することが多かったが，観察においても優れた機種として，最近では画像診断としても用いられている[4]．昨今では電子化により，組織の硬度を評価する elastography や超音波造影剤を用いることでリアルタイムに血流動態を繰り返し評価可能な造影 EUS も行うことができるようになった．

　EUS-FNA は病理学的診断を得られるという点で，CT や MRI と比べ絶対的な利点を有する．1991年本邦において[5]が初の動物実験に成功し，1992年に膵腫瘍への穿刺[6]が行われて以来，欧米を中心に世界へ広まった．本邦初の手技であるが，日本では画像診断が進んでいたこと，播種などの可能性が必要以上に危惧されていたことなどが理由で普及が遅れていた．しかし，2010年4月に保険収載がなされてからは，現在急速に普及しつつある．診断能に関しては2012年に報告されたメタ解析[7]で，膵悪性病変に対する EUS-FNA の診断能は，感度85〜91％，特異度94〜98％，PPV 98〜99％，NPV 65〜72％と解析されている．我々の施設は on-site cytopathologist がいない状況でも EUS-FNA による膵腫瘍355例に対する組織診の診断能は正診率90.7％，感度89.5％，特異度95.6％，PPV 98.8％，NPV 68.8％であり，偶発症はわずか2例に保存的に軽快した軽症の出血を認めたのみであった[8]．

　以下に具体例として疾患別の EUS 診断について解説する．

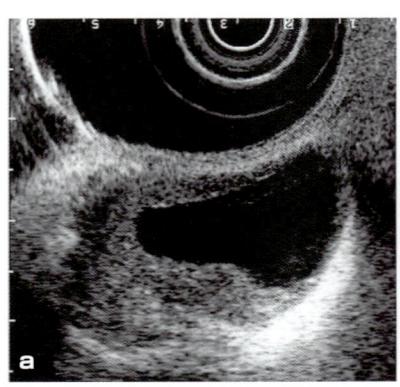

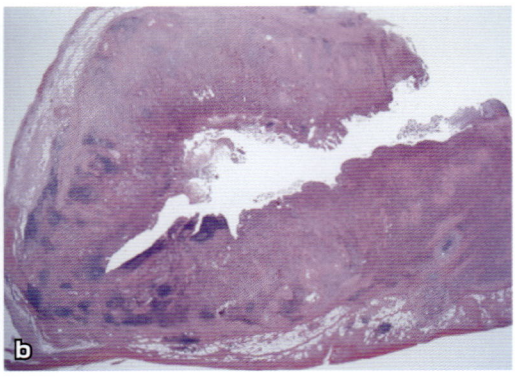

図1 | 胆嚢癌
a：EUS像．低エコー腫瘤を認め，一部最外高エコー層が断裂し，進達度seと診断した．b：aと同一症例ルーペ像．漿膜を超えて癌の浸潤がみられる．

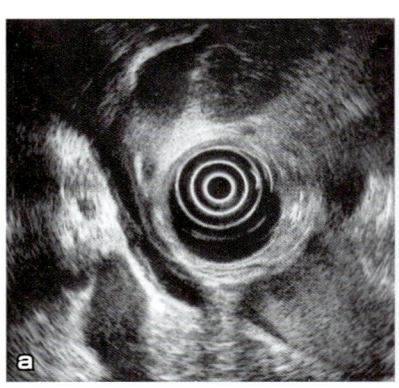

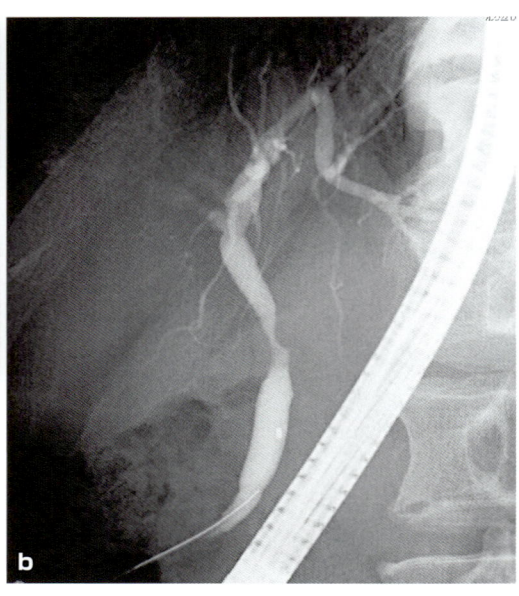

図2 | 胆管癌
a：EUS像．中部胆管に壁の不整な肥厚がみられ，肝側，十二指腸側へ進展している．b：aと同一症例のERC像．中部胆管に不整な狭窄像を認める．

1) 胆嚢癌

胆嚢壁はEUSで高，低，高エコーの3層構造として描出される．内側高エコーは境界エコー，低エコーは粘膜層，固有筋層および漿膜下層浅層の一部，最外高エコー層は漿膜下層および漿膜に相当する．最外高エコー層に不整があれば深達度ss，断裂や外への突出がみられればseと診断される．胆嚢床に病変がある場合は肝との境界の高エコー層が断裂しているか肝内へ突出していればHinf陽性となる[9]．図1に進達度seの胆嚢癌EUS像を示す．

2) 胆管癌

胆管癌では，腫瘍の局在だけでなく水平方向進展の評価が重要であり，壁肥厚，特に内側低エコーの厚みがどこまで連続しているかで診断する．垂直方向への浸潤評価は，最外高エコー層が保たれていればssより浅く，最外高エコー層が菲薄化している，または断裂している場合はss以深の浸潤と判断する．早期胆管癌である深達度mまたはfmの腫瘍描出能は，US 14.3％，CT 71.4％，EUS 85.7％との報告[10]もある．ただし，USも間接所見はとらえられるため，USで病変を拾い上げ，精査のCTやEUSを行うことが大切である．図2に平坦浸潤型の胆管癌EUS，ERCP像を示す．

3) 乳頭部癌

乳頭部癌においてEUSは進展度診断を行える最も優れた検査法である．十二指腸・膵浸潤，胆管内・膵管内進展の有無を診断可能である．実際には腫瘍が十二指腸固有筋層に及んでいれば十二指腸浸潤あ

図3｜乳頭部癌
a：内視鏡像．b：aと同一症例のEUS像．＃は胆管，bは主膵管．青色矢頭の低エコー腫瘤が乳頭部癌，赤矢頭のように胆管膵管進展を認める．また黄色矢頭が胆管進展に伴う下部胆管壁肥厚像である．

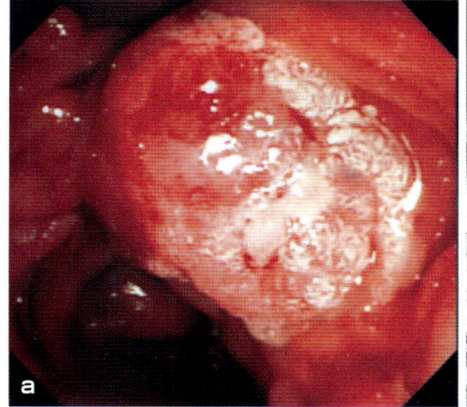

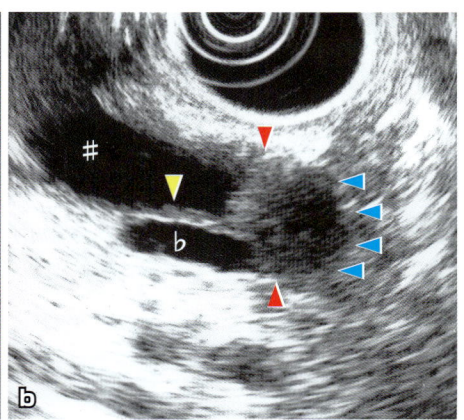

りとし，さらに膵実質に及んでいる場合には膵浸潤ありと判定する．胆管内・膵管内は隆起や壁肥厚の有無を判定する．図3に胆管・膵管進展を伴った乳頭部癌のEUS所見を示す．

4）膵癌

EUSは高分解能を有することで，TS1膵癌の直接描出能が，USやCT，MRIと比較し最も優れているとの報告も散見され[11,12]，膵癌の早期発見が期待できる画像診断機器である．他のモダリティー検査で腫瘤が同定されなくとも，膵管拡張や貯留囊胞などの膵癌の間接所見を認める場合は，EUSによる精査を勧めるべきである．最近では，膵癌のリスクファクターとして，家族歴，糖尿病，慢性膵炎（特に遺伝性膵炎），膵管内乳頭粘液性腫瘍 intraductal papillary-mucinous neoplasm（IPMN），膵囊胞，肥満，喫煙，大量飲酒などが明らかにされており[13]，これらのリスクを有する患者に対しては，US，CT，MRIに加えてEUSを施行することが膵癌の早期発見には大切である．通常型膵癌（管状腺癌）は境界明瞭で辺縁は不整，内部は比較的均一な低エコー腫瘤として描出される．造影EUSでは乏血性腫瘍として描出され（図4），早期にwash outされる特徴がある．また，膵癌は周囲に随伴性膵炎を合併するため，EUSで低エコーとして描出された部位には膵炎部を含むことがあり（図4b），造影によってその境界が明瞭化されることがある．よって，EUS-FNA時に膵癌部を穿刺するために造影EUSガイド下に行うことも有用なことがある（図4c）．神経内分泌腫瘍は辺縁整，境界明瞭な内部均一な低エコー腫瘤である．造影EUSでは早期から強い染影を認める（図5）．また，

腫瘍が大きくなると囊胞変性をきたすことがよく知られており，EUSでは内部が無エコーや出血を反映し，不均一な等～高エコーを呈することもある．solid pseudopapillary neoplasm（SPN）は典型的には内部に充実成分と囊胞成分の混在した被膜を有する境界明瞭な腫瘍であり，周囲被膜には石灰化を伴うことも多い．EUS像は充実成分が低エコー，囊胞成分は無エコー，または陳旧性出血を反映し，高エコーが混在することもある．しかし，腫瘍径が小さい場合には腫瘍内部はしばしば充実性となり，境界明瞭な低エコーとして描出され（図6），SPNなどと鑑別困難となることもある．

5）膵囊胞性腫瘍

IPMNのうち，分枝型IPMNは多房性囊胞性病変として描出される（図7）．それぞれの囊胞は外側に凸で，ブドウの房状の形態を呈する．また，IPMNの囊胞内壁在結節の診断に，造影EUSは有用である．B-modeにおいて，壁在結節は低エコーに，粘液塊は高エコーに描出されることが多いため鑑別はある程度可能であるが，debrisや粘液塊と腫瘍による結節との鑑別が困難な場合もしばしば経験し，その際には造影EUSにより腫瘍内部の血流を評価することで簡単に鑑別診断可能である．図8に壁在結節の造影EUS像を示す．

粘液性囊胞腫瘍 mucinous cystic neoplasm（MCN）も多房性囊胞病変として描出されるが，IPMNと異なり共通の球形の被膜と内側に凸の小囊胞・隔壁構造を有する．時にCTで単房の囊胞ととらえられても，EUSで小さな内側に凸の小囊胞（いわゆる cyst in cyst）がみられることがある（図9）ため，施行意義

図4｜膵癌
a：EUS像．EUS B-mode像であり，膵癌は矢頭で示す低エコー腫瘤として描出される．b：aと同一症例の造影EUS像．膵癌部は乏血性腫瘤として描出される．aで低エコーとして描出された下半分の部位はよく造影されており，随伴性膵炎であることが予想される．c：乏血性腫瘤として描出された部位を造影EUS下に穿刺した．

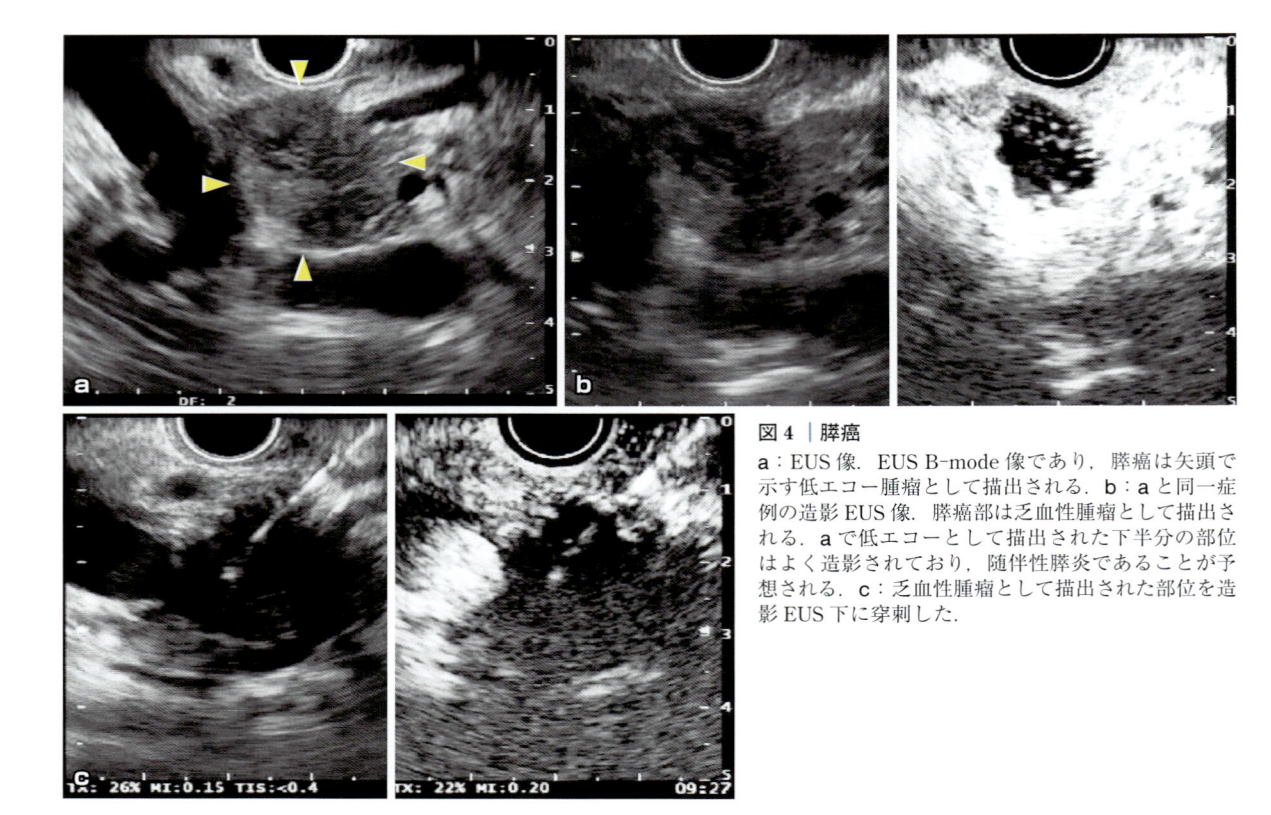

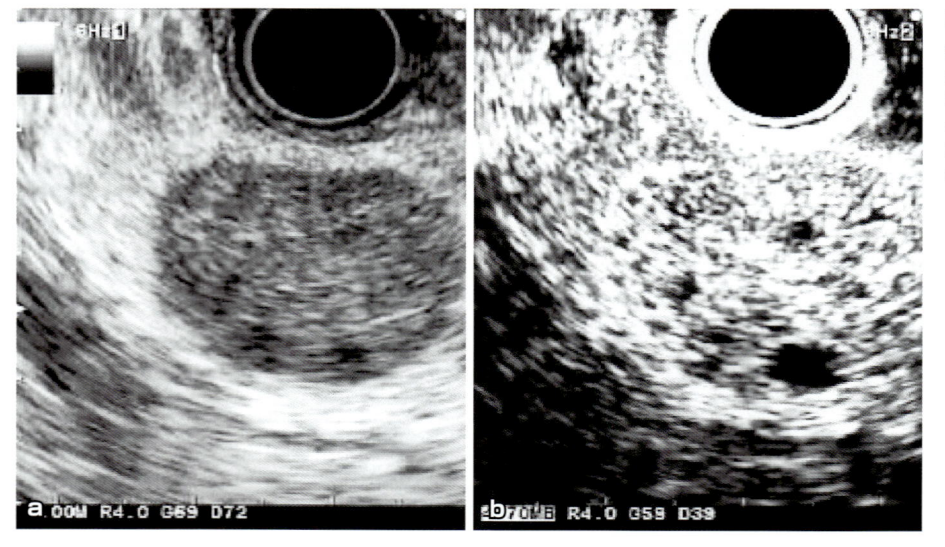

図5｜膵神経内分泌腫瘍
a：造影EUS像．左はB-modeで辺縁整，境界明瞭，内部は比較的均一な低エコーとして描出される．右は造影modeで強い染影効果を認める．

は高い．
　漿液性嚢胞腫瘍 serous cystic neoplasm (SCN) の微小嚢胞が蜂巣状に集簇する (micro cystic type) 像はEUSで明瞭に描出される (図10)．また，内部の細かい線状の高エコーが特徴的である．大型の嚢胞腔で形成される場合 (macro cystic type) にはIPMNと鑑別が必要である．造影EUSでは隔壁や蜂巣状の部分は早期から強い染影効果を受ける．

2. 内視鏡的逆行性胆道膵管造影検査 (ERCP)

　ERCPによる胆管内や膵管内からの診断的アプローチは，膵癌が膵管上皮から胆道癌が胆道上皮か

Ⅱ．胆膵領域の内視鏡診断

図6 | 18mmと小さなsolid pseudopapillary neoplasm
a：EUS像．辺縁整，境界明瞭な低エコー腫瘤として描出される．辺縁に無エコーを認めるが，内部は比較的均一であり，神経内分泌腫瘍と鑑別が必要である．b：aの腫瘤からEUS-FNAを施行した．小型の核を有する好酸性異型細胞が血管を軸とし，偽乳頭状に増殖している．

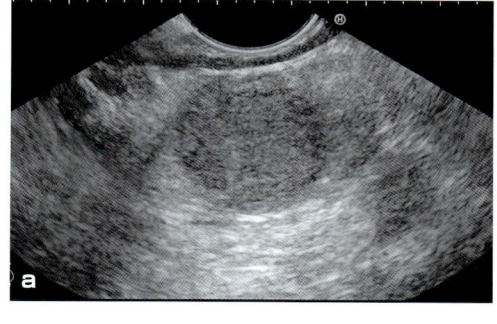

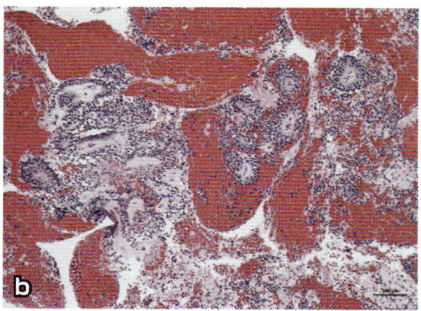

図7 | IPMNのEUS像
同一症例であり，ブドウの房状に多房性嚢胞を認める．この症例では主膵管の拡張も認める．

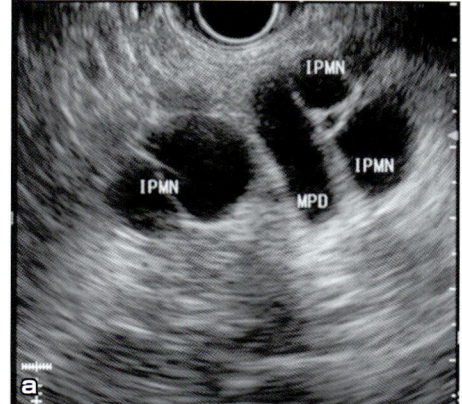

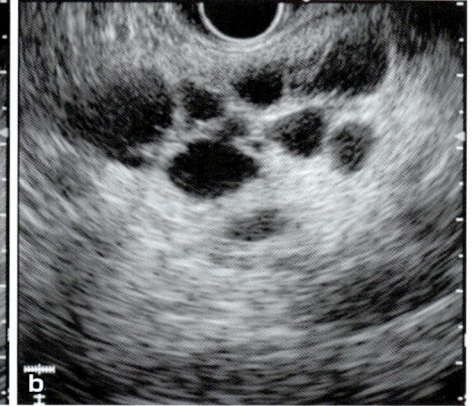

図8 | IPMCの造影EUS像
右がB-modeで左が造影mode．等エコーで描出される嚢胞内結節が造影されているのがわかる．

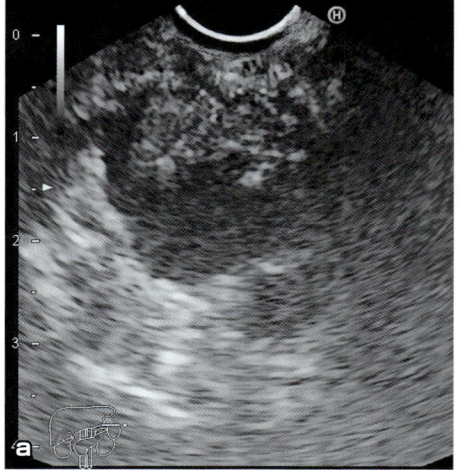

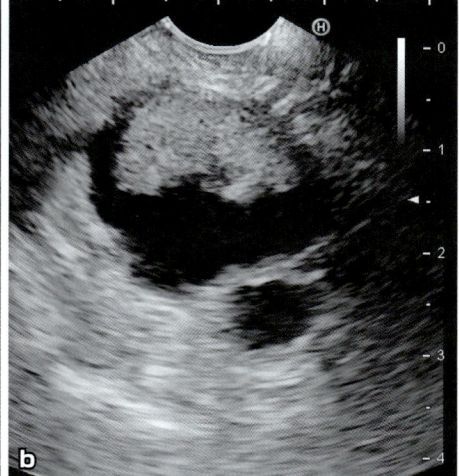

ら発生するという観点からは，理にかなった診断法である．ただし，すべての内視鏡検査の中でもERCPは患者への侵襲度が高い検査に位置づけられるため，まず先行してMRCPを施行し，全体の胆管や膵管像をとらえておくことが重要である．また，偶発症率が決して低くはないため，患者本人，家族へ十分な説明と同意を得ておくことはきわめて重要である．

1）胆道癌に対するERCP

直接胆管造影は胆道癌の水平進展度診断に有用である．また垂直進展度診断は管腔内超音波検査 intraductal ultrasonography（IDUS）が有用である．胆

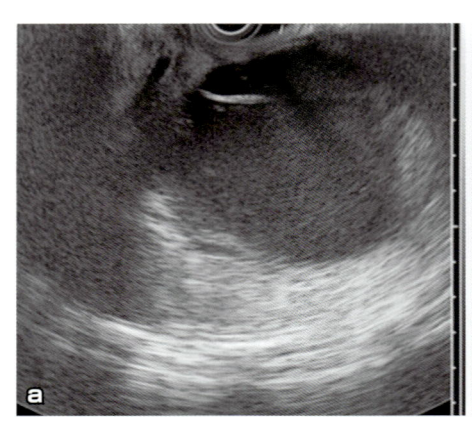

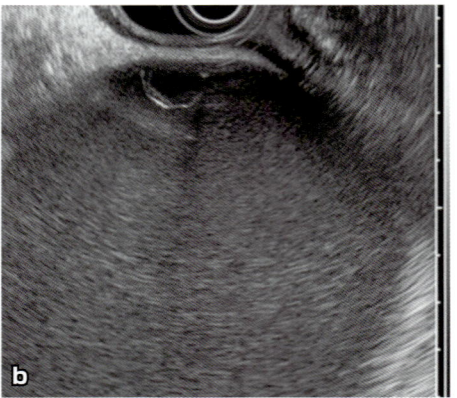

図9 | MCN の EUS 像
a：内部に隔壁を有する囊胞性病変を認める．b：拡大して内部を詳細に観察すると，微小 cyst in cyst を認める．

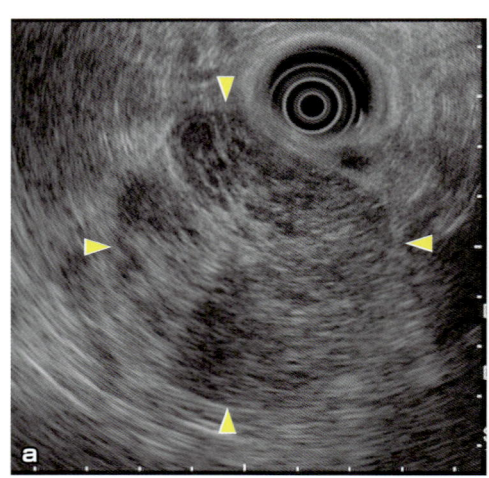

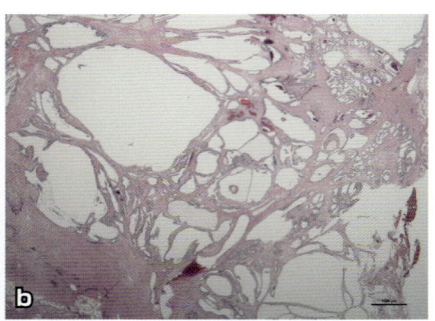

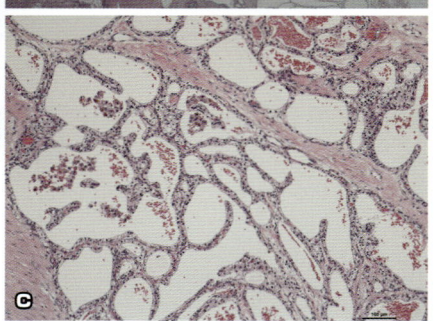

図10 | SCN の EUS 像
a：EUS では蜂巣状の微細な囊胞の集簇像を認める．b：切除検体の HE 染色像（弱拡大）．大小さまざまな大きさの多数の囊胞上構造を呈している．c：切除検体の HE 染色像（強拡大）．囊胞壁には類円形核と淡明な細胞質を有する立方状の上皮細胞がみられる．

管壁は IDUS で通常内側より低，高エコーの2層構造で描出される．胆管癌は壁肥厚，低エコー腫瘍として描出されるが，腫瘍外側の高エコー層が保たれていれば漿膜浸潤なしと診断し，高エコーの消失，菲薄化があれば漿膜浸潤ありと診断する（**図11b** ③，④）．血管浸潤は門脈と右肝動脈が重要で，血管との境の高エコーが消失していれば脈管浸潤ありと判定する．

胆道癌における ERCP で病理診断を得る手段として，細胞診としては胆汁細胞診，狭窄部の擦過細胞診，狭窄部からの生検などが挙げられる．まず，胆汁細胞診であるが，貯留胆汁中の細胞は核の濃縮，融解，変性等がみられるため，ドレナージボトル内のものではなく，必ず生理食塩水で洗浄した剥離細胞を用いるべきである．川井ら[14]は胆管癌269例における PTBD 胆汁細胞診の陽性率が73％であり，1回の検査では陽性となるのは39％にすぎず，陽性率は検査回数が1回から5回までは上昇し，6回以上でプラトーになると述べている．よって胆汁細胞診は繰り返し4，5回洗浄細胞診として提出するのがよいと考える．胆嚢癌の病理学的診断を得ることは容易ではないが，胆汁細胞診として内視鏡的経鼻胆嚢ドレナージ術 endoscopic nasogallbladder drainage（ENGBD）を施行し，ENGBD チューブから洗浄細胞診を行うことで可能である[15]．145例の検討で胆嚢洗浄細胞診は感度96％，特異度99％，正診率

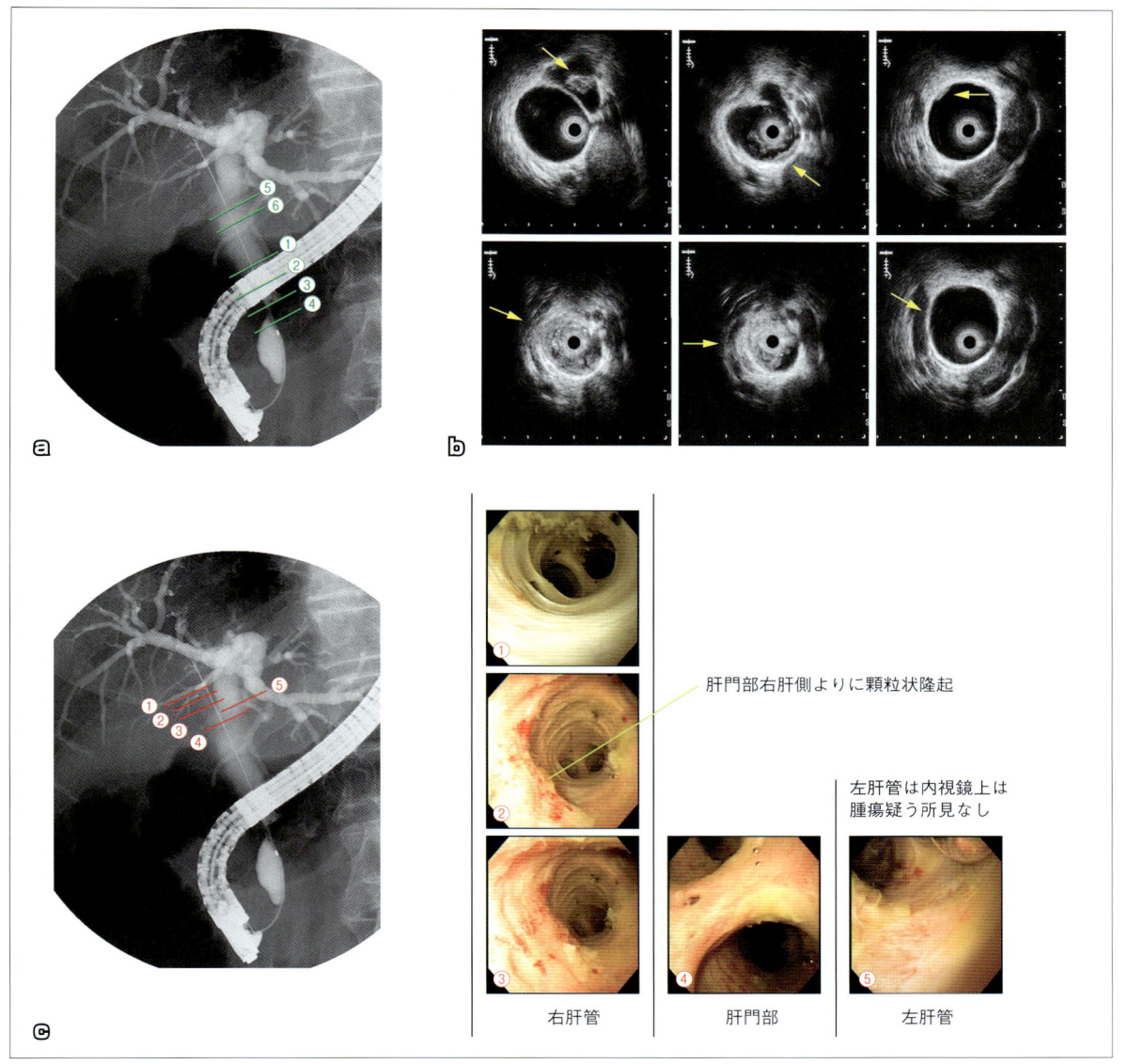

Ⅱ．胆膵領域の内視鏡診断　277

図11｜下部胆管癌症例の ERC，IDUS，経口胆道鏡検査
a：ERC 像．下部胆管に不整な狭窄像を認める．緑線①〜⑥で IDUS を行った．b：IDUS 像．①胆嚢管（矢印）内に隆起性病変を認める．②腫瘍肝側．矢印部に壁肥厚を認める．③④腫瘍の首座であり，低エコー腫瘤を認め，最外高エコー層が菲薄化，途絶を認め（矢印），漿膜浸潤を考えた．⑤腫瘍の首座とは連続しない skip lesion を認める（矢印）．⑥右肝動脈（矢印）に腫瘍の浸潤は認めない．c：腫瘍肝側（肝門部付近）の経口胆道鏡像．①②③は右肝管，④は左右肝管分岐部，⑤は左肝管．①右肝管奥の粘膜は正常である．②③④肝門部から右肝管にかけて顆粒状の隆起と拡張血管を認める．⑤腫瘍を疑う所見なし．②③④部から生検し，腺癌の所見であった．

98％ときわめて良好な成績であった[16]．
　次に胆管生検であるが Khan ら[17]は胆管狭窄部のブラシ細胞診と生検で 40〜70％の正診率と報告している．切除予定胆管癌症例では mapping biopsy を行い（**図 11c，d**），正確な進展度診断に基づく切除範囲決定が有用である．
　最近になり，親子式の経口電子膵胆管鏡が市販さ れ，ERCP 手技を用いて直接胆管内を明瞭に観察できるようになった．それに伴い経口胆道鏡を用いた良・悪性鑑別診断や腫瘍の進展度診断の有用性が報告されるようになった．経口胆道鏡における良・悪性の鑑別に重要な所見としては，悪性病変には屈曲，蛇行する拡張血管や，狭窄部の乳頭状あるいは不整な顆粒状の粘膜が認められる（**図 11，12**）．また NBI

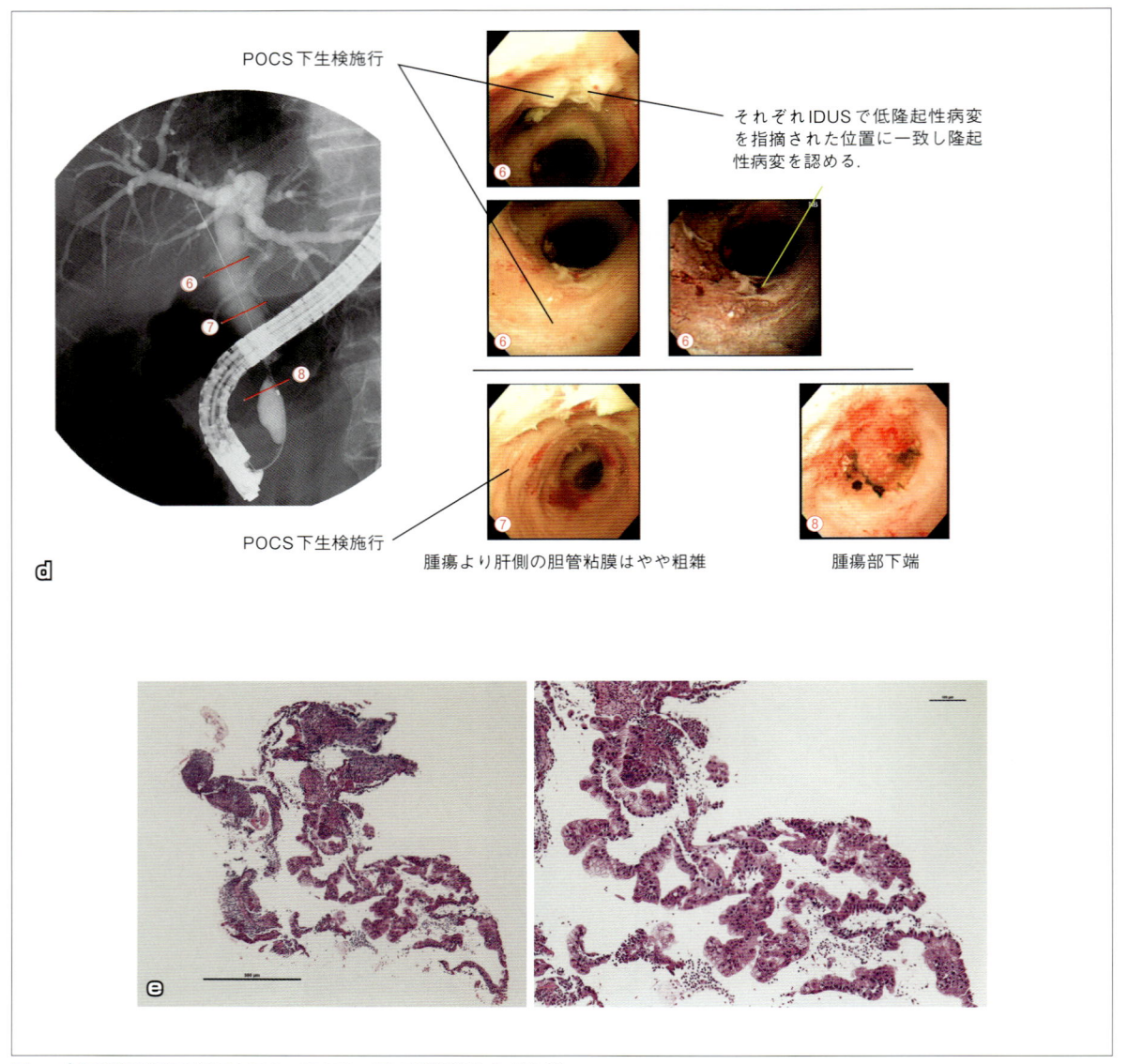

図11 | 下部胆管癌症例のERC，IDUS，経口胆道鏡検査（続き）
d：腫瘍周囲の経口胆道鏡像．⑥はIDUSでskip lesionがあった部位であり，胆道鏡でも隆起性病変を認める．NBIでより明瞭な粘膜変化がとらえられた．中部胆管の粘膜も粗雑である．⑧腫瘍の乳頭部側にも粗雑粘膜が連続する．e：胆管生検のHE染色像．炎症細胞浸潤とともに核の腫大や濃染が目立ち，極性が乱れた異型細胞の増殖像がみられる．腺癌と確定した．

(narrow band imaging) を用いた画像強調内視鏡により通常光よりも明瞭な粘膜の微細血管構造と粘膜表面微細構造の描出が可能となった（**図11, 12**）[18]．NBI診断はより正確な狙撃生検の指標になる可能性があり，Kawakamiら[19]は胆管癌の表層進展範囲診断能として，ERC単独では22％，ERC＋経口胆道鏡で77％，ERC＋経口胆道鏡＋生検で100％と報告している．

2）膵腫瘍に対するERCP

まず，膵管の直接造影所見として，膵癌により膵管は狭窄・途絶し，周囲の分枝膵管が描出されなくなる．また腫瘍より尾側の主膵管は拡張する．膵腫瘍の検体採取のよい適応としては，IPMNのように

図 12 ｜ 胆管乳頭状腫瘍

a：経口胆道鏡像．乳頭状に発育する腫瘍を認める．同部より直視下生検を行った．b：病理組織所見．円柱状の上皮細胞が乳頭状構造や拡張・蛇行する管状構造を形成し，浮腫状の間質を伴い増殖している．上皮は豊富な粘液を含み，核は軽度に腫大するが，異型度は中等度である．

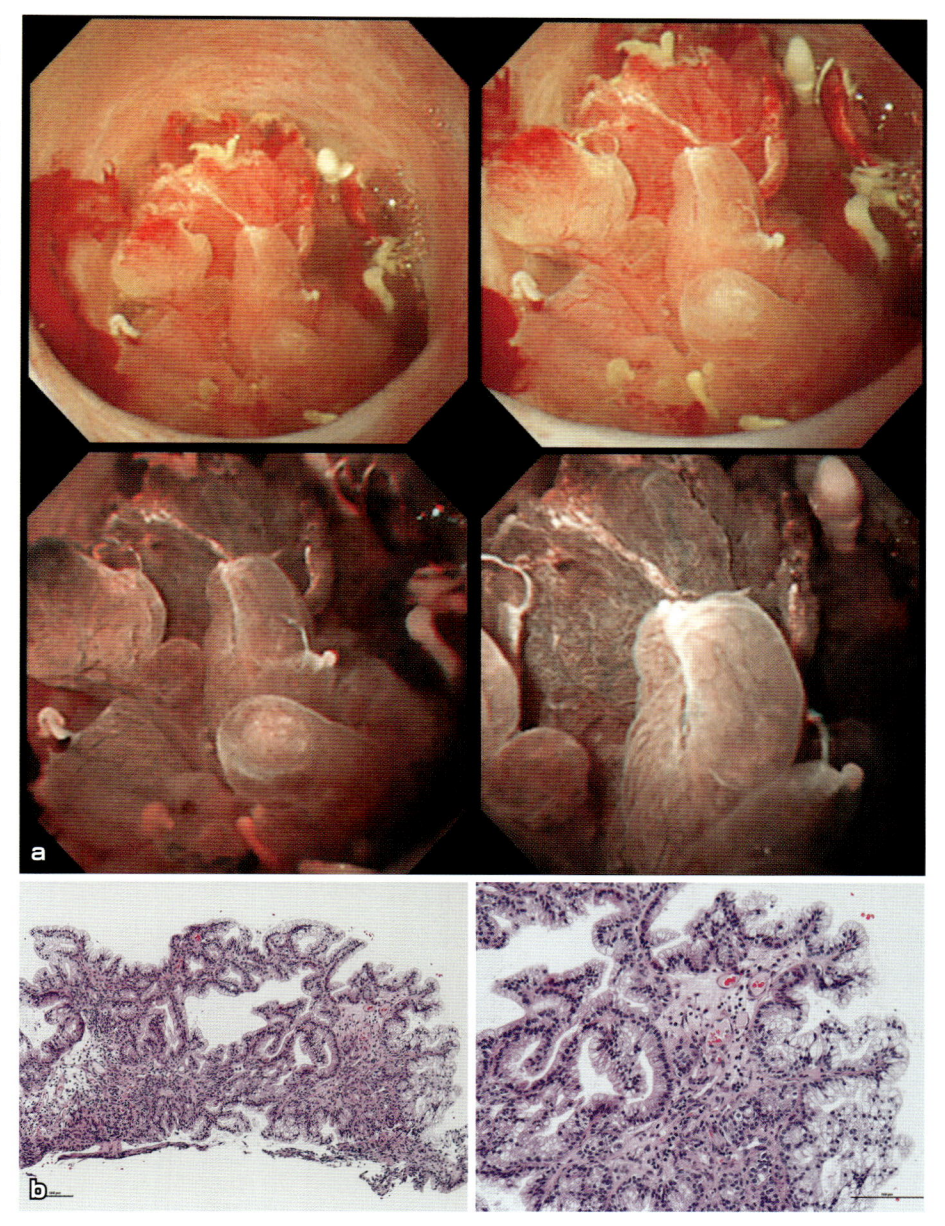

主膵管内に粘液とともに腫瘍細胞が豊富に含まれるものや，腫瘤を形成しない主膵管狭窄の鑑別には，経乳頭的細胞診がよい適応である．また，主膵管閉塞（特に膵頭部領域）や主膵管内病変が存在する場合も経乳頭的生検を行っている．

まず，膵液細胞診を行う際の膵液採取方法であるが，ERCP カテーテルによる直接採取，もしくは留置した ENPD チューブからの膵液採取が可能である．膵癌に対する膵液細胞診の成績は，30〜92％（平均 67.8％（n＝593），95％信頼区間 63.9％〜71.5％）とその頻度にかなりの差がある[20]．ブラシによる擦過細胞診は膵液細胞診と比べ新鮮な細胞が採取できる．岡部ら[21]は膵癌における膵管ブラッシング細胞診の癌陽性率は 63.2％，ブラシ後に膵管内を生理食塩水で洗浄し，膵液細胞診を加えると 73.3％の癌陽性率と良好な成績を報告している．

次に，膵管生検の成績であるが，膵癌症例において，感度は 32％〜73％（平均 44％（n＝218），95％信頼区間 37.3％〜50.9％）と報告されている[20]が，報告数は少ない．また，膵癌周囲は線維化があるた

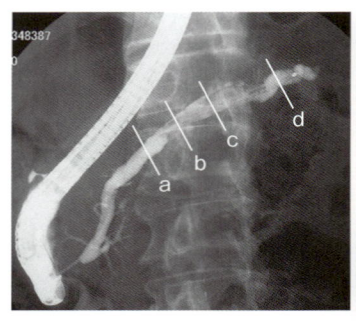

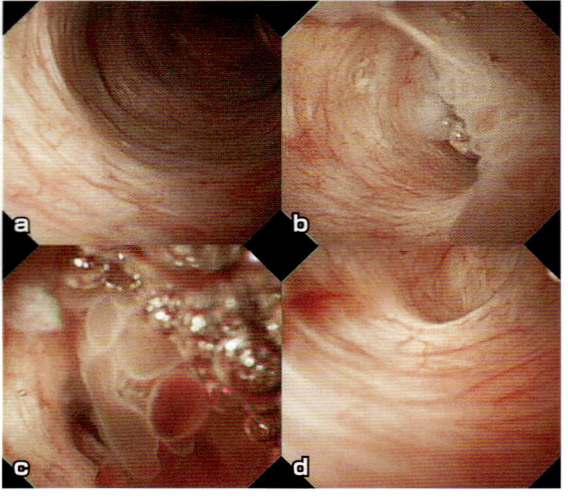

図13 | 主膵管型IPMNのERPおよび経口膵管鏡像
膵管内の粘液のためERP像のみでは病変の主座がわかりにくい．術中に膵管鏡を行い，切除ラインを決定した．b, cでイクラ状，顆粒状の粘膜を認める．a, dの膵管粘膜は正常である．

め鉗子の開きが制限されるため，十分な組織量が得られないこともしばしば経験する．小山内ら[22]は膵癌145例中の膵生検の癌陽性率は32％であるが，ブラッシング細胞診を併用することで，癌陽性率が68％と上昇すると報告している．

最後に，経口膵管鏡であるが，最もよい適応は主膵管型IPMNの進展度評価による，切除の適応や切離線の決定である（図13）．しかし，スコープは極細径といっても3mm程あり，膵管に低侵襲な検査ではない．適応も十分に主膵管が拡張している症例に限られ，明瞭な画像を得るためには生理食塩水を主膵管内に還流する必要があり，膵管にはかなりの圧がかかるため，ERCP後膵炎の発症を念頭に，術中だけでなく検査前後の管理を行うことが重要である．

（土屋貴愛，糸井隆夫）

文献

1) Hewitt MJ, McPhail MJ, Possmai L et al：EUS-guided FNA for diagnosis of solid pancreatic neoplasms：a meta-analysis. Gastrointest Endosc 75：319-331, 2012
2) Osanai M, Itoi T, Igarashi Y et al：Peroral video cholangioscopy to evaluate indeterminate bile duct lesions and preoperative mucosal cancerous extension：a prospective multi-center study. Endoscopy 45：635-642, 2013
3) Itoi T, Sofuni A, Itokawa F et al：Initial experience of peroral pancreatoscopy combined with narrow-band imaging in the diagnosis of intraductal papillary mucinous neoplasms of the pancreas (with videos). Gastrointest Endosc 66：793-797, 2007
4) 土屋貴愛，糸井隆夫，祖父尼淳 他：膵臓の内視鏡検査のスタンダード．肝胆膵 69：223-236, 2014
5) 原田昇，神津照雄，大島郁也 他：超音波内視鏡下穿刺法の基礎的研究（第1報）．Gastroenterol Endosc 33：1657-1661, 1991
6) Vilmann P, Jacobsen GK, Henriken FW et al：Endoscopic ultrasonography with guided fine needle aspiration biopsy in pancreatic disease. Gastrointest Endosc 38：172-173, 1992
7) Hewitt MJ, McPhail MJ, Possamai L et al：EUS-guided FNA for diagnosis of solid pancreatic neoplasms：a meta-analysis. Gastrointest Endosc 75：319-331, 2012
8) Itoi T, Tsuchiya T, Itokawa F et al：Histological diagnosis by EUS-guided fine-needle aspiration biopsy in pancreatic solid masses without on-site cytopathologist：a single-center experience. Dig Endosc23（Suppl 1）：34-38, 2011
9) 土屋貴愛，糸井隆夫，祖父尼淳 他：胆道癌の診断．臨床外科 67：186-197, 2012
10) 潟沼朗生，真口宏介，金俊文：胆道癌の超音波診断．コンセンサス癌治療 8：14-17, 2009
11) 小山内学，真口宏介，糸川文英 他：TS-1膵癌における各種画像検査の診断能と診断方策．胆と膵 26：507-513, 2005
12) De Witt J, Devereaux B, Chriswell M et al：Comparison of endoscopic ultrasonography and multidetector computed tomography for detecting and staging pancreatic cancer. Ann Intern Med 141：753-763, 2004
13) 日本膵臓学会膵癌診療ガイドライン改訂委員会編：膵癌診療ガイドライン2013年版．金原出版，2013
14) 川井俊郎，藤井丈二，石田晶子 他：胆嚢病変に対する胆汁細胞診の陽性率に関する因子について．日臨細胞会誌 38：299-304, 1999
15) Itoi T, Sofuni A, Itokawa F et al：Preoperative diagnosis and management of thick-walled gallbladder based on bile cytology obtained by endoscopic transpapillary gallbladder drainage tube. Gastrointest Endosc 64：512-519, 2006
16) 栗原俊夫，糸井隆夫，祖父尼淳 他：胆汁細胞診の正診率を上げるために．胆と膵 29：709-715, 2008
17) Khan SA, Thomas HC, Davidson BR et al：Cholangiocarcinoma. Lancet 366：1303-1314, 2005
18) Itoi T, Sofuni A, Itokawa F et al：Peroral cholangioscopic diagnosis of biliary tract diseases using a narrow-band imaging (with video). Gastrointest Endosc 66：730-736, 2007
19) Kawakami H, Kuwatani M, Etoh K et al：Endoscopic retrograde cholangiography versus peroral cholangioscopy to evaluate intraepithelial tumor spread in biliary cancer. Endoscopy 41：959-964, 2009

第4部 臨床との連携

III. 胆道癌・膵癌の進行度と治療方針・予後

1. 胆道癌・膵癌の術前診断と術式の決定の問題点

　胆道癌・膵癌の術前診断では，良性・悪性の鑑別，局所における進展度診断である深達度，脈管浸潤・他臓器浸潤，リンパ節転移・遠隔転移の有無が重要となる．進行度分類（clinical stage）は，主腫瘍の局所進展度によるT因子と，リンパ節転移の程度によるN因子で決定される．肝胆膵外科領域では腫瘍径，深達度，臓器浸潤，リンパ節転移に関する術前術中診断の正診率は低く，病理組織学的診断された病期とは乖離することは珍しくない．術前画像診断にて，癌遺残のない切除術式が可能であるか判断し，切除術式を選択する（図1）．同じ疾患であっても臨床病期によって多彩な術式があり，実際に切除された周囲臓器，脈管合併切除とその範囲，切除した神経叢の程度と範囲，また切除断端，剝離面の部位の情報を正確に病理医に伝えることが重要である．

　従来，術前に病理組織学的診断を行わず，画像診断から切除を行うことが多かった．胆道癌ガイドライン（改訂第2版）では画像診断で切除可能胆管癌が疑われた場合に，細胞診・組織診による術前病理診断を推奨している[1]．膵癌切除例に対してはルーティンに超音波内視鏡下穿刺吸引術 endoscopic ultrasound-guided fine-needle aspiration（EUS-FNA）による細胞，組織診断を行っている施設もあり，最新の膵癌診療ガイドラインでは画像診断で質的診断がつかない場合だけではなく，術前には組織もしくは細胞診による確定診断が望ましいと記載されている[2]．明らかに悪性が証明されない場合でも臨床所見上癌を疑う場合には，切除を行うこともある．術中診断では良性疾患と確診することは困難で，悪性疾患に相当される術式が選択されることになる．

2. 胆道癌の術前診断と治療方針・予後

　胆道とは肝外胆管，胆嚢，十二指腸乳頭部から成る．主腫瘍の発生部位，局所進展により術式は大きく異なる[3]．胆管癌，胆嚢癌，十二指腸乳頭部癌について，それぞれ述べていく．病期については臨床・病理胆道癌取扱い規約（第6版），UICCのTNM分類（7th ed）[3,4]に沿って記載した．

1）胆管癌

　肝外胆管は，肝門部領域胆管と遠位胆管に分けられている．前者は左側は門脈臍部右縁から，右側は門脈前後枝の左縁から胆嚢管合流部まで，遠位胆管は同部から十二指腸壁までと定義されている[3]．癌の占拠部位により，術式が異なる．

a）肝門部領域胆管癌

　この部位では左右肝管合流部下方で胆管背側を右肝動脈が走行することが，術式に大きな影響を与えている．黄疸にて発症し肝機能障害を認めるにもかかわらず，根治性を高めるために大量肝切除を必要とする．拡大肝右葉切除や左三区域切除を行う場合には（図2），術前に減黄処置や，門脈塞栓術を行う．肝機能ばかりではなく，肝門部の解剖学的破格によって通常と異なる術式の選択や，切除の可否さえ症例によっては影響される．病理医には腫瘍の進展

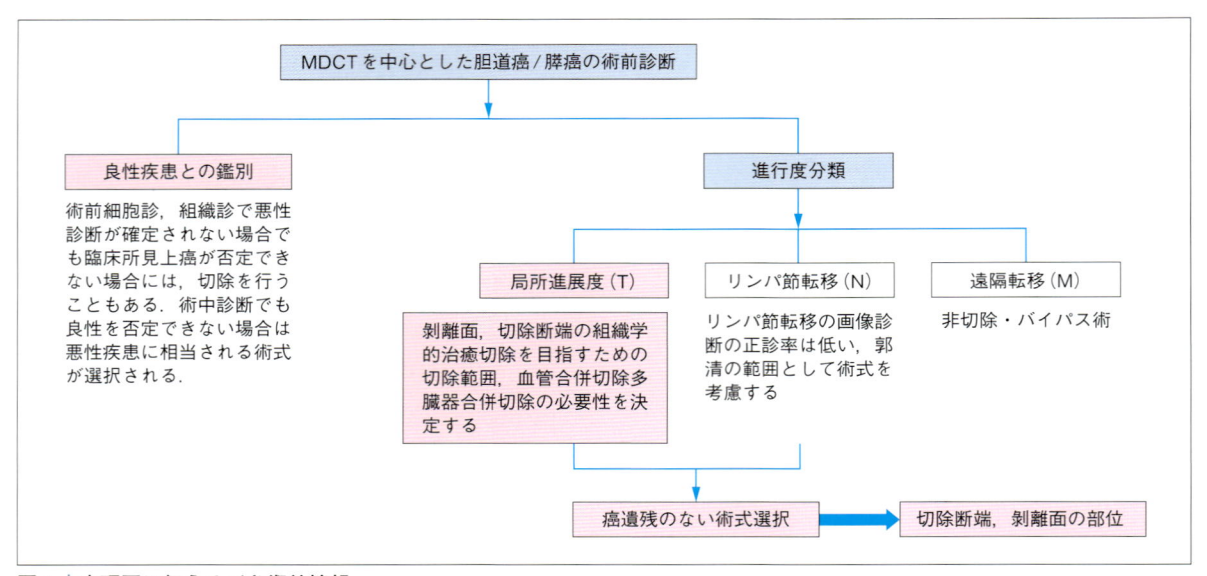

図1 | 病理医に伝えるべき術前情報

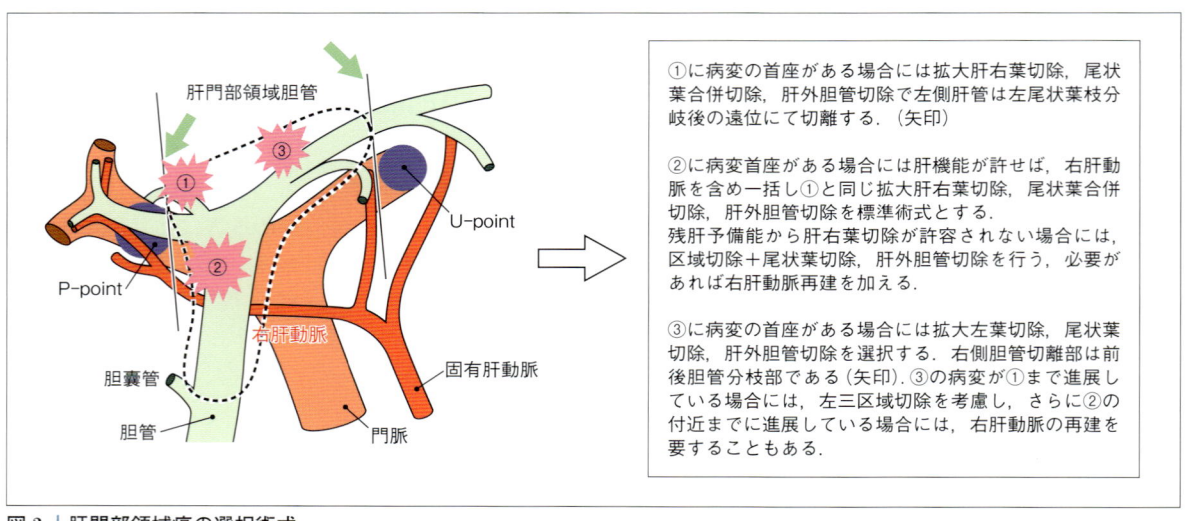

図2 | 肝門部領域癌の選択術式
左肝管に病変の首座がある場合を除き拡大肝右葉切除，尾状葉合併，肝外胆管切除が肝門部領域癌の標準術式である．

範囲のみならず，解剖学的破格の有無を伝える必要がある．肝門部領域癌の術式を**図2**にまとめた．残肝予備能から犠牲にする肝切除範囲を決定し，脈管浸潤の程度により，門脈・動脈の合併切除・再建を考慮する．門脈後枝先行独立分岐例では，拡大左葉切除や左三区域切除を行った場合，正常分岐より胆管切除断端を確保できる可能性が高い．

右肝管や左右肝管分岐部から上部肝管に首座のある肝門部領域癌は，拡大肝右葉切除を標準術式とする．左右肝管分岐部から胆嚢管合流部より上方に占拠する肝門部領域癌のMDCT画像を示した（**図3a**）．腫瘍の背側を近接した右肝動脈が走行しているので，明らかな浸潤像が認められなくとも右肝動脈を含め一括して尾状葉を含め拡大肝右葉切除を行うことが標準術式として推奨される（**図3b**）．拡大肝右葉切除，尾状葉合併切除，肝外胆管切除を行い，切除された標本を**図3c**に示した．肉眼所見では限局した結節型にみえるが，近遠位胆管断端近傍まで組織学的癌進展が認められた．肝門部領域癌の切除後予後因子は，組織学的な癌遺残（R0/1）[5,6]，リンパ節転

図3｜肝門部領域胆管癌に対する拡大肝右葉切除
肝門部領域胆管癌のMDCT画像と切除標本：MDCTでは腫瘍の背側に右肝動脈が走行している（a, b）．標本は拡大肝右葉切除尾状葉合併切除，肝外胆管切除が行われた（c）．

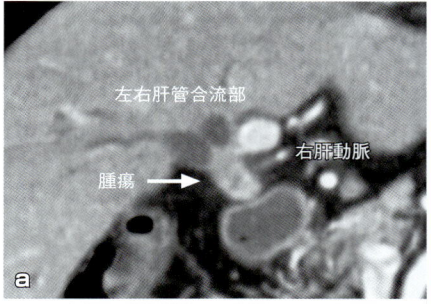

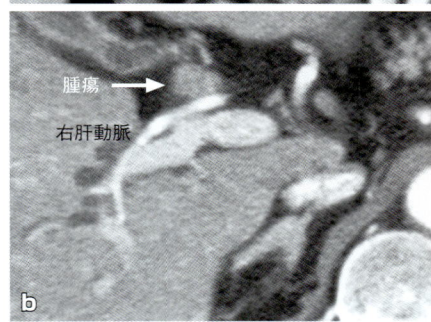

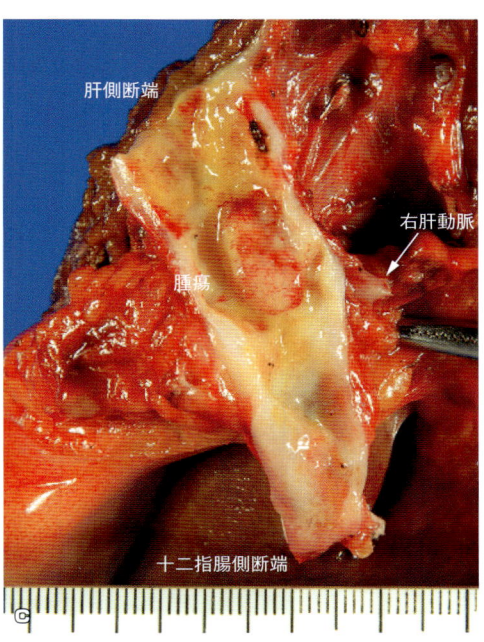

移の有無[5-7]，神経周囲浸潤[8]と報告されている．尾状葉合併切除した拡大肝葉切除で，5年生存率は30〜40％程度と報告されている[5-7,9]．

胆管切除断端における癌遺残については，浸潤癌陽性と上皮内癌陽性とに大別される．前者の場合は予後不良であるが，後者では再発リスクはあるものの，有意な予後因子ではないとの報告もある[10]．切除胆管断端の評価は臨床的に重要であるが，肝側断端の追加切除には解剖学的な限界点がある[11]．十二指腸側断端は，膵頭十二指腸切除を追加すれば陰性化することが可能である．

b）遠位胆管癌（中下部胆管癌）

遠位胆管癌の標準術式は膵頭十二指腸切除である．膵内胆管癌では膵癌との鑑別が重要となる．膵癌が否定できない場合は膵癌として，神経叢切除を含めた膵頭十二指腸切除が行われる．遠位胆管癌の予後因子は，切除断端や剝離面の癌遺残，リンパ節転移[12,13]，膵浸潤[14]が報告されている．報告されている5年生存率は24〜38％程度である[12-14]．

c）胆管癌に対するその他の手術術式

中部胆管に首座があり比較的限局した早期病変，あるいは肝機能が不良で拡大肝葉切除が困難な症例では肝外胆管切除が行われる．**図4a**はアルコール性肝硬変を伴う中部胆管癌のMDCTである．減黄処置後も黄疸は正常化せず肝機能が不良であること，病変が比較的限局していたことから肝外胆管切除を行った．肝外胆管切除（**図4b**）で十二指腸側断端が間質浸潤陽性であったため，膵内胆管を追加切除した（**図4c**）．術後病理所見では剝離面に癌進展は認められなかったが，肝側断端は粘膜内に癌進展が認められた．深達度は漿膜下層までで，リンパ節転移は認められなかった．

一方肝外胆管全体の癌進展が認められる広範囲胆管癌には，病理学的治癒切除が見込めれば肝葉切除＋膵頭十二指腸切除（HPD）が適応となる[15]．十二指腸胆管断端は膵頭十二指腸切除で陰性化されるが，肝側胆管断端が陰性となるかは，必ずしも術前から評価できない．

2）胆嚢癌

胆嚢癌は有茎性ポリープの腺腫内癌から，黄疸を伴う進行癌までさまざまな段階で診断される．深達度，占拠部位，浸潤臓器の有無により多様な術式が選択される（**図5**）．

胆嚢早期癌である深達度がM（粘膜層），MP（固有筋層）癌では単純胆摘，全層胆摘により治癒が期待される．しかしながら深達度診断の正診率はEUSで55.5％，MDCTで44.4％とEUSで良好とされるが，正確な術前診断は困難といえる[15]．MDCTや腹部超音波ultrasonography（US）では有茎性で深達度はM癌と診断された（**図6a, b**）．肉眼所見では粘膜に付着する茎部がやや太くどの茎の部位に腺腫内癌が認め

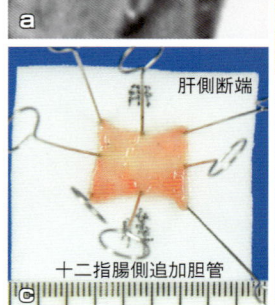

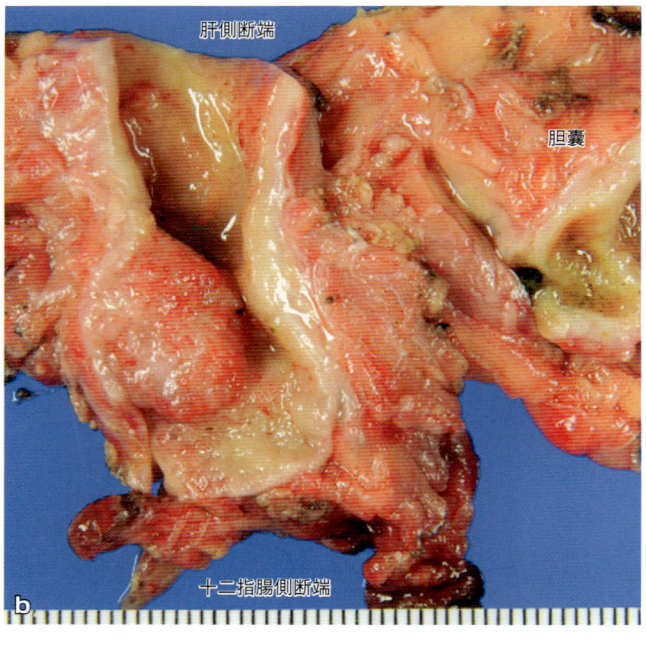

図4｜中部胆管癌と肝外胆管切除

中部胆管癌のMDCT画像と切除標本：MDCTでは膵上縁に腫瘍を認める．腫瘍の上縁を右肝動脈が走行（a）．標本は肝外胆管切除が行われた（b）．十二指腸に追加切除を行い断端は陰性化した．

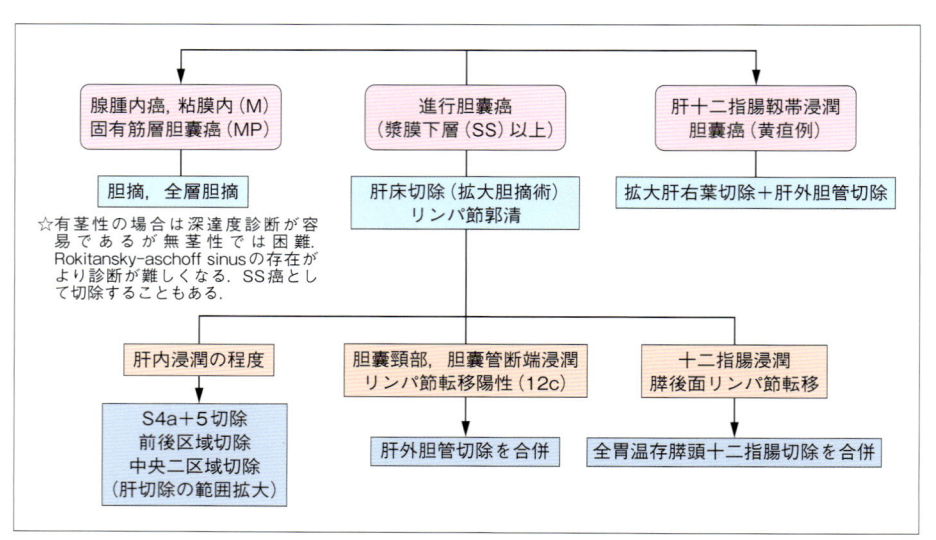

図5｜胆嚢癌に対する術式選択の指針

胆嚢癌の深達度，進展度によりさまざまな術式が選択される（当院における治療方針）．結腸，胃，十二指腸に浸潤する場合は適宜合併切除する．

られた（図6c）．病理組織診断はRokitansky-AschoffsinusのM癌と診断された．胆嚢隆起性病変で細茎を有するポリープ病変以外は深達度診断に迷うことも多く，SS胆嚢癌として扱うほうが安全である．

SS癌では肝床側の肝臓をどの程度切除するか，または胆管浸潤のない症例に肝外胆管合併切除を行うかはいまだ議論がある．SS胆嚢癌の占拠位置が腹腔側，肝側にかかわらず肝内直接浸潤がなくても15～20mm程度肝実質切離を伴う拡大胆摘を行う．肝内直接浸潤を伴う場合は腫瘍縁からの距離を考慮し，肝床部分切除，肝中央下区域切除（S4a＋S5），前区域切域切除，後区域切除を行う．肝外胆管合併切除ついては癌の直接浸潤が明らかでない場合でも，胆嚢頸部癌，12cリンパ節陽性例，胆嚢管断端陽性，膵胆管合流異常例において行っている[17]．図7の症例は合流異常を伴う胆嚢頸部の漿膜下層まで進展した胆嚢癌であった．20mm程度肝実質切離を伴う拡大胆摘を行い，胆嚢管断端は陰性であったが12cリンパ節が転移陽性で肝外胆管切除，リンパ節郭清を行った．本例ではT2N1でStage ⅢBと規定され

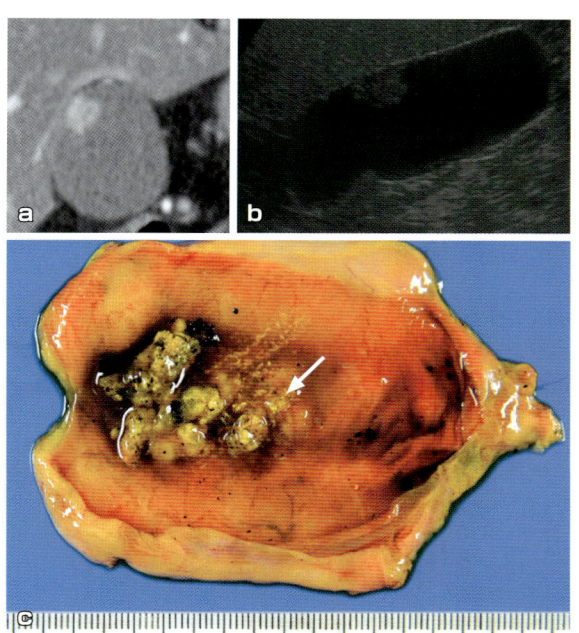

図6 | 早期胆嚢癌（m癌）
有茎性胆嚢ポリープのMDCT（a），US（b）診断は深達度mであった．肉眼所見では茎がやや太く粘膜に付着していた（矢印）．病理組織診断ではRokitansky-Aschoff sinus内の粘膜癌であった．

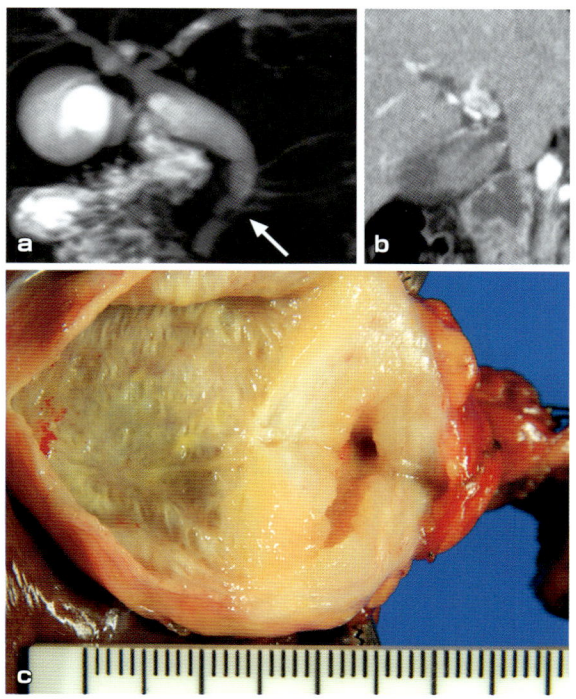

図7 | 胆嚢癌（ss癌）
ss胆嚢癌のMRCPでは胆嚢頸部に狭窄像，胆管に膵管が膵内で合流する（a）．MDCTでは胆嚢頸部に全周性の腫瘍を認める．明らかな他臓器進展はない（b）．肉眼所見では頸部に全周性のss胆嚢癌を認める（c）．

る[3,4]．最近提唱された胆嚢癌の病期分類でstage Ⅲでは予後との乖離が認められている．臨床・病理胆道癌取扱い規約（第6版）[3]，UICCのTNM分類（7th ed）[4]ではⅢがA，Bに分けられる．Stage ⅢAはT3aとT3bでN0，Stage ⅢBはT1，T2，T3でN1と規定されている．Stage ⅢBはT1，2のN1を含むため全体では5年生存率41％であった．T3N0のリンパ節転移のないStage ⅢAの5年生存率35％より良好である．T2N1に限ると5年生存率85％であることが原因である[18]．

MDCTの再構成画像では周囲臓器の浸潤の有無やその程度を評価するのに有用である．図8aでは，胆嚢に充満する14 cmの胆嚢全体癌が，肝十二指腸靱帯浸潤はないもの，横行結腸，十二指腸には浸潤しているのがMDCTで描出されている．腹数の臓器浸潤は予後不良であり，Stage 4Aとなり5年生存例は17％と予後不良である．本例では胆管切除を伴わない拡大胆摘と横行結腸切除，十二指腸部分切除を行った（図8b，c）．術前診断をもとに過不足のない切除で，病理組織学的治癒切除が得られた．リンパ節転移は認められず，術後3年無再発生存中である．

胆管浸潤による黄疸で発症した胆嚢癌に対しては肝門部胆管領域癌と同様，拡大肝右葉切除，肝外胆管切除が行われる（図5）．切除例の5年生存率は17％と予後不良であるが，長期生存例も認められるようになってきたので積極的に切除が行われるようになってきた[19]．胆嚢癌に対する肝膵同時切除hepatopancreatoduodenectomy（HPD）は手術侵襲が高いので予後の点を考慮するとその適応は慎重であるべきとの意見が多い[15,19]．

胆嚢癌は黄色肉芽腫性胆嚢炎などの炎症性疾患との鑑別診断が困難である．当科では胆嚢癌と診断され，あるいは否定できない症例を含め切除された88例中13例，15％に切除が行われた[19]．胆管癌では良性病変が認められること，術前病理診断の正診率が高いことから，切除前の確定診断が推奨されているが，胆嚢癌の場合には，限られた施設で行われているにすぎない．一方胆嚢炎と診断された偶発胆嚢癌の頻度は0.3～1.0％といわれている[3]．深達度診断が標本全割のもとでM，MPと診断されていれば

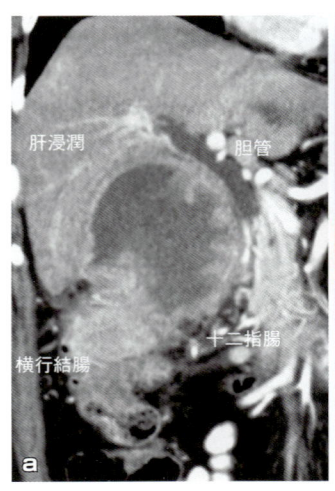

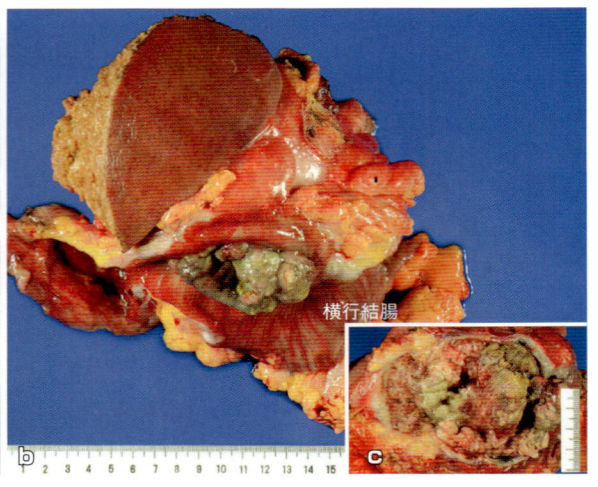

図8│周囲臓器に浸潤する胆嚢癌

MDCTはsi胆嚢癌と術前診断された．胆嚢全体を占める胆嚢癌で横行結腸や十二指腸浸潤を認めた(a)．切除標本の肉眼所見では横行結腸に浸潤がみられ粘膜面に腫瘍が露出している．肝臓側は十分なマージンをとり肝実質が切離されている(b)．胆嚢内には充満した腫瘍が認められる(c)．

追加切除は不要であるが，SS以上である場合には，胆摘のみでは予後不良であるため追加切除が望まれる．画像診断で癌の進展が不明な場合には，再開腹し，肝床切除・肝外胆管切除を行うことが多い[21]．

3) 十二指腸乳頭部癌

十二指腸乳頭部癌は黄疸により発見され，術前診断も内視鏡によって肉眼型の分類[3]，組織診断がなされる．胆道癌の中でも切除率，生存率も比較的良好である．全国の胆道癌登録から2002年に報告された集計では5年生存率は51％で胆道癌中最も良好であった[22]．Oddi筋にとどまる乳頭部癌はリンパ節転移を起こす可能性が低いとの報告があるが，術前にOddi筋の浸潤の有無を診断することは困難である．術前に乳頭部癌と診断された場合には，局所切除は推奨されず膵頭十二指腸切除が標準術式とされる[1]．乳頭部癌の予後因子はリンパ転移と膵浸潤の有無によって大きく規定される．膵実質に浸潤すると膵癌と同様な生物学的悪性度を有するといわれている[1]．

MDCTの再構成画像はEUSとともに腫瘍の進展，特に膵浸潤の有無に有用である(図9a)．本例では体外USにても膵浸潤が確認された(図9b)．全胃温存膵頭十二指腸切除が行われた切除標本の肉眼所見(図9c)では非露出型の乳頭部癌であった．リンパ節転移は認められなかったが，術後1年にて肝転移再発が認められた．

3. 膵癌の術前診断と治療方針・予後

膵癌は臨床症状，DMの悪化，検診の腹部超音波，Ca19-9の異常を契機としてMDCTを行い診断される(図10)．術前診断で問題となるのは，膵管拡張の間接所見のみで腫瘍陰影がMDCT・USで描出されない小膵癌，潜在癌あるいは自己免疫性膵炎などの良性疾患との鑑別である．MDCTで確定できなければMRIなどの検査を追加する．拡散強調画像は膵癌の鑑別診断に有用と言われている[2]．MDCTにより局所の進行の程度，遠隔転移の有無により切除の可否を判断する．膵癌診療ガイドライン2013年版では膵癌診断のアルゴリズムでは可能な限り病理診断を行うことが望ましいとされた[2]．

1) 小膵癌・潜在性膵癌

小膵癌・潜在性膵癌はUS・MDCTで膵管拡張などの間接所見だけで明瞭な腫瘍として描出されない場合がある．限局性炎症性変化や慢性膵炎との鑑別，腫瘍の正確な進展範囲に苦慮する．図11aではMDCTで早期層で低吸収な小結節として診断され，切除となった．主腫瘍が明瞭に描出され膵内に限局する病変として容易に診断されたが，組織学的腫瘍径が15mmの中分化管状腺癌が後腹膜浸潤を認め，stage Ⅲであった[23]．小膵癌でも必ずしも早期癌ではない．

USやMDCTで膵管拡張が認められるも，腫瘍の描出できない例では小膵癌の存在を示唆する(図11b,

図9 | 腫瘍型（非露出型）の十二指腸乳頭部癌
MDCTは十二指腸乳頭部に円形の腫瘍を認める．MDCT，USでは膵管が著明に確証し膵実質に浸潤を認める（a, b）．膵頭十二指腸切除で得られた切除標本の肉眼所見では非露出型の乳頭部癌を示す（c）．

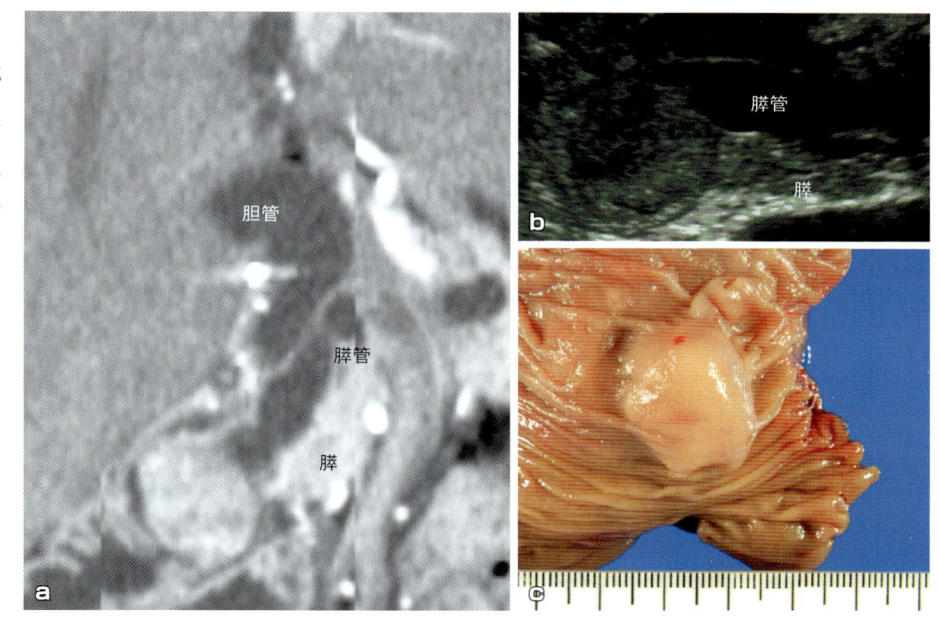

図10 | 膵癌の術前診断
膵癌の診断はMDCTで多くの症例が診断される．鑑別診断が困難な場合には検査を追加する．EUS-FNAは鑑別診断だけではなく，術前確定診断としてルーティンに行う施設が増えてきた．

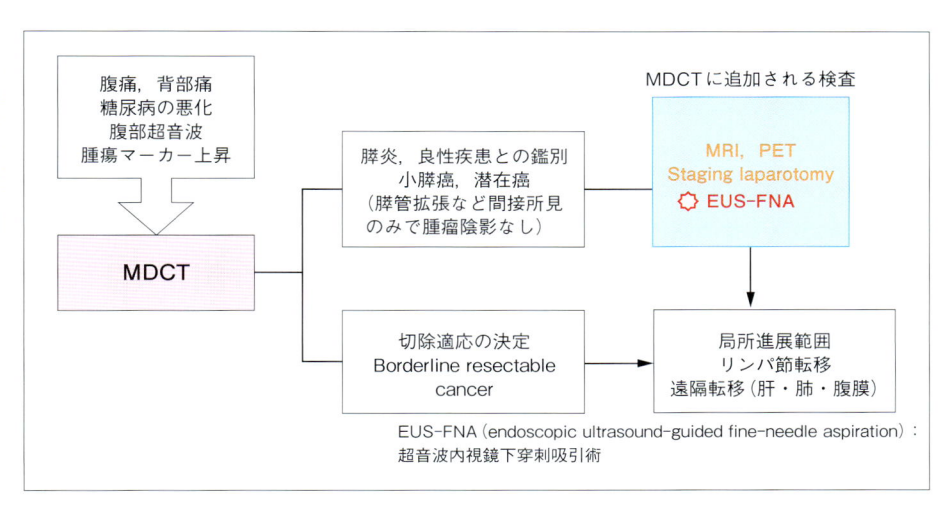

EUS-FNA（endoscopic ultrasound-guided fine-needle aspiration）：超音波内視鏡下穿刺吸引術

c）．ERCP施行時に膵管の狭窄が認められ，膵液細胞診が行われたが陰性であり，術前に確定診断は得られなかった．切除標本における腫瘍径は20mm，主膵管進展が11mm認められるものの，中分化管状腺癌は膵内にとどまり，規約上はT1，N0でstageIであった[23]．術前に細胞診や組織診による確定診断が望ましいものの，陰性であった場合，画像診断と所見に矛盾がある場合には厳重な経過観察か，切除を考慮することも必要である．図12aでは胆管狭窄と拡張した不整膵管から膵癌が疑われた．US・MDCT・EUSで病巣が描出されず，PETも集積が認められなかった．MRIの拡散強調画像で明らかに描出は認められなかった．このように空間解像度の高いMDCTでも，膵癌症例の中には膵実質とコントラストがつかず（図12b），検出困難な症例が10％程度あると報告されている[24]．3ヵ月後ERCPによる組織診の再建が行われ腺癌が証明された（図12c）．切除後の病理診断では，乳頭部から下部胆管に沿い膵内から膵外に線維網が伸びるように進展する著明な神経浸潤を伴う70×40mmの低分化腺癌であった．リンパ節転移は陰性であった．剥離断端は陽性であり，組織学的には治癒切除が得られなかった．

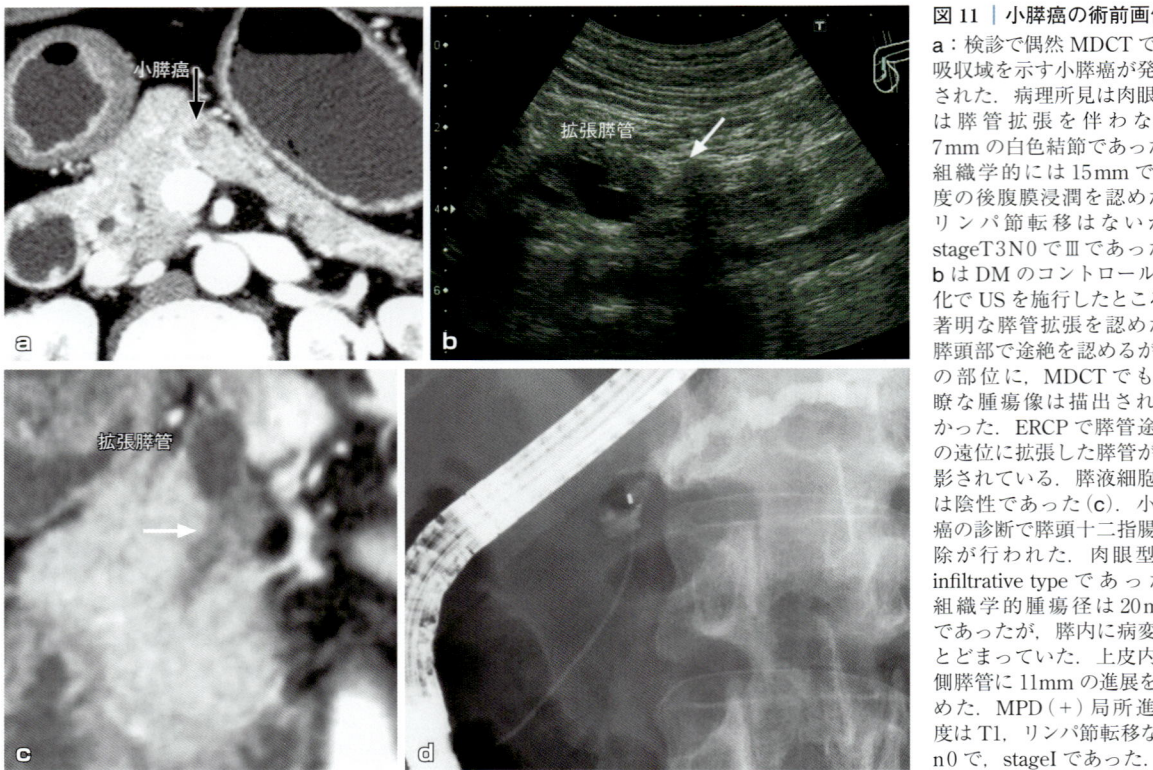

図11 | 小膵癌の術前画像
a：検診で偶然MDCTで低吸収域を示す小膵癌が発見された．病理所見は肉眼では膵管拡張を伴わない7mmの白色結節であった．組織学的には15mmで軽度の後腹膜浸潤を認めた．リンパ節転移はないが，stageT3N0でⅢであった．bはDMのコントロール悪化でUSを施行したところ，著明な膵管拡張を認めた．膵頭部で途絶を認めるがその部位に，MDCTでも明瞭な腫瘍像は描出されなかった．ERCPで膵管途絶の遠位に拡張した膵管が造影されている．膵液細胞診は陰性であった（c）．小膵癌の診断で膵頭十二指腸切除が行われた．肉眼型はinfiltrative typeであった．組織学的腫瘍径は20mmであったが，膵内に病変はとどまっていた．上皮内尾側膵管に11mmの進展を認めた．MPD（＋）局所進展度はT1，リンパ節転移なくn0で，stageⅠであった．

2）膵頭部の浸潤性膵管癌に対する標準手術

　膵頭部の浸潤性膵癌ではほとんどの症例で，後腹膜浸潤，膵外神経浸潤を伴う．またリンパ節転移は70％近い症例で陽性である[25]．解剖学的にも門脈に近接していることが多く，門脈浸潤がなくとも安易に剝離を行うと，組織学的に剝離面陽性となる．一方，上腸間膜動脈に低吸収域がMDCT上接している場合は組織学的に剝離断端癌陽性になることが多く，切除が行えても予後不良である．膵癌切除症例について癌遺残を予測する画像診断による分類を行い，"borderline resectable cancer"を定義し，普遍的な治療適応を決定する取り組みを行っている[26]．膵癌における拡大郭清・広範囲な後腹膜切除の有用性は近年認められていない．しかしながら外科切除断端を確保し病理組織学的治癒切除を達成することは長期成績を改善するための重要な因子である．膵頭部浸潤性膵管癌は画像診断で上腸間膜動脈（SMA）神経叢周囲に浸潤像が認められなくとも高率に膵外神経叢浸潤が認められるため，原則として上腸間膜神経叢右半周切除を行う．MDCT（図13a）に示された切離線に沿い，SMA神経叢を半周に切離し，膵頭神経，右の腹腔動脈神経節を切離する（図13b）．図13cでは神経切離が終了し，最後に門脈と腫瘍が残されている．最終的にこの時点で合併切除の必要性，切除範囲を決定する．図13dでは門脈合併切除再建が終了した術野像である．術前に治癒切除を見込んでも，最終病理診断で剝離面陽性になる症例は33％あり，R1切除の予後は不良である[25]．最近では術後補助療法の完遂率が必ずしも高くないために，術前化学療法や化学放射線療法のランダム化比較試験が行われている[2]．

3）膵体部癌に対するMDCTによる臓器浸潤診断と膵後方剝離面の設定

　膵体尾部癌でも画像診断を参考に後腹膜進展を評価，R1切除にならないように膵後方切離面の外科切除断端を確保する[27,28]．膵体尾部癌では膵下縁でSMV，SMAを同定し，SMAの左縁を外科切除断端とする（図14a）．門脈直上で膵にトンネリングし，脾動脈を結紮する．CT画像からを後腹膜の切離線（赤線）にするか確認し，手術操作に反映させる（図14b）．明らかな後腹膜浸潤がなくとも広範囲に後腹

図12 画像で描出されない潜在型膵癌

黄疸にて精査．MRCPでは胆管狭窄と不正な膵管拡張を認めた（a）．MDCTで狭窄胆管周囲に明瞭な腫瘍像は描出されなかった（b）．ERCPで胆管途絶部位の組織診で膵癌の診断が得られた（c）．切除標本は25mm程度の腫瘤を触知し割面では膵内に白色網目状の，境界不鮮明な浸潤性腫瘍を認める（矢印）（d）．病理組織学的には低分化腺癌が70mm大に及び後腹膜に浸潤を認め広範な膵外神経叢浸潤を伴った．剝離面陽性となった．

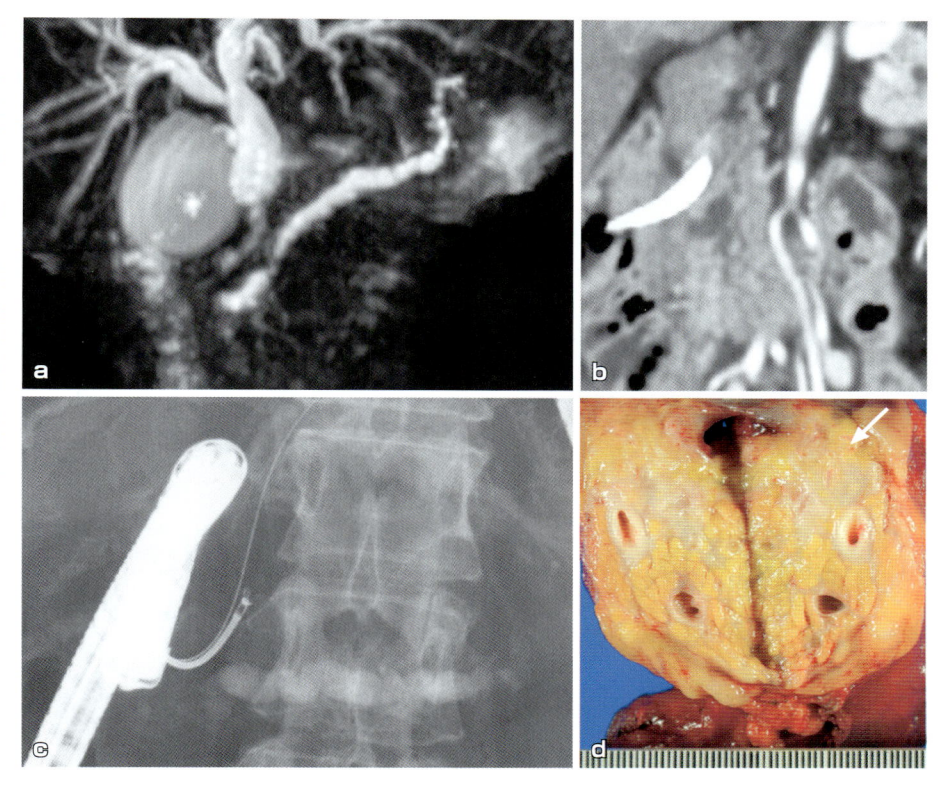

膜の切除縁を確保することが重要である[28]．膵下縁でSMA本幹を同定し，その左縁を大動脈前面まで切離し，切除端とする．脾動脈を切離し，腹腔動脈左側から大動脈前面に至る（図14b）．膵体尾部癌が腹腔動脈，総肝動脈に浸潤が認められた場合にはDP-CAR切除が行われる[29]．MDCTでは血管周囲の浸潤像が明瞭に描出される．胃十二指腸動脈分岐前にて総肝動脈を切離，腹腔動脈を合併切除する（図14c）．膵体尾部の後腹膜に広範に浸潤している進行癌ではKocher授動時に確認した左腎静脈を後腹膜切除断端の底面とし，副腎静脈を切離，腎上極の腎実質を露出しGerota筋膜を切離し，脾臓を脱転していく（図14d）．MDCT再構成画像では腫瘍が横行結腸間膜，腎上極に近接していることが診断される（図14e）．MDCTによる再構成画像は腫瘍の進展評価に有用であり，周辺臓器の合併切除の必要性，後方剝離面を確保するための重要な情報を提供する[27]．

おわりに

進行癌が多い胆道癌，膵癌では，外科切除単独では満足すべき治療成績は得られない．今後術前化学療法や放射線療法が導入され，切除標本の評価がより難しくなっていくものと思われる．肝胆膵外科医と病理医が連携し，情報を共有することが一層重要となる．

（島田和明）

文献

1）胆道癌診療ガイドライン作成委員会編：エビデンスに基づいた胆道癌診療ガイドライン，改訂第2版，医学図書出版，2014
2）日本膵臓学会 膵癌診療ガイドライン改訂委員会編：科学的根拠に基づく膵癌診療ガイドライン2013年版，金原出版，2013
3）日本肝胆膵外科学会編：臨床・病理胆道癌取扱い規約，第6版，金原出版，2013
4）Sobin LG, Gospodarowicz MK, Wittekind Ch eds：TNM classification of malignant tumors（7th ed.），Wiley-Blackwell, New York, 2010
5）Klempnauer J, Ridder GJ, von Wasielewski R et al：Resectional surgery of hilar cholangiocarcinoma：a multivariate analysis of prognostic factors. J Clin Oncol 15：947-954, 1997
6）Kosuge T, Yamamoto J, Shimada K et al：Improved surgical results for hilar cholangiocarcinoma with procedures including major hepatic resection. Ann Surg 230：663-671, 1999
7）Nimura Y, Kamiya J, Kondo S et al：Aggressive preoperative management and extended surgery for hilar cholan-

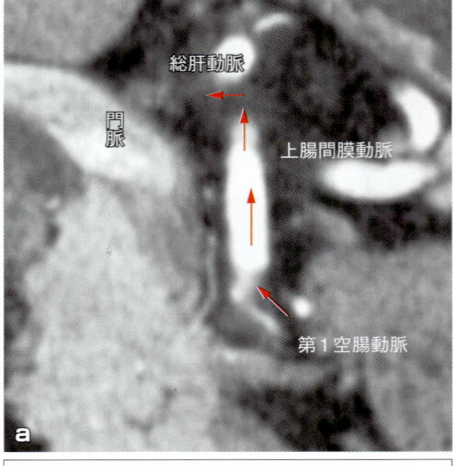

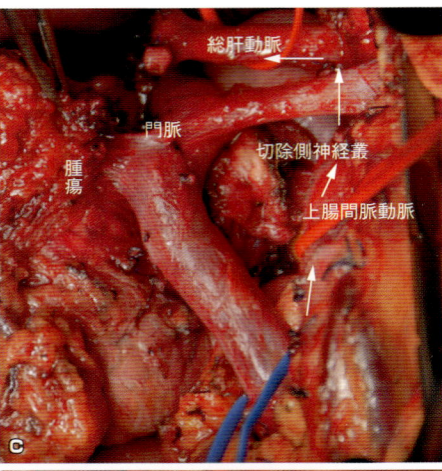

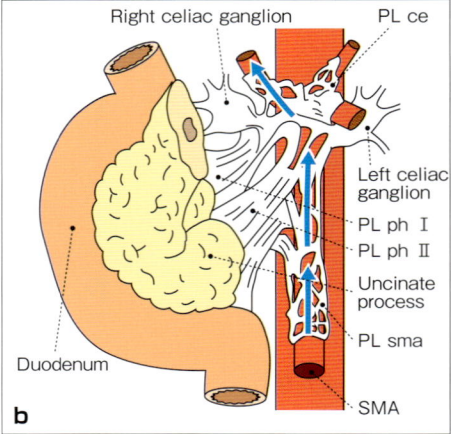

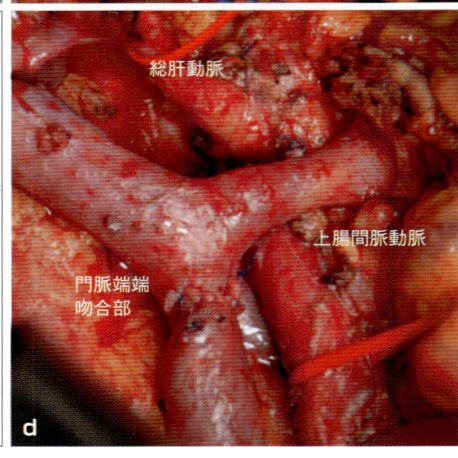

図13 膵頭部浸潤性膵管癌に対する上腸間膜神経叢右半周切除

膵頭十二指腸切除際の重要な切除剥離面は上腸間膜動脈になるので,浸潤性膵管癌では,上腸間膜動脈(SMA)を中結腸動脈起始部から大動脈前面に半周切離し,右腹腔動脈神経節を切離する.MDCTでは空腸第1枝を切離し総肝動脈に向かい神経叢を切離する(a).膵頭神経とともにSMA神経叢を右半周切離する.膵癌取扱い規約から抜粋した(b).SMA神経叢を半周切離し門脈浸潤部と腫瘍が最後に残されている(c).膵頭十二指腸切除終了時に門脈合併切除になるようにする.門脈浸潤の有無をこの時点で判断する.標本摘出し,門脈の端々吻合終了後の術野を示した(d).
(Japan Pancreas Society. Classification of pancreatic carcinoma, 2nd English edn. Kanehara：Tokyo, 2003 より抜粋)

giocarcinoma：Nagoya experience. J Hepatobiliary Pancreat Surg 7：155-162, 2000
8) Bhuiya MR, Nimura Y, Kamiya J et al：Clinicopathologic studies on perineural invasion of bile duct carcinoma. Ann Surg 215：344-349, 1992
9) Sano T, Shimada K, Sakamoto Y et al：Prognosis of perihilar cholangiocarcinoma：Hilar bile duct cancer versue intrahepatic cholangiocarcinoma involving the hepatic hilus. Ann Surg Oncol 15：590-599, 2007
10) Wakai T, Shirai Y, Moroda T et al：Impact of ductal resection margin status on long-term survival in patients undergoing resection for extrahepatic cholangiocarcinoma. Cancer 103：1210-1216, 2005
11) Kondo S, Hirano S, Ambo Y, et al：Forty consecutive resections of hilar cholangiocarcinoma with no postoperative mortality and no positive ductal margins：results of a prospective study. Ann Surg 240：95-101, 2004
12) Kayahara M, Nagakawa T, Ohta T et al：Role of nodal involvement and the periductal softtissue margin in middle and distal bile duct cancer. Ann Surg 229：76-83, 1999
13) Sakamoto Y, Kosuge T, Shimada K et al：Prognostic factors of surgical resection in middle and distal bile duct cancer：An analysis of 55 patients concerning the significance of ductal and radial margins. Surgery 137：396-402, 2005
14) Cheng Q, Luo X, Zhang B et al：Distal bile duct carcinoma：prognostic factors after curative surgery. A series of 112 cases. Ann Surg Oncol 14：1212-1219, 2007
15) Wakai T, Shirai Y, Tsuchiya Y et al：Combined major hepatectomy and pancreaticoduodenectomy for locally advanced biliary carcinoma：Long-term results. World J Surg 32：1067-1074, 2008
16) Jang JY, Kim SW, Lee SE et al：Differential diagnostic and staging accuracies of high resolution ultrasonography, endoscopic ultrasonography, and multidetector computed tomography for gallbladder polypoid lesions and gallbladder cancer. Ann Surg 250：943-949, 2009
17) Sakamoto Y, Kosuge T, Shimada K et al：Clinical significance of extrahepatic bile duct resection for advanced gallbladder cancer. J Surg Oncol 94：298-306, 2006
18) Kishi Y, Shiamda K, Hata S et al：Definition of T3/4 and regional lymph nodes in gallbladder Cancer：Which is more valid, the UICC or the Japanese staging system？ Ann Surg Oncol 19：3567-3573, 2012
19) Shimada K, Nara S, Esaki M et al：Extended right hemihepatectomy for gallbladder carcinoma involving the hepatic hilum. Br J Surg 98：117-123, 2011
20) 堀周太郎,島田和明,岸 庸二 他：胆道癌として外科切除された鑑別困難病変の検討―画像と病理所見の対比―.術前胆嚢癌疑いにて外科切除された良性病変の検討.胆と膵 35：291-297, 2014

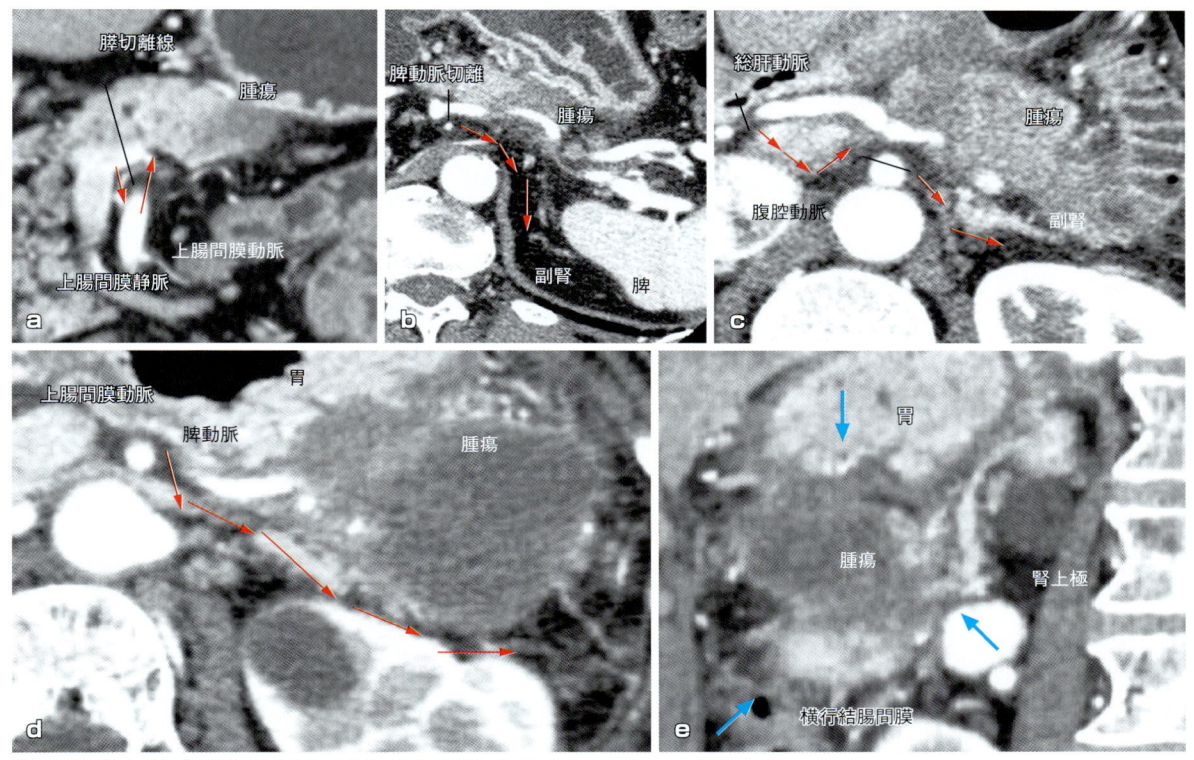

図14 | MDCT 画像による膵体尾部切除の切離面の決定

膵体部癌では門脈直上で膵切離し脾静脈を切離する（脾動脈は結紮しておく）．上腸間膜動脈の前面を膵剝離面の後面とし大動脈前面にいたる（a）．b：脾動脈起始部にて脾動脈を切離，腹腔動脈の左縁と上腸間膜動脈の左縁，大動脈の前面をつなげ副腎の後面には切離線を進めていく．c では脾動脈起始部から総肝動脈まで癌浸潤が認められ，総肝動脈，腹腔動脈を切離し DP-CAR の手術となる．腹腔動脈切離端が剝離面となり副腎裏に切離を進める．膵尾部癌の MDCT 画像を示す（d）．胃浸潤が認められ腎実質に近接している．上腸間膜動脈左縁から大動脈前面，腎静脈前面腎被膜に切離を進めていく．同症例の MDCT の矢状断像である．胃浸潤のみならず，横行結腸間膜浸潤，腎上極浸潤が認められる．本例では胃部分切除以外に，結腸切除，腎部分切除が必要であった．

---

21) Shirai Y, Yoshida K, Tsukada K et al：Inapparent carcinoma of the gallbladder. An appraisal of a radical second operation after simple cholecystectomy. Ann Surg 215：326-331, 1992
22) Nakagawa T, Kayahara M, Ikeda S et al：Biliary tract cancer treatment：results from the biliary tract cancer statistics registry in Japan. J Hepatobiliary Pancreat Surg 9：569-575, 2002
23) 日本膵臓学会編：膵癌取扱い規約．第6版補訂版．金原出版，2013
24) Prokwsch RW, Chow LC, Beaulieu CF et al：Isoattenuating pancreatic adenocarcinoma at multi-detector row CT：secondary signs. Radiology 224：764-768, 2002
25) Shimada K, Sakamoto Y, Nara S et al：Analysis of 5-Year survivors after a macroscopic curative pancreatectomy for invasive ductal adenocarcinoma. World J Surg 34：1908-1915, 2010
26) Calley MP, Chang KJ, Fishman EK et al：Pretreatment assessment of resectable and borderline resectable pancreatic cancer：Expert consensus statement. Ann Surg Oncol 16：1727-1733, 2009
27) 島田和明，奈良　聡，江崎　稔他：特集 膵癌 updae 2012 Ⅱ．診断 3．膵癌診断における MDCT, MRI, FDG-PET の役割—MDCT を中心とした術前画像診断．外科74：491-500, 2012
28) Strasberg SM, Drebin JA, Linehan D：Radical antegrade modular pancreatosplenectomy. Surgery 133：521-527, 2003
29) Hirano S, Kondo S, Tanaka E et al：Distal pancreatectomy with en bloc celiac axis resection for locally advanced pancreatic body cancer：long-term results. Ann Surg 246：46-51, 2007

第4部 臨床との連携

IV. 胆道癌・膵癌の進展度診断と断端評価

はじめに

　近年の画像診断技術の進歩はめざましいものの，胆道・膵臓腫瘍は術前画像診断でその存在・進展範囲を十分に把握することは困難であることが多いと思われる．たとえば，胆道・膵臓悪性腫瘍の大部分を占める腺癌の場合，腫瘍進展に伴う線維増生と炎症などによる反応性の線維増生の鑑別，散在性・個在性に増殖浸潤する腫瘍の存在，さらに，胆管内や膵管内の上皮内病変の有無といった，腫瘍進展に関する情報を術前画像で正確に把握することは困難と考えられる．したがって，正確な腫瘍進展の範囲は，病理学的に評価されることになる．一方で，腫瘍進展の評価は，腫瘍の生物学的悪性度を判定するうえで重要な情報となるだけでなく，手術中に行われる切除断端の評価のように手術の根治度を評価するうえできわめて重要である．本項では，切除標本における正確な病理学的腫瘍進展評価を行うための方法と注意点に関して，腺癌を想定した解説を行う．なお，ここでは小脈管（リンパ管，静脈）浸潤とリンパ節転移を除いた腫瘍進展因子を対象とする．

1. 病変の進展度評価のための準備

1) 肉眼所見の観察

　病変の進展を詳細に評価するためには，胆道や膵臓の切り出し時の肉眼所見の観察が非常に重要である．適切な肉眼所見の観察に基づいて切り出しが行われれば，病理所見で実際に進展しているかどうかを確認すればよいことになる．したがって，正確な病変の進展度評価は切り出し時の肉眼所見の観察に尽きるといっても過言ではない．以下に重要なポイントを列挙する．

a) 切り出し前のオリエンテーションのチェック

　切除検体の腹側面，背側面（剝離面），十二指腸側，合併切除された臓器，など正しいオリエンテーションの把握が担保されて，はじめて腫瘍進展評価を想定した適切な肉眼所見の観察と切り出しが実行できる．オリエンテーションが不明な場合は，臨床医の立ち会いを求めるべきである．

b) 合併切除されている隣接臓器をチェック（表1）

　切除材料のオリエンテーションとともに合併切除された臓器を必ず詳細にチェックする．各腫瘍に対して基本となる切除臓器の他，術前画像で考えられる腫瘍進展に応じて周囲臓器が合併切除されていることが少なくない．その中で特に気をつけたいのは，血管（図1）である．合併切除された血管は，臨床的に重要な意味を持つだけでなく，手間のかかる手技に基づいて切除されていることが多いため，この部位への病理学的腫瘍進展評価に対する臨床医の期待は高い．

2) 腫瘍進展を意識した切り出し

　a, bが適切に実行された後に，切除検体に対して割を入れて肉眼所見の観察を行うことになる．なお，切り出しの基本は，胆道腫瘍も膵腫瘍も基本的には全割・全包埋である（切り出しの詳細に関しては，切り出しの項を参照）．これは，しばしば肉眼所見では認識できない多発性の病変が胆膵系腫瘍には認められるためである．定型的な切り出しを行いながらも，

腫瘍進展に応じて，進展を適切に評価するための非定型的な割を入れた切り出しも行う．

しかし，マンパワーの関係で全割・全包埋を行う余裕のない施設は多いかと思われる．そのような場合は，肉眼所見で腫瘍進展の範囲を意識した割面の観察を行い，進展が考えられる領域を中心に標本作製を行う．この標本作製で組織学的な進展範囲の評価が十分できない場合，切り出し図が詳細に作成されていれば追加切り出しを行うことで対応できる．特に肉眼所見でチェックしなければならない浸潤は，表1に示した通りであり，同時に重要な組織学的因子の評価に直結することがわかる．

2. 進展に関わる各因子の組織診断フローとポイント

進展に関わる因子の多くは肉眼所見である程度観察しうるものが多く，組織学的にその程度を確認することで進展の程度が確定されることになる．一方で，上皮内進展に代表される肉眼所見ではとらえることのできない組織学的変化も重要な因子である（図2）．以下に，進展に関わる各因子の評価のポイントを示す．

1) 胆管癌（肝門部領域胆管癌，遠位胆管癌，胆嚢癌，乳頭部癌）（図3a）

腫瘍の進展を評価する際は，まず（固有）胆管壁（図4）/胆嚢壁を超える浸潤か否かを判断することから始める．肝外胆管と異なり，乳頭部胆管はOddi筋，胆嚢には筋層が壁構築に認められる．

胆管壁/胆嚢壁内にとどまる腫瘍の場合，隣接臓器や組織への浸潤をきたさないため，胆管切除断端を除いたすべての進展に関する因子は陰性となる．腫瘍の進展範囲は癌占居部位patで記載する．上皮内癌の存在範囲は，必ずしも連続していない場合もあるため慎重に評価する（専門項目を参照）．

固有壁を超える腫瘍の場合，漿膜下層までの浸潤でとどまるか否かを判断することから始める．その際，主腫瘍（原発巣）の位置により深達度評価が異なるので注意する（図4）．

漿膜下層までの浸潤でとどまる場合は，肝十二指腸靱帯の剝離面に注意を払ったのち，表1の『肉眼所見では判断しにくい進展因子』の項目をチェックする．乳頭部癌は十二指腸および膵浸潤の有無をチェックする．

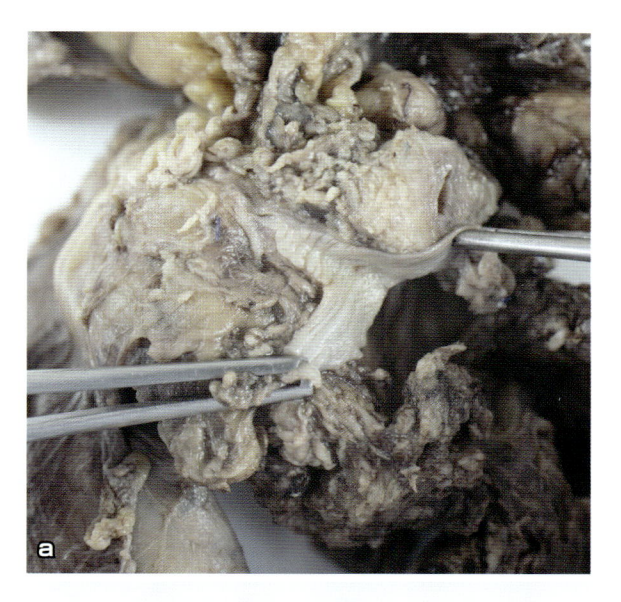

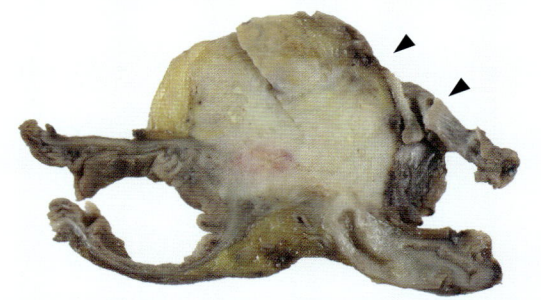

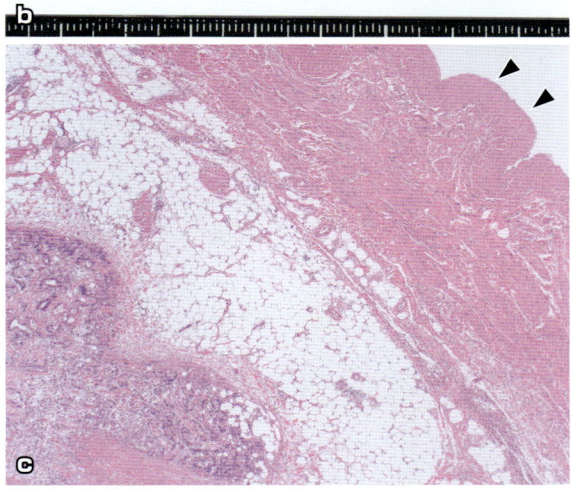

図1 | 門脈浸潤が疑われる膵頭部癌のホルマリン固定後の摘出標本
門脈が合併切除されていることを確認し，同部を拡大で撮影（a）．割面において腫瘍が門脈（矢頭）近傍まで達しているのがわかる（b）．組織標本で門脈（矢頭）近傍まで腫瘍が浸潤していることが確認できる（c）．

表 1 | 肉眼所見と組織所見で注意すべき進展に関わる因子

癌腫	基本的に切除される臓器	合併切除の有無を特にチェックする臓器
肝門部領域胆管癌	肝臓（右葉/左葉/尾状葉），肝外胆管，胆嚢，時に膵臓（膵頭部）	切除肝より中枢側の肝動脈（左右肝動脈，固有肝動脈）や門脈（本幹，左右分岐部），肝静脈
遠位胆管癌	肝外胆管，膵臓（膵頭部），十二指腸，胆嚢，時に肝臓	門脈本幹
胆嚢癌	胆嚢，肝外胆管，肝臓（右葉/S5b領域/S4, 5）	門脈本幹，固有肝動脈
乳頭部癌	膵頭部，十二指腸，遠位胆管，胆嚢	
膵頭部癌	膵頭部，十二指腸，遠位胆管，胆嚢，時に胃	門脈，上腸間膜静脈，上腸間膜動脈，胃
膵体尾部癌	膵体尾部，脾臓，大網，時に小網，結腸間膜，胃，横行結腸，腎臓，左副腎，脾静脈，脾動脈	左副腎，門脈，上腸間膜静脈，胃，横行結腸，腎臓

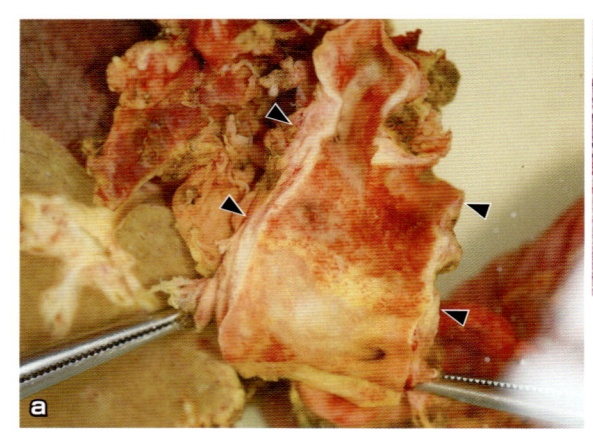

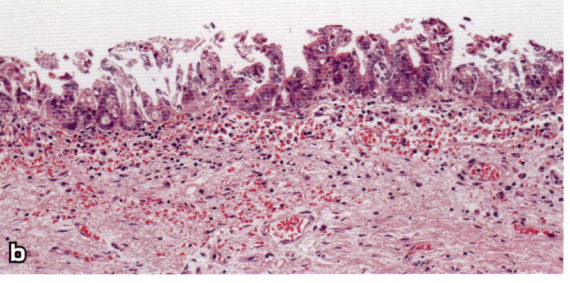

図 2 | 肝門部領域にみられる上皮内癌成分
摘出標本をホルマリンに浮かべて撮影（a）．矢頭の領域に低乳頭状の腫瘍が進展していることがわかる．しかし，実際には領域外にも組織学的には上皮内癌が存在していた．b：HE染色所見．

　漿膜下層を超える浸潤の場合は，表 1 の『肉眼的に腫瘍浸潤をチェックする隣接臓器・組織（組織学的に陽性時の因子の表記）』の項目を組織学的にチェックしたのち，表 1 の『肉眼所見では判断しにくい進展因子』の項目をチェックする．最終的には，腫瘍の進展範囲を癌占居部位 pat で表記する．
　肝十二指腸靱帯剝離面に関しては，執刀した臨床医にその範囲を指摘してもらうことが一つの方法であるが，体内から取り出された時点で執刀した医師でも正確な範囲を指摘することは困難であることが多い．そこで，"原則胆管は背側切開して提出"といった臨床との取り決めを行えば，組織学的に胆管が開いている領域で焼灼と漿膜が確認できない領域を剝離面として取り扱うことで評価しやすくなると思われる．
　肝門部領域胆管癌の肝浸潤に関しては，エラスチ

肉眼的に腫瘍浸潤をチェックする隣接臓器・組織 （組織学的に陽性時の因子の表記）	肉眼所見では判断しにくい進展因子	鑑別疾患
・肝実質（pT2b） ・肝十二指腸靱帯剝離面（pT2a/pEM2）・漿膜（pT2a） ・胆管浸潤優位側の肝動脈・門脈（pT3, pPV1/pA1） ・切除肝の対側門脈あるいは肝動脈への浸潤（pT4b, pPV1/pA1） ・切除肝より中枢側の肝動脈・門脈（pT4b） ・肝静脈浸潤	・上皮内癌の診断（進展範囲） ・胆管および膵臓切除断端 ・神経周囲浸潤の程度（ne） ・両側肝内胆管二次分枝への浸潤（pT4a） ・大型血管への浸潤の程度	肝内胆管癌
・肝十二指腸靱帯剝離面（pT2, pEM2）・漿膜（pT2） ・膵実質/胆囊/十二指腸/肝実質（pT3a） ・門脈本幹/下大静脈（pT3b）	・上皮内癌の診断（進展範囲） ・胆管および膵臓切除断端 ・神経周囲浸潤の程度（ne） ・大型血管への浸潤の程度	膵頭部癌
・漿膜浸潤/肝実質/（pT3a） ・肝外胆管（pT3b） ・肝臓以外の周囲臓器浸潤（1ヵ所；pT3a，2ヵ所以上；pT4a） ・門脈本幹/固有肝動脈（pT4b）	同上	胆囊管癌 肝外胆管癌
・膵実質浸潤（pT3a/3b）	同上	十二指腸癌 膵頭部癌 遠位胆管癌
・十二指腸浸潤（(pT3, pDU（+）） ・胆管浸潤（pT3, pCH（+）） ・門脈浸潤/上腸間膜静脈（pT4, pPVp（+）/pPVsm（+）） ・膵外神経叢浸潤（pPL） ・胃への浸潤（pOO（+））	・胆管および膵臓切除断端 ・主膵管内進展（mpd） ・膵後方組織への浸潤（pRP）	遠位胆管癌 乳頭部癌 十二指腸癌
・大網/小網/結腸間膜への浸潤（pT3（S），pS（+）） ・脾動脈/脾静脈への浸潤（pT4, pAsp（+）/pPVsp（+）） ・脾臓/胃/左副腎/横行結腸への浸潤（pT4, pOO（+）） ・膵後方組織への浸潤（pRP）	・膵臓切除断端 ・主膵管内進展（mpd）	胃癌

カ染色に代表される弾性線維染色を施行することが推奨される．これは，門脈域と肝実質との境界部に弾性線維が存在するため評価が行いやすくなるためである．

2）膵癌（図3b）

膵癌の進展を評価する際は，まずは腫瘍が膵実質内に限局しているか否かを確認することから始める．限局している場合は，2cmを基準に膵局所進展度が変わる．しかし，膵実質内に限局しない（非限局性）の腫瘍の場合は，大きさに関係なく隣接する臓器や組織にどの程度浸潤しているかによって，進展の程度が変化する．

非浸潤癌の場合は，当然膵切除断端を除いたすべての進展因子は陰性となる．ただし，非浸潤癌の一部に微小浸潤が認められる場合の膵局所進展度はpT1となる．注意しなければならないのは，胆管内進展部分を含めた腫瘍の大きさが2cmを超えた場合でも，浸潤部分が膵実質内に限局し2cm以下であれば膵局所進展度はpT1である．

膵内胆管への浸潤（pCH）を評価する際，胆管癌の可能性も考慮した検討を行う．膵実質内の腫瘍量が非常に少ないにもかかわらず，胆管周囲性に進展している場合は注意が必要である．しかし，臨床的に胆管癌と診断された症例が病理学的に膵癌となることは比較的よく経験されるが，臨床的に膵癌とされた症例が病理学的に胆管癌と変わることは非常に稀である．

十二指腸浸潤（pDU）に関しては，十二指腸癌との鑑別を考慮しなければならない場合がある．摘出手術検体の十二指腸粘膜の観察と腫瘍進展から慎重に評価する．十二指腸に上皮内病変が存在しているか，膵実質内の腫瘍量と膵管との関係を総合的にみて評価する．

膵前方組織への浸潤（pS）に関しては，エラスチカ染色に代表される弾性染色を行うことで漿膜浸潤が評価しやすくなる．

膵局所進展度pT4を評価する際，他臓器として規定されているのは下大静脈，腎，腎静脈，副腎，胃，大腸，脾臓である．特に，膵尾部癌の場合は，脾臓への浸潤を詳細に検索しなければならない．

a. 胆管癌進展評価フローチャート

壁浸潤の評価

*固有壁内にとどまる
- 上皮内癌：pTis → 上皮内癌の存在範囲の評価
- 上皮内癌以外
  胆管癌：pT1a(M)/pT1b(FM)
  胆嚢癌：pT1a(M)/pT1b(MP)
  乳頭部癌：pT1a(M)/pT1b(OD)

→ 他の全進展因子陰性** → 進展している範囲を癌占拠部位 pat で記載

*固有壁を超える
- 漿膜下層までにとどまる
  胆管癌（肝門部領域）：pT2a
  胆管癌（遠位）：pT2
  胆嚢癌：pT2
- 漿膜下層を超える
  胆管癌（肝門部領域）：pT2b以上
  胆管癌（遠位）：pT3a以上
  胆嚢：pT3a以上
- Oddi筋層を超える
  乳頭部癌
  十二指腸浸潤：pT2
  膵浸潤：pT3a（5mm以下）
       ：pT3b（5mm超え）

→ 肝十二指腸間膜剥離面の評価

→ 図1『肉眼所見では判断しにくい進展因子』の項目チェック→ 記載

→ 図1『肉眼的に腫瘍浸潤をチェックする隣接臓器・組織（組織学的に陽性時の因子の表記）』の項目チェック→ 記載

*：乳頭部胆管はoddi筋（OD）までを固有壁とする．
**：胆管切除断端を除く．

b. 膵癌進展評価フローチャート

腫瘍の存在部位

- 非浸潤癌：pTis → 上皮内癌の存在範囲の評価 → 他の全進展因子陰性*
- 浸潤癌（膵内限局）
  2cm以下・微小浸潤（pT1）
  2cm以上（pT2）
  → 主膵管内進展（mpd）の評価 → 記載

→ 図1『肉眼所見では判断しにくい進展因子』の項目チェック→ 記載

→ 主膵管内進展（mpd）の評価 → 記載

- 膵内にとどまらない
  ・pT3以上
  → 図1『肉眼的に腫瘍浸潤をチェックする隣接臓器・組織（組織学的に陽性時の因子の表記）』の項目チェック→ 記載

*：膵切除断端を除く．

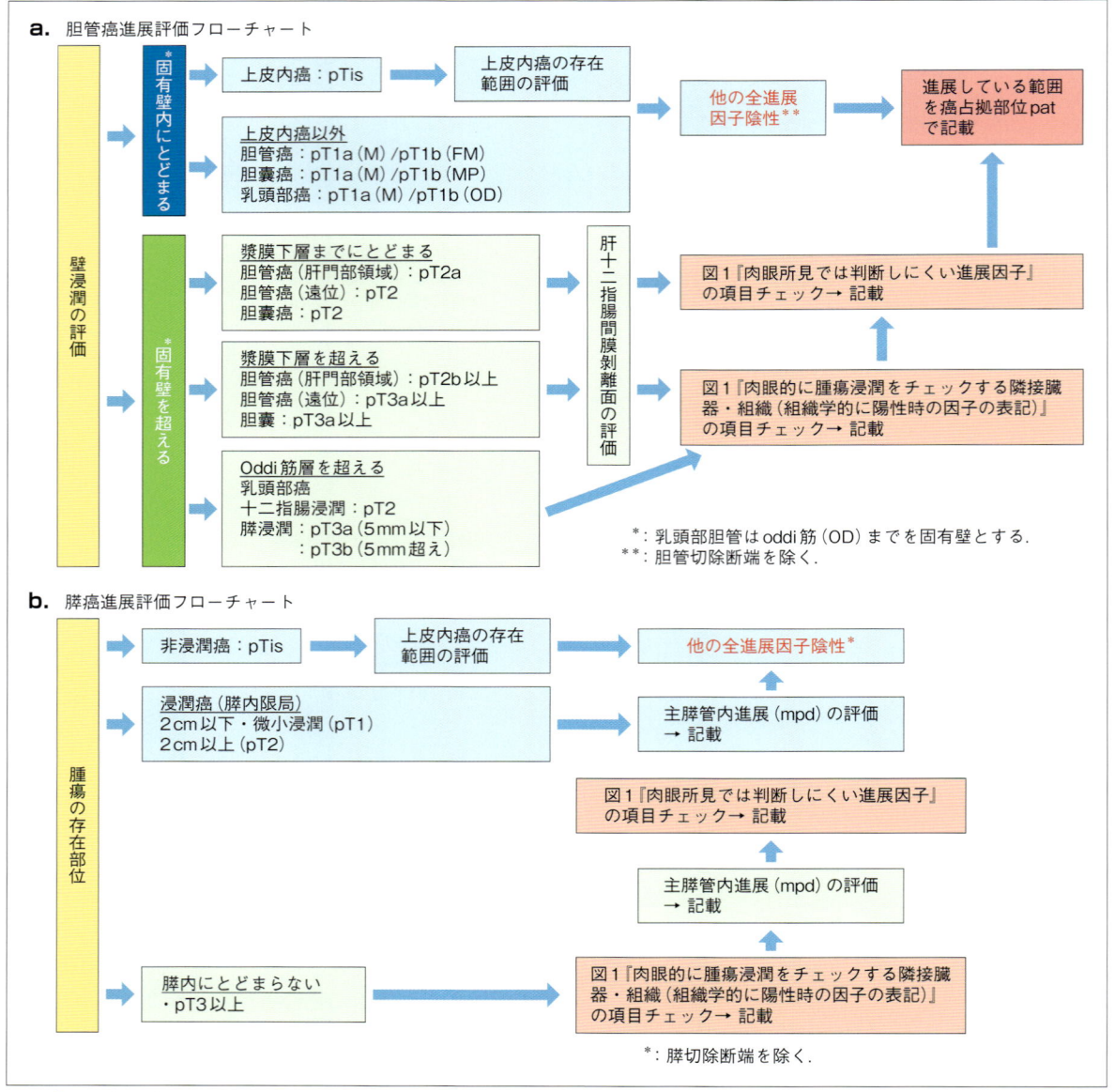

図3｜胆管癌・膵癌進展評価フローチャート
胆管癌（a）は腫瘍の壁浸潤の程度から，膵癌（b）は腫瘍の存在部位から進展を評価すると考えやすい．

3. 胆管・膵臓切除断端の術中診断の実際

　胆膵系腫瘍における胆管・膵臓切除断端の術中迅速診断は，術式決定への影響のみならず患者予後へも直接影響を与える可能性があるため，腫瘍進展の評価の中でもとりわけ臨床上重要な要素と考えられている．しかし，実際の術中迅速診断は術前処置や術中操作によるアーティファクト，腫瘍随伴性の炎症による上皮細胞の反応性変化といったさまざまな影響が加わっており，必ずしも良好な条件とはいいきれない状況で診断が行われていることが多い．以下に，検索方法や注意すべきポイントに関して記載する．

1）提出検体の処理

a）オリエンテーションの確認

　提出検体のどちらの面が真の断端かを必ず確認する．胆膵腫瘍ともに，数ミリの厚さで腫瘍が消失することは稀ではない．したがって，真の断端を確認

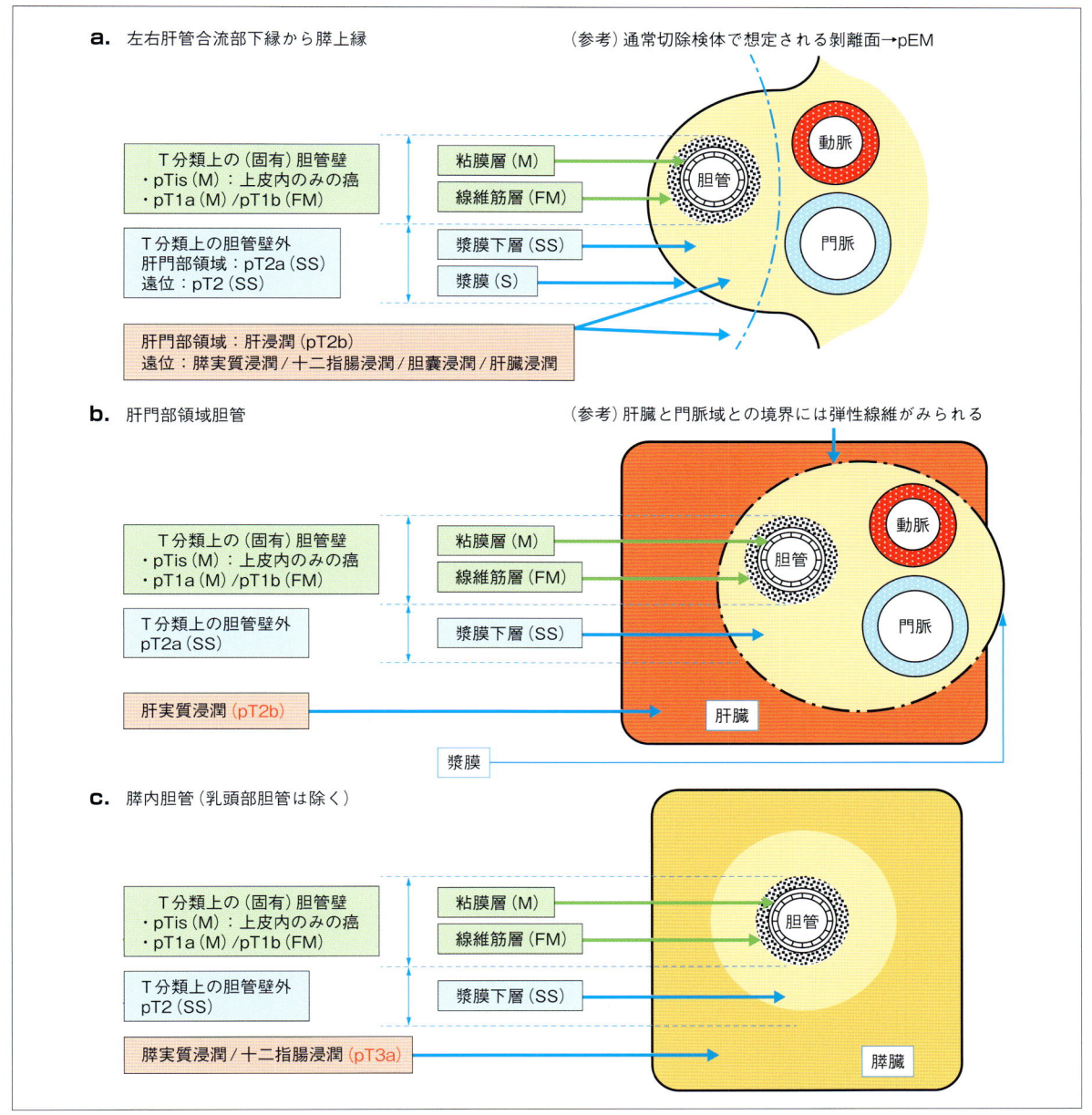

図4 | 組織学的な胆管壁構築と腫瘍深達度
胆管固有壁は線維筋層までで，腫瘍の深達度と胆管癌局所進展度は腫瘍の存在位置により微妙に異なる．

して評価することが重要である．

しかし，真の断端が臨床的事情で焼灼されていることもある．その際は，敢えて真の断端と逆の面を用いて標本を作製する．仮に，断端に腫瘍が認められた場合は，深切り標本を作製することで真の断端に近づくことになり，状態の悪い焼灼面を無理して術中迅速診断の標本として作製しなくともよい．ただし，真の断端からの距離（提出検体の厚さ）を記録に残しておくことを忘れてはならない．

胆管の場合は1穴のときもあれば，2穴以上の複数の穴が認められるときがある（例：総肝管と胆囊管の断端，右肝管と左肝管の断端など）．複数ある穴のうち1穴のみが陽性となった場合，その胆管の追加切除を行うことがあるため，胆管のオリエンテーションを正確に把握することがきわめて重要である．不明な場合は，術者に問い合わせる．

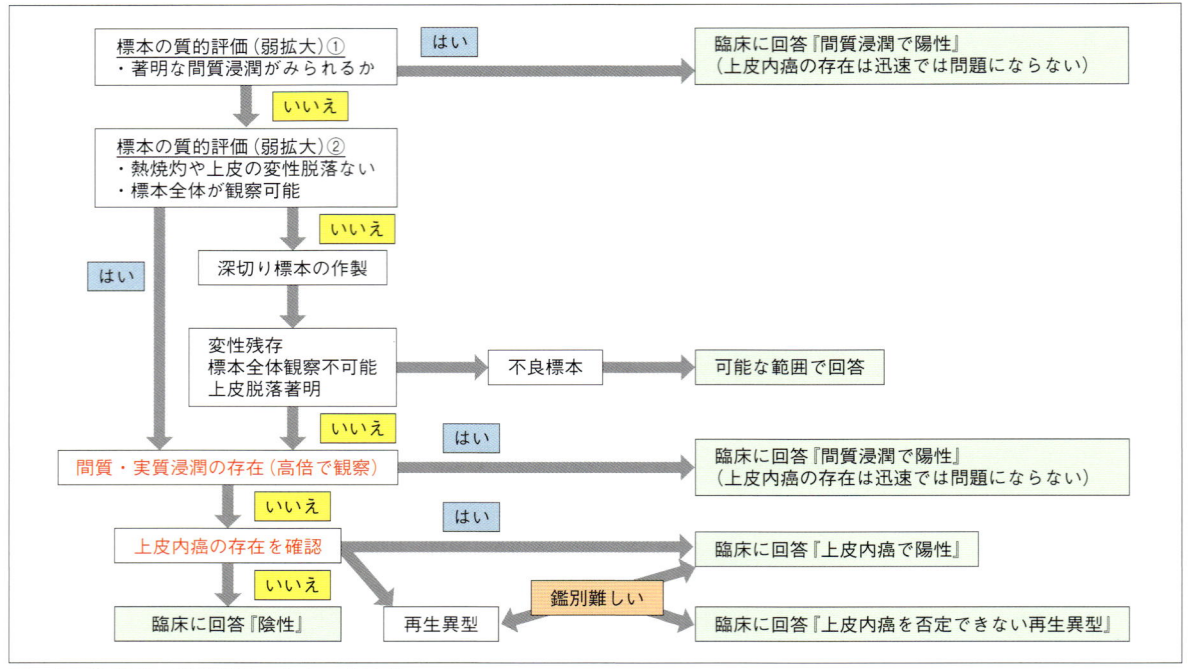

図5｜胆管断端・膵臓断端の術中迅速診断のフローチャート
間質・膵実質浸潤の評価が非常に重要である．また，上皮内病変の評価に関しては臨床医との意思疎通が重要である．

2）標本の観察（図5）

a）標本自体のクオリティー

低倍率で標本全体を大まかに観察して，提出検体の全体が面として組織標本となっているかを第一にチェックする．これは，実質周囲の脂肪組織内に少量の腫瘍が認められることもあるためである（後述）．

特に主膵管は，標本の薄切方向によっては膵管そのものが組織標本上認められないことが時々あるので注意する．

次に，主たる胆管（総胆管，総肝管，左右肝管）や膵管（主膵管）の上皮が存在するかチェックする．焼灼などのアーティファクトが著しい標本も存在する．

標本自体に問題がある場合は，無理に診断せずに必ず深切り標本をオーダーしてなるべく状態のよい標本作製を試み，情報量を増やすようにする．

詳細に検索する前に標本のクオリティーチェックを行って技師に指示出しを行うことで，初回の標本を詳細に検索しているうちに深切り標本ができあがり，臨床への回答までの時間の節約になる．

ただし，標本のクオリティーチェックの際に，明らかな間質浸潤を示す腫瘍が認められた場合は，速やかに臨床に報告する．多くの場合，深切り標本の作製は不要と考えてよい．

b）実際の観察

①高倍率で観察

胆膵腫瘍は，進展の際に非常に高分化で微小な胞巣を形成したり，低分化な孤在性の進展を示したりすることがあるため，断端を低倍率のみで高速に検索すると，こういった腫瘍細胞を見落とす可能性がある．

普段から臨床医とのコミュニケーションをとり，診断にはある程度時間がかかるということを理解してもらい，詳細に検討できる環境を整える．

②胆管断端

胆道癌の場合は，上皮内癌の存在と間質内への腫瘍浸潤像の存在を確認することが重要である．

特に，間質浸潤は断端再発を早期にきたすことが報告されており，見落とさないように気をつける．

上皮内癌が胆管付属腺に上皮内進展した所見と間質浸潤の鑑別がしばしば問題となることがある．鑑別のポイントとしては，①低倍に戻り，lobularity が認められるか否かを判断する．② front 形成が認められるかチェックする．③ lobularity がなく，間質反応（炎症細胞浸潤や線維化）や不自然な腺管の存在が認められるかチェックする．

①②は上皮内癌の存在を，③は間質浸潤の存在を

考える際の参考所見となる．ただし，②は前癌病変でもみられ，③は間質浸潤が目立たない場合もみられることから，注意する．

稀に，膵頭部癌において胆管断端に腫瘍進展が認められる場合がある．多くの場合は，膵内で胆管全周性に浸潤した腫瘍が胆管壁内を進展して胆管断端まで達する場合や，経脈管性に間質浸潤を伴いながら進展して断端に到達することがほとんどである．時に，上皮内進展をきたすことがある．

③膵断端

膵癌における膵断端の評価は，胆道腫瘍と同様に膵管内の上皮内癌の存在と膵実質内への浸潤像の存在を確認することから始める．

上皮内病変の評価の際は，さまざまな炎症が加わった際に生じる再生異型上皮細胞と上皮内腫瘍性病変 pancreatic intraepithelial neoplasia（PanIN）との鑑別が問題となる．

膵断端に，こういった判断に迷う上皮内病変が存在する場合は，①周囲膵管内の上皮細胞との関係や異型性の程度を比べる，②深切り標本の作製を行い，情報量を増やすことで総合的に判断する．

腺癌が膵実質へ浸潤をきたすときは，炎症細胞浸潤や線維化といった，いわゆる"間質反応"が認められるため，浸潤を疑う場合はこういった所見を慎重に観察することが断端の診断で重要となる．

腫瘍より尾側の膵組織が断端として供される場合（膵頭部癌や体部癌の部分切除），断端の主膵管は拡張を示し，随伴性の炎症をきたしていることが多い．膵実質は広範な線維化を示し，この中に存在する腺管内に異型がみられた場合は，再生性変化を伴った残存膵管分枝なのか，腫瘍の膵管内進展なのか，膵実質浸潤をきたしている比較的分化度の高い腫瘍成分なのか鑑別する必要が生じる．

こういった場合も，異型上皮細胞と癌の組織学的鑑別ポイントを把握したうえで，①周囲膵管内上皮との関連性や異型性の比較，②異型腺管の存在部位が通常の膵実質から外れていないかを，たとえば線維化後でも残存することの多いランゲルハンス島などを目安にして，検討する．

遠位胆管癌の場合も，膵断端が提出されることがある．しかし，膵内の胆管癌の場合，総胆管周囲に及ぶ大きな結節性病変をきたす前に，すでに黄疸をきたしていることが多いため，手術可能な遠位胆管癌の膵断端に陽性所見をきたすような胆管癌症例はほとんどないのが現状と考えられる．

④臨床への対応

判断に迷う上皮内病変が認められた場合

術中迅速診断の困難性を高めている上皮内異型病変の診断は，上述のように慎重な検討を行ったとしても再生異型と上皮内癌との鑑別が迷う症例がある．

こういった場合は，①間質浸潤の成分が認めないことを確認したうえで，②臨床に，『癌を否定できない異型上皮細胞（明らかな癌とは言い難いが再生異型より異型性を有する上皮内病変）が存在する』と伝える．

この回答には，①最大でも上皮内癌が存在する可能性があることを臨床医に伝えるとともに，②上皮内癌で陽性の場合を最大の対応として臨床的状況を鑑みたうえで治療方針を判断してもらう，という意味が込められている．

こういった，細かなニュアンスが伝わるように，日頃から臨床とのコミュニケーションを大切にしておくことが重要である．

間質（膵実質）浸潤が認められた場合

浸潤癌が認められた場合は，標本自体のクオリティーが多少悪くとも，臨床に速やかに連絡を行う．

報告の際は，①どの領域（右肝管，膵被膜直下，剥離面など）に，②どの程度（たとえば，胆管ならば1/2周，1/3周程度，膵臓ならば膵全体，主膵管周囲性に1/5程度など）を正確に伝える．

浸潤癌が断端にみられた場合，上皮内癌の存在の有無が術中に問題になることはほとんどないと考えてよい．

おわりに

腫瘍の進展は，深達度（縦方向）と長軸方向（水平方向）の進展を正確に評価することが求められる．本項では，病理学的に判断しなければならない因子に関して診断手順のポイントを解説した．胆道・膵臓はともに解剖学的に重要な臓器や組織と複雑に隣接しており，切除検体のオリエンテーションも術者からのメッセージがなければ判断できない場合がある．また，病理医が緊張を強いられる切除断端の術中迅速診断においても，臨床医との連携を構築することで，診断結果を効果的に臨床に伝えることができると考えられる．したがって，腫瘍進展の評価の実際は，病理学的な因子を詳細に判定するだけでなく，臨床医とのコミュニケーションを構築することも重要な要素であることを忘れてはならない．

（尾島英知）

第4部　臨床との連携

V. 診療ガイドラインで問われる病理関連事項

1　胆　道

はじめに

　胆道癌診療ガイドラインは7年ぶりに改訂され，2014年に第2版が出版された[1]．今回の改訂では，GRADEシステムが導入され，evidence levelに基づいて，当該項目に対し推奨度が記載されている．このガイドラインは，2013年に第6版が出版された胆道癌取扱い規約とも対応する内容となっている[2]．つまり，胆道癌診療ガイドラインと胆道癌取扱い規約の内容を理解することで，胆道癌診療の概要が把握できることになる．
　今回の胆道癌診療ガイドラインで注目すべきことは，生検・細胞診の重要性が謳われているのみならず，第IX章として「病理」が独立して扱われていることである．

1．胆道癌診療アルゴリズム

　胆道癌診療ガイドライン 第I章ガイドラインの目的・使用法・作成法に続き，第II章では，診療アルゴリズムの説明が記されている（図1）．診療アルゴリズムでは，胆管癌・胆嚢癌のサードステップで，治療前生検・細胞診が推奨されている．乳頭部癌では，セカンドステップで上部内視鏡検査により，腫瘍が疑われた場合には組織生検を行う旨が記されている．

2．病理が関連する主なガイドラインCQ

　胆道癌診療ガイドラインには，44のCQ（clinical questions）によって内容の解説が記載されている．このうち病理に関連するCQを以下に記載する（表1）．

1）胆道癌のハイリスクにはどのようなものがあるか？（第2版CQ1）

　胆管癌のハイリスクには，胆管拡張型の膵・胆管合流異常，原発性硬化性胆管炎が挙げられており，このほか肝内結石症の説明も記されている．胆嚢癌のハイリスクには，膵・胆管合流異常が挙げられ，このほか胆石症，胆嚢ポリープ，胆嚢腺筋腫症などが説明されている．十二指腸乳頭部癌には，エビデンスのあるハイリスクな病態はないとされている．乳頭部癌の発生には，大腸癌と同様に*de novo*発生とadenoma-carcinoma sequenceによる発生があると記されている．

2）膵・胆管合流異常に予防的治療は必要か？（第2版CQ2）

　胆管拡張型の膵・胆管合流異常に対しては予防的胆嚢摘出と肝外胆管切除が必要で，胆管非拡張型膵・胆管合流異常に対しては予防的胆嚢摘出が必要であると記載されている．hyperplasia-carcinoma sequenceによる癌化が記されている．
　膵・胆管合流異常は，解剖学的に膵管と胆管が十二指腸壁外で合流する先天性疾患であり，胆道拡張症に併存することが多い．膵・胆管合流異常には，

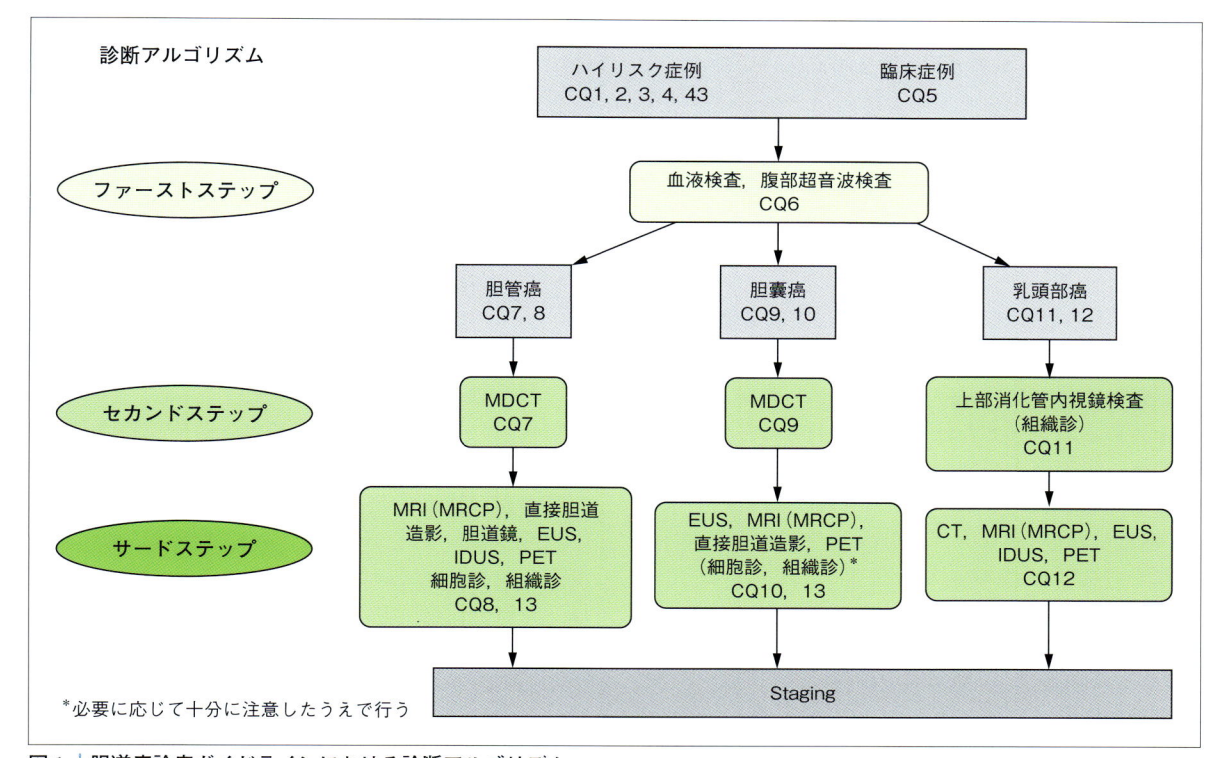

図1 | 胆道癌診療ガイドラインにおける診断アルゴリズム
ファーストステップ・セカンドステップ・サードステップと進んでいくことにより，的確な診断を行う．（文献1より）

①主膵管が総胆管に合流する症例（P-B type）と，②総胆管が主膵管に合流する症例（B-P type）の2型が存在するが[3]，いずれも胆管と膵管が合流した共通管が十二指腸壁（固有筋層）外にまで存在しているため，胆道内に逆流してくる膵液成分が胆汁と混ざり活性化されることで，胆道粘膜を直接傷害すると考えられている．この細胞障害作用が，胆道粘膜を長期に刺激し，胆道上皮の過形成や癌発生を誘導すると考えられている．

膵・胆管合流異常の合併症としては，以下の疾患が知られている（カッコ内は合併疾患の頻度）：胆管拡張症（94％），胆囊癌（62.5％），胆囊腺筋腫症（50％），肝外胆管癌（33％），胆汁性膵炎（13％），膵癌（2％）．膵・胆管合流異常では，胆囊癌の発症率がきわめて高いのに加えて，癌発症の平均年齢は50歳前後と，通常の胆囊癌に比べて若年に多いという特徴がある．膵・胆道合流異常に伴う胆囊癌では，周囲粘膜のみならず癌組織自体も固有上皮型が主体であることから，固有上皮の粘膜過形成に伴うhyperplasia-carcinoma sequenceが，重要である．

表1 | 病理が関連する主なガイドラインCQ（clinical questions）

1）胆道癌のハイリスクにはどのようなものがあるか？（第2版CQ1）
2）膵・胆管合流異常に予防的治療は必要か？（第2版CQ2）
3）無症候性胆石症における胆囊癌の予防的胆囊摘出術は意義があるか？（第2版CQ3）
4）どのような胆囊ポリープに対して胆囊摘出術は必要か？（第2版CQ4）
5）乳頭部癌診断のセカンドステップとしてまず行うべき検査は？（第2版CQ11）
6）胆囊，胆管癌が疑われる症例の治療前生検・細胞診は有用か？（第2版CQ13）
7）胆囊摘出後にss以上胆囊癌が判明した場合に追加切除は必要か？（第2版CQ29）
8）胆囊癌切除後の予後因子はどのようなものか？（第2版CQ30）
9）乳頭部癌切除後の予後因子にはどのようなものがあるか？（第2版CQ32）
10）胆管癌の胆管切離断端に対する術中病理診断は行うべきか？（第2版CQ33）
11）胆道における前癌・早期癌病変にはどのようなものがあるか？（第2版CQ43）
12）胆道における腫瘍類似病変にはどのようなものがあるか．（第2版CQ44）

3）無症候性胆石症における胆嚢癌の予防的胆嚢摘出術は意義があるか？（第2版CQ3）

胆嚢結石症と胆嚢癌との直接的因果関係は証明されておらず，無症候性胆石症に対する予防的な胆嚢摘出術の意義はないと記載されている．胆嚢粘膜のdysplasiaやmetaplasiaに対する姿勢も記されている．

4）どのような胆嚢ポリープに対して胆嚢摘出術は必要か？（第2版CQ4）

胆嚢ポリープが10mm以上で，かつ画像上増大傾向を認める場合，または大きさにかかわらず広基性の場合，胆嚢癌の頻度が高く，胆嚢摘出術が推奨されると記載されている[4]．ポリープの特徴は，本誌の「腫瘍様病変（ポリープを含む）および腺筋腫症」の項目で記載されている．

5）乳頭部癌診断のセカンドステップとしてまず行うべき検査は？（第2版CQ11）

上部消化管内視鏡検査を行い，腫瘍が疑われた場合，組織生検を行うと，明言されている．さらに，生検材料で腺腫と診断されても，切除標本では癌が存在する場合も珍しくないため（生検診断の限界），腺腫も治療対象となると，記載されている[5]．

6）胆嚢，胆管癌が疑われる症例の治療前生検・細胞診は有用か？（第2版CQ13）

胆道癌診療アルゴリズムでも示されている通り，今回のガイドライン改訂で「推奨度1　エビデンスレベルC」の有用性として記載された．①切除不能胆道癌と診断され抗癌治療を開始する際には，細胞診・組織診による病理診断が強く勧められる．②切除可能胆管癌が疑われた場合には細胞診・組織診による治療前病理診断が強く勧められる．具体的な採取法としては，ERCP下の経乳頭的胆汁細胞診・擦過細胞診・鉗子生検（組織診），EUSガイド下細胞診・組織診，PTBD・PTCS下胆汁細胞診・鉗子生検（組織診），その他にUS腹部超音波検査/CTガイド下細胞診・組織診などがある[6,7]．

7）胆嚢摘出後にss以上胆嚢癌が判明した場合に追加切除は必要か？（第2版CQ29）

最近の画像診断の進歩に伴い，進行胆嚢癌の質的診断および進展度診断は比較的正確になされるようになってきた．しかしながら，良性胆嚢疾患の診断のもとで胆嚢切除が行われ，その後の病理組織学的検索で，初めて胆嚢癌と診断される偶発胆嚢癌は0.3～1.0％と報告されている[8]．壁深達度がss以上の症例に対しては胆嚢摘出術のみではその治療成績は不良であり，一期的，ないしは，二期的追加根治術を考慮すべきと記載されている．このため，偶発胆嚢癌における病理診断は，胆道癌取扱い規約に準拠して，的確に行わなければならない．

8）胆嚢癌切除後の予後因子はどのようなものか？（第2版CQ30）

胆嚢癌の切除後の予後因子は，黄疸，壁深達度，リンパ節転移，肝浸潤，肝外胆管浸潤，肝十二指腸間膜浸潤，腫瘍分化度，根治度（切除断端癌陽性），浸潤性腫瘍，リンパ管浸潤，ss浸潤距離，神経周囲浸潤が記載されている．切除標本の組織学的検索では，腫瘍分化度，リンパ管浸潤，神経周囲浸潤，ss浸潤距離，胆嚢床近傍の肝実質内の微小転移なども予後因子となるとされている．

9）乳頭部癌切除後の予後因子にはどのようなものがあるか？（第2版CQ32）

乳頭部癌は胆・膵領域における悪性腫瘍の中では比較的予後良好な癌腫ではあるが，リンパ節転移の有無，膵浸潤の有無，神経浸潤の有無などが予後に影響すると記載されている．

10）胆管癌の胆管切離断端に対する術中病理診断は行うべきか？（第2版CQ33）

胆管癌では胆管切離断端での癌遺残の有無が予後に大きく影響を及ぼす因子であるため，胆管切離断端における術中病理診断を行うことが「推奨度1　エビデンスレベルB」として記載されている．胆管癌では，浸潤癌成分による長軸方向への壁内進展は肉眼的腫瘍縁から10mm未満に留まるが，上皮内癌成分による表層拡大進展は20mm以上に及ぶことも稀ではないことが知られている[9]．

胆管癌では，切除断端および剥離面での癌遺残の有無が予後に最も大きく影響を及ぼす因子である[10-15]．胆管切離断端での癌陽性には，「浸潤癌陽性」と「上皮内癌陽性」とがあり，浸潤癌陽性例の術後成績はきわめて不良であるが，上皮内癌陽性例の術後成績は晩期局所再発のリスクはあるものの，比較的良好である．このため，術中の迅速組織診断で胆管切離断端が癌陽性であった場合には，断端陽性

部が浸潤癌か上皮内癌かの鑑別が重要とされている．

11）胆道における前癌・早期癌病変にはどのようなものがあるか？（第2版CQ43）

胆管癌の前癌病変として胆管内上皮内腫瘍 biliary intraepithelial neoplasia（BilIN），胆管内乳頭状腫瘍，胆管粘液囊胞性腫瘍が，胆囊癌の前癌病変として胆囊粘膜上皮ディスプラジア dysplasia が挙げられている．十二指腸乳頭部癌の前癌病変として，十二指腸乳頭部腺腫 adenoma-carcinoma sequence が記載されている．

このCQには，病理画像が添付されている．

12）胆道における腫瘍類似病変にはどのようなものがあるか．（第2版CQ44）

胆道癌との鑑別として，硬化性胆管炎（原発性硬化性胆管炎およびIgG4関連硬化性胆管炎），胆囊癌との鑑別として黄色肉芽腫性胆囊炎と胆囊腺筋腫症が挙げられている．十二指腸乳頭部での腫瘍類似病変としては，乳頭部炎と乳頭領域の腺筋性過形成が記載されている．

このCQには，臨床・病理画像が添付されている．

3．胆道癌診療ガイドラインの今後の動向

胆道癌診療ガイドラインは2014年に，これに対応する胆道癌取扱い規約は2013年に改訂を終えたため，次回の改定作業は未定である[12]．しかしながら，胆道癌取扱い規約と同様，発刊母体である日本肝胆膵外科学会の強い意向で，ガイドラインの国際化のため英語版の作業が遂行されている．

（鬼島　宏）

文　献

1）日本肝胆膵外科学会 胆道癌診療ガイドライン作成委員会編：エビデンスに基づいた胆道癌診療ガイドライン，第2版，医学図書出版，2014
2）日本肝胆膵外科学会編：臨床・病理 胆道癌取扱い規約，第6版，金原出版，2013
3）Lack EE：Pathology of the pancreas, gallbladder, extrahepatic biliary tract, and ampullary region. Oxford University Press, New York, 2003
4）Kubota K, Bandai Y, Noie T, et al：How should polypoid lesions of the gallbladder be treated in the era of laparoscopic cholecystectomy? Surgery 117：481-487, 1995
5）Yamaguchi K, Enjoji M, Kitamura K：Endoscopic biopsy has limited accuracy in diagnosis of ampullary tumors. Gastrointest Endosc 36：588-592, 1990
6）Itoi T, Sofuni A, Itokawa F et al：Preoperative diagnosis and management of thick-walled gallbladder based on bile cytology obtained by endoscopic transpapillary gallbladder drainage tube. Gastrointest Endosc 64：512-519, 2006
7）Wu LM, Jiang XX, Gu HY et al：Endoscopic ultrasound-guided fine-needle aspiration biopsy in the evaluation of bile duct strictures and gallbladder masses：a systematic review and meta-analysis. Eur J Gastroenterol Hepatol 23：113-120, 2011
8）Yamamoto H, Hayakawa N, Kitagawa Y et al：Unsuspected gallbladder carcinoma after laparoscopic cholecystectomy. J Hepatobiliary Pancreat Surg 12：391-398, 2005
9）Ebata T, Watanabe H, Ajioka Y et al：Pathological appraisal of lines of resection for bile duct carcinoma. Br J Surg 89：1260-1267, 2002
10）Igami T, Nagino M, Oda K et al：Clinicopathologic study of cholangiocarcinoma with superficial spread. Ann Surg 249：296-302, 2009
11）Wakai T, Shirai Y, Moroda T et al：Impact of ductal resection margin status on long-term survival in patients undergoing resection for extrahepatic cholangiocarcinoma. Cancer 103：1210-1216, 2005
12）Sasaki R, Takeda Y, Funato O et al：Significance of ductal margin status in patients undergoing surgical resection for extrahepatic cholangiocarcinoma. World J Surg 31：1788-1796, 2007
13）Ojima H, Kanai Y, Iwasaki M et al：Intraductal carcinoma component as a favorable prognostic factor in biliary tract carcinoma. Cancer Sci 100：62-70, 2009
14）Nakanishi Y, Kondo S, Zen Y et al：Impact of residual in situ carcinoma on postoperative survival in 125 patients with extrahepatic bile duct carcinoma. J Hepatobiliary Pancreat Sci 17：166-173, 2010
15）Higuchi R, Ota T, Araida T et al：Prognostic relevance of ductal margins in operative resection of bile duct cancer. Surgery 148：7-14, 2010

第4部 臨床との連携
V. 診療ガイドラインで問われる病理関連事項

2　膵

はじめに

　膵癌による死亡者数は2012年には肺癌，胃癌，大腸癌，肝癌に次ぐ第5位であったが，近年増加傾向であり，国立がん研究センターによると2014年には肝癌を抜いて第4位になると予測されている．このような状況の中で，本邦での膵癌診療を標準化する目的で「膵癌診療ガイドライン」が作成されている．この「膵癌診療ガイドライン」は膵管癌を対象としたものであり，膵管内乳頭粘液性腫瘍 intraductal papillary-mucinous neoplasm（IPMN）と粘液性嚢胞腫瘍 mucinous cystic neoplasm（MCN）については「IPMN/MCN 国際診療ガイドライン」が，膵神経内分泌腫瘍 neuroendocrine tumour（NET）については「膵・消化管 NET 診療ガイドライン」がそれぞれ実地診療で参照されている．

　本項では，膵腫瘍鑑別において重要な以上3つのガイドラインにおける治療方針を概説するとともに，病理診断との関連について記す．

1．膵癌診療ガイドライン

1）膵癌の治療方針

　膵癌診療ガイドライン[1]では膵癌治療のアルゴリズムが示されており（図1），膵癌取扱い規約（第6版補訂版）[2]による治療前のステージ分類別に治療が推奨されている．cStage 0，I，II，IIIと，上腸管膜動脈もしくは腹腔動脈幹に浸潤のない cStage IVa 症例は根治を目指した切除術が選択される．それ以外の切除適応のない cStage IVa 症例では化学療法単独ま

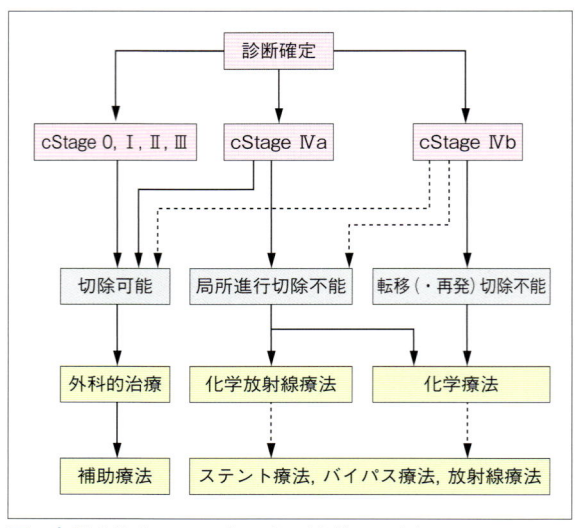

図1 ｜ 膵癌治療のアルゴリズム（文献1より）

たは化学放射線療法が，cStage IVb 症例では化学療法が選択される．

　推奨される化学療法としては，ゲムシタビン塩酸塩単剤療法やゲムシタビン塩酸塩＋エルロチニブ塩酸塩併用療法，S-1単剤療法，FOLFIRINOX療法などが挙がっている．なお，2014年12月にゲムシタビン塩酸塩＋ナブパクリタキセルが保険収載された．それに伴い，ゲムシタビン塩酸塩＋ナブパクリタキセルが推奨される化学療法に加えられる予定である．化学放射線療法としては，フッ化ピリミジン系またはゲムシタビン塩酸塩と放射線との併用療法が推奨されている．

　さらに，切除術が適応にならない cStage IVa 症例

の中には borderline resectable 膵癌があり，術前補助治療を行った後に切除することで予後を改善できる可能性があるとされる．しかし，エビデンスがまだ十分ではなく，膵癌診療ガイドラインでは，今後さらなる臨床試験や研究が必要としている[1]．

膵癌の治療選択における病理診断の役割としては，cStage Ⅳa 症例における審査腹腔鏡が挙げられる．borderline resectable 症例を含む cStage Ⅳa 症例では，術前に検出できない微小肝転移や腹膜播種が存在し，これにより切除不能となる可能性があるとされている．不必要な開腹術を避けるためには審査腹腔鏡が有用であるとされ，肉眼的な観察のみならず，生検や腹腔細胞診を行うこともでき，正確な病期診断が可能である．

また，膵癌取扱い規約（第6版補訂版）[2]には，膵癌手術における腹腔細胞診の実施方法が記載されている．しかし，膵癌診療ガイドライン[1]では，いまだ十分なエビデンスがないことを理由に，腹腔洗浄細胞診陽性膵癌に対して膵切除を行うべきか否かは現時点では明らかではないとしている．

2) 膵癌の術後補助療法

術後補助化学療法は，切除単独と比べて良好な治療成績が報告されており[3]，膵癌診療ガイドライン[1]では，切除術を施行した全例で補助化学療法を行うことが勧められている．具体的には S-1 単独療法が第一選択とされ，副作用などで S-1 が使用できない場合はゲムシタビン塩酸塩単独療法が推奨されている．

一方，術後補助化学放射線療法については，十分なエビデンスがなく，試験的な位置づけで行われるべきであるとの記載に留まっている．しかし，メタアナリシスの検討で癌遺残を認める（R1）症例よりも癌遺残を認めない（R0）症例で補助化学放射線療法が有効であったとの報告[4]があり，R1 症例の化学放射線療法の有用性についてはさらなる検討が必要とされた．今後の臨床試験や研究の結果によっては，最終病理診断における癌遺残の有無により治療選択が変わる可能性がある．

2. IPMN/MCN 国際診療ガイドライン

1) IPMN/MCN の治療方針

IPMN と MCN は膵癌の前駆病変の一型としても知られ，悪性が示唆される症例は切除術の適応となる．IPMN/MCN 国際ガイドライン[5]では，主膵管型 IPMN は悪性頻度が高いことから全例が切除術の適応とされ，MCN でも患者が比較的若年であることや，病変が膵尾部に多いことや浸潤癌へ進展するリスクなどを総合的に考えて，可能な限り切除術が勧められるとしている．

分枝型 IPMN については治療方針選択のアルゴリズムが示されている（図2）．悪性を強く示す "high-risk stigmata" として，①閉塞性黄疸を伴う膵頭部嚢胞性病変，②造影される嚢胞内の充実性成分，③10mm 以上の主膵管拡張の3つを挙げ，これらが認められる症例は絶対的な手術適応としている．また，悪性を疑う "worrisome features" として，①3cm 以上の嚢胞，②肥厚/造影される嚢胞壁，③5〜9mm の主膵管拡張，④造影されない壁在結節，⑤膵尾側の萎縮を伴う主膵管の急な内腔変化を挙げ，"high-risk stigmata" を認めないが，これらの "worrisome features" を認める場合には内視鏡的超音波検査法 endoscopic ultrasonography（EUS）を行うことを推奨している．さらに，EUS を施行した際に壁在結節や主膵管内への病変の進展を示唆する所見があった場合や，細胞診で悪性疑い以上の所見がみられた場合にも切除術の適応となるとしている．

切除適応に関わる術前診断として細胞診が挙げられるが，内視鏡的逆行性胆道膵管造影法 endoscopic retrograde cholangiopancreatography（ERCP）による膵液細胞診については十分エビデンスがなく，IPMN に対して膵液や擦過細胞診のために ERCP をルーチンで行うことは推奨されていない．また超音波内視鏡下穿刺吸引術 endoscopic ultrasound-guided fine-needle aspiration（EUS-FNA）による嚢胞内容液の細胞診に関しては海外では行われているが，本邦では十分なエビデンスがないことや，播種などの合併症が危惧されることから，IPMN などの膵嚢胞性腫瘍を細胞診のために穿刺すべきではないと考えられている．IPMN/MCN 国際ガイドライン[5]では以上のような EUS-FNA 下の細胞診に対する本邦の立場が明記されており，今のところは EUS-FNA と細胞診に長けた施設でのみ，"worrisome features" のない小さな IPMN を評価するために行うことを推奨するとしている．

2) IPMN/MCN の術中迅速診断

MCN では切除線の決定に迷うことはあまりない

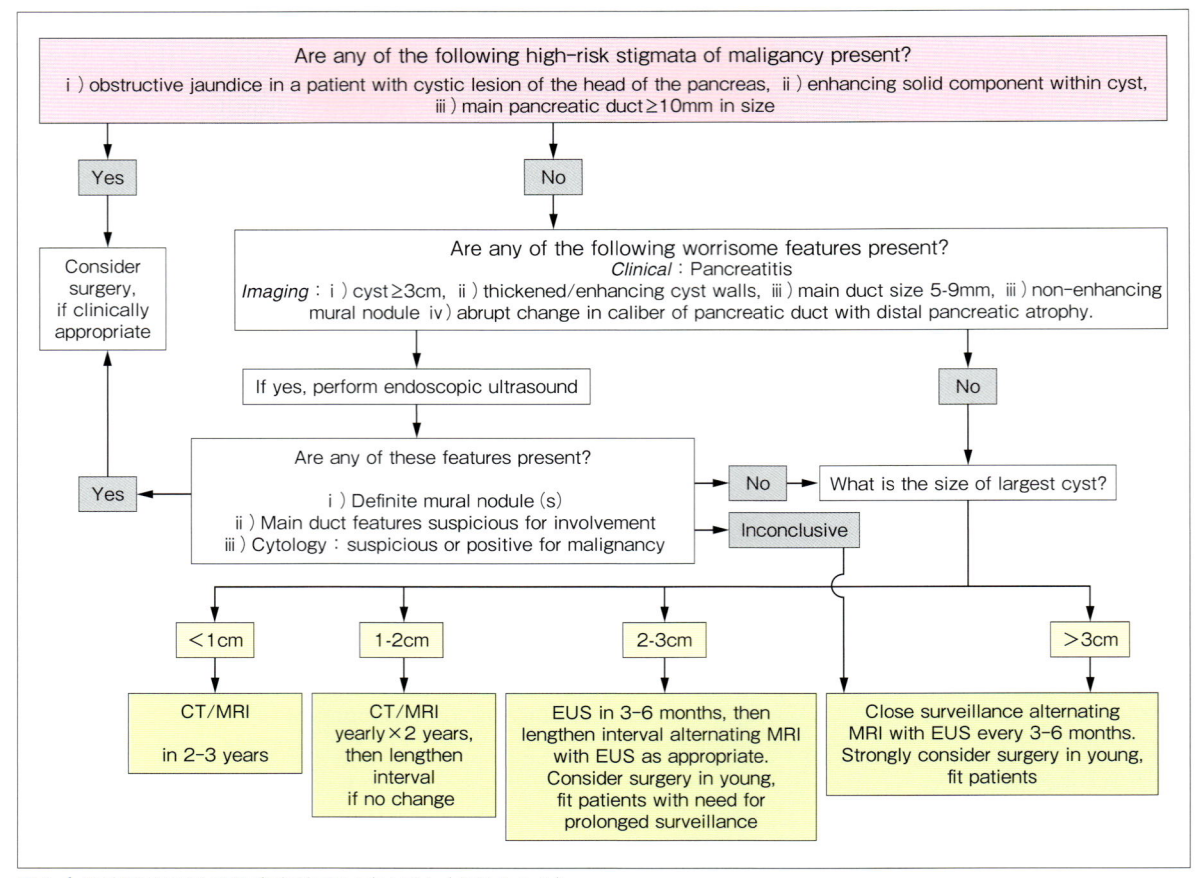

図2 | 分枝型IPMNの診療方針アルゴリズム（文献5より）

が，IPMNにおいては膵管内を広く進展していることも多く，切除線を的確に決定するために術中迅速組織診が有用であるとされる．IPMN/MCN国際ガイドライン[5]では高度異型あるいは浸潤癌が明らかに切除断端にみられた場合は追加切除を行うべきであるが，それ以下の軽度〜中等度異型であった場合には追加切除は不要とされている．また，断端には炎症所見と上皮が脱落した膵管しかみられないことがあり，上皮脱落は近くに腫瘍性病変があることを示す場合があるため，"上皮脱落と炎症所見"とだけ報告し，臨床的側面から追加切除の必要性を考慮すべきであるとしている．

3) IPMN/MCNの術後経過観察

MCNの場合，非浸潤癌で完全切除されれば完治するため，術後の経過観察は必要としない．しかし，最終病理診断が浸潤癌であった場合は通常の膵癌同様に経過観察を要する．

IPMNの術後経過観察の方法について明確な指針はないが，IPMNでも浸潤癌を伴う場合は通常の膵癌同様に経過観察をすべきとされる．一方，IPMNで浸潤癌がみられなかった場合に，IPMN/MCN国際ガイドライン[5]ではIPMN切除断端の判定に応じた経過観察法が示されている．残存IPMN病変がなく，切除断端も組織学的に陰性であれば，2年目と5年目に再発をチェックするのが妥当とされる．膵断端に軽度〜中等度異型がみられた場合には，臨床経過・理学的所見および磁気共鳴胆道膵管造影 magnetic resonance cholangiopancreatography （MRCP）による経過観察を少なくとも年に2回のペースで行うのがよいとされる．さらに分枝型IPMN症例においては，通常型膵癌の合併が報告[6]されており，IPMNが癌であったか否かにかかわらず6ヵ月ごとにIPMN再発のみならず通常型膵癌合併の有無についても経過をみるのが適切とされている．

4）IPMN/MCN における病理診断の今後の展望・課題

IPMN/MCN 由来微小浸潤癌の定義は定まっておらず，過去の報告においてもさまざまな定義が使用されており，「微小浸潤癌」の用語は使用しないことが望ましいとしている．今後，正確で比較可能なデータを収集するため「微小浸潤癌」に代わって「膵癌取扱い規約」（第6版補訂版）[2]における T 分類の T1 に亜分類を作ることを提唱している．具体的には T1（<2cm）を，T1a（≦0.5cm），T1b（>0.5cm かつ≦1cm），T1c（1～2cm）の3つに亜分類している．

IPMN 由来浸潤癌の組織型が粘液癌か管状腺癌かで予後が大きく異なることが知られており[7]，将来的にこの組織型の違いを切除後の補助化学療法の選択に役立てることが考えられている．

さらに，2012年のガイドライン改定の際に IPMN の組織亜型分類の臨床病理学的意義が追加された．術前に IPMN の乳頭状増殖した組織を採取することができれば，術前でも組織亜型の診断をすることが可能とされ[8]，組織亜型分類ごとに治療適応，経過観察方法の選択決定をしていく可能性が将来的に考えられる．

3．膵・消化管 NET 診療ガイドライン

1）膵 NET の治療方針

膵神経内分泌腫瘍 neuroendocrine tumour（NET）の治療方針は散発性のものと，多発性内分泌腫瘍症1型に伴うものとでは異なっている．

a）散発性膵 NET における治療方針

NET における手術治療の目的は，根治的な切除のみならず，ホルモン症状の制御という面もある．そのため，膵・消化管 NET 診療ガイドライン[9]では，積極的な切除術が推奨され，転移巣を伴う場合でも集学的治療により転移巣が制御可能と判断される場合には原発，転移巣の同時または二期的な切除術が推奨されている．

切除不能例に対しては，WHO 分類[10]で示されている Ki-67 指数と核分裂数による病理組織学的分類に基づいて治療が選択される．膵 NET G1 と G2 に対する薬物療法は，mTOR 阻害薬であるエベロリムスまたはチロシンキナーゼ阻害薬であるスニチニブが推奨されている．NET G1/G2 は長期間腫瘍増大がみられない症例があるため，これらの治療薬の適応は腫瘍増大や，腫瘍が広範に存在し臓器機能や生命に関わる恐れのあると判断される場合である．その他，NET に伴う内分泌症状に対して使用されるソマトスタチンアナログにも一定の抗腫瘍効果が報告されている[11]．なお，ソマトスタチンアナログの使用に際しては，治療効果の予測のため腫瘍細胞でのソマトスタチンレセプター somatostatin receptor（SSTR）の免疫組織化学的解析が推奨されている．

膵神経内分泌癌 neuroendocrine carcinoma（NEC）G3 に対しては，病理学的・臨床的に類似している肺小細胞癌の治療に準じてエトポシド＋シスプラチン，イリノテカン＋シスプラチンなどの併用療法が推奨されている．

その他，切除不能肝転移に対して経カテーテル動脈塞栓術 transcatheter arterial embolization（TAE）や経カテーテル動脈化学塞栓術 transcatheter arterial chemoembolization（TACE），ラジオ波焼灼術 radiofrequency ablation（RFA）などの局所療法が行われることがある．

以上のように，散発性膵 NET の治療方針決定においては NET の病理組織学的分類が重要であり，膵・消化管 NET 診療ガイドライン[9]には NET の診断，病理組織学的分類を標準化するために検体の取り扱いや，核分裂像，Ki-67 指数の測定法についても記載がある．

採取された検体はただちに十分な量の固定液で固定し，固定時間は8～36時間が推奨されている．これは，NET の病理診断，病理組織学的分類のためには免疫染色が必須であることから，過固定による染色性の低下を避けるための措置である．

さらに，核分裂数は最も多く観察される領域（hot spot）10視野を観察し，その合計数とすることや，Ki-67 指数の測定に際しては，最初に弱拡大で観察したうえで陽性細胞密度の高い領域（hot spot）で少なくとも2,000個の腫瘍細胞を測定して陽性割合を算出することが求められている．

また，切除不能例において，その病理組織学的分類は生検によって行われるが，生検では腫瘍内の hot spot が穿刺されているとは限らないため，生検検体で判定された病理組織学的分類は過小評価されている可能性があり，注意を要するとされる．

b）MEN1 に伴う膵 NET の治療方針

多発性内分泌腺腫 multiple endocrine neoplasm（MEN）1 に伴う膵 NET も散発例と同様に手術治療が第1選択とされている．しかし，MEN1 に伴う膵

NETにおいては多発することが多いことから，膵機能温存などを考慮して手術適応を決定する必要がある．MEN1に伴う膵NETで最も多い非機能性NETでは，腫瘍径1cm未満の場合には経過観察が推奨され，腫瘍径が1cmを超える場合は手術を考慮するとされている．一方でガストリノーマ，インスリノーマなどの機能性NETは大きさにかかわらず手術が推奨される．

肝転移症例に対しては，原発巣の完全切除が可能な症例では積極的な肝切除が推奨されている．

切除不能例に対する薬物療法の適応は孤発例と同様である．

2）膵NETの術中迅速診断

手術中に原発巣や転移病巣に腫瘍細胞が含まれているかどうかを確認する目的で迅速診断が行われることがあるが，NETは組織像が多彩であるため迅速診断では確定が難しい症例もみられる．solid-pseudopapillary neoplasmや腺房細胞癌，腎細胞癌の膵転移，漿液性嚢胞腺腫などの腫瘍が鑑別に挙がることがあり，これらの腫瘍との鑑別が困難な場合は，免疫染色を含めた永久標本での評価を行うことが推奨されている．

また，NETは比較的境界明瞭な病変を形成することが多く，切除断端の迅速診断は必要ない場合が多いが，病変が肉眼的に近接している場合には切除断端の迅速診断が推奨されている．

3）膵NETの術後補助療法

膵NET G1/G2において，腫瘍遺残を認めない（R0）症例の予後は良好であり，術後補助療法は推奨されない．一方，NEC G3と診断された症例に対しては，癌遺残を認めない（R0）症例においても再発する確率が高いため，肺小細胞癌に準じてシスプラチンをベースとした併用化学療法や放射線療法を行うことが推奨されている．

おわりに

病理診断による組織分類や，腫瘍遺残の有無などの判定により，治療方針や経過観察方法が変わる場面は多く，病理診断が果たす役割は大きい．また，膵癌，IPMN，MCN，NETのいずれの膵腫瘍においても，まだエビデンスが十分でないことが多い．今後，よりよいマネジメントのためには，適切な病理診断をもととした科学的根拠が必要不可欠であり，そのためには臨床と病理の密な連携，相互理解が大切である．

（齋藤倫寛，福嶋敬宜）

文　献

1) 日本膵臓学会膵癌診療ガイドライン改訂委員会編：科学的根拠に基づく膵癌診療ガイドライン2013年版，金原出版，2013
2) 日本膵臓学会編：膵癌取扱い規約．第6版補訂版，金原出版，2009
3) Ueno H, Kosuge T, Matsuyama Y et al：A randomised phase III trial comparing gemcitabine with surgery-only in patients with resected pancreatic cancer：Japanese Study Group of Adjuvant Therapy for Pancreatic Cancer. Br J Cancer 101：908-915, 2009
4) Stocken DD, Büchler MW, Dervenis C et al：Meta-analysis of randomised adjuvant therapy trials for pancreatic cancer. Br J Cancer 92：1372-1381, 2005
5) Tanaka M, Fernández-del Castillo C, Adsay V et al：International consensus guidelines 2012 for the management of IPMN and MCN of the pancreas. Pancreatology 12：183-197, 2012
6) Tanno S, Nakano Y, Sugiyama Y et al：Incidence of synchronous and metachronous pancreatic carcinoma in 168 patients with branch duct intraductal papillary mucinous neoplasm. Pancreatology 10：173-178, 2010
7) Adsay NV, Merati K, Andea A et al：The dichotomy in the preinvasive neoplasia to invasive carcinoma sequence in the pancreas：differential expression of MUC1 and MUC2 supports the existence of two separate pathways of carcinogenesis. Mod Pathol 15：1087-1095, 2002
8) Hibi Y, Fukushima N, Tsuchida A et al：Pancreatic juice cytology and subclassification of intraductal papillary mucinous neoplasms of the pancreas. Pancreas 34：197-204, 2007
9) 日本神経内分泌腫瘍研究会編：膵・消化管神経内分泌腫瘍（NET）診療ガイドライン．第1版，2013 http://jnets.umin.jp/pdf/guideline001.pdf
10) Klimstra DS, Arnold R, Capella C et al：Neuroendocrine neoplasms of the pancreas. in Bosman FT, Hruban RH, Carneiro F et al（eds）："WHO classification of Tumors of the digestive system"（4th ed.）, World Health Organization Classification of Tumor, WHO Press, Geneva, 2010, pp322-326
11) Aparicio T, Ducreux M, Baudin E et al：Antitumour activity of somatostatin analogues in progressive metastatic neuroendocrine tumours. Eur J Cancer 37：1014-1019, 2001

VI. 組織学的治療効果判定

はじめに

　膵胆道癌に対する唯一の根治的治療は切除であるが，診断時に局所浸潤や遠隔転移を伴った進行癌で発見されることが多く，切除できたとしても多くが術後早期に再発し，根治を得られる症例は非常に少ない．膵癌の化学・放射線療法は，切除不能進行癌や切除後再発例，切除後補助療法に行われてきたので，組織学的効果判定の必要性はほとんどなかった．日本膵臓学会の膵癌診療ガイドライン（2013年版）では，Stage IVaまでの切除可能膵癌に対しては，手術を先行することが推奨されているが，数年前よりborderline resectable局所進行癌や切除可能膵癌に対して，術前化学放射線療法を行っている施設がある．これはdown stageや転移抑制，治療抵抗性の症例を手術対象から除外するなどの目的で行われており，癌細胞の効果判定や治療予後との相関を推し量るために，組織学的治療効果判定基準が必要とされてきている．胆道癌の化学放射線療法は，現時点では切除不能癌や切除後の補助療法として行われており，組織像でその治療変化をみる機会はほとんどない．
　本項では主に膵癌の化学放射線療法の効果判定の実際や，組織学的効果判定基準について述べる．

1. 組織学的判定基準

　膵癌取扱い規約第6版補訂版（2013年8月）や胆道癌取扱い規約第6版（2013年11月）の中には，他の癌取扱い規約にみられるような「薬物・放射線治療の組織学的効果判定基準」の項目はみられない．そのため大腸癌や胃癌などの取扱い規約に準じるか，文献や治験で決められた基準に従って効果判定がなされているものと思える．膵癌の術前化学療法や術前化学放射線療法の治験では，Evansの基準や大星・下里分類を使用しているものがある．Evansの基準は腫瘍全体の中で，変性した腫瘍細胞の割合によって，Grade I（＜10％），IIa（10～50％），IIb（51～90％），III（＞90％），IV（100％）に大きく分け，さらに粘液の貯留の程度でIIIとIIIM，IVとIVMに細分している（表1）[1]．治験の効果判定では粘液の有無を省略し，全体を5段階にして使用している．Evansの基準は1992年に術前化学放射線療法の効果判定に用いられたもので，約40％の症例が，50％以上（grade IIb，III）の変性を示したと報告している．Cooperらは術前化学放射線療法の効果判定として，残存する腫瘍細胞に対する線維化の割合によって，軽度奏効（0～49％），部分的奏効（50～94％），著効（95～100％）の3段階に分け，これらの病理組織学的効果は，治癒切除（R0切除）やリンパ節転移，腫瘍サイズと相関し，著効とR0切除が独立した予後因子として報告している[2]．癌取扱い規約の薬物・放射線治療の効果判定基準は，臓器により多少の違いはあるが，大星・下里分類に準じ，腫瘍全体の中で変性した腫瘍細胞の割合によって4～6段階に分けられている（表2）[3]．

表1 | Evansの化学放射線治療効果判定基準

Grade	Histologic Appearance
I	Characterstic cytologic changes of malignancy are present, but little (<10%) or no tumor cell destruction is evident.
II	In addition to characterstic cytologic changes of malignancy, 10%-90% of tumor cells are destroyed.
IIa	Destruction of 10%-50% of tumor cells.
IIb	Destruction of 51%-90% of tumor cells.
III	Few (<10%) viable-appearing tumor cells are present.
IIIM	Sizable pools of mucin are present.
IV	No viable tumor cells are present.
IVM	Acellular pools of mucin are present.

表2 | 大星・下里の分類

Grade I
　癌細胞に典型的な変化を認めるが，融解消失は目立たず，したがって癌胞巣の破壊はみられない．
Grade II
　癌細胞の融解消失の結果，癌胞巣の破壊がある．しかし，生存可能と思われる癌細胞が残っている．
　Grade IIa：癌の構築の破壊が軽度で，生存可能と思われる癌細胞が多数みられる．
　Grade IIb：癌の構築の破壊が高度で，生存癌細胞は少ない．
Grade III
　高度に変性し生存不可能と思われる癌細胞のみが散在性にみられるにすぎない．
Grade IV
　癌細胞はまったくみられず局所的治癒の状態にある．

図1 | 膵癌化学放射線療法後の割面像
白色の境界不明瞭な結節性病変があり，門脈や結腸間膜への浸潤を認める（Evansの基準 IIa）．

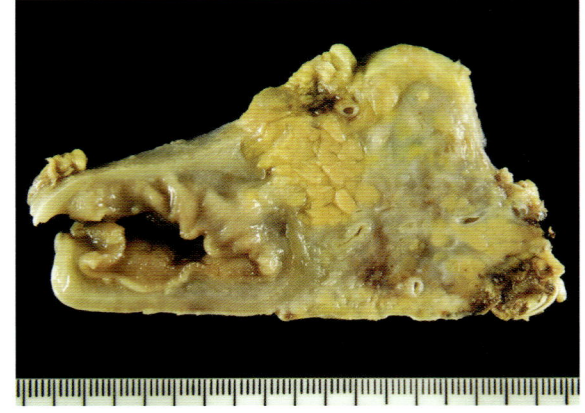

図2 | 膵癌化学放射線療法後の割面像
透明感のある白色線維化巣が不規則に存在する（Evansの基準 IIb）．

2．病理学的治療効果判定の実際

1）肉眼型の変化

　膵癌は治療前に肉眼所見を確認することは難しいため，画像的に肉眼型を推定するしかない．膵癌を肉眼的に①境界明瞭な富細胞充実性腫瘍で線維成分に乏しい，②境界不明瞭な充実性腫瘍で間質線維化を伴う，③膵管内乳頭粘液性腫瘍 intraductal papillary-mucinous neoplasm（IPMN），粘液性嚢胞腫瘍 mucinous cystic neoplasm（MCN）のような嚢胞性腫瘍の3つに分けた場合，治療対象となるのは，②が大部分で，一部①が相当する．腫瘍の進行や治療に伴う線維化により，壊死性嚢胞や二次性嚢胞を伴うことはあるが，治療により大きく肉眼型が変化することはないと予想される．
　一方，胆管癌は胃癌や大腸癌のように内視鏡的に肉眼型を観察することができ，今後治療によっては，乳頭状病変，結節性病変が平坦化を示す症例も出てくると思われる．

2）肉眼所見による腫瘍変化

　画像的に治療後の膵癌は，全体の大きさが減少するものもあるが，変化のみられないものも少なくない．これは線維化を伴うことが多いため，腫瘍細胞が消失しても，大きさの縮小が乏しくなるためと考えられる．他の臓器で治療変化は，割面像で白色の線維化巣や，黄色調の壊死，肉芽腫性変化として現れることが多いが，膵癌はもともと線維化を伴うことが多いため，線維化巣の出現が治療効果とはとらえにくい．通常膵癌にみられる線維化は白色混濁であるが，白色透明感のある線維化へと変化することがある（図1, 2）．これは線維化が膠原化や硝子化し

Ⅵ. 組織学的治療効果判定　311

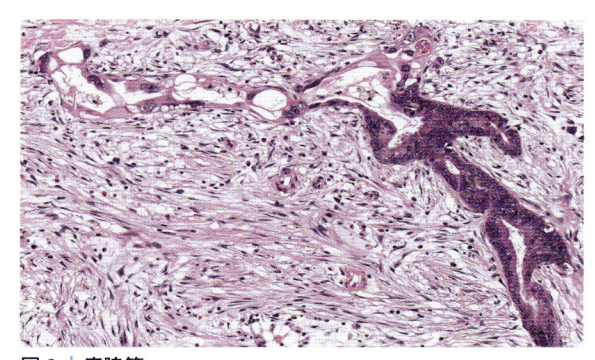

図3 | 癌腺管
部分的に細胞質の好酸性変化や空胞化, 核の膨化を認める.

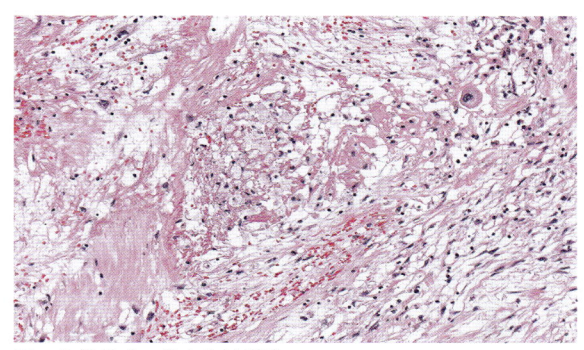

図4 | 組織球の集合と線維化
壊死・変性した癌細胞が散見される.

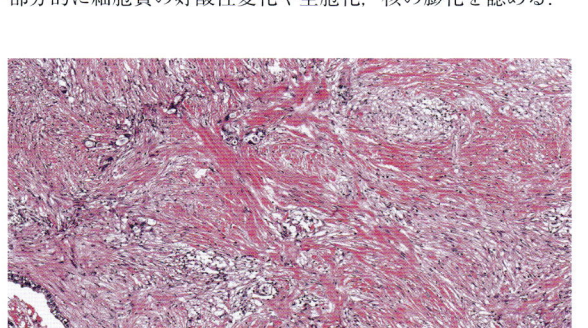

図5 | 膠原化や不規則な走行を示す線維化

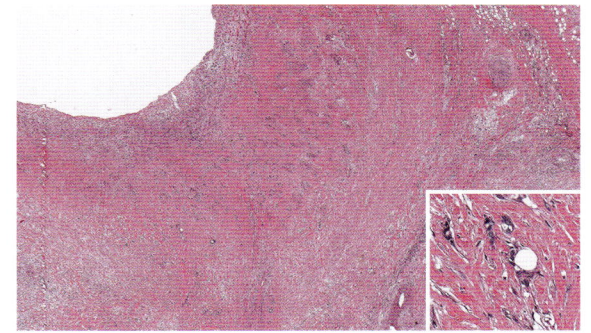

図6 | 門脈周囲の線維化
部分的に膠原化を示し, 変性した癌細胞の残存 (拡大) を認める.

たものであり, ある程度治療効果があったと推測されるが, その中にある腫瘍細胞の残存量を割面像で推定することは難しい. また, 肉芽腫性変化は目立たないことが多く, 割面像で腫瘍の治療効果を判定することは困難といえる. 標本の作製には, 画像的に治療前に腫瘍が存在していたと思える範囲すべての標本を作製し, 病変全体が観察できるのが理想である. それが無理ならば, 割面像に変化のみられる部分を含めた腫瘍最大割面の作製が必要である.

3) 組織学的変化

治療前に超音波内視鏡下穿刺吸引術 endoscopic ultrasound-guided fine-needle aspiration (EUS-FNA) や胆管生検で組織診断を行っておくと, 治療前と治療後の組織像の比較を行うことができ, 効果判定に役立つ. 治療変化による細胞所見は, 乳癌取扱い規約では, 軽度の変化と高度の変化に分けて判断することになっている[4]. 軽度の変化とは, 癌細胞に多少の変性所見を認め, 生存し得ると判断される程度の変化で, 細胞質の好酸性変化と空胞化, 核の膨化などを含めている (図3). 高度の変化とは, 癌細胞に高度の変性所見があり, ほとんど生存し得ない程度の変化で, 癌細胞の萎縮, 核濃縮や核崩壊, 壊死などを含めている. しかし癌細胞の変化の程度は多彩で移行像もあり, これらの細胞がその後生存するか死滅するかは明確にはいいにくい.

間質の変化として, 癌細胞の変性や壊死に伴い, 炎症細胞浸潤や泡沫状の組織球集合, 多核異物巨細胞の出現がみられる (図4). 線維化は不規則な錯綜様走行や膠原化・硝子化を示すことがあり, 治療に伴う変化といえる (図5). しかしこれらの変化が弱ければ, 線維化が癌の浸潤による desmoplastic change か, 治療に伴う変化か, 炎症や膵管狭窄に伴う変化か判断しにくく, 治療前の癌の浸潤範囲が不明瞭となることが多い. 一つの目安として門脈を合併切除した例では, 門脈周囲に強い線維化や癌の残存の認められることがあり, 治療前には癌細胞が門脈内や門脈近傍まで浸潤していたと推測され, 治療

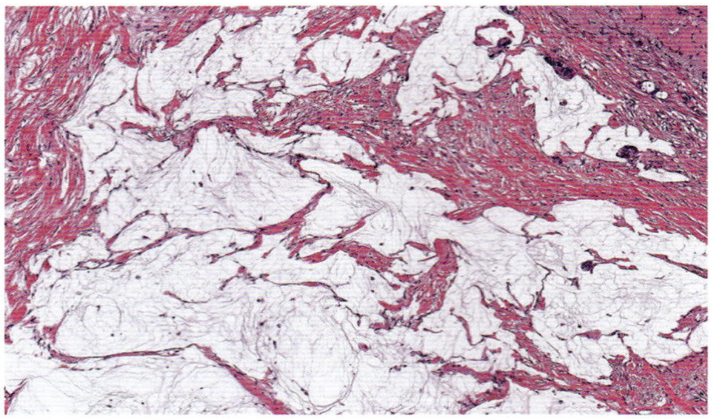

図7 | 粘液湖

表3 | 組織学的治療効果判定基準の提案

Grade 1（無効〜ごく軽度の効果）
　癌細胞に効果がないか，「生存し得る」と判断される癌細胞が90％以上を占める．
Grade 2（軽度の効果）
　「生存し得る」と判断される癌細胞が51〜90％を占める．
Grade 3（中等度の効果）
　「生存し得る」と判断される癌細胞が10〜50％を占める．
Grade 4（かなりの効果）
　「生存し得る」と判断される癌細胞が10％以下で認められる．
Grade 5（著効）
　「生存し得る」と判断される癌細胞が全く認められないか，癌の瘢痕のみ存在する．

に伴う線維化の程度が予測でき，癌の進展範囲が判断しやすくなる（図6）．また粘液湖の存在は，治療に伴う変化と考えられる（図7）．また，リンパ節転移部においても，原発部と同様に癌細胞の変性の程度を記載するのが望ましい．

3．治療効果判定基準の選択

　治療効果判定には，治療前の癌の範囲をなるべく正確に知る必要がある．しかし前述のように膵癌では治療後の切除材料で，治療前の癌の範囲を正確に判断することは難しいため，残存癌細胞と癌の範囲の比率は，大まかに区切ったほうが効果判定がしやすいと思える．実際に効果判定を行っていると，無効と著効の症例は少なく，大部分がやや有効（Evans基準のgrade IIa）とかなり有効（Evans基準のgrade IIb）の領域に位置しており，この領域を10〜50％，51〜90％に分けたEvans基準は，大星・下里分類を土台として他の臓器の取扱い規約に使われている約30％ずつで区切る基準よりは，効果判定に個人差が出にくいと思われる．また判定対象を癌細胞が生存し得る（viableな）細胞としたほうが，高度に変性したほとんど生存し得ない（non-viableな）細胞を観察するよりは判定は容易であると推測する．Evans基準や大星・下里分類を参考に，新たな基準を提案すると，腫瘍全体の中で「生存し得る」と判断される腫瘍細胞の割合によって，Grade 1（＞90％），Grade 2（51〜90％），Grade 3（10〜50％），Grade 4（＜10％），Grade 5（0％）の5段階とした（表3）．Grade 0（100％（無効））は，実際に効果判定を行っていると，癌細胞に全く効果がないと言い切るのは難しく，Grade 0をGrade 1に含めることにした．また，主膵管内や分枝膵管内にのみ癌が残存した場合の判定については，今後多数例の検討が必要と思われる．

おわりに

　膵癌や胆道癌の化学・放射線療法は徐々に進歩しており，膵癌においては予後の改善もみられている．今後化学・放射線療法後の切除材料は増加すると予想され，一定の基準による組織学的効果判定と臨床所見の検討により，さらに効果のある治療法の開発が行われることを期待したい．

（佐々木恵子）

文　献

1) Evans DB, Rich TA, Byrd DR et al：Preoperative chemoradiation and pancreaticoduodenectomy for adenocarcinaoma of the pancreas. Arch Surg 127：1335-1339, 1992
2) Chun YS, Cooper HS, Cohen SJ et al：Significance of pathologic response to preoperative therapy in pancreatic cancer. Ann Surg Oncol 18：3601-3607, 2011
3) Shimosato Y, Oboshi S, Baba K：Histological evaluation of effects of radiotherapy and chemotherapy for carcinomas. Jap J Clin Oncol 1：19-35, 1971
4) 日本乳癌学会編：臨床・病理 乳癌取扱い規約，第17版，金原出版，2012

第4部　臨床との連携
Ⅶ. 病理診断報告書の記載

1　生検，切除検体

はじめに

　一般的に病理診断報告書は，治療方針の選択や予後の予測，および治療効果判定の根拠となる重要な記録であり，その情報は臨床医を通して患者に伝えられる．したがって，病理医にはこれらの情報を過不足なく正確に記載し，臨床医や患者が理解しやすい報告書を作成することが求められる．各臓器や腫瘍種毎に解剖学的特性，腫瘍の進展様式，また診断・治療の指針となる臨床的に重要なポイントが異なるので，各臓器腫瘍の特性をよく把握し，適切にレポートすることが肝要である．

　膵・胆道領域腫瘍は，消化管腫瘍のごとくいわゆる平面的な腫瘍の広がりよりも，立体的な広がりを呈することが多く，切り出し図のマッピングのみの提示では腫瘍の広がりを瞬時に理解してもらうことは難しいことが多い．病理医が検体評価所見から腫瘍像を立体構築したうえで，報告書を読む者が腫瘍の様子を目に浮かべることができるように，適切な記述を心がける必要がある．

1．病理検査依頼書（申込書）

　病理検査依頼書は検体とともに臨床医から提出され，その内容は病理診断を行うために必要不可欠である．最近では電子カルテシステムと病理診断報告書の連携によって，病理検査依頼書の内容が自動的に病理診断報告書に転載・データ移行されることも多い．

　病理検査依頼書には，患者情報，検体情報，臨床情報，臨床診断名などが含まれ，臨床医には正確で詳細な記載が求められる．患者情報には氏名，ID，性別，生年月日，年齢などが含まれ，検体の取り違いなどの過誤を防ぐためにも必須である．また，検体を取り扱う病理医・技師にとっては感染症の有無の情報も重要となる．検体情報としては，採取日，提出日，採取臓器，採取方法，病理に提出された検体の個数や検体量などが含まれる．検体の紛失を防ぐため，検体の受け渡し，包埋・薄切などの検体処理，そして組織診断の際には依頼書と照らし合わせて検体の個数を必ず確認する．生検などで検体量が微小の場合には，その旨の記載も必要である．臨床情報としては，現病歴，既往歴，治療歴，画像所見や血液検査の結果，病理診断の目的などが含まれる．また，膵癌や胆道癌の手術検体，特に肝切除を伴う胆道腫瘍の手術検体は，定型手術が少ないために，複数臓器がさまざまな位置で切除され，複雑である．また，そこには評価すべき血管や神経，管構造などが含まれてくる．各動脈名や胆管切離断端など，検査依頼書に書ききれないくらいの情報が盛り込まれていることもある．的確な切出しや病理学的評価を行うために，臨床医には簡潔なスケッチ，合併臓器の有無，重要な術中所見などを記載してもらう．あるいは切り出しに立ち会うことを求めたい．

2．病理診断報告書の構成

　生検検体と手術検体では，病理診断の目的が異なるため，報告書の内容も違いがある．以下，両者を分けて記載する．

病理組織検査報告書

HBV(−), HCV(−), HIV(−)

患者番号：
患者名：
性別：　　　年齢：
提出医：

検体材料（臓器組織）
A 膵臓
B 十二指腸
C 胆嚢

標本番号：
採取日時：
報告日：

標本名：膵臓／十二指腸／胆嚢　　標本重量：140 g　　大きさ：16×8×4 cm

既往歴：特記事項なし
現病歴：検診で膵頭部腫瘤を指摘される．黄疸症状なし．エコーで30 mm大，CTで28 mm大の腫瘤を認める．上腸間膜静脈への浸潤が疑われる．EUS-FNAから腺癌が検出されている．

術中迅速標本（標本番号：　　　　）
1. 肝側胆管断端：陰性
2. 膵切離断端：陰性

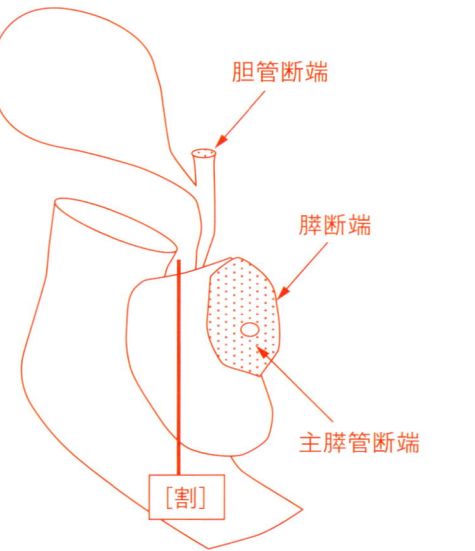

外表からの所見
腫瘍の主座：膵頭部
進展：被膜浸潤（−），SMV内腔への露出（−）
腫瘍の性状：硬 /(弾性硬)/ 弾性軟 / 軟
腫瘍径：30×25×25 mm
色調：透見せず

主膵管径（膵切離断端）：5 mm
ゾンデの通過：可 /(不可)（断端から15 mmの部位で閉塞）
肝外胆管径（肝側断端）：3 mm
ゾンデの通過：(可)/ 不可（断端からmmの部位で閉塞）

十二指腸（膵付着部対側で切開）
副乳頭：口側断端より50 mmの部位，5×4 mm大
主乳頭：口側断端より65 mmの部位，10×7 mm大
十二指腸粘膜の所見：腫瘍の露出なし

割：(膵を腹側より矢状断)/ CT断 / 胆管を背側より切開
腫瘍の主座：膵頭部
色調：灰白色
境界：明瞭
硬さ：硬 /(弾性硬)/ 弾性軟 / 軟
大きさ：28×25×25 mm
Type：(結節型)/ 浸潤型 / 嚢胞型 / 膵管拡張型
進展：被膜 / 前方脂肪組織 /(後方脂肪組織)
　　　他（　　　　　）

胆嚢の所見：暗緑色胆汁貯留，粘膜面著変なし
胆石の有無：有 /(無)

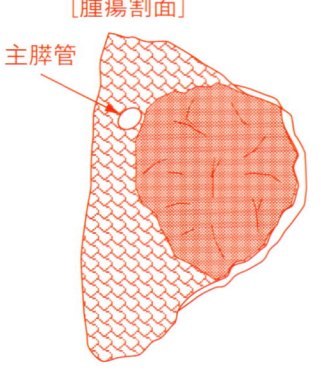

図1　膵頭十二指腸切除検体の肉眼所見報告書の例
当院では，ホルマリン固定前に病理医が肉眼所見を検索し，記載している．

1）手術検体

多くの手術検体では腫瘍部が残らず切除されてくるので，腫瘍全体を余すところなく評価した結果をまとめて報告することになる．病理診断報告書を構成する要素は大きく分けて，①診断表題，②所見文，③肉眼・組織写真，④規約記載テンプレートとなる．

a）診断表題

採取臓器（検体名），採取方法，病理診断名を記載する．複数の臓器が提出された場合や一つの臓器に複数の病変が存在する場合は，各々の臓器・病変について診断表題を作成する．診断名は英語で記載されることが多く，WHO分類[1]や癌取扱い規約[2,3]に基づいて診断名を記載することが一般的である．病理診断名は病理診断の全体像を把握する最も重要な情報であり，必ず所見文の内容と一致する正確な記載が求められる．確定診断が困難な症例，臨床所見との対応が求められる症例などで所見文の参照が特に重要な場合は，診断名の後に「see description」，「see note」などを記載して，臨床医に注意を促すこともある．

b）所見文

膵・胆道領域腫瘍の手術では複数の臓器が切除され，詳細な所見文はどうしても長くなる．そこで筆者は，診断表題を補足し，たとえばきわめて忙しい臨床医にも一読で理解しやすいように手短なまとめ，肉眼・組織診断等の総合的なまとめを最初の段落に記載している．また，この部分の記載により，立体的な広がりをみせる腫瘍の概要を，読み手が目に浮かべてもらえることを期待している．

引き続いて，肉眼所見や組織所見の詳細について記載し，それに対する解釈と診断に至る根拠，治療方針に関わるコメントなどを記載する．腫瘍の組織型の他に，解剖学的指標に基づく腫瘍の広がり，脈管侵襲の有無，断端評価，術前化学療法の効果などの記載をする．

肉眼所見として，腫瘍の部位，大きさ，肉眼型などを記載する．筆者が所属する施設では，ホルマリン固定前の新鮮生標本の肉眼所見を病理医が評価しており，その際に肉眼所見のテンプレートを利用している（図1）．検体処理を外科医が行う施設でも，ホルマリン固定後の切出しの際にこのようなテンプレートに沿って肉眼所見を記載すると便利である．

組織所見として，腫瘍の細胞所見や組織構築，増殖・進展様式等の病理組織学的特徴，必要に応じて加えられた特殊染色および免疫染色の結果，最終的

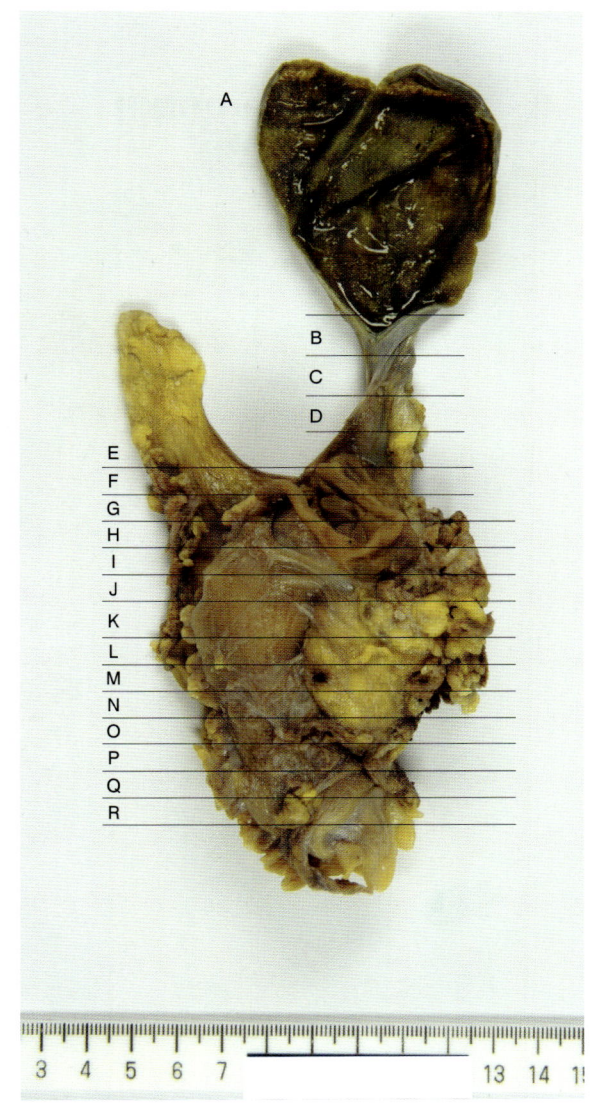

図2　幽門輪温存膵頭十二指腸切除検体のホルマリン固定後標本
割の位置を図示している．

な組織診断に至る診断根拠などを記載する．また，癌取扱い規約に沿って，脈管侵襲，神経周囲浸潤，断端評価，周囲臓器への広がりの評価などを行う．リンパ節が同時に郭清された場合には，リンパ節の個数，転移の有無についても記載する．筆者の施設では外科医による付着リンパ節の整理（いわゆる芋掘り）は剝離面腫瘍露出の可能性を極力排除するため，腫瘍に近いリンパ節については別取りとせず，検体を全割全包埋して病理医が切除検体内すべてのリンパ節を組織学的に評価している．術中迅速診断

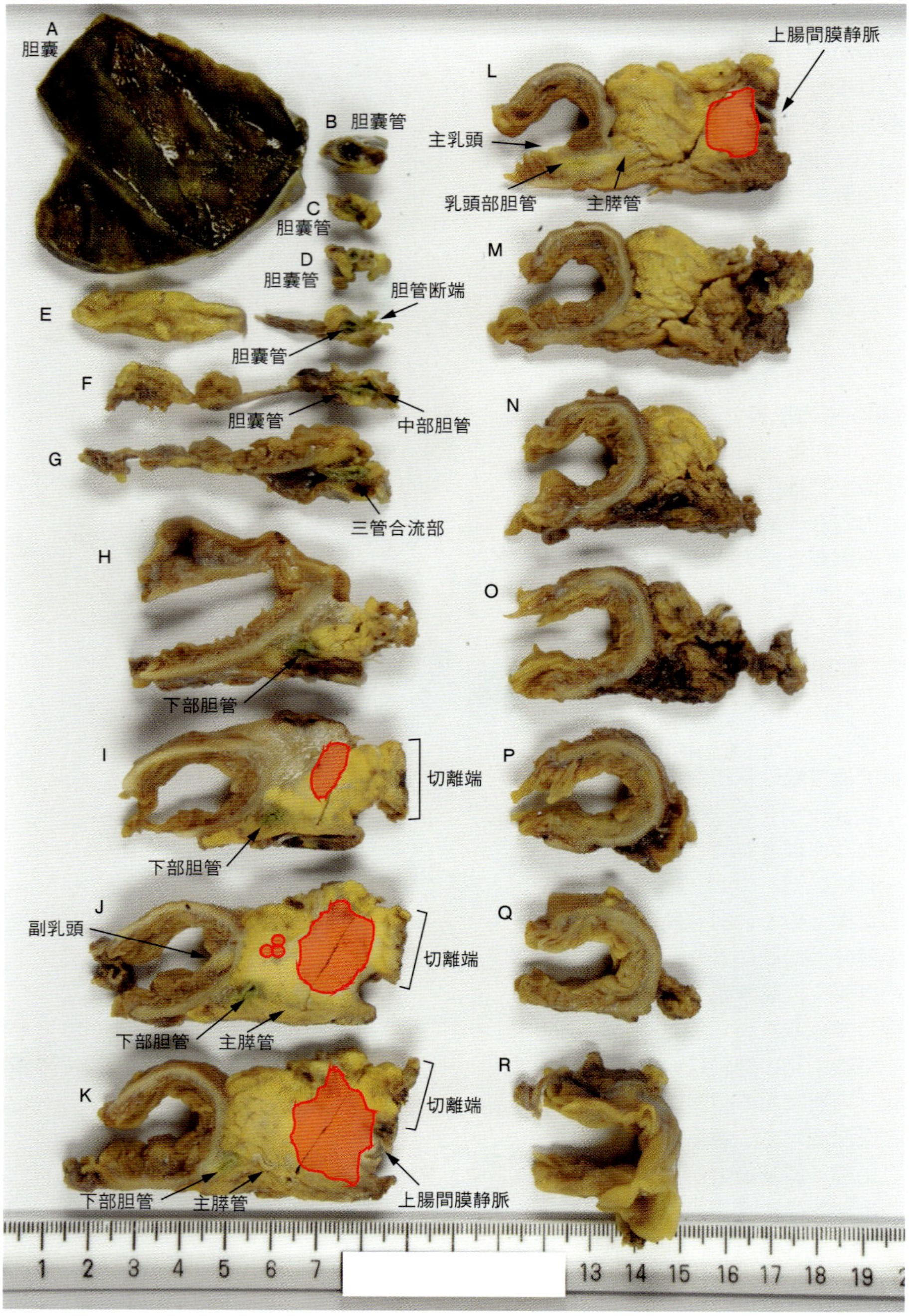

図3 割面写真
胆管，主膵管などの主要な構造物を図示し，腫瘍の範囲をマッピングしている．

で提出されたリンパ節についても合わせて記載している．

c）肉眼・組織写真

新鮮標本（外表面，割面），ホルマリン固定後標本（表面，割面），切出し図を必要に応じて添付する．切出し図には，腫瘍の分布を示すマッピングとともに，膵管や胆管，血管などの位置を記載するとわかりやすい（**図2, 3**）．病変範囲のマッピングは臨床医，画像診断医による術前診断の再評価にも活用される．なお，代表的な組織写真を添付している施設も近年増加している．

d）規約記載テンプレート

進行期分類を漏れなく記載するため，臓器毎の規約入力フォーマットを利用している施設も多いと思

われる．規約入力フォーマットは各学会で定めた最新版の癌取扱い規約［現在，膵癌取扱い規約（第6版補訂版）[2]，胆道癌取扱い規約（第6版）[3]が最新版］を利用することが一般的で，病理医・臨床医がデータ解析を行う際にも利用される．癌取扱い規約は進化して時々変更・改訂され，項目や内容が（時に大幅に）変更される．そこで独自の，あるいは旧規約の充実した評価項目を使用しながら（臨床と協議のうえ），最新の規約項目に読み替え可能にしておくことも一案である．データをまとめて解析する際に，異なる時期に評価された症例について無評価項目を再評価する必要がなくなり，効率的である．

2）生検検体

生検診断の目的は，悪性腫瘍の有無や組織型の確定，治療効果判定であることが多い．顕微鏡でみえる所見を素直に報告するのはもちろんであるが，生検検体は大きな病変のわずかな一部のみを反映しているにすぎないことを念頭に置いて，特に組織型に関しては過大評価をしないほうがよい．手術検体で全体像を把握した後に組織型が変更になる可能性があることも臨床医に伝え，よく理解してもらうように心がけるとよいと思われる．

膵・胆道領域腫瘍の良・悪性判断は構造異型性よりも細胞異型性により実施することが多く（言い換えると，構造異型性があまり役に立たないことがあり），また腫瘍細胞の異型性よりも反応性上皮細胞の異型性が一見すると派手であることや，反応性上皮細胞の増殖活性が著しく高いことが少なからず経験される．そのうえ，生検により採取される検体量がしばしば微量であり，提出された検体中に病変が含まれていないことや組織診断よりも細胞診断的な対応を迫られることも少なくない．異型細胞が存在した場合，検体の採取された量や挫滅等の状態，異型性の程度に鑑みて，癌（たとえば高分化型管状腺癌），悪性腫瘍であるが組織型を特定できない異型細胞，腫瘍を強く疑う異型細胞，腫瘍を疑う異型細胞，腫瘍かどうか不明な異型細胞，などと報告すると妥当と思われる．

検体中に病変が含まれていない場合には，どのような検体がどの程度採取されていたかを記載するべきである．また，腫瘍性病変が認められない場合，IgG4関連硬化性疾患などの非腫瘍性病変を示唆する所見がないかどうかの記載も重要である．

おわりに

胆道癌・膵癌の病理診断報告書の記載について，当施設での報告様式を例に解説した．病理診断報告書の報告様式は各施設により違いがあると思われるが，少なくとも病理組織分類や腫瘍の進展範囲，断端評価などの臨床医が必要とする最も基本的な内容が網羅されている必要がある．また，病理診断報告書の内容を臨床医が正しく理解できるように日頃から病理医と臨床医のコミュニケーションを図ることが重要である．

病理の診断報告は病理医と臨床医のコミュニケーションの場である．病理学的検索結果としての病理診断に加えて，臨床医が求めるポイントを含めて，報告する．疑問点や書面では難しい部分は臨床医と直接話しをして，互いの言い分を確認し合うことで，よりよい病理診断につながり，落ち度や勘違いによるリスクを減らすことにつながる．病理医と臨床医のコミュニケーションはよい医療の提供に大きくプラスに働く．

（伊藤絢子，平岡伸介）

文　献

1) Bosman FT, Carneiro F, Hruban RH et al (eds)：WHO Classification, Tumours of the Digestive System, 4th ed, IARC Press, Lyon, 2010
2) 日本膵臓学会編：膵癌取扱い規約，第6版補訂版，金原出版，2013
3) 日本肝胆膵外科学会編：臨床・病理 胆道癌取扱い規約，第6版，金原出版，2013

第4部　臨床との連携

Ⅶ. 病理診断報告書の記載

2　細胞診

　子宮頸部，乳腺，甲状腺などにおいては，細胞診の報告書はかなり綿密に決められている．しかし，これまで，胆膵領域の細胞診においては，報告書の様式は統一されていなかった．

　特に細胞診の報告書に特有の項目として細胞判定がある．この細胞判定の標準化についてもこれまで，さほど注意が向けられてこなかった．

　2014年米国 The Papanicolaou Society of Cytopathology より胆膵領域の細胞診報告書についてのガイドラインが発表され，細胞判定の書式が示されたが，現時点においては普及しているとはいえない[1]．実際には，多くの施設において，半ば慣習的に他臓器の細胞判定を応用した5段階，あるいは3段階分類の細胞判定を付けて診断書を発行しているのが実情であろう．

　一方，2012年に国際膵臓学会より膵管内乳頭粘液性腫瘍・粘液性嚢胞腫瘍（IPMN/MCN）についての治療ガイドラインが発表された[2]．この中で，IPMNの管理において手術を勧める根拠として「細胞診が陽性あるいは疑陽性」が示された．しかし，陽性はともかくも，「疑陽性」は現時点においてはその判断基準，意味するところが明確にされていない．また，疑陽性に対応する病理組織診断像にしても統一された見解は発表されていない．そのため，肝胆膵領域の細胞診において統一化された報告書様式，判定様式を作成する機運が高まった．

　2014年，日本臨床細胞学会に細胞診全体のガイドライン作成の委員会が立ち上げられ，各臓器についてガイドラインが作成されることになった．（委員長：内藤善哉日本医科大学教授）そしてその中に胆管および膵臓の細胞診の診断および報告書作成のガイドラインが作成された．ガイドラインでは，良悪の判定と，治療法の選択や再検査の要不要，再検査の緊急度の判断につながる「臨床家にとって有用な情報」を的確に伝えることに重点を置いた報告書の様式を提案した．我が国における病理，細胞診検体の多くを担っている検査センターなど，画像情報，臨床情報が十分に得られない施設でも使用可能な報告書であることを目指して作成されている．

　本項では，日本臨床細胞学会細胞診ガイドライン作成ワーキンググループにおける検討結果に基づいて胆膵領域の細胞診の報告書について述べる．

1．報告書の構成

①患者情報，検体情報，臨床情報
②判定区分
　検体不適正（inadequate）
　検体適正（adequate）
　　陰性/良性（negative/benign）
　　異型/鑑別困難（atypical/indeterminate）
　　　良性を支持する所見/疾患（Favor benign）
　　　悪性を支持する所見/疾患（Favor malignant）
　　　その他（Others）
　　悪性の疑い/低悪性度以上（suspicious for malignancy/at least low grade malignancy）
　　陽性/悪性（positive/malignant）
③細胞所見（異型度など）と推定診断名

表1 | 肝胆道系細胞診における標本評価と判定区分

標本の状態	判定区分	含まれる可能性のある疾患	推定される疾患
不適正 (inadequate)		細胞診断不能な標本	標本作製不良・強度の変性乾燥・目的細胞がごく少数，目的細胞が含まれていない
適性 (adequate)	陰性/良性 negative/benign	悪性細胞を認めない標本 正常細胞，再生上皮，化生上皮，反応性異型細胞，腺腫	腺腫，胆嚢炎など IPNB，BilIN，MCN (low grade dysplasia)
	異型/鑑別困難 Atypical/indeterminate 注1	細胞学的に異型を認めるが，具体的な疾患の推定が困難な細胞 良悪性の鑑別が困難な細胞 腫瘍を否定できない反応性異型細胞 軽度〜高度異型細胞	IPNB，BilIN，MCN (low grade dysplasia〜high grade dysplasia)
	悪性の疑い/低悪性度以上	悪性を疑う異型細胞を認めるが，少数のため，あるいは所見が不十分なため，悪性とは判断できない細胞 低悪性度腫瘍の範疇と推定される細胞	悪性腫瘍の一部 NET G1/G2，NETとの鑑別が困難なNEC IPNB，BilIN，MCN (high grade dysplasia 以上)
	陽性/悪性	各々の組織型に応じた細胞所見を示す悪性細胞	腺癌，NEC G3，転移性腫瘍

MCN：粘液嚢胞性腫瘍，IPNB：胆道内乳頭状腫瘍，BilIN：胆管内上皮内腫瘍，NET：神経内分泌腫瘍，NEC：神経内分泌癌．
注1：判定区分とともに所見や異型度を記載することが重要である．特に異型/鑑別困難 Atypical/indeterminate に区分したときには記載が必須である．

2．依頼書に記載されるべき項目

1）患者情報，検体情報，臨床情報

患者情報や検体情報，臨床情報は検体の取り違えなどの過誤をなくすために必須である．

臨床情報は組織推定において非常に重要であるため，ガイドラインにおいては臨床情報の詳細な記載を推奨した．CT，MRIの画像所見に加えて，これまでの病歴，病変の変化を記載する．また，検体を採取した具体的な位置も必要となる．特に囊胞性病変の判定や診断に関しては臨床情報や画像情報が重要であり，より精度の高い判定や診断のため，臨床側には臨床情報の付記が推奨される．

検体情報は膵胆道系においては細胞像を左右する重要な情報である．採取器具，採取方法，検体の性状（粘性の有無など）を詳細に記載する．採取後の検体処理法（固定方法，添加剤の有無）も忘れてはならない．特に囊胞性疾患においては囊胞内容なのか，充実性増殖部なのか，周囲組織なのか，といった採取部位の詳細な記載は，検体の評価のためにも，細胞像の解釈のためにも必要である．

2）判定区分

まず標本状態の適正，不適正を判定したうえで肝胆道領域，膵臓とそれぞれの判定区分に従って分類する．

乾燥，強度の変性，末梢血混入などのために標本作製不良な状態，および細胞量が少ない，対象とするべき細胞が採取されていないなどのために細胞診断が不可能な状態の標本は「検体不適正 (inadequate)」とする．炎症細胞のみの場合や，超音波内視鏡下穿刺吸引術 endoscopic ultrasound-guided fine-needle aspiration (EUS-FNA) において腫瘍が穿刺されておらず，胃腺窩上皮のみが採取されている場合などが含まれる．検体不適正の場合にはその理由を細かく記載し，臨床へフィードバックすることが大切である．対象とするべき細胞が採取されていない標本を，「異型細胞が含まれていないから」という理由で安易に「陰性/良性」と報告することは慎むべきである．

a) 肝胆道領域（表1）

推定病変に基づき，細胞判定を行う（表1）．

神経内分泌腫瘍 neuroendocrine tumor (NET) の判定区分については，G1およびG2は悪性疑い・低悪性度とし，細胞学的に神経内分泌癌と推定されるものを悪性の区分に入れることとした．

肝胆道系においては異型/鑑別困難には細胞が少量であるために判定が困難である症例と胆管内上皮内腫瘍 biliary intraepithelial neoplasia (BilIN)，胆道内乳頭状腫瘍 intraductal papillary neoplasm of the bile duct (IPNB)，粘液性囊胞腫瘍 mucinous cystic neoplasm (MCN) が含まれる．そして異型/鑑別困難に区分した場合には細胞所見やその異型度を記載することを必須とした．

表2｜膵臓細胞診の標本評価と判定区分

標本の状態	判定区分		対応する代表的な疾患
不適正 (inadequate)			細胞診断不能な標本．凝血塊の混入 標本作製不良・乾燥・細胞量不十分・変性強度，腫瘍が穿刺されていない
適性 (adequate)	陰性/良性 negative/benign		自己免疫性膵炎，慢性膵炎 漿液性嚢胞腫瘍，神経鞘腫 IPMA 軽度〜中等度異型（IPMN with low-grade dysplasia），PanIN-1A など
	異型/鑑別困難 Atypical/indeterminate		—
		良性を支持する所見/疾患 Favor benign	IPMN (low〜intermediate grade dysplasia) PanIN-1B MCA 軽度〜中等度異型など
		悪性を支持する所見/疾患 Favor malignant	IPMN (high grade dysplasia) PanIN-3 など
		その他 Others	細胞少数などによる鑑別困難例． IPMA 高度異型（IPMN with intermediate or high grade dysplasia） PanIN-2，MCA 高度異型など
	悪性の疑い/低悪性度以上：		Solid-pseudopapillary neoplasm, PanIN-3, NET/NEC, IPMN (high grade 以上) など
	陽性/悪性：		IPMC 非浸潤性〜浸潤性（IPMN with high-grade dysplasia, IPMN with associated invasive carcinoma）注1） 膵管癌，腺房細胞癌，膵芽腫，MCC，細胞異型が明らかな NEC，悪性リンパ腫，肉腫，転移性膵腫瘍など

IPMA：膵管内乳頭粘液性腺腫．IPMN：膵管内乳頭粘液性腫瘍．IPMC：膵管内乳頭粘液性腺癌．MCA：粘液性嚢胞腺腫．MCC：粘液性嚢胞腺癌．NET：膵神経内分泌腫瘍．NEC：膵神経内分泌癌．
注1）IPMC 非浸潤性〜浸潤性は実臨床においては悪性の疑い/低悪性度以上に分類されることもある．

　BilIN，IPNB，MCN については，明らかに異型の少ない標本は陰性/良性と判定することとし，異型を伴うものは程度によらず，異型/鑑別困難とすることとした．IPNB や MCN は malignant potential を持っているため，陰性/良性と判定するのは議論のあるところであるが，現時点ではそれらの疾患概念がいまだ確立されていないことから，このような取り扱いとなった．また BilIN，IPNB，MCN の悪性度に関しては対応する細胞像が確立していないことから異型/鑑別困難の細分類は求めないこととした．

b）膵臓領域（表2）

　膵臓においては多彩な疾患が存在することから，報告書の様式は肝胆道領域とは少し異なるものとなった（表2）．

　国際膵臓学会から発表された IPMN についての治療ガイドラインを念頭に置いて，膵 IPMN については悪性度の細分類を記載することとした．

　現時点においては IPMN の分類は，膵癌取扱い規約第6版（軽度，中等度，高度，非浸潤性，微少浸潤性，浸潤性と6段階に分類）と WHO 分類（IPMN with low grade dysplasia から IPMN with an associated invasive carcinoma までの4段階に分類）の2つがある（表3）．それぞれに表2の判定区分に従って分類するが，注意すべきは膵管内乳頭粘液腺腫高度異型（IPMA 高度異型）である．

　IPMA 高度異型は WHO 分類における IPMN with intermediate-grade dysplasia に相当し，現時点においては日本語病名と WHO 分類名の間に不一致があることより，臨床現場に混乱をきたすことが予想される（表3）．

　手術適応に関わる判定でもあることから，細胞診断を行う側にとって良悪の判定に最も苦慮する領域である．このため判定区分は異型/鑑別困難 atypical/indeterminate；Others とし，記述的な診断書を作成し，画像診断，臨床データをもとに臨床医とともに十分な検討と意思疎通を図ることを奨励することとした．細胞像だけの診断書ではなく，画像所見を含めて直接臨床医と対話し，病変の全体像を確認して，双方の意思疎通を図ったうえで診断書を作成することを想定している．臨床の現場にはお手数をおかけすることになるかと思うが，日本の取扱い規約と WHO 分類の統一がなされるまでは，慎重を期するべきと思われる．これは多数の検体を扱う，衛生検査所においても同様である．

また実際の診断においては IPMN with low grade dysplasia と断言することが難しく，low～intermediate grade dysplasia と診断するような症例は少なくない．IPMN low～intermediate grade dysplasia と診断した症例は「異型/鑑別困難，良性を支持する所見/疾患」に区分することとした．また WHO 分類の診断基準と取扱い規約の判定基準は若干のずれが存在する．実際，WHO 分類の IPMN with severe dysplasia には IPMA 高度異型の一部が入っていると考えられる．これらのことを加味した結果，表2においては，同じ診断名がいくつかのカテゴリーにまたがって登場し，いささか理解しにくい表となっている．ご容赦いただきたい．

膵神経内分泌腫瘍 neuroendocrine tumor（NET）の診断基準は核分裂数と Ki-67 指数といった組織標本上の増殖能に基づいた判定で行われているため，細胞診では判断が難しい部分がある．このため，細胞診においては神経内分泌腫瘍と診断した症例は NET G1 も含めてすべて悪性の疑い/低悪性度以上として報告することとした．細胞学的に鑑別困難な NET G1，G2 は悪性の疑い/低悪性度以上として報告するが，細胞異型が明らかな神経内分泌癌 neuroendocrine carcinoma（NEC）G3 は陽性/悪性とし，推定判断として NEC を付記することとした．すなわち，細胞像からは NET との鑑別困難な NEC は悪性の疑い/低悪性度以上の区分に含まれることになる．

solid pseudopapillary neoplasm（SPN）については 10～15％の症例において転移が起こることから，低悪性度腫瘍と分類される[3]．判定区分については異論もあろうが，悪性疑い/低悪性度以上とした．

3）細胞所見と推定診断名

所見には判定した根拠を具体的，客観的に記載するとともに，可能な限り推定組織型を記載する．特に異型/鑑別困難の判定区分に入る症例においては十分な所見の記載を奨励する．

3．今後の展開

胆膵領域においては 2014 年 2 月に米国 The Papanicolaou Society of Cytopathology より報告書についてのガイドラインが発表された[1]．米国のガイドラインでは，胆道領域の判定区分と膵臓領域の判定区分は共通であり，異型/鑑別困難を Atypical, Neoplastic：benign, Neoplastic：other と分類している．

表3　膵管内乳頭粘液性腫瘍（IPMN）の組織学的分類の対比

膵癌取扱い規約第6版		WHO 分類（2010）	
IPMA	軽度異型	IPMN with low-grade dysplasia	Noninvasive IPMN
	中等度異型		
	高度異型	IPMN with intermediate-grade dysplasia	
IPMC	非浸潤性	IPMN with high-grade dysplasia	
	微小浸潤性	IPMN with an associated invasive carcinoma	Invasive IPMN
	浸潤性		

IPMA：膵管内乳頭粘液性腺腫．IPMN：膵管内乳頭粘液性腫瘍．
IPMC：膵管内乳頭粘液性腺癌．

IPMN は一括して Neoplastic：other に分類し，それぞれ細胞像を記載することになっている．米国の報告書の様式と我々の報告書の様式は細分類において少し異なっている点をご注意いただきたい．

この報告書の様式を導入するためには，病理診断システムの変更が必要なので，すぐには導入できない，という意見もある．どの施設においてもすぐには導入できないであろうし，これまで蓄積されてきた既往のデータとの整合性の問題もあろう．しかし判定区分の趣旨，方針をご理解いただき，できるところから導入していただきたい．報告書の様式，そしてこの判定区分と臨床対応の妥当性については，今後，評価がなされていく予定である．本項に記載した報告書の様式はあくまで第一版である．どこで検査を受けても同じ内容の診断書が作成されて，その報告書を読んだ主治医から同じ治療を受けられるようにすることが，報告書様式の標準化の目的である．今後，臨床医，病理側双方にとって，使いやすい，よりよい報告書の様式へ改訂していく予定であることを付記したい．

〔若狭朋子〕

文　献

1) Pitman MB, Centeno BA, Ali SZ, et al：Standardized terminology and nomenclature for pancreatobiliary cytology：the Papanicolaou Society of Cytopathology guidelines. Diagn Cytopathol 42：338-350, 2014
2) Tanaka M, Fernández-del Castillo C, Adsay V et al：International consensus guidelines 2012 for the management of IPMN and MCN of the pancreas. Pancreatology 12：183-197, 2012
3) Martin RC, Klimastra DS, Brennan MP et al：Solid-pseudopapillary tumor of the pancreas：a surgical enigma? Ann Surg Oncol 9：35-40, 2002

欧文索引

A

accessory spleen　175
acinar cell carcinoma　240
acinar cystic transformation　177
acinar-to-ductal metaplasia　252
acute cholecystitis　109
adenoma-carcinoma sequence　211，214
adenomyomatosis　62，106
adenosquamous carcinoma　83，144
AFP　45
AFP 産生腺癌　81
AIP with granulocytic epithelial lesion (GEL)　188
anaplastic carcinoma　146
angiosarcoma　171
anteriovenous malformation　178
autoimmune pancreatitis　174，188，255
axial slicing technique　27

B

β-catenine　50，165
benign lymphoid polyp　60
bile duct adenoma　249
biliary intraepithelial neoplasia (BilIN)　7，46，66，100，205，319
BilIN-1　67
BilIN-2　67
BilIN-3　67
borderline resectable cancer　287，288
BRACA2　53

C

calretinin　47
capsule-like rim　188

carcinoma in adenoma　214
carcinosarcoma　83
CD 10　50，165
CD 56 (NCAM)　49，91
CD 68　50
central (stellate) scar　117
cholesterol crystal　164
cholesterol polyp　58
chromogranin A　49
chronic cholecystitis　111
CK7　50
claudin 1　96
clear cell adenocarcinoma　82
clear cell variant　163
clinical question　300
colloid carcinoma　144
combined neoplasm　147
congenital cyst　177
Couinaud の分類　21
CTNNB1 exon 3 の somatic point mutation　166
CT 断　24
cyst in cyst　125
cystic dystrophy　177

D

de-novo 的発育形式　211
dermoid cyst　178
desmoid-type fibromatosis　170
desmoplastic reaction　252
desmoplastic small round cell tumor　171
desumoplastic stroma　247
double duct sign　268
DP-CAR 切除　289

E

ectopic adrenal cortical nodule　175
endometriotic cyst　178
endoscopic nasogallbladder drainage (ENGBD)　276
endoscopic retrograde cholangiopancreatography (ERCP)　271
endoscopic ultrasonography (EUS)　271
endoscopic ultrasound-guided fine-needle aspiration (EUS-FNA)　14, 117, 180, 182, 192, 233, 239, 256, 271, 287
enterogenous cyst　177
epidermoid cyst in intraparapancreatic accessory spleen　178
epithelial membranous antigen (EMA)　96
epithelioid sarcoma (proximal-type)　171
estrogen　127
estrogen receptor　52
Evans の基準　309
extra-gastrointestinal stromal tumor (EGIST)　169

F

FDG-PET/CT　266
fibrosarcoma　171
fibrous polyp　60
flat intraepithelial neoplasia (dysplasia) of the ampulla (FIN)　66
foamy gland pattern　140
follicular dendritic cell sarcoma　172
follicular pancreatitis　174

G

gangliocytic paraganglioma　91, 92
gastric type　132
gastrointestinal stromal tumor (GIST)　94
Gd-DTPA　268
Gd-EOB-DTPA　268
GNAS　52, 136, 208, 227
goblet call carcinoid　89
granular cell tumor　169
granulation tissue polyp　59
granulomatous pancreatitis　175
groove 膵炎　174, 237

H

H.pylori　193
hamartoma　175
hemangioblastoma　168
hemangioma　168
hepatoid carcinoma　145
heterotopic tissue　62
high-grade malignant transformation　164
honeycomb appererance　117
hyaline globules　164
hyperplastic polyp　59

I

IBMN/MCN 国際診療ガイドライン　305
idiopathic duct-centric pancreatitis (IDCP)　188
IgG4　188
IgG4-related disease (IgG4-RD)　188
IgG4 関連硬化性胆管炎　97, 100, 233, 248
IgG4 関連胆囊炎　101, 115
IMP3　46
incidental gallbladder cancer　116
indeterminate mucin-producing cystic neoplasm　128
inflammatory bowel disease (IBD)　189
inflammatory myofibroblastic tumor　97, 170
inflammatory polyp　61
intestinal type　133
intracystic papillary neoplasm (ICPN)　70
intraductal papillary mucinous adenoma　131
intraductal papillary mucinous carcinoma　131
intraductal papillary neoplasm of the bile duct (IPNB)　68, 205, 262, 263, 230, 259, 319
intraductal papillary-mucinous adenoma (IPMA)　242
intraductal papillary-mucinous carcinoma (IPMC)　243
intraductal papillary-mucinous neoplasm (IPMN)　12, 49, 51, 124, 130, 218, 242, 254, 273, 320
intraductal tubulopapillary neoplasm (ITPN)　51, 130, 134, 152, 235, 236
intraductal ultrasonography (IDUS)　275
IPMA 高度異型　320
IPMN/MCN 国際診療ガイドライン　128
IPMN 由来浸潤癌　225
IPMN 併存膵癌　139
IPMN 由来浸潤癌　138

J

Japan Pancreas Society (JPS)　124

K

Kaposiform hemangioendothelioma　170
KRAS　52, 227

L

large cell NEC　88
large duct pattern　141
leiomyoma　94, 168
leiomyosarcoma　170
lipoma　168
liposarcoma　171
lymohoepithelial cyst　178
lymphangioma　168
lymphoplasmacytic sclerosing pancreatitis(LPSP)　174, 188

M

macrocystic serous cystadenoma　119
macrocystic type　117
malignant fibrous histiocytoma(MFH)　171
malignant lymphoma　172
malignant peripheral nerve sheath tumor　170
MDCT 画像　282
medullary carcinoma　145
MEN 1　307
mesothelial cyst　177
microcystic type　118
micropapillary pattern　141
mixed acinar carcinoma　235
mixed adenoendocrine carcinoma(MANEC)　86, 87, 88
mixed ductal neuroendocrine carcinoma　235
mixed serous neuroendocrine neoplasm　120
mixed type　118
MR cholangiopancreatography　258
MRCP　268
MRI　258, 268
MUC　48

mucinous adenocarcinoma　81
mucinous carcinoma　144
mucinous cystic carcinoma(MCC)　127
mucinous cystic neoplasm(MCN)　47, 124, 273, 319
mucinous non-neoplastic cyst　176

N

naked glands in fat sign　139
narrow band imaging　278
nesidioblastosis　175
NET G1　88
NET G2　88
neurilemmoma　168
neuroendocrine carcinoma(NEC)　86, 87
neuroendocrine tumour(NET)　49, 86, 87, 154, 241
neuroendocrine tumour(NET) G1　88
neuroendocrine tumour(NET) G2　88
neurofibroma　169
noninvasive ampullary pancreaticobiliary papillary neoplasm(NPPN)　70
nudular (localized) lymphoid hyperplasia　174

O

obliterative phlebitis　190
oncocytic type　134

P

P point　21
pancreatic intraepithelial neoplasia(PanIN)　49, 85, 218, 240, 253
pancreatobiliary type　134
pancreatoblastoma　13, 153
papillary adenocarcinoma　79, 144
paraduodenal wall cysts　177
paraganglioma　91
parasitic cyst　178
periampullary-duodenal type　41
perivascular epithelioid cell tumor(PEComa)　169
PET　287
porcelain gallbladder　112
premalignant lesion　211
primary sclerosing cholangitis(PSC)　100
primitive neuroectodermal tumor(PNET)　171

progesterone receptor　52，127
pseudocyst　176
pseudolymphoma　104
pseudopapillary pattern　163
pseudorosette pattern　163

R

reactive lymphoid hyperplasia　104
retention cyst　176
Rokitansky-Aschoff sinus（洞）　56，84，284

S

S-100P　46
SALL4　45
schwannoma　168
sclerosing epithelioid fibrosarcoma　171
seeding　237
serous cystadenocarcinoma　120
serous cystic neoplasm（SCN）　274
serous neoplasm　117
signet ring cell carcinoma　81，145
SMAD4　52
small cell NEC　88
solid pseudopapillary neoplasm（SPN）　13，152，163，235，236，241，321
solid nest pattern　141
solid serous adenoma　119
solid type　118
solitary fibrous tumor　170
squamoid cyst of pancreatic duct　178
squamoid nest　51

squamous cell carcinoma　83
SSTR2　91
SS胆囊癌　284
synaptophysin　49

T

TP53　52
trypsin　49
tubular adenocarcinoma　80
tubular carcinoid　90
tumor（mass）forming pancreatitis　173

U

U point　21
UICC-AJCC分類　77
UICCのTNM分類　281
undifferentiated carcinoma　13，84
undifferentiated pleomorphic sarcoma（UPS）　171

V

VHL-associated serous cystic neoplasm　119
vimentin　165

W

WHO分類　2，8，9，117

X

xanthogranulomatous cholecystitis　64，97，113

日本語索引

あ

悪性黒色腫　186
悪性線維性組織球腫　171
悪性末梢神経鞘腫瘍　170
悪性リンパ腫　172

い

胃型　70
異型/鑑別困難　320
胃型 IPN　43
異型上皮　12
異型度分類　126
異所性膵　63
異所性組織　62
異所性副腎皮質結節　175
胃腺窩上皮型　72
1 型 AIP　188, 255
胃腸管外間葉系腫瘍　169
印環細胞癌　81, 145

え

壊死　268, 269
遠位胆管 (Bd)　21
遠位胆管癌　76, 197, 283
炎症性偽腫瘍　103
炎症性筋線維芽細胞 (性) 腫瘍　97, 170
炎症性疾患　106
炎症性腫瘤部　100
炎症性腸疾患　189
炎症性ポリープ　61

お

黄色肉芽腫性胆囊炎　64, 65, 97, 113, 248, 285
黄疸で発症した胆囊癌　285
横紋筋肉腫　98
大型腺管パターン　141
大星・下里分類　309
オリエンテーション　22
オンコサイト細胞診　17

か

塊状型　37
外表観察　29
解剖学的オリエンテーション　20
潰瘍型　41
潰瘍腫瘤型　40
潰瘍優勢型　40
化学放射線療法　288
拡散強調像　268, 286
過形成性ポリープ　59
過誤腫　175
化生性変化　56
仮性囊胞　176
画像所見との対比　20
画像診断技術　20
画像との対比　24
カポジ肉腫様血管内皮腫　170
顆粒細胞種　169
肝外胆管　76
管腔内超音波検査　275
癌細胞の (治療) 変化　311
管状カルチノイド　90
管状腺癌　80, 140, 228
管状腺管癌　239

管状腺腫　72
管状乳頭状腺腫　72
癌性腺管　21
肝中央下区域切除　284
肝内胆管 (Bh)　21
癌肉腫　83
鑑別疾患　151
簡便迅速 HE 染色　249
肝門部胆管癌　76, 258, 259, 260, 261, 281
肝門部領域癌　25
肝門部領域胆管 (Bp)　21
肝様癌　145
肝葉切除＋膵頭十二指腸切除　283
灌流固定　23

き

寄生虫性囊胞　178
偽乳頭状形態 (構築)　163, 166
偽の断端　21
規約記載テンプレート　316
急性胆囊炎　109
共通管部 (Ac)　22
共通の厚い被膜　125
偽ロゼット構造　163

く

偶発胆囊癌　116, 285
空胞細胞パターン　141
クロモグラニン A　91

け

血管芽腫　168
血管腫　168

328 索引

血管周囲類上皮細胞性腫瘍　169
血管肉腫　98, 171
結節型　30, 34, 37
結節浸潤型　34, 37
結節性（限局性）リンパ組織過形成　174
結節性病変　24
結節膨張型　34, 37
結腸・直腸癌　185
研究用組織サンプリング　28
検体管理（整理）　23, 244
検体不適正　318
原発性硬化性胆管炎　100, 233, 240
原発部位　180

こ

硬化性胆管炎　248
硬化性類上皮線維肉腫　171
混合型腺神経内分泌癌　86, 88
混合型腺房細胞癌　235
好酸球性胆管炎　233
好酸性型　70
好酸性細胞癌　229
高度異形成　211
広範囲胆管癌　283
鉤部断端　251
膠様癌　144
孤在性線維性腫瘍　170
固定不良　28
コレステロールポリープ　58
混合型　40
混合型腺房細胞癌　235

さ

細胞診　256, 318
細胞判定　318
散発性膵 NET　307
サンプリング　22

し

磁気共鳴胆道膵管造影 MRCP　258
自己免疫性膵炎　174, 188, 237, 255
自己免疫性膵炎臨床診断基準 2011　189
自己融解　23
シナプトフィジン　91
脂肪腫　168
脂肪肉腫　171
充実性偽乳頭状腫瘍　152, 234
充実胞巣パターン　141
十二指腸乳頭部癌　39, 286
十二指腸壁周囲嚢胞　177
充満型　37
手術切除標本　20
主膵管型 IPMN　124, 131
出血壊死　163
術後経過観察　306
術後補助療法　288
術前化学療法　288, 289, 309
術前病理診断　281
術中迅速診断　20, 245, 251, 296
術中捺印細胞診　249
術中病理診断　302
腫瘍割面の観察　29
腫瘍進展　292
腫瘍様病変　56
腫瘍類似病変　303
腫瘤潰瘍型　40
腫瘤型　39
腫瘤形成性膵炎　173, 193, 237
腫瘤優勢型　40
シュワン細胞　94
シュワン腫　168
漿液性腫瘍　117
漿液性嚢胞腫瘍　9, 274
漿液性嚢胞腺癌　120
漿液性嚢胞腺腫　268
消化管間質腫瘍　94
小細胞癌　88
硝子化した線維化　102
硝子球　164
硝子石灰症　112
小膵癌　286
上腸間膜動脈周囲神経叢浸潤　267
上皮内癌　12, 211
上皮内癌の付属腺進展　247
上皮内進展　245

腎癌　236
神経周囲浸潤　251, 283
神経鞘腫　168
神経節細胞傍神経節腫　91, 92
神経線維腫　94, 169
神経叢浸潤　267
神経内分泌癌　6, 86, 235, 321
神経内分泌腫瘍　13, 49, 86, 151, 234, 236, 241, 319, 321
腎細胞癌　183
浸潤型　30
浸潤癌　245
浸潤性膵管癌　12, 137, 288
新鮮検体観察　29
新鮮手術切除検体　21
迅速診断　182
診断精度　244
進展度診断　292
真の断端　21, 245

す

膵　304
膵/消化管 NET 診療ガイドライン　307
膵・胆管合流異常　300
膵芽腫　13, 48, 153
膵癌　193, 196, 265, 273, 292
膵管拡張型　30
膵管癌　48, 233
膵管癌亜型　234
膵管癌の肉眼型と肉眼所見　33
膵癌診療ガイドライン　286, 304
膵管との交通　126
膵癌取扱い規約　8, 9
膵管内管状乳頭腫瘍　51, 130, 152, 236
膵管内腫瘍　130
膵管内乳頭粘液性腫瘍　48, 51, 124, 130, 218, 242, 254, 273
膵管内乳頭粘液性腺癌　243
膵管内乳頭粘液性腺腫　242
膵管内乳頭粘液性嚢胞腫瘍　11
膵管内乳頭粘液腺腫高度異型　320
膵頚部断端　252
膵後方剥離面　288

膵腫瘍　8
膵腫瘍の肉眼型分類　30
膵上皮内腫瘍性病変　49, 85, 218, 240, 253
膵浸潤　196, 286
膵体尾部切除（DP）　24
膵体部癌　266, 269
膵断端　21
膵島細胞症　175
膵頭十二指腸切除（PD）　24
膵頭部癌　197, 266, 267, 268
膵内副脾発生類表皮囊胞　178
膵囊胞性腫瘍　273
随伴性膵炎　266, 267
髄様癌　145

せ

生検　313
正常膵組織内への腫瘍の侵入像　163
切除検体　313
切離断端の評価　245
セルブロック　51
線維化　309, 310
線維形成性小円形細胞性腫瘍　171
線維形成反応　252
線維性間質　259, 265, 266
線維性ポリープ　60
線維肉腫　171
腺癌　6, 131
前癌病変　211, 303
腺筋腫症　106
前駆病変　138
潜在型　30
潜在性膵癌　286
穿刺経路播種　238
腺腫　7, 131
腺腫内癌　214
腺房細胞癌　234, 236, 240
先天性囊胞　177
腺扁平上皮癌　83, 144
腺房細胞癌　149, 235
腺房細胞腫瘍　12
腺房-腺管化生　252

そ

造影ダイナミックMRI　268
造影ダイナミックMRI動脈相　260
臓器浸潤診断　288
早期胆囊癌　264
早期病変　303
組織学的移行像　226
組織学的治療効果判定　309
組織学的な癌遺残　282
組織サンプリング　23
組織診断　151
組織発生　91
ソマトスタチンアナログ受容体　91

た

退形成癌　146, 235
大細胞神経内分泌癌　88
大十二指腸乳頭（Ad）　22
ダイナミックCT　258, 265
ダイナミックMRI　258
多角巨細胞の反応性出現　164
胆管・膵臓切除断端　296
胆管癌　76, 196, 230, 272
胆管固有上皮型　72
胆管上皮内腫瘍性病変　205
胆管浸潤　196
胆管腺腫　249
胆管断端　21
胆管内上皮内腫瘍　7, 66, 100, 319
胆管内乳頭状腫瘍　6, 44, 68, 205, 230
胆管内発育型肝内胆管癌　205
胆膵型　70
胆石　106
断端　251
胆道　300
胆道癌　20, 76, 292
胆道癌ガイドライン　281, 300
胆道癌取扱い規約　2
胆道腫瘍　2

胆道内乳頭状腫瘍　259, 319
胆道の区分　21
胆囊　76
胆囊癌　259, 263, 264, 272
胆囊管癌　265
胆囊管合流部　21
胆囊癌の肉眼型　36, 77
胆囊頸部（Gn）　22
胆囊腺筋腫症　62, 64, 248
胆囊早期癌　283
胆囊体部（Gb）　22
胆囊底部（Gf）　22
胆囊の切り出し方　25
胆囊ポリープ　56, 302
蛋白栓　256

ち

遅延性濃染　265, 268, 269
中皮囊胞　177
超音波内視鏡下穿刺吸引術（法）　14, 117, 180, 192, 233, 239, 256, 271
超音波内視鏡検査　271
腸型　70, 72
腸型IPN　43
腸性囊胞　177
貯留性囊胞　176
貯留胆汁細胞診　249
治療前生検・細胞診　302

つ

追加切除　302
通常型膵癌　151, 225

て

デスモイド型線維腫症　170
転移　254
転移性膵癌　180

と

陶器様胆囊　112
凍結標本　20

な

動静脈奇形　178

内視鏡検査　271
内視鏡的逆行性胆管膵管造影検査　271, 274
内視鏡的経鼻胆嚢ドレナージ術　276
内膜症性嚢胞　178
捺印細胞診　256

に

2型 AIP　188, 189
肉眼観察　28
肉眼所見　29
肉芽腫性膵炎　175
肉芽組織ポリープ　59
日本膵臓学会　124
乳頭型　34, 37
乳頭型胆管癌　205
乳頭状腺腫　72
乳頭浸潤型　34, 37
乳頭腺癌　79, 144
乳頭部癌　272, 302
乳頭部膵管（Ap）　22
乳頭部腺腫内癌　213
乳頭部胆管（Ab）　22
乳頭膨張型　34, 37

ね

粘液過剰産生型　259
粘液癌　81, 144, 228, 268
粘液湖　312
粘液産生膵腫瘍　124
粘液性嚢胞癌　127
粘液性嚢胞腫瘍　9, 47, 124, 273, 319
粘液性非腫瘍性嚢胞　176
粘液非過剰産生型　259
粘膜観察　29

の

嚢胞化　163
嚢胞型　30
嚢胞性病変　24
嚢胞変性　268

は

バイオバンク　22
肺癌　184
胚細胞化生　56
胚細胞カルチノイド　89
剥離面　25
破骨細胞型未分化癌　84
播種　237
蜂の巣状所見　117
花むしろ状線維化　102, 189
反応性異型　248

ひ

非腫瘍性胆管上皮　248
微小乳頭パターン　141
非浸潤性膵管内乳頭粘液性癌　242
被膜様構造　188
標準術式　282
表層拡大進展　25, 207
表層進展型胆嚢癌　261
病理診断報告書　313
非露出腫瘤型　39

ふ

ファーター乳頭部　76
ファーター乳頭部癌　76
深切り標本　245
副脾　175
分岐膵管型 IPMN　124, 131

へ

平滑筋腫　94, 168
平滑筋肉腫　170
閉塞性静脈炎　102, 190
閉塞性膵炎　252
併存癌　225
併存腫瘍　147
平坦型　34, 37
平坦浸潤型　34, 37
平坦膨張型　34, 37
壁内進展　25
変性　268
扁平上皮癌　83
扁平上皮性嚢胞　178

ほ

報告書様式　318
傍神経節腫　91
泡沫細胞の集簇　164
泡沫状腺管パターン　140
ホルマリン固定　23, 24

ま

マッピング　27
慢性膵炎　256
慢性胆嚢炎　111

み

ミカンの房　125
未熟神経外胚葉性腫瘍　171
未分化型多型肉腫　171
未分化癌　13, 84

む

無症候性胆石症　302
ムチンコア蛋白　43

め

明細胞腺癌　82

ゆ

幽門腺化生　56
幽門腺型　72

よ

予後因子　302
予防的胆嚢摘出術　302
予防的治療　300

ら

卵巣様間質　124, 126

り

良性リンパ性ポリープ　60

臨床・病理胆道癌取扱い規約　281
リンパ管腫　168
リンパ形質細胞性硬化性膵炎　174
リンパ上皮性嚢胞　178
リンパ節転移　282
リンパ濾胞性膵炎　174

る

類上皮肉腫（近位型）　171
類皮嚢胞　178
ルシュカ管　84, 109

ろ

露出腫瘤型　39
濾胞樹状細胞肉腫　172
濾胞性胆管炎　100, 104

検印省略

腫瘍病理鑑別診断アトラス
胆道癌・膵癌
定価（本体 18,000円＋税）

2015年4月16日　第1版　第1刷発行
2019年11月22日　　同　　第3刷発行

編　集　　鬼島　宏・福嶋　敬宜
　　　　　（きじま ひろし）（ふくしま のりよし）
発行者　　浅井　麻紀
発行所　　株式会社 文光堂
　　　　　〒113-0033　東京都文京区本郷7-2-7
　　　　　TEL（03）3813-5478（営業）
　　　　　　　（03）3813-5411（編集）

ⓒ鬼島　宏・福嶋敬宜, 2015　　　　　　　　印刷・製本：広研印刷

ISBN978-4-8306-2247-2　　　　　　　　　　Printed in Japan

- 本書の複製権，翻訳権・翻案権，上映権，譲渡権，公衆送信権（送信可能化権を含む），二次的著作物の利用に関する原著作者の権利は，株式会社文光堂が保有します．
- 本書を無断で複製する行為（コピー，スキャン，デジタルデータ化など）は，私的使用のための複製など著作権法上の限られた例外を除き禁じられています．大学，病院，企業などにおいて，業務上使用する目的で上記の行為を行うことは，使用範囲が内部に限られるものであっても私的使用には該当せず，違法です．また私的使用に該当する場合であっても，代行業者等の第三者に依頼して上記の行為を行うことは違法となります．
- JCOPY〈出版者著作権管理機構 委託出版物〉
本書を複製される場合は，そのつど事前に出版者著作権管理機構（電話 03-5244-5088, FAX 03-5244-5089, e-mail : info@jcopy.or.jp）の許諾を得てください．